脳の機能解剖とリハビリテーション

金子唯史
株式会社 STROKE LAB・代表取締役

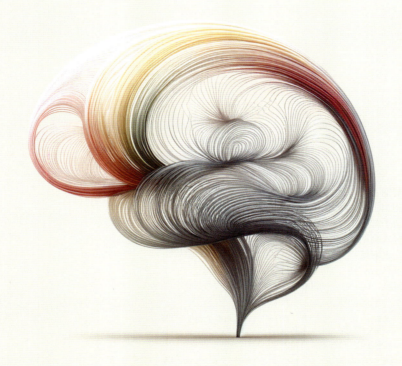

医学書院

● 著者略歴 ●
金子唯史
かねこ ただふみ

1981 年　長崎県長崎市生まれ
2002 年　国家資格取得後(作業療法士),高知県の近森リハビリテーション病院入職
2004 年　順天堂大学医学部附属順天堂医院入職
2012〜2014 年　イギリスにて国際ボバース上級講習会修了
2015 年　約 10 年間勤務した順天堂医院を退職し,STROKE LAB 設立.現在に至る.

【著書,翻訳書】
近代ボバース概念―理論と実践(ガイアブックス,2011)
エビデンスに基づく脳卒中後の上肢と手のリハビリテーション(ガイアブックス,2014)
エビデンスに基づく高齢者の作業療法(ガイアブックス,2014)
新 近代ボバース概念―発展する理論と臨床推論(ガイアブックス,2017)
脳卒中の動作分析(医学書院,2018)
脳卒中の機能回復(医学書院,2023)

脳の機能解剖とリハビリテーション

発　　行　2024 年 10 月 15 日　第 1 版第 1 刷Ⓒ
著　　者　金子唯史
発行者　株式会社　医学書院
　　　　代表取締役　金原　俊
　　　　〒113-8719　東京都文京区本郷 1-28-23
　　　　電話　03-3817-5600(社内案内)
印刷・製本　三美印刷

本書の複製権・翻訳権・上映権・譲渡権・貸与権・公衆送信権(送信可能化権を含む)は株式会社医学書院が保有します.

ISBN978-4-260-05715-8

本書を無断で複製する行為(複写,スキャン,デジタルデータ化など)は,「私的使用のための複製」など著作権法上の限られた例外を除き禁じられています.大学,病院,診療所,企業などにおいて,業務上使用する目的(診療,研究活動を含む)で上記の行為を行うことは,その使用範囲が内部的であっても,私的使用には該当せず,違法です.また私的使用に該当する場合であっても,代行業者等の第三者に依頼して上記の行為を行うことは違法となります.

JCOPY 〈出版者著作権管理機構　委託出版物〉
本書の無断複製は著作権法上での例外を除き禁じられています.複製される場合は,そのつど事前に,出版者著作権管理機構(電話 03-5244-5088,FAX 03-5244-5089,info@jcopy.or.jp)の許諾を得てください.

序

「STROKE LAB」では，脳の機能解剖の基礎知識を学べる講座をセラピストに向けて長年提供してきており，その経験を通じて脳の機能解剖の臨床応用に関する豊富な知識と技術を蓄積してきました．この蓄積されたノウハウを本書に集約し，単なるアイデアでは終わらない，カタチとして世に送り出せたことに大きな充実感を覚えています．本書の執筆には約1年半を費やしましたが，当初のビジョン通りの内容を実現できたと思っております．

本書は，脳の機能解剖の基礎知識と臨床現場のギャップを埋めることを最優先に考えて構成しました．私自身，新人1年目から脳の機能解剖に深く没頭しましたが，5年目頃になると臨床への応用に限界を感じ，不安になりました．
ギャップの原因は次のように考えられます．
1. 脳の機能解剖に関する知識に偏りがちで，実際の臨床場面を想像する学習スタイルが確立されていない．
2. 大脳皮質や大脳基底核などの勉強が中心で，脳幹などの細かな部位や神経ネットワークを十分に考慮していないため，点と点の知識が線や面につながっていかない．
3. 臨床では，特定の症状（半側空間無視や痙縮など）が多く，脳の機能解剖の基礎知識が後回しにされる．結果的に知識が曖昧なまま年月が経ってしまう．
4. 脳の機能解剖とリハビリテーションを統合した内容を一冊で完結させる書籍が少なく，複数の教科書を参照する必要があるため，学習するには非効率であり，臨床での迅速な利用も限られてしまう．
5. テキストでの学習は疲労時に継続できず，記憶に定着しない．

上記5点を解決すべく，本書では各セクションの冒頭に脳の機能解剖の基礎知識を配置し，それに加え，臨床の課題解決の糸口となるような観察ポイントと臨床へのヒントなどを，なるべく見開きとなるよう配置しました．特に観察ポイントは，まさに臨床実践の源泉のため，アイデアの捻出に苦労しました．また，大脳皮質や大脳基底核にとどまらず，脳幹や脊髄に至るまで，脳神経全体を網羅することに努めました．各領域を神経ネットワークで結びつけながら解説することにより，患者の損傷部位にとどまらず，各領域との結びつきを知ることができ，臨床アイデアを広げることにつながると考えます．この各領域の結びつきを解説するうえでは，大学病院勤務時代に，脳幹や脊髄障害まで幅広く患者を担当してきた経験が大きいです．

本書では，多数の最新論文から選び抜かれたトピックを交えて解説しています．難解な情報でも理解しやすいよう明瞭な要約と豊富なイラストを活用しています．また，臨床現場に役立ててもらえるよう具体的な描写に努めました．さらには，前作『脳卒中の機能回復』に引き続き，各セクションでは2次元コードから「STROKE LAB」のYouTube動画が視聴できるようになっており，紙幅の都合で説明しきれていない部分を補完しています．動画ではより直感的に理解を深めることができます．

序

　近年，学習の方法として動画を視聴するスタイルが広まりつつありますが，テキストでも動画でも，それが臨床に役立つのであれば，どちらの学習方法も推奨します．特に疲れているときでも気軽に視聴できる動画で学習を続けられれば，臨床実践を深める助けになると信じています．

　脳の機能解剖の基礎知識をおろそかにしたままで，特定の技術分野を細かく追求する勉強スタイルにはリスクが潜んでいます．「木を見て森を見ず」とのことわざもあるように，まだ森(全体像)を把握できていないのに，木の細かな状態(部分)に固執することは自身の視野を狭めてしまうからです．私もかつては特定の技術に囚われがちでありましたが，臨床経験を積むうちに，全体を把握するための精確な知識と観察こそが，真に力を発揮するための不可欠な鍵であると感じるようになりました．一方で，時間に追われ「なんとなく森(全体)を知っているけれど木の詳細までは追求できてこれなかった」場合もあるでしょう．本書でもう一度脳の機能解剖の基礎知識とエビデンスに触れ，ご自身の技術や知識の振り返りにも役立てていただきたいと願います．

　最後に，お忙しいなか，本書を査読してくださった脳神経専門の医師の先生，多くの助言をいただいた研究者の大松聡子先生，モデルを快く引き受けてくださった成松美沙氏，前作『脳卒中の機能回復』に引き続きデザインを手掛けてくれた STROKE LAB スタッフの郡司友輔氏，動画編集で力を貸してくれたスタッフの西坂拳史朗氏，片平雅大氏，山川翔太郎氏，川上智頌氏，小菅由介氏，原野智樹氏，赤松 翔氏，そして編集を支えていただいた医学書院の川村真貴子氏，富岡信貴氏に，心からの感謝を申し上げます．皆様のご支援があってこそ，この書籍がカタチになりました．

　本書が，セラピストだけでなく，医師，看護師，介護士，そして何より患者とその家族にとっても，理解しやすく，実用的なガイドになると確信しています．この一冊に込めた私の想いとともに，心より読者の皆様にお届けします．

2024 年 8 月

STROKE LAB 代表取締役　金子唯史

目次

はじめに 2

1 前頭葉

- 一次運動野 12
- 補足運動野 16
- 運動前野 20
- 前頭前野 26
- Broca 野 32
- 前頭眼野 38

2 頭頂葉

- 体性感覚野 48
- 上頭頂小葉 54
- 下頭頂小葉 60
- 楔前部 66

3 側頭葉

- 上側頭回 78
- 中側頭回 84
- 下側頭回 90
- 側頭葉内側部 96
- 島 102

4 後頭葉

- 一次視覚野 116
- 二・三・四・五次視覚野 122

5 大脳基底核

- 内包 134
- 尾状核 140
- 被殻 146
- 淡蒼球 152
- 視床下核 158
- 黒質 164
- 側坐核 168
- 直接路/間接路 174

6 大脳辺縁系

- 扁桃体 186
- 海馬 190
- 帯状回 194
- 乳頭体 196
- 脳梁 198

7 間脳

- 視床 206
- 視床下部 252
- 松果体 256

8 中脳

- 中脳蓋 264
- 中脳被蓋 268
- 腹側被蓋野 270
- 中脳水道 272
- 中脳水道周囲灰白質 274
- 赤核 276
- 脳神経核Ⅲ・Ⅳ 278
- 大脳脚 282
- 脚橋被蓋核 286
- 楔状核 288

目次

9 橋

- 橋被蓋（橋背部）298
- 橋底部（橋腹部）300
- 橋核 304
- 脳神経核 Ⅴ・Ⅵ・Ⅶ・Ⅷ 306
- 縫線核 308
- 青斑核 310
- 結合腕傍核 312

10 延髄

- 延髄背側 318
- 延髄腹側 322
- 下オリーブ核 324
- 孤束核 326
- 疑核 328
- 延髄錐体 330
- 薄束核/楔状束核 332
- 脳神経核 Ⅸ・Ⅹ・Ⅺ・Ⅻ 334

11 小脳

- 前葉 340
- 後葉 344
- 片葉小節葉 346
- 虫部 348
- 小脳半球 350
- 室頂核 352
- 栓状核/球状核 354
- 歯状核 356
- 前庭小脳, 脊髄小脳, 大脳小脳 358
- 脊髄小脳路/上・中・下小脳脚 362

12 脊髄

- 脊髄神経 368
- 頸神経（C1〜C8）370
- 胸神経（Th1〜Th12）374
- 腰神経（L1〜L5）380
- 仙骨神経（S1〜S5）382

おわりに 386

- 索引 391

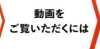

- 各ページに掲載の 2 次元コードより，関連した YouTube 動画をご覧いただけます．
- PC と iPad, iOS/Android スマートフォンに対応．フィーチャーフォンには対応しておりません．
- 動画は予告なしに変更・修正したり，また配信を停止する場合もございます．本文中の 2 次元コードによる接続が不調の場合，右のコードで本書の内容に関連した動画一覧の Web ページに遷移できます．ご活用ください．
- 動画は書籍の付録のため，ユーザーサポートの対象外とさせていただいております．ご了承ください．

装丁，本文デザイン　hotz design inc.
デザイン原案　郡司友輔（STROKE LAB）
モデル　成松美沙

はじめに

はじめに

♦ なぜ脳のネットワークや入出力を理解しておく必要があるの？

　本書は脳を領域ごとに丁寧に解説しつつ，脳のネットワーク的視点と臨床観察を組み入れ，局所のみならず全体からも理解できるよう解説しています．局所および全体的な脳機能の理解に照らしてリハビリテーション戦略を検討することが重要です．

ターゲットを絞ったリハビリテーション：特定の脳領域とその機能を理解することで，ターゲットを絞ったリハビリテーション戦略が可能になります．例えば，脳卒中が運動皮質に影響を及ぼした場合，リハビリテーションは運動能力に焦点を当てることができます．リハビリテーションの焦点を絞ることは患者の負担を減らしたり，効果的な回復のために不可欠です．一方，特定の脳領域にはそれぞれ異なる役割があるものの，単独では機能しないことを認識し，これらの関係性をみる視点が必要です．

全体的な回復：脳の機能を包括的に理解することで，障害された機能に焦点を当てるだけでなく，患者の全体的な認知および心理的健康も考慮したリハビリテーションを行えます．脳の各領域は相互に接続されており，ある領域の障害がほかの領域の機能に影響を与える可能性があるため，脳機能の包括的理解は非常に重要です．

心と体のつながり：局所的および全体的な脳機能の両方を考慮したリハビリテーションは，心と体のつながりを理解するうえでも大切です．認知的，感情的，身体的な健康は相互に関連しており，ある側面に対処することがほかの側面にも影響を与える可能性があります．

神経可塑性：脳が自らを再構成する能力を活用するには，局所と全体な視点の両方が不可欠です．リハビリテーションは，損傷した領域から健康な領域への機能の再割り当てを促進できますが，そのプロセスは特定の脳機能と全体的な脳機能の両方を理解することにより可能となります．

二次的合併症の予防：包括的なリハビリテーションのアプローチにより，二次的な合併症を予防できます．例えば，適切に管理されないと，局所的な脳卒中によって全体的な認知障害が発生する可能性があります．個別で最適化されたリハビリテーションにつなげるためにも，「木を見て森を見ず」に陥らないように，脳の全体と局所を交互に見るための思考の切り替えが大切です．

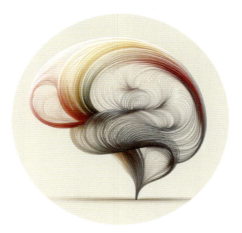

主な脳のネットワークは？

ネットワーク	主な機能	主な関連領域
デフォルトモードネットワーク（DMN：default mode network）（図1a）[1]	日常思考，記憶の想起，将来の計画などの内的思考	内側前頭前野，帯状皮質後部（PCC），楔前部，下頭頂小葉（IPL），外側前頭葉皮質，および海馬傍回の一部
背側注意ネットワーク（DAN：dorsal attention network）	注意の向け方と空間認識の処理	頭頂間溝（IPS），前頭眼野（FEF），上頭頂小葉（SPL）
サリエンスネットワーク（SN：salience network）（図1b）[1]	顕著な刺激の検出，DMNとCEN間の切り替え	帯状皮質前部（ACC），島皮質前部，扁桃体，背外側前頭前野（dlPF），腹側線条体
セントラルエグゼクティブネットワーク（CEN：central executive network）（図1c）[1]	問題解決，意思決定，作業記憶など	背外側前頭前野（dlPF），前頭前野前部（aPF），頭頂皮質後部（PPC）
感覚運動ネットワーク（SMN：sensorimotor network）	感覚情報の処理と運動の調整	一次運動野（M1），一次体性感覚野（S1），補足運動野（SMA），運動前野，中心後回
腹側注意ネットワーク（VAN：ventral attention network）	予期しない刺激の検出と注意の再指向	側頭頂接合部（TPJ），下前頭回（IFG）を含む腹外側前頭前野（vlPF），および島皮質前部の一部
視覚ネットワーク（VN：visual network）	視覚情報の処理	一・二・三・四次視覚野（V1, V2, V3, V4），後頭葉と側頭葉の高次視覚野
聴覚ネットワーク（AN：auditory network）	聴覚情報の処理	一次聴覚野（A1），二次聴覚野，上側頭回，およびHeschl（ヘシュル）回
前頭頭頂ネットワーク（FPN：frontoparietal network）	遂行機能の管理，注意と作業記憶の管理	外側前頭前野，下頭頂小葉，上頭頂小葉の一部
辺縁系ネットワーク（LN：limbic network）	感情，記憶，覚醒と関連	海馬，扁桃体，前視床核，大脳辺縁系皮質（帯状回および海馬傍回を含む），前頭前野の一部
言語ネットワーク（LSN：language specific network）	言語の理解や発話など，言語処理	Broca（ブローカ）野，Wernicke（ウェルニッケ）野などの領域
報酬ネットワーク（RSN：reward specific network）	報酬の処理，モチベーション，快楽の喚起	腹側被蓋野（VTA），側坐核，前頭前野の一部
感情的サリエンスネットワーク（ESN：emotional salience network）	感情的な顕著性の処理と感情反応の統合	扁桃体，内側前頭前野，島皮質
記憶定着ネットワーク（MCN：memory consolidation network）	長期記憶の定着	海馬，内側側頭葉，さまざまな皮質領域
痛みネットワーク（PN：pain network）	痛みの知覚と調節	帯状皮質前部，視床，島皮質，前頭前野が含まれる
側頭頂ネットワーク（TPN：temporoparietal network）	社会的認知，心の理論，共感など	側頭頂接合部（TPJ）や上側頭溝（STS）が主要な領域
ミラーニューロンネットワーク（MSN：mirror neuron system network）	他者の行動，意図，感情の理解	前運動野，補足運動野，頭頂葉の一部

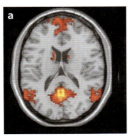 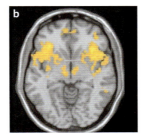 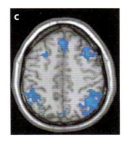

図1 ネットワーク活動で脳のどの部分が活性化するかの一例
a：デフォルトモードネットワーク，b：サリエンスネットワーク，c：セントラルエグゼクティブネットワーク．
〔Menon V：Salience network. In：Toga AW(ed)：Brain mapping：An encyclopedic reference, vol 2. pp597-611, Elsevier, 2015 より〕

はじめに

● Brodmann（ブロードマン）地図

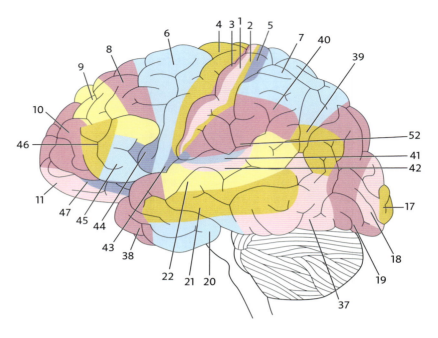

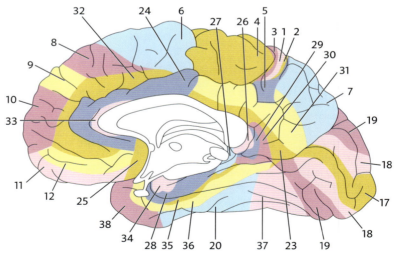

領域	おおまかな役割（上記以外の領域も含む）
1, 2, 3	一次・二次体性感覚野（S1, S2）：体性感覚を処理
4	一次運動野（M1）：自発的な運動を制御
5, 7	体性感覚連合野：感覚情報を統合
6	前運動野および補足運動野：運動の計画に関与
8	前頭眼野：自発的な眼の動きを制御
9	背外側前頭前野：遂行機能と作業記憶に関与

領域	おおまかな役割（上記以外の領域も含む）
10	前頭極：意思決定と社会的行動に関与
11, 12	前頭眼窩野：意思決定と報酬および感情の処理に関与，視覚，聴覚，体性感覚の処理
13, 14, 15, 16	島皮質：意識，感情，恒常性に関与．ヒトでは明確に区別されていないことが多い
17	一次視覚野 (V1)：視覚情報を処理
18	二次視覚野 (V2)：視覚情報を処理し，空間的方向性や奥行きの認識
19	三・四・五次視覚野 (V3, V4, V5/MT)（視覚周辺野）：視覚情報の処理と認識
20	下側頭回：視覚情報の認識に関し，高レベルの視覚情報を処理
21	中側頭回：聴覚情報の処理と言語理解に関与
22	上側頭回 (Wernicke 領域を含む)：聴覚情報の処理と言語理解
23, 31	帯状皮質後部：記憶と感情処理
24, 32, 33	帯状皮質前部：感情調整，意思決定，自律神経機能
25	膝下野 (subgenual area)：感情とストレス反応
26	ectosplenial area：機能はよく定義されていないが，視覚処理または記憶に関与する可能性
27	梨状皮質：嗅覚情報の処理
28	嗅内皮質：記憶と移動
29, 30	脳梁膨大部：記憶と空間移動
34	海馬傍回：記憶の符号化と想起
35, 36	嗅周皮質および外側：記憶と認識
37	紡錘状回：高レベルの視覚処理と言語処理
38	側頭極：意味記憶，言語処理，社会的および感情的処理
39	角回：言語・数処理，空間認知（右：視空間，左：読字，書字）
40	縁上回：言語の知覚と処理
41	一次聴覚野：聴覚情報の処理
42	聴覚周辺野　聴覚情報の処理
43	一次味覚野：味覚情報の処理
44, 45	Broca 領域：言語の産出と処理
46, 47	前頭前野の一部：遂行機能と言語処理
48, 49, 50, 51	現在の文献では一貫して定義されていないか使用されていない
52	島皮質周辺部 (parainsular area)：聴覚情報の処理や言語に関与

エビデンス：Brodmann 地図は，当初は死後検査を通じて開発され，神経解剖学の基礎とされてきましたが，当時のマッピング技術の限界もあり，現代の神経科学においてそのまま適用するのは困難になってきています．オリジナルの Brodmann 地図は当時は先駆的ではありつつも，少数の脳の皮質構造を反映した2次元の概略図に基づいています．このように，詳細な細胞構築学的記述の欠如と個人差の考慮不足により，Brodman 地図をほかの研究者のマップと比較したり，実際の脳に適用しようとしたりする際に問題が生じています．現在は神経画像処理における進歩，特に高磁場磁気共鳴画像法(MRI)の出現により，生きた人間の脳の皮質領域を非侵襲的にマッピングするための新しい道が開かれています[2]．

はじめに

🟢 血液供給への理解がなぜ必要なのか？

　脳血管ごとに影響を受ける脳領域と機能を理解することは，ターゲットを絞ったリハビリテーション計画の作成に役立ちます．たとえば，中大脳動脈（MCA）が影響を受けている場合は，運動療法と言語聴覚療法に重点を置く可能性があり，後大脳動脈（PCA）が関与している場合は，視覚および認知リハビリテーションにより重点を置く可能性があります．以下，リハビリテーション領域に関連する主要な血管名について簡単に解説します．

血管	供給領域	臨床症状
内頸動脈（ICA）	前大脳動脈と中大脳動脈に分岐，脳の大部分への血流供給	大脳半球の広範囲の梗塞，視覚障害，言語障害，意識障害
前大脳動脈（ACA）	前頭葉および頭頂葉の内側部	下肢の対側の不全麻痺，感覚障害，尿失禁，行動変化，無動無言症
Heubner（ホイブナー）反回動脈（内側線条体動脈）	前大脳動脈の枝，基底核の一部	片麻痺（特に顔面と上肢），精神運動の低下，判断力の障害
外側線条体動脈	基底核の一部	運動制御，運動学習などの運動経路の障害
中大脳動脈（MCA）	前頭葉および頭頂葉の外側部，側頭葉の上部	顔面と上肢の対側の不全麻痺，感覚障害，失語症（優位半球の場合），半側空間無視（非優位半球の場合）
M1（MCAの水平部）	深部脳構造，大脳皮質	レンズ核線条体動脈外側枝によるラクナ梗塞と類似
M2（MCAの分岐部）上部	大脳皮質前部	MCAに似ているが，特定の皮質領域に局在
M2下部	大脳皮質後部	MCAに似ているが，特定の皮質領域に局在
後大脳動脈（PCA）	後頭葉，側頭葉の下部，視床，内包	視野欠損（対側半盲），記憶障害，視床痛，皮質盲
レンズ核線条体動脈外側枝	深部脳構造，基底核，内包	ラクナ梗塞による純粋運動性片麻痺・失語または純粋感覚性失語
前脈絡叢動脈	脈絡叢，海馬，扁桃体，外側膝状体	視野欠損，記憶障害，片麻痺，半側感覚喪失
前下小脳動脈（AICA）	小脳下面前部，内耳	めまい，吐き気，顔面の不全麻痺，聴力低下，同側のHorner（ホルネル）症候群
後下小脳動脈（PICA）	小脳下面後部	失調，構音障害，めまい，吐き気，顔の同側の痛みと温度感覚の喪失，体の対側の痛みと温度感覚の喪失
上小脳動脈（SCA）	小脳上面，中脳	失調，ふるえ，同側のHorner症候群，対側の片麻痺
視床貫通動脈	視床	視床痛，感覚喪失，失語症，片麻痺，昏睡
脳底動脈（BA）	脳幹，小脳	失調，両側の不全麻痺や感覚障害，脳神経障害，ロックイン症候群
脳底動脈穿通枝	脳幹	脳神経障害，失調，片麻痺などさまざまな症状
椎骨動脈	後頭葉，小脳，脳幹，脊髄の一部	めまい，失調，脳幹症状，視覚障害
後交通動脈	視床，中脳，側頭葉，前脳基底部の内側部	視覚障害，眼球運動障害，感覚障害，運動障害，意識障害

血管の閉塞とその影響を受ける領域

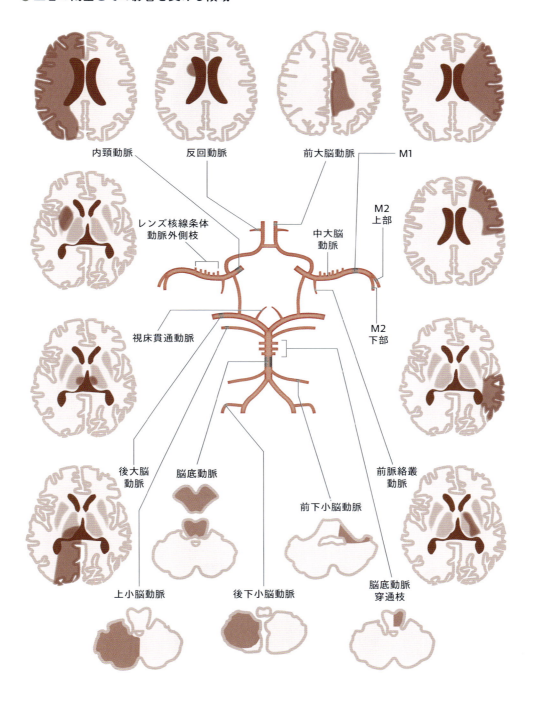

はじめに

脳の血管支配領域

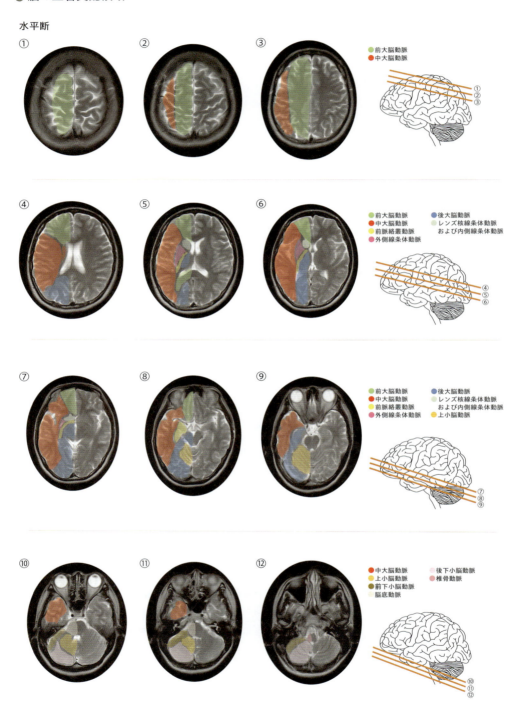

冠状断

① ② ③

- 前大脳動脈
- 中大脳動脈
- 前脈絡叢動脈
- 外側線条体動脈
- 後大脳動脈
- 後交通動脈
- レンズ核線条体動脈およひ内側線条体動脈

④ ⑤ ⑥

- 前大脳動脈
- 中大脳動脈
- 後大脳動脈
- 前脈絡叢動脈
- 外側線条体動脈
- 上小脳動脈
- 前下小脳動脈
- 脳底動脈
- 後下小脳動脈
- 椎骨動脈

矢状断

① ② ③

- 中大脳動脈
- 前脈絡叢動脈
- 外側線条体動脈
- 後大脳動脈
- 上小脳動脈
- 前下小脳動脈
- 後下小脳動脈

④ ⑤ ⑥

- 前大脳動脈
- 前脈絡叢動脈
- 外側線条体動脈
- 後大脳動脈
- 上小脳動脈
- 脳底動脈
- レンズ核線条体動脈およひ内側線条体動脈
- 後交通動脈
- 後下小脳動脈
- 椎骨動脈

はじめに

引用文献

1) Menon V：Salience network. In：Toga AW1(ed)：Brain mapping：An encyclopedic reference, vol 2. pp597-611, Elsevier, 2015
2) Geyer S, et al：Microstructural parcellation of the human cerebral cortex-from Brodmann's post-mortem map to *in vivo* mapping with high-field magnetic resonance imaging. Front Hum Neurosci 5：19, 2011

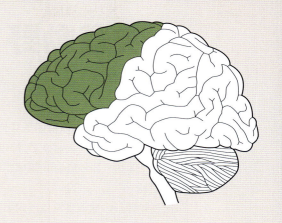

1 前頭葉

1 前頭葉 一次運動野 primary motor area

文献は ➡ 42 頁

● 部位
　一次運動野(M1)は脳の前頭葉に位置します．これは中心溝の前，すなわち中心前回と呼ばれる部分です．このエリアは，自由意思で行う随意運動を制御し，脊髄を介し筋肉に信号を送ります．Brodmann 領域では4野と6野の一部に相当します．

● 血液供給
　一次運動野への血液供給は，内頸動脈の大きな分枝である中大脳動脈から行われています．ほかにも内側表面の前頭葉と頭頂葉の部分に血液を供給する前大脳動脈は，下肢を制御する運動皮質領域への血液の供給に関与します．

● 神経ネットワーク
　一次運動野は，運動制御のために主に2つの経路を通じて働きます．それらは皮質脊髄路と皮質延髄路です．

皮質脊髄路：中心前回から始まり，放線冠，内包を経て，延髄の錐体交叉で交差し，その後脊髄の反対側を下っていきます．この経路は，脊髄の前角に存在する運動ニューロンと結びつき，骨格筋に信号を送る役割を果たします．

皮質核路(皮質延髄路)：大脳皮質と脳幹の脳神経運動核をつなげる役割を果たします．この神経回路からの信号により，顔面や頸部の筋肉の運動が制御されます．

● 病態像
　一次運動野が損傷すると，特に上位運動ニューロン症候群に伴う痙縮，腱反射亢進，Babinski(バビンスキー)反射陽性，病変と反対側の麻痺などが生じることがあります．

● 画像読解ポイント：詳しくは動画ご参照．

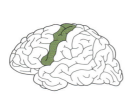

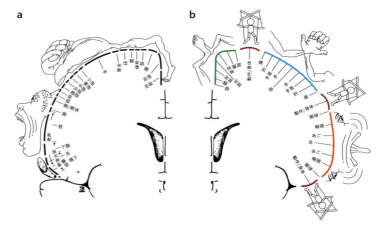

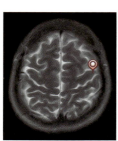

一次運動野

図1　複合運動を含む従来ホムンクルスの再マッピング
a：Penfield のホムンクルス(1948年)，**b**：統合一分離モデル(2022年)．
〔Kozlov M：Famous 'homunculus' brain map redrawn to include complex movements. Nature 2023 Apr 19. Online ahead of print より〕

> **ランドマーク**　一次運動野は，前頭葉に位置し，中心溝のすぐ前方にあります．中心溝は，前頭葉と頭頂葉を隔てるわかりやすい脳溝です(次頁参照)．中心前溝によって補足運動野・運動前野と区別されます．

🜚 新たなホムンクルスへの示唆

2023年に公表された研究は，従来のPenfield（ペンフィールド）による「ホムンクルス」マップを複雑な動作を含むように再定義し，一次運動野に関するより詳細な情報を報告しています（図1）[1]．この新しい研究では，機能的磁気共鳴画像法(fMRI)を用いて一次運動野を精密に調査しました．研究者たちは，上下肢，顔面の運動を制御する領域以外に行動計画や，血圧や痛みなど生理機能の調整などを担う脳領域に接続されている領域を発見しました．後者の領域はインターエフェクター領域とよばれ，さまざまな動作において活性化を示し，腹部の等尺性収縮や両眉を上げるなどの微細な運動制御を必要としない動作中に特に活性化します．また，これらの領域は実行段階ではなく，計画段階でより活発になり，複雑な行動の計画と調整に重要な役割を果たします．これらは，行動と生理学的制御，覚醒，エラー処理，痛みに関与するネットワークであるCON(cingulo-opercular network)とも強固な関係があります．

🜚 中心溝のさまざまな同定法（図2）[2,3]

中心溝は，一次運動野（中心前回）と一次体性感覚野（中心後回）を隔てるわかりやすい解剖学的ランドマークです．基本はオメガサインをもとに手を司る領域を同定し，そこからスライスを変えて下肢や顔面，舌を同定していく方法が一般的です．

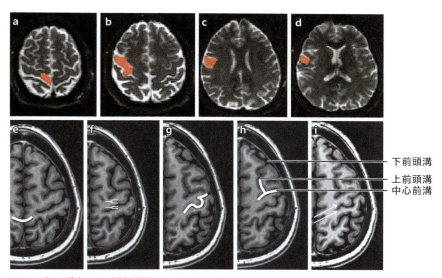

図2　中心溝付近の解剖学的ランドマーク
a：下肢，b：手，c：顔面，d：舌．
e：ブラケットサイン．帯状溝の一部である縁枝の延長上，少し前方にある溝として中心溝を識別可能．
f：皮質の厚さ．中心後回と比較して，中心前回に沿う皮質の方が厚い．この両者の間が中心溝．
g：オメガサイン（S字フックまたはハンドノブサイン）．一次運動野の一部である中心前回は，手指の運動野で後方に膨らみ，オメガのような形状を形成する．
h：Tサイン（上部および下部）．上前頭溝は中心前溝と「上部T（上部スライス）」接合部で交差し，下前頭溝は中心前溝と「下部T（下部スライス）」接合部で終わる．どちらも手前の溝が中心溝となる．
i：ホワイトグレーサイン．T1強調MRIで中心溝周囲の灰白質コントラストが減少する．

1 前頭葉 一次運動野
primary motor area

> **随意運動の実行**　一次運動野は中心前回に位置し，自発的な運動を開始する役割を果たします．全身の骨格筋に指令を送り，歩行，上肢のリーチ，把握などの動作を制御します[4]．

🔴 観察ポイント

☑ **自発的な動作は？**：上肢の挙上，手指によるポインティング，足関節の背屈などの特定の随意運動を実施するように指示し，これらの動作に困難さがあれば，一次運動野が影響を受けているかもしれません．脳卒中は片側が強く影響されることが多いので，非対称性の兆候を強く示します．

☑ **運動ホムンクルス，どこが影響受けている？**：一次運動野は細分化された領域ごとに身体の異なる部位を制御します．身体の特定の部位（例えば，足部ではなく手指のみ）に筋緊張低下や麻痺があれば，一次運動野のどの部分が影響を受けているかを知る手がかりになります．

💧 臨床へのヒント

① **受動から能動へ**：筋力低下や麻痺への対処として，影響を受けた筋肉を強化するための特定のエクササイズを実施します．受動的な運動（セラピストが患者の上下肢を動かす）から始まり，能動的な運動（患者が自ら動く）へと発展してもらいます．

② **身体条件の確保**：関節可動域練習などで柔軟性を改善し，筋肉の緊張を軽減し（特に痙縮の場合），拘縮（筋肉や腱の持続的な緊張）を防止します．筋や関節の柔軟性を向上することが，随意運動の実行の容易さを促進します．体幹などベースとなる姿勢筋の条件を整えてから上下肢など遠位筋の運動へ移行することも重要です．

📖 **エビデンス**：研究では，脳卒中患者34名に対して包括的な体幹抵抗運動の効果が調査され，12週間のトレーニングで下肢の運動機能が統計的に有意に向上しました[5]．この結果は，体幹抵抗運動が脳卒中後の回復を支援し，痙縮や関節痛などの副作用なく適用できる可能性を示しています．

🟢 新人さんはここに注意！

リハビリテーションの個別化の欠如：例えば，調理器具を使ったり水を注いだりするような簡単な作業に慣れていない患者に，いきなり複雑な食事を作るトレーニングを行うと，意欲が低下することがあります．

自らの専門性への固執：「理学療法士＝歩行」「作業療法士＝ADL」のようなイメージで自らの職種の専門性に固執することなく，患者と包括的に向き合い，自分ができることは何かを意識した介入が大切です．

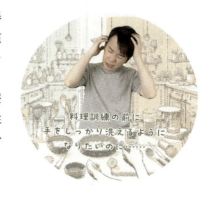

動作の力と
方向の調整

一次運動野は運動の力と方向を調整する役割も果たします．異なる方向の運動に対しては異なるニューロンが活性化され，運動の力と方向の精密な制御が可能になります[6]．

観察ポイント
☑ **持ち上げる力は適切か？**：物品を手で持ち，その重さを判断してもらいます．セラピストは，物を持ったり持ち上げたりするときに筋力を調節する能力を評価します．
☑ **運動コントロールの精度は？**：ブロックを積み重ねたり，ネジを締めたりゆるめたり，容器から別の容器に水を注いだりすることで，運動の方向をコントロールする能力を評価します．動作を動画で記録し，その映像を再生して，運動のスピード，方向，スムーズさを分析します．

臨床へのヒント[7-9]
① **さまざまな物品を使用しての練習**：重量，大きさ，質感の異なる物品を使用し定期的に練習することで，握力を適切に調整する能力を向上できます．バイオフィードバックを提供する機器を使用することで，患者が物体を持つときに使用する力を自分で調整するのに役立ちます．
② **漸進的に抵抗を増加させるエクササイズ**：必要なときに必要な筋力を発揮できるように，徐々に抵抗を高めていきます．例えば，軽い重錘やゴムバンドから始めて，筋力の向上に伴い徐々に抵抗を増加していきます．

エビデンス：研究では，サルの運動野の単一細胞の活動が腕を8方向に動かす間に記録され，ニューロンの発火が動作の方向に応じて規則正しく変化することが示されました[7]．これは，特定の方向への動きが多くの運動皮質細胞の集合的な活動によって調整されることを示唆しており，臨床では，複数の方向への運動を統合するリハビリテーションを行うことが重要である可能性があります．

新人さんはここに注意！
生活の自立にこだわりすぎる：瓶を開ける，食べ物を切るなど，さまざまな力を必要とする作業について代償手段があるにもかかわらず，セラピストが自立を促していることがあります．疲労の側面からも，すべて患者が自分でやる必要があるのか検討が必要です．

自助具の必要性の有無，過剰サポートに対する計画の見直し，患者の「できる ADL」と「している ADL」のギャップなど，幅広い視点が大切です．

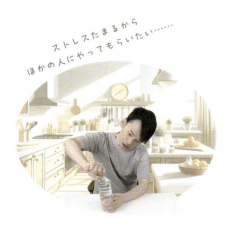

1 前頭葉

補足運動野 supplementary motor area

文献は ➡ 42 頁

● 部位
補足運動野(SMA)は，一次運動野のすぐ前方に位置し，上前頭回の内側に存在します(図1)[1]．脳の前面に近い前補足運動野(pre-SMA)と，一次運動野に近い固有補足運動野(SMA proper)に分けられることがあり，いずれも Brodmann 6 野に相当します．

● 血液供給
SMA への血液供給は，主に前大脳動脈の内側中央分枝である脳梁縁動脈，脳梁周囲動脈から行われます．

● 神経ネットワーク
補足運動野は，運動，動作，特に身体の両側を含む動作の開始と調整において重要な役割を果たします．一次運動野，脊髄，そして大脳基底核と小脳にも出力を送ります．SMA への入力は，前頭前野，一次運動野，一次および二次体性感覚野，頭頂葉，大脳基底核を含むいくつかの領域から送られます．

● 病態像
SMA は，運動の計画と生成に重要な役割を果たし，内的に誘発される運動に関与します．SMA の損傷は，SMA 症候群として知られる病態を生じることがあります．この状態では，動作(特に身体の両側を含む動作)を開始することが困難になり，発語が失われ，複雑な一連の動作が困難になることが特徴です．Radman N ら[2] の報告では，右 SMA 損傷患者において，右手指のタッピングと比較して左手指のタッピングが遅延するという研究結果があります．これは，**SMA 大脳基底核線維の遮断による対側への影響**を示唆しており，対側の手(この場合は左手)における運動の開始と維持の低下につながります．視覚的フィードバックにより左手指のタッピング速度が向上したという観察結果は，視覚的手がかりに依存するといった代償メカニズムが，SMA の遮断が運動制御に及ぼす影響を補償するのに役立つ可能性を示唆します．ほかにも他人の手(エイリアンハンド)症候群やすくみ足，失行などに関連します．

● 画像読解ポイント：詳しくは動画ご参照．

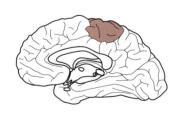

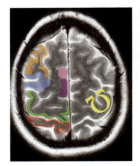

■ 背外側前頭前野
■ 運動前野
■ 前補足運動野
■ 補足運動野
■ 一次運動野
■ 一次体性感覚野

図1　各野の位置
〔Functional brain anatomy. RadiologyKey https://radiologykey.com/functional-brain-anatomy/ accessed 2024.5.13 より〕

ランドマーク　固有補足運動野は中心前回(一次運動野)の下肢領域の前方に位置します．さらにその前方に前補足運動野が位置します．補足運動野は半球内側面に位置しますが，その外側には運動前野があります．矢状断では帯状溝によって帯状回と区別されます．

| 運動計画 | SMAは複雑で協調的な運動を計画するために重要です．例えば，カップを把握するために手をリーチし，カップを口元へ持ってくるという一連の動作を決定する際に関与します[3]． |

🔴 観察ポイント

☑ **ADLのスタートに躊躇はない？**：通常であれば意識的に実施する必要のないADLが可能か観察します．例えば，ベッドから起き上がる，水を飲む，歩行などがあります．患者が過度に躊躇したり，これらの動作を開始するのに困難さがあるようであれば，内発的動作に問題がある可能性があります．

☑ **紅茶を飲むために，まず何をする？**：患者は，手順を順番通りに実行しないことがあります．やかんが熱くなる前にお湯を注ごうとしたり，お湯を注いだ後にティーバッグをカップに入れたりすることがあります．その他にも歯を磨くようにいわれた場合に，歯ブラシを手に取り，歯磨き粉をつけ，歯ブラシを口に運び，磨く動作を実行するという一連の動作が困難になっている可能性があります．

🔵 臨床へのヒント[4, 5]

①**課題指向トレーニングを活用**：自発的動作が難しくても，課題難易度や環境を上手く調整することで動作開始が円滑になり，運動パターンに変化がみられます．重度の場合は，外部からの合図（言語，視覚，聴覚，触覚）を使用し，動作の開始を促すことができます[3]．

②**段階的な指導とモデリング**：正しい動作の順序を習得してもらいます．複雑な作業をより小さく，管理しやすい部分に分割する課題分割も有効です．また，新しい方法を用いて課題を達成するための代償的なアプローチもあります．

📖 **エビデンス**：研究では，脳卒中患者における課題指向トレーニングの効果を検討し，従来の治療法よりも機能的成果が優れていることが明らかになっています[4]．これは臨床での運動計画において，セラピストや看護師が患者に有意義な機能的課題を提供し，日常生活に統合することの重要性を強調しています．

🟢 新人さんはここに注意！

内発的動作能力の促進不足：外からの合図や促しに過度に依存すると，患者の内発的な動作を妨げてしまうかもしれません．例えば，椅子から立ち上がる際に，セラピストが常に物理的な補助をするのではなく，患者が自ら開始する動作やイメージトレーニングも取り入れましょう．

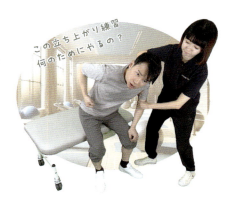

1 前頭葉 補足運動野
supplementary motor area

> **両手順序・協調運動**　SMA は特定の学習された動作順序の整理と両手を使用する動作の調整に重要です．靴ひもを結ぶ，ピアノを弾く，キーボードを打つといった活動において，SMA は両手の動作をスムーズかつ効率的に調整します[6]．

🔴 観察ポイント

☑ **両手動作の協調性は？**：例えば，ナイフとフォークを使った食事，薬のボトルの開栓，着替え，あるいは本のページをめくることなどが挙げられます．このような作業が困難な場合は，両手動作の協調性に問題がある可能性があります．順序が混乱する場合も行為の一連動作の障害の可能性があります．

☑ **不測の事態に対応できているか？**：落下物をキャッチしたり，バランスを崩したときに体を安定させたりするなど，両手を使用し素早く対応する必要がある不測の事態では，両手の協調性に問題がある場合，患者は苦労することがあります．

☑ **どちらの手をよく使う？**：以前は右利きだった患者が，現在は左手をよく使用するようになった場合，両手を一緒に使用することが困難になっている可能性があります．

🔵 臨床へのヒント[7,8]

① **課題の管理**：最初は1つの簡単な動作から始め，徐々にこれをほかの動作と組み合わせます．さらに，図やフローチャートなどの視覚的なツールはこのプロセスの理解を容易にします．

② **両手動作の活動**：例えば，ボールをキャッチするようなエクササイズです．特に，麻痺側の手指や上肢を積極的に使用するように促すことが重要です．患者が上達すれば，徐々に活動をより複雑なものに変更します．

📖 **エビデンス**：研究では，課題指向両側上肢トレーニング（BAT）が脳卒中後の上肢運動機能の向上に有効であることが示されていますが，日常生活への参加や活動パフォーマンスの向上には統計的に有意な効果はみられません[7]．臨床において，機能的な成果を最大化するためには追加の戦略が必要かと思われます．

🟢 新人さんはここに注意！

両手の均等なトレーニングの不足：セラピストは，患者の利き手や障害の少ないほうの手に集中しすぎてしまうあまりに，両手を同時に，あるいは同等に効果的にトレーニングするエクササイズへの意識が不足している可能性があります．不使用にならないよう麻痺側への働きかけが大切です．加えて，非麻痺側でも不器用さが生じている患者もいます．両側をしっかり評価していきましょう．

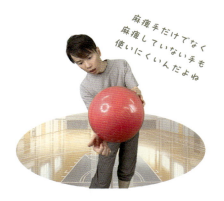

麻痺手だけでなく麻痺していない手も使いにくいんだよね

| 予測的姿勢
制御（APA） | SMAは，実際の動作の前に生じる準備的な筋収縮であるAPAの生成に関与します．APAは，動作中のバランスを維持するために不可欠です[9]． |

観察ポイント

☑ **移乗時のバランス調整に問題はみられるか？**：ベッドから椅子への移動など，重心を移動するとき，身体の反対側の筋肉を活性化できず，バランスの保持が困難になる可能性があります．

☑ **リーチ時にバランスを崩したりしていないか？**：コップの水や食事用トレイにリーチするときに，健常者では重心の変化を相殺するために微妙な姿勢調整が働いています．

☑ **突然の動作時に姿勢を安定できているか？**：呼びかけに素早く向きを変更したり，落下物をキャッチしたりする際，反応が遅れたり不十分な場合には，突然の変化時に姿勢を維持する能力に障害を抱えている可能性があります．

臨床へのヒント
　—postural awareness（姿勢への気づき）に対するアプローチを中心に

①**姿勢への理解**：正しい姿勢とはどのようなものかを患者に説明します．頭部，肩甲帯，脊柱，骨盤を適切に配置することがバランスにどのように貢献し，身体の負担を軽減するかについて説明します．

②**姿勢の視覚化**：視覚補助や図を使用して，患者の姿勢を視覚化します．

③**ガイドつきフィードバック**：リハビリテーション中に，患者に「背筋をまっすぐに保つ」ことなどを想起してもらうと，正しい姿勢がどのようなものか理解するのに役立ちます．

④**定期的なチェック**：座位，立位など，一日を通して姿勢を定期的にチェックするよう患者に提案します．

⑤**人間工学に基づいた調整**：よい姿勢の維持を促進するために，生活環境や職場環境における人間工学に基づき，椅子や机の調整やサポート用クッションの使用を提案します．

⑥**姿勢追跡アプリ**：ユーザーが自分の姿勢に対する意識を維持し，改善のためのエクササイズを提供できるように設計されたモバイルアプリケーションがあります．

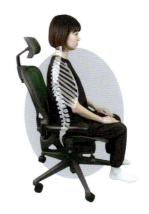

📖 **エビデンス**：研究では，慢性疼痛患者における姿勢意識の重要性を強調し，自己報告式の姿勢意識スケールが痛みと関連する臨床症状と相関していることが示されています[10]．臨床では，姿勢の認識と制御を促進する介入が疼痛管理に有益な可能性があります．

運動前野 *premotor area*

前頭葉

文献は ➡ 43 頁

● 部位
運動前野(PM)は一次運動野の前方に位置し，前頭葉にあります．背側運動前野(PMd)と腹側運動前野(PMv)の2つに分けられます(表1)．Brodmann領域では6野に相当します．

● 血液供給
主に中大脳動脈の分枝から行われます．前側中央分枝は，運動前野の外側部分に血液を供給することが多いため重要です．運動前野の内側，特に大脳縦裂に該当する部分は，前大脳動脈から血液の供給(脳梁縁動脈，脳梁周囲動脈)を受けます．

● 神経ネットワーク
運動前野は運動回路の重要な部分であり，一次運動野，脊髄，大脳基底核，小脳に投射し，大脳皮質-大脳基底核-視床-皮質ループの一部を形成します．また，背側・腹側運動前野，一次・二次体性感覚野，頭頂葉，上頭頂小葉，下頭頂小葉などから入力を受け取ります(図1)[1]．

● 病態像
運動前野の障害によって引き起こされる失行症は，運動課題を遂行する意欲と身体機能があるにもかかわらず，その遂行が困難であることを特徴とします．

● 画像読解ポイント：詳しくは動画ご参照．

表1　背側・腹側運動前野の違い

項目	背側運動前野(PMd)	腹側運動前野(PMv)
位置	前頭葉の背側(上部)	前頭葉の腹側(下部)
主な機能	外部手がかりに反応し，運動を計画・調整	視覚や空間の刺激に基づく複雑な動作，把握，対象物の使用に関与
連結性	空間処理に関与する頭頂葉と主に連携	対象認識に関与する下側頭小葉などと強く連携

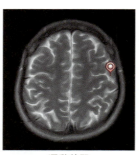

運動前野

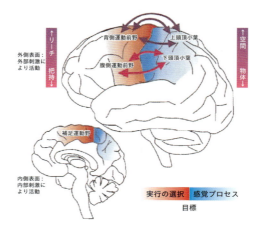

図1　運動前野と頭頂葉の接続
〔Corbetta M, et al：Neural rehabilitation：Action and manipulation. Neurorehabil Neural Repair 25(5 Suppl)：3S-5S, 2011 より一部改変〕

ランドマーク：中心溝から中心前回を同定し，そのすぐ前方に運動前野を確認できます．そのまま内側に進むと補足運動野が現れます．

運動イメージ（MI）

運動イメージとは，動作を脳内でリハーサルしたり，シミュレーションしたりすることを指します．PMdは，運動に関する思考を実際の身体的動作に変換するために重要な役割を担います[2]．

🩸 観察ポイント

☑ **動作の手順を説明できる？**：例えば，椅子から立ち上がる前に，「まず体を胸を前に突き出しながら，肘掛けに手を軽くかけて立ち上がり，体を安定させてから歩行し始めます」などを事前に説明してもらいます．

☑ **過剰に考えすぎていないか？**：動作を実施する前に脳内でリハーサルをしているか観察します．起立前，上肢リーチ前，歩行開始前に，一度静止して考え込むような様子を指します．あまりに考え込む動作は代償でもあるので注意が必要です．

☑ **アドバイスを活かせるか？**：例えば，歩行器を使用し歩行しているときに理学療法士が患者のフォームを修正し，その後患者がフォームを修正した場合は，フィードバックと学習が統合されていることを意味します．

💧 臨床へのヒント[3,4]

①**運動イメージトレーニング**：例えば，「この椅子からどうやって立ち上がるか想像してください．アームサポートを手のひらで感じ，脚で押し上げることをイメージしてください」などです．その他にも水の入ったコップに手をリーチする前に，手をコップに向かって伸ばし，冷たさを感じ，把握することをイメージするよう呼びかけることも大切です．

📖 **エビデンス**：運動イメージ（MI）は脳卒中リハビリテーションにおいて，失われた運動機能の回復を促進する手法として有効です．MIは動作の精神的シミュレーションを通じて，特に小脳，大脳基底核，運動関連皮質領域の活性化を促し，これらの神経相関を利用することで臨床的な応用が可能になります[3]．

🟢 新人さんはここに注意！

運動イメージなど認知的側面への軽視：身体的側面にのみ焦点を当て，訓練に運動イメージを取り入れないことがあります．これは，回復に不可欠な運動計画の認知的要素を無視したものです．

リハビリテーション時間以外のベッドサイドで見てほしい動画や写真などを推奨しておくことも，運動イメージを高めることに有効です．

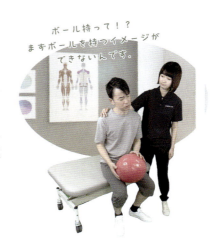

1 前頭葉 運動前野
premotor area

| 動作の順序と実行 | PMdは補足運動野などのほかのエリアと連携して，複雑で協調的な運動を順序立てて計画し，実行に関与します[5]． |

🔴 観察ポイント

☑ **作業手順のミスがないか？**：例えば紅茶を淹れるという作業では，ティーバッグをカップに入れる，お湯を沸かす，お湯をカップに注ぐ，砂糖やミルクを加える，といった複数のステップが含まれます．正しい順序で実施することが困難，または手順を飛ばしてしまう場合は，運動計画に問題がある可能性があります．

☑ **動作の模倣は可能？**：例えば，手で「OK」のサインをつくる，または手を振るといった動作を模倣してもらいます．もしジェスチャーの模倣に困難さがあれば，運動計画の問題を示唆している可能性があります．

🔵 臨床へのヒント[6,7]

①**段階的な課題の練習**：例えば料理に困難さを感じる場合，その複雑な作業を簡単なステップに分解します．最初に野菜を切る練習から始め，次に調味料を計量する，そして最後に火にかけるといった順番で，各作業を練習して一連の手順に移行します．

②**模倣とミラーリング**：セラピストが動作を実演し，患者には模倣をしてもらいます．患者の近くで動作を実施することで，リアルタイムで動作を模倣する（ミラーリング）よう促すのも有効です．

③**外部からの合図**：視覚的な合図としては，例えば作業手順を図解したカードを用意して，それに従って動作を実施してもらうことが有効です．言語的な合図では，「次にお湯を注いでください」といった形で手順を口頭で説明します．触覚的な合図としては，手に軽く触れて次の動作に移行するように促すことが有効です．

📖 **エビデンス**：研究では，中大脳動脈梗塞による急性重度片麻痺の回復過程において，運動前野の活性化が重要な役割を果たすことが示唆されています[6]．臨床では，患者の運動計画と実行能力を高めるために，この領域を刺激するリハビリテーションを取り入れましょう．

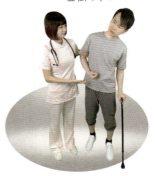

家では杖をつくの面倒くさい

🟢 新人さんはここに注意！

歩行訓練の段階づけミス：一般的な誤りとして，複雑な課題を分割せず，全体を一度にやろうとすることがあります．例として，歩く練習で，踵の着地や体重を支えるフェーズに特に注意を払わず，ただ歩けるようになることだけを目指す場合があります．

装具をつけて歩く場面，外して歩く場面など，各場面に応じた多様な環境調整も重要です．

感覚運動学習　PMd は感覚運動学習（感覚フィードバックに対して新たな運動課題を実施する）に関与します[8]．

🩸 観察ポイント

☑ **ADL は変化しているか？**：例えば，最初は食器の使用に補助が必要でも，時間の経過とともに食器を自分で扱えるようになります．

☑ **歩行能力が変化しているか？**：例えば，最初は補助がないと歩行困難な患者が，徐々に杖をついて歩行できるようになり，最終的には自立して歩行できるようになります．

☑ **麻痺側の運動機能は変化しているか？**：麻痺側の使用頻度が高くなることは，その上下肢を以前よりコントロールできるようになったことを意味します．例えば，最初は上肢を使用するのを避けていた患者が，時間の経過とともに，電話のボタンを押したりコップを持ったりするような簡単な作業で，上肢を使用するようになることがあります．

💧 臨床へのヒント[9, 10]

①**段階的難易度調整**：最初は簡単な物体の拾い上げや手をリーチする動作から始め，徐々に自分で食事ができるように練習します．目標は日常のさまざまな課題を自立して実施できるようになることです．

②**歩行における変化の観察**：片脚立位，物を踏み越える，トレッドミル歩行など，バランスと筋力に重点をおいた課題を取り入れ，結果的にトイレや病室内の移動など，安心して歩行できるように促します．

📖 **エビデンス**：運動前野は，脳卒中後の感覚運動学習と機能回復において中心的な役割を果たします[9]．この領域の再組織化は，特定の課題に対するトレーニングを通じて促進され，脳損傷後の機能回復を最大化するために，臨床的において運動前野を標的とする介入が有効であることを示唆しています．

🟢 新人さんはここに注意！

限定的な歩行場面への固執：例えば，平坦で滑らかな路面での歩行練習だけでは，不整地や階段などの現実の課題に対する準備が不足します．後ろ歩きやターン，暗い場所，狭い場所などさまざまな環境で感覚のフィードバックを増やし運動を実行する必要があります．加えて，動作の達成ばかりに意識が向き，荷重時の感覚の左右差など患者の内観を無視してしまうことがないように注意しましょう．

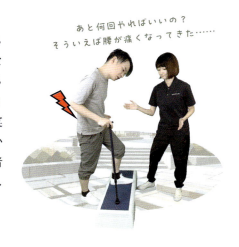

1 前頭葉

運動前野
premotor area

行動の理解　PMv は「ミラーニューロン」システムと関連します．このニューロンは行動を実行した場合だけでなく，同じ行動を観察したときにも活性化します．他者の行動を理解する役割を示し，社会認知にも関与します[11]．

💧 観察ポイント

- ☑ **動作を正確に模倣できる？**：上肢を挙上するなどの簡単な動作の模倣が可能な場合，これはミラーニューロンが活動している可能性があります．
- ☑ **動作の意味を理解できる？**：患者が看護師から渡されたコップの水を飲もうと手をリーチした場合，これはミラーニューロンと運動前野が働いている可能性があります．
- ☑ **共感的な反応はある？**：セラピストが笑顔を見せると，患者も笑顔になることがあります．これもミラーニューロンが正常に作動していることを示唆します．
- ☑ **観察学習はできる？**：直接身体的な介助がなくても，例えば，セラピストがシャツのボタンを留める動作を患者が見て，自分でも容易に再現できるようになることがあります．

💧 臨床へのヒント[12, 13]

①**模倣と観察学習**：セラピストは，複雑な動作をシンプルで扱いやすいステップに分解して，効果的に模倣できるようにすることが重要です．他者が実践しているのを患者が観察することで，興味や意欲が湧き，試してみようと思うかもしれません．

②**意図の理解**：例えば，「今，水の入ったグラスに手を伸ばします」と患者自身が言った後に，それを実行します．そうすることで，患者はその行動の背景にある意図を理解し，それを反映させることができるのです．

📖 **エビデンス**：研究では，M1 の損傷の大きさがリハビリテーション中の PMv の運動マップ変化を主に決定し，長期的な強制使用によってさらなる拡張がみられることを示していますが，そのような長時間の強制使用は臨床的に実施困難であるとも認めています[12]．臨床では，強制使用に負担がある患者に対して模倣や観察などを活用していくことは有用かと思われます．

💧 新人さんはここに注意！

共感不足：セラピストは，プロフェッショナルな態度を保つために，感情的な反応を抑えたり隠したりしてしまうことがあります．しかし，これは患者の感情的な共感を妨げ，ミラーニューロンの刺激を制限してしまう可能性があります．一方，過剰な共感も依存につながるのでバランスが大切です．

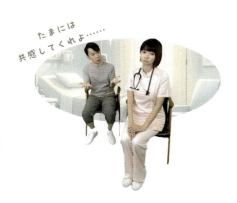

| 手指の制御 | PMvは上肢や手指の運動，特に物を把握するような動作の制御に関与し，触覚や固有感覚受容器からのフィードバックに依存します．身体がどう動いているのか，物体が何なのかを理解し，動作を調整する役割を担います[14, 15]． |

観察ポイント

- **物をしっかり把持できる？**：PMvに損傷がある場合，物を落とす頻度が多くなったり，物を把握する力を調節するのに苦労したり，手に持っている物を操作するのが難しいといった症状が確認されることがあります．
- **目を閉じても手指の位置はわかる？**：PMvと体性感覚野との結合が損傷されると，触覚で物を認識することが困難になったり，視覚に頼らず手指の位置を判断することが困難になったりします．
- **両手作業は円滑か？**：両手を同時に使用するような作業，例えばシャツのボタンを留める，瓶を開けるなどの作業は，このような患者にとって困難な可能性があります．
- **ハンドジェスチャーの模倣は？**：PMvはミラーニューロン系の一部であり，模倣に関与します．そのため損傷を受けると動作の模倣が困難になる場合があります．

臨床へのヒント[16, 17]

①**握力コントロール**：握力コントロールに際しては，治療用パテ，指バネ，または握力練習器具を使用することで能力を向上させることが可能となります．

②**識別課題**：さまざまな感触や形状の物品を扱ったり識別したりする感覚再教育練習は有効とされています．触覚の識別能力と，手からの感覚情報を解釈する能力を向上することが可能となります．

③**ミラーセラピーや体操の模倣**：鏡を使用して麻痺側の手が適切に動作しているかのような錯覚を生じさせるミラー療法は，運動機能とジェスチャーを模倣する能力の向上に役立ちます．太極拳，ダンス，エクササイズ・ビデオの模倣など，ジェスチャーや一連の動作を模倣する活動も重要です．手は感覚器官の側面も強いので，手のアーチや識別，筋や骨のアライメントなどへの介入も大切です．

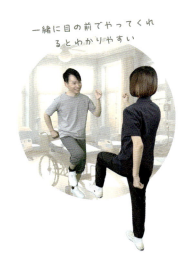

一緒に目の前でやってくれるとわかりやすい

エビデンス：研究では，リハビリテーションによって訓練されたジェスチャーが，訓練されていないジェスチャーと比べて特定の脳領域を活性化することから，リハビリテーションプログラムは模倣能力の回復において固有の効果をもつことが示されています[17]．臨床では，この知見を利用して感情と動機の処理に関わる神経回路を活性化し，特に手指の行動の理解と模倣能力の向上を図るハンドセラピィ（手のリハビリテーション）戦略を設計すべきです．

1 前頭葉

前頭前野 *prefrontal area*

文献は ➡ 44 頁

● 部位（表1）
　前頭前野は，前頭葉の前方に位置し，運動野と前運動野のさらに前方にある領域です．背外側前頭前野（dlPF），腹内側前頭前野（vmPF），前頭眼窩野（OF），帯状皮質前部（ACC）などを含みます（図1, 2）[1,2]．Brodmann 領域では 9, 10, 11, 12, 46, 47 野などに相当します．

● 血液供給
　前頭前野への血液供給は，主に中大脳動脈と前大脳動脈の分枝から行われます．これらの動脈は Willis（ウィリス）動脈輪の一部であり，脳に豊富な血液供給を担保します．

● 神経ネットワーク
　前頭前野は，皮質経路，皮質下経路，大脳辺縁系経路を通じて，異なる領域と結合します．それぞれの経路は前頭前野と大脳基底核，視床などの皮質下領域，感情処理に関わる扁桃体や海馬などの大脳辺縁系構造と密に連絡を取り合います．

● 病態像
　前頭前野の損傷では，前頭葉症候群と非行性症候群が知られています．前頭葉症候群では性格の変化や抑制，計画，抽象的思考，ワーキングメモリの機能低下が生じることがあり，非行性症候群では計画，抽象的思考，行動制御が困難になることがあります．

● 画像読解ポイント：詳しくは動画ご参照．

表1　前頭前野の各領域

脳の領域	主な機能	主な研究領域
背外側前頭前野（dlPF）	遂行機能（計画，意思決定，ワーキングメモリ），注意や行動の調節，感情の調節	主に認知制御や高次処理の文脈で研究される．ここの機能障害は，衝動性，判断力の低下，統合失調スペクトラム症などを生じることがある．
腹内側前頭前野（vmPF）	リスクと報酬の評価，自己関連の処理と内省，感情的な意思決定	主にうつ病，心的外傷後ストレス症（PTSD），不安症などの障害に関連．価値評価や自己関連の思考や気分や性格の違いを理解するうえで重要．
前頭眼窩野（OF）	報酬ベースの意思決定，適応的な学習（例：行動の結果に基づく調整），不適切な行動の抑制，動機づけの行動	主に報酬の文脈での意思決定プロセスを理解するために研究される．この部位の損傷は，依存症，強迫症，衝動性に関連する．
帯状皮質前部（ACC）	紛争モニタリング（期待と実際の結果の矛盾の検出），痛みの知覚，感情の調節	主に認知制御，痛み知覚，感情処理の文脈で研究される．注意制御やエラー検出の神経基盤を理解するうえで重要．
前頭極	遂行機能や内省，創造，ワーキングメモリ，曖昧な条件下での意思決定，社会的認知	最近研究が盛んで，複雑な意思決定，将来計画，社会的認知の神経基盤を探る研究があり興味深い．

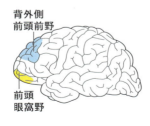

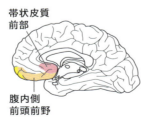

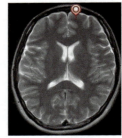

前頭前野

> **ランドマーク**　前頭前野は運動前野の前方に位置する広範な領域で，背外側前頭前野や前頭眼窩野などの領域は解剖学的ではなく機能的に区別されます．また，外側溝（シルビウス裂）によって側頭葉と区別されます．

① **背外側前頭前野(dlPF)**
- 位置：dlPF は前頭葉の外側部分に位置し，主に中前頭回と上前頭回を取り囲んでいます．Brodmann 9 野および 46 野は，機能マッピングにおいて dlPF に関連づけられます．

② **腹内側前頭前野(vmPF)**
- 位置：vmPF は前頭葉内側の下部に位置します．直回と内側前頭回の眼窩部からなる**内側眼窩回**や，脳梁のすぐ下の領域の脳梁膝を含みます．Brodmann 10，11，25 野に関連づけられます．

③ **前頭眼窩野(OF)**
- 位置：OF は，前頭葉の腹側表面，眼窩回のすぐ上に位置します．外側および内側の眼窩回は重要な構成要素です．前頭葉の腹側表面にある小さな**眼窩溝**は，OF の境界を定義するのに役立ちます．

④ **帯状皮質前部(ACC)**
- 位置：ACC は前頭葉の内側表面，脳梁のすぐ上にあります．**帯状溝**は，ACC の側方をその他領域から区分します．ACC は帯状回の一部であり，特に脳梁膝部の前方の領域です．Brodmann 24，32，33 野は ACC に関連づけられます．

⑤ **前頭極**

脳の最前部である前頭極は Brodmann 10 野に位置します．外側は上前頭溝，内側は帯状溝によって境界が定義されます．前頭極は前頭眼窩野の上に位置し，脳上面の最前部まで広がっています．

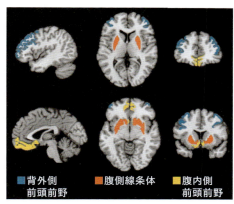

図1　背外側前頭前野と腹内側前頭前野
〔Cosme D, et al：Comparing two neurocognitive models of self-control during dietary decisions. Soc Cogn Affect Neurosci 14：957-966, 2019 より一部改変〕

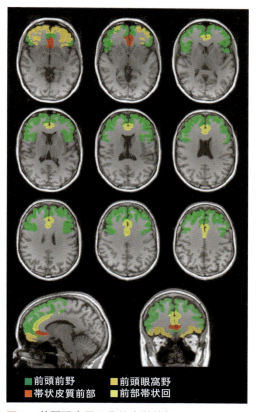

図2　前頭眼窩野と帯状皮質前部
〔van Duin EDA, et al：Lower[18]fallypride binding to dopamine D2/3 receptors in frontal brain areas in adults with 22q11.2 deletion syndrome：A positron emission tomography study. Psychol Med 50：799-807, 2020 より一部改変〕

1 前頭葉

前頭前野
prefrontal area

> **遂行機能**　問題解決，意思決定，計画立案，社会的行動の調節などを含みます．前頭前野は，合理的な決定と予測を実施するために，脳の広範な領域から情報を収集し処理する役割を担います[3]．

🔴 観察ポイント

☑ **問題解決ができているか？**：例えば，歩行が不安定な場合に自助具を使用し部屋のなかを移動するといった解決策が思いつくかなどを確認します．

☑ **意思決定は妥当か？**：処方された薬を適切な時期に服用するといった，自身のケアに関する賢明な判断ができているか観察します．処方された治療法を遵守しなかった場合の結果を理解できているが重要です．

☑ **社会的に不適切な行動はないか？**：患者がスタッフやほかの患者，訪問者とどのように接しているかを観察します．衝動を抑え，適切に振る舞うことができるか，あるいは，過度に攻撃的であったり，不適切な兆候を示すことがあるかを観察します．

💧 臨床へのヒント

① **段階的解決**：問題解決に支障がある患者には，解決策を段階的に指導することが有効です．例えば，自立歩行が困難な場合，自助具を使用し部屋の中を移動する方法などの対処法やトレーニングを提供します．

② **シンプルな指示**：意思決定が苦手な患者には，よりルーチン化された日常生活と明確でシンプルな指示が効果的です．カレンダーやフローチャートなどの視覚的なツールを使用し服薬やリハビリテーションのスケジュールを管理をします．

📖 **エビデンス**：研究では，目標管理トレーニング（GMT）が前頭葉損傷による遂行機能障害のある患者のリハビリテーションに有効な介入と報告されています．このトレーニングは動機づけをふまえたアプローチを通じて，目標の管理と調整を促し，実生活の複雑な課題に適応できるようになることを目指しています．GMTの効果は，視空間における問題解決と持続的注意課題において証明されており[4]，臨床に取り入れるべきといえます．

🟢 新人さんはここに注意！

即時修正の落とし穴：患者が正しい方法で運動ができていない際，セラピストはすぐに修正するのではなく，何が間違っているのかを患者自身に理解させるべきです．

治療計画の共同作成の欠如：セラピストが患者に実施計画書への参加を求めず，一方的に計画を作成すると，意欲や治療効果が低下するかもしれません．

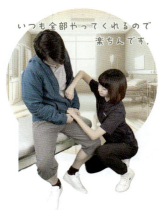

ワーキングメモリ

前頭前野は短期的な情報の管理において重要な役割を果たします．課題の実行や意識的思考に必要な情報を保持し，その情報を操作することを助けます[5]．

🩸 観察ポイント

☑ **情報の保持は？**：スタッフの名前などの情報を正確に記憶できるか評価します．

☑ **情報を活用できるか？**：ある作業について，指示された後，その作業を一連の手順で実施することが可能かどうかを評価します．例えば，決まった時間に服薬するように指示したり，一連の自主練習を実施するように指示します．

☑ **情報の操作は？**：患者が脳内で情報を操作可能かどうかを評価します．例えば，100から7ずつ数を引く計算を行う，曜日を逆の順に暗唱するといった課題があります．

💧 臨床へのヒント

① **リマインダーの活用**：例えば，ポスターやメモのような視覚的なリマインダーを患者の部屋のあちこちに貼って，必要な情報を記載しておきます．

② **反復と見直し**：課題を分解することで，記憶力のレベルにあわせて段階的に取り組む方法が効果的です．

③ **習慣化**：例えば，毎回の食事後の服薬を習慣とすることで，時間とともに，この習慣が記憶に定着します．脳トレや認知療法も，ワーキングメモリを強化する手段として有効です．

📖 **エビデンス**：研究においてスマートフォンアプリのリマインダーつきの対話型デジタルカレンダー「Remind me!」の使用は，認知機能障害患者の自立性，ワーキングメモリの補助として機能する可能性があることが示されました[6]．定期的な会話によるサポートと個別のニーズに基づいた介入の調整が大切です．臨床では，このような技術を利用して活動管理を支援し，ワーキングメモリ障害のリハビリテーションを行うことができます．

🍃 新人さんはここに注意！

患者への情報過多：一度に多くの情報を与えすぎることは避けましょう．例えば，細かく丁寧に説明しているつもりが患者にとっては情報過多になることもあります．シンプルな説明のほうがよいケースもあるので注意しましょう．

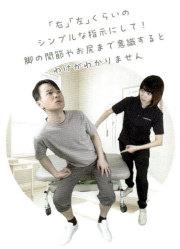

1 前頭葉

前頭前野
prefrontal area

> **注意制御** 前頭前野は注意を集中させ，不必要な情報は抑制し，特定の課題や思考へ集中できるように担保します[7]．

観察ポイント

☑ **作業や会話に集中できているか？**：作業や会話にどの程度集中できるかを確認します．例えば，会話や指示に長時間集中できるか，頻繁に聞きそびれたり，容易に注意が分散してしまったりしないかを確認します．

☑ **外的要因に動じずに注意を持続できるか？**：例えば，雑音や視覚的な阻害因子がある場合でも，指示どおりに行動したり，課題を完了したりすることができるか確認します．

☑ **必要な情報にのみフォーカスできるか？**：関連する情報と無関係な情報を区別できるかを観察します．例えば，複数の情報や手順が混在している課題を提示し，そのなかから関連するものを選択し，指示に従って課題を完了させることができるかを確認します．

臨床へのヒント

① **注意力を集中させる努力**：簡単で短い作業から始め，患者の注意力の向上に伴い，徐々にその複雑さや時間を延長します．また，定期的に休憩を挟むことで，疲労を防止し，集中力を維持できます．

② **注意散漫の防止**：最初は，患者の集中力を高めるために，静かで注意散漫とならない環境をつくることが有効な場合があります．徐々に気が散りそうな環境に切り替えながら，そのなかで集中力を維持できるように患者とトレーニングします．

📖 **エビデンス**：前頭葉は注意を調節するため領域内を細かく活性化するものの，タスクが複雑になるにつれてより統合されたネットワークとして活動することが研究で示されました[8]．臨床では，注意関連の課題に取り組む際，患者の前頭葉機能を促進するための活動や療法を統合的に考慮し，柔軟に適応させるアプローチが重要です．

新人さんはここに注意！

環境の乱れ，治療の障害の無視：騒音や視覚的な邪魔などの環境要因は，注意力に大きな影響を与える可能性があります．評価や治療のセッション中にこれらの要素を適切に制御または考慮するようにしましょう．

間違った症状の誤解と解釈：例えば，子どもが注意散漫になることは正常です．しかし，大人と同じレベルで比較し，注意障害の症状であるとの誤った解釈に陥る可能性があります．

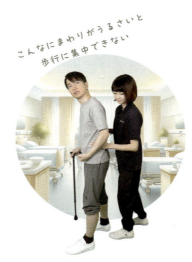

こんなにまわりがうるさいと歩行に集中できない

感情処理

前頭前野は刺激が及ぼす感情的な影響を評価し，感情的な反応を制御する役割を果たします．感情のバランスを保持し，環境の刺激に適切に反応するために特に重要な能力です[9]．

🔴 観察ポイント

☑ **感情は適切に反応しているか？**：一般的に幸福，悲しみ，怒り，恐怖を生じるようなニュースや出来事に対して，適切に反応しているか観察します．

☑ **感情をコントロールできているか？**：健康的な方法で自分の感情を管理できているか，あるいは，しばしば気分の落ち込みや感情の爆発を経験したり，感情的な出来事の後にすぐ冷静になれるかどうか観察します．

☑ **他者の感情を読み取れているか？**：患者が他者からの感情的な合図をどのように解釈しているかを観察します．スタッフやほかの患者，家族の言葉や口調，表情から，喜んでいるのか，悲しんでいるのか，イライラしているのかを理解できるかを観察します．

🔵 臨床へのヒント[10]

①**感情の処理**：アートセラピー，音楽療法，簡単な会話など，感情表現を促す活動が有効です．患者が自由に感情を表現できるような安心できる空間の準備が重要です．深呼吸や瞑想などのリラックス法を活用することで，感情のコントロールが可能となります．心理的なサポートやカウンセリングが有効な場合もあります．

②**ロールプレイの活用**：患者が他者の感情をうまく理解できるように，いろいろな状況でのロールプレイや議論を実施します．これは，感情の手がかりをどう読み取るかを練習するのに役立ちます．さらに，人の表情が写っている写真を見る，異なる感情を抱いたときの発声のトーンを聞き比べるなどの方法も効果的です．

📖 **エビデンス**：研究では抽象芸術を使って，前頭側頭葉変性症（FTLD）患者の感情調整と美的処理の障害を調査しました．結果は，FTLD患者が抽象芸術から感情を読み取る能力が低下しており，特に右後頭側頭葉外側皮質の灰白質体積減少と関連していました[10]．臨床においては，抽象芸術を感情認識や調整能力の評価に利用することも大切です．

🟢 新人さんはここに注意！

感情コントロールへの対応困難：例えば，難しい練習中に患者が興奮した場合に，セラピストは否定的な反応をしたり，その状況を避けたりすることに注意する必要があります．

病態への知識を事前につけておくことがセラピストの感情を一定に保つための土台にもなります．日々現場を経験しつつ，知識を研鑽していきましょう．

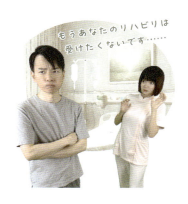

1 前頭葉

Broca 野 *Broca area*

文献は ➡ 44 頁

● 部位

Broca（ブローカ）野は前頭葉に位置し，右利きの人の約90%，左利きの人の約70%が左半球に存在します．主に，下前頭回の一部である弁蓋部と三角部に位置し，Brodmann 領域では44, 45野となります．

● 血液供給

下前頭回を灌流する中大脳動脈（MCA）の枝（上部，前側頭部）から血液供給を受けます．MCA は，内頸動脈から分岐する主要な動脈の1つで，前側頭動脈，中側頭枝，側頭後頭枝，角回枝，中心前溝動脈，中心溝動脈などの小さな動脈に分岐します．

● 神経ネットワーク

Broca 野に関連する神経経路は複雑です．Broca 野は，言語処理に重要な2つの領域間のコミュニケーションを促進する神経束である弓状束を介して，Wernicke（ウェルニッケ）野を含む脳のさまざまな領域と結合します（表1）．また，Broca 野は，発声に関わる筋肉を制御する運動皮質領域ともつながっており，協調的な発話動作の計画と実行に関与することが示唆されています．近年は子どもの吃音にも関連性が深いことが報告されています．

● 病態像

Broca 野の損傷は，Broca 失語（運動性失語）を生じる可能性があります．この症状は，小単語の省略，語順の問題，単語の調音障害など，発話が困難になることを特徴としますが，理解力は通常問題ありません．脳卒中や脳梗塞，脳腫瘍などが原因で生じることが一般的です．

● 画像読解ポイント：詳しくは動画ご参照．

表1 Broca 野と Wernicke 野の違い

項目	Broca 野	Wernicke 野
位置	左前頭葉の下前頭回（左半球の Brodmann 44, 45 野）	左側頭葉の上側頭回（左半球の Brodmann 22 野）
主な機能	言語の生成と発話の運動制御	言語の理解と意味の処理
症状の特徴	短い文や単語を話す，言葉の流暢さが欠如，発音の困難	意味のない言葉を話す，他人の話の理解が困難
機能障害の例	「本を読む」と言おうとして「本...読む...」などの途切れた発話	質問に対して無関係な回答をする，「読書の本が車の窓にある」といった非論理的な発言
関連する脳血管	中大脳動脈（MCA）の上枝	中大脳動脈（MCA）の下枝

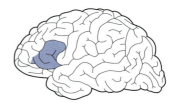

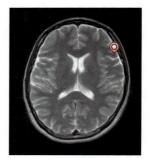

Broca 野

> **ランドマーク**　Broca 野は，外側溝（シルビウス裂）のすぐ上，一次運動野の顔面領域の直前にある下前頭回の後部に位置します．Broca 野は通常，言語に関連する左半球で優位ですが，右半球の対応する領域は非言語コミュニケーションや発話の感情的側面に関連します．

💧 言語生成に関連する領域[1]

左半球の優位性：大多数の人，特に右利きの人の90％，左利きの人の70％において，Broca野は主に左半球に局在します．

①言語理解

- **一次聴覚野**：話し言葉を含む音は，最初に上側頭回の両側聴覚皮質で処理されます．
- **Wernicke野**：これらの聴覚信号の解読は，Wernicke野として知られる左側頭皮質の後部，上側頭回で行われます．この領域は話し言葉を理解するために重要です．単語に意味を割り当てる役割を担うほかの皮質領域やネットワークに接続されています．

②読書と視覚処理

- **両側の一次視覚野**：読書中は頭頂後頭連合野に出力します．これらの領域は，単語や連語の認識に関与します．
- **左紡錘状回**：特に重要なのは，側頭葉の下面に位置する左紡錘状回です．キーワードを認識する領域が含まれています．
- **角回**：言語関連の視覚情報および聴覚情報を処理し，文字とその音声および意味の側面を結びつけるうえで重要な役割を果たします．

③言語の反復と生成

- **Wernicke野**：自発的な言語を反復し生成するには，Wernicke野からの聴覚情報が弓状束を介してBroca野のある左下前頭領域に伝達される必要があります．
- **Broca野**：この領域は言語生成を担当するだけでなく，ミラーニューロンの存在により，動作の理解にも関与します．
- **一次運動野**：文字または話し言葉を生成するために，Wernicke野，Broca野および近くの連合野からの出力は一次運動野に収束し，会話や書字の身体的行為を促進します．

💧 近年のトピック

主要な言語中枢（Broca野やWernicke野など）はその障害が失語症の原因になっていたりと，言語における役割がよく知られていますが，画像研究によりほかの領域も関与している可能性が明らかになっています．

- **視床**：言語処理における注意の側面で役割を果たします[2]．
- **大脳基底核**：運動調節に関与する大脳基底核は，音声生成の運動的側面に貢献します[3]．
- **大脳辺縁系**：感情と記憶にとって重要な大脳辺縁系は，言語の感情的および記憶的側面に関与します[4]．

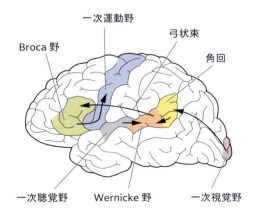

1 前頭葉　Broca 野
Broca area

言語生成　Broca 野は発声の制御など，言語生成に関わる運動機能に重要な役割を果たします．この領域を損傷すると，運動性失語により，言語生成に問題が生じます[5]．

🩸 観察ポイント
☑ **会話や文章をスムーズに生成できるか？**：患者と会話をしたり，すでに知っている文章を暗誦したり，1〜10まで数えたりするよう指示し観察します．患者が言葉や文章をつくることに困難さを示していても，指示されたことは理解しているようであれば，Broca 野に問題がある可能性があります．

☑ **発声に必要な口腔や舌の動きは？**：患者が会話しようとしている場面で，口，舌，その他の発声器官の不規則または異常な動作の有無を観察します．

☑ **助詞が省略されていないか？**：「です」「は」「そして」などが省略され，意味のある短いフレーズで，たどたどしく，努力して話す電文体と呼ばれる特徴を示すことがあります．

💧 臨床へのヒント[6-8]
① **言語生成**：まずは「あー」や「えー」といった簡単な音の反復から始め，例えば，子どもが最初に「ママ」と言うように，簡単な単語を徐々に学習します．次に，「こんにちは」「ありがとう」といった基本的な連語を練習し，最終的には文章を形成していきます．

② **メロディックイントネーションセラピー**：患者が「おはようございます」というフレーズが話しにくい場合，まずはメロディに合わせて発声するように提案します．徐々にメロディやリズムを省いていき，最終的には音楽なしで会話します．

③ **スクリプトトレーニング**：レストランでの注文時に「カレーを1つお願いします」と言う場面や，自己紹介で「私は田中です．よろしくお願いします」と言う場面を想定し，日常的に用いる文章を反復し練習します．

📖 **エビデンス**：研究では，Broca 失語の臨床像の特殊性に基づいたある言語聴覚療法が1年間実施されるとコミュニケーション能力の大幅な向上につながることが示されています[6]．

🍃 新人さんはここに注意！
流暢さの追求におけるストレスと不安の増幅：流暢さを重視しすぎると，患者は話す速さを無理に速めたり，自然でないリズムで話すことを強いられる可能性があります．これにより，患者はさらなるストレスやプレッシャーを感じ，不満や不安が増大することで，発話障害の症状が悪化することがあります．

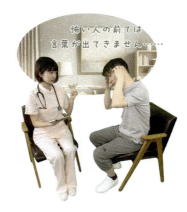

言語理解

言語生成と関連づけられてきた Broca 野ですが，文章の文法構造の理解，つまり，文中の異なる単語間の文法的関係を理解する役割も果たすことがわかっています[9]．

観察ポイント

☑ 複雑な文章を正確に理解しているか？：患者に複雑な文章を反復したり，言い換えたりしてもらうことで，文構造の理解度を評価します．患者が正確にできる場合は，構文を理解していることを示します．

☑ 主語と目的語の関係を理解できているか？：単語の順序を変更することで意味が変わる文章を使用し評価します．例えば，「猫が犬を追跡しかけた」と「犬が猫を追跡しかけた」という文章を患者がそれぞれの主語と目的語を理解し，異なる意味を説明できれば，文法的な関係を把握していることを示唆します．

☑ 会話に適切に参加できるか？：言葉や文章による指示に従う，質問に答える，会話に参加するなど，言語の理解力を必要とする課題を実施し観察します．これらの課題により，患者の言語構造の理解度や言語処理能力の程度を把握できます．

臨床へのヒント

練習方法	説明	具体例
構文と文法の練習	さまざまな文型の理解，生成のための作業．視覚的に訴えるカードや画像などの補助具を使用する	カードや図を補助具として使用し，文章の順序を適切に整理する
意味判断課題	文章が意味的に妥当かどうかを判断する課題．構文と意味の両方の理解を促すことができる	「雪が熱い」のように文章が意味的に適切かどうか判断する
絵画的課題	文章と絵を一致させる課題により，文法的関係性の理解を促す	「象が自転車に乗っている」の文章に対応する絵を選択する
言語ゲーム	ボードゲーム，カードゲーム，デジタルゲームなどを用いることで，モチベーションを保持しつつ言語理解力を高める	カードゲームで，プレイヤーが正しい文章をつくるたびにポイントを獲得する

エビデンス：失語症患者の言語理解には視覚的サポートとしての画像が有効です．臨床では，画像の選択と使用が患者のニーズに一致することが重要であり，エビデンスも示されています[10]．

新人さんはここに注意！

聞き取りの軽視：話す練習に重点をおき，聞く練習をおろそかにする場合があります．これは，特に複雑な会話やテンポの速い会話において，患者の理解力に影響を与えます．

また，聞くことによる理解は，なんとなくの雰囲気で患者ができているように振る舞うこともあります．1つひとつ本当に理解できているか確認していきましょう．

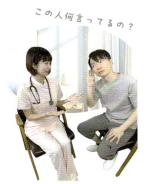

前頭葉

Broca 野
Broca area

顔面のニューロン制御	Broca 野は表情に関与するニューロンを制御します．言語だけでなく，社会的なやりとりの際の非言語的なコミュニケーションとしての表情も含まれます[11]．

🔴 観察ポイント

☑ **表情が会話内容に適合するか？**：会話している間，表情変化の有無，あるいは表情と会話内容が一致するかどうかを観察します．

☑ **非言語コミュニケーションを使えているか？**：患者に，幸せ，悲しみ，怒り，驚きなど，さまざまな感情を声に出さずに表現するよう促します．これらの感情の表現が困難な場合，表情のコントロールに関連する神経経路の問題が示唆されます．

☑ **指示された表情をつくることは可能か？**：眉を上げる，顔をしかめる，笑う，唇を尖らせるなど，特定の表情の動作を模倣するように患者に指示し可能かどうか観察します．

💧 臨床へのヒント

①**会話中の表情調整**：例えば，患者に鏡に反射した自分の表情を観察しながら，「とても嬉しいことがあったと想像してみてください」と指示し，表情の変化を鏡で観察します．これにより，患者は視覚的なフィードバックを受けることで，どのように表情をつくるかを学び，コントロールを効果的に学習できます．

②**非言語トレーニング**：例えば，患者に店員と客のシチュエーションを想像させ，客として「この会計は高すぎます」と不満を表現する練習をします．あるいは患者に喜びや驚きなどの感情を表現している他者の写真やビデオを観察させ，その表情や身振り手振りを模倣させます．

📖 **エビデンス**：感情認識トレーニングは，動的マルチモーダル表現と表情の微妙な表現に焦点を当てて実施することで効果が期待されます．トレーニングは特定の感情認識スキルを向上させますが，異なるモーダル間では効果が限定的な可能性が示されています[12]．

🟢 新人さんはここに注意！

表情筋トレーニングの見落とし：口頭のみでの指示では，顔の筋を正しく使えていないことに気づきにくいです．ミラーエクササイズやバイオフィードバックなどの即時フィードバック手法を活用することで，表情の誤りをすぐに修正することが可能になります．理想の顔のイメージを膨らませるとより効果的です．

ただし，視覚情報は知覚障害や記憶でゆがめられやすい情報でもあります．視覚に頼りすぎないよう注意しましょう．

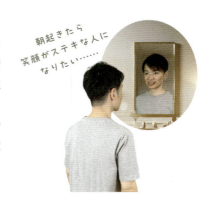

朝起きたら笑顔がステキな人になりたい……

言語に関連する認知課題

Broca野は問題解決，計画立案，言語に基づいた作業記憶など，言語を含む高次認知や実行機能にも関与します[12]．

🔴 観察ポイント

☑ **系統立てた計画を練れるか？**：患者に「部屋の中で鍵を紛失した場合，どのように探しますか？」と尋ねます．患者が系統立てて探す方法を説明できるか，無計画に部屋を探すかを観察します．

☑ **複数の計画を説明できるか？**：患者に「友人とのキャンプ旅行を計画する際，どのような手順で実施しますか？」と尋ねます．患者が交通手段の手配，食事の準備，必要な持ち物のリストアップなど，複数のステップを順序立てて説明できるかを評価します．

☑ **言語的記憶能力に問題はないか？**：患者に，「リンゴ，バナナ，サクランボ」という3つの単語を伝え，それを逆の順番で反復してもらいます．または，短い物語を伝え，その詳細な順序を適切に想起してもらいます．

🔵 臨床へのヒント[13]

①**問題解決課題と計画課題**：問題解決課題では例えば，日常生活における小さな課題を使用します．次に，患者が考えた解決策を言語化し，具体的な手順を明文化してもらいます．計画課題では，例えば，一緒に買い物リストを作成し，どの商品をどの順番で購入するか，どの店で購入するかを決定します．

②**言語ベースのワーキングメモリ**：患者は，短い物語を聞き，その後で物語の詳細やポイントを想起して説明する課題に取り組みます．また，連続した単語や数字を覚えて反復する課題や，複雑な言葉の指示に従う課題も実施します．

📖 **エビデンス**：失語症患者のワーキングメモリ（WM）治療は近位転移効果（ある課題で学習したスキルや知識が，似たような別のタスクにどの程度適用できるか）が顕著で，特定の言語関連WM能力の向上に寄与しますが，遠位転移効果はより限定的です．臨床では，理論的に根拠をもたせ，WMの異なる側面に焦点を当てます．また，否定的な結果の報告も重要であり，治療効果の正確な理解に欠かせません[14]．

🟢 新人さんはここに注意！

治療課題における患者の興味の無視：認知課題を計画する際に，患者の個人的な興味を考慮する必要があります．例えば，患者が料理に興味がある場合，セラピストは食事の計画を中心に問題解決課題を設計することができます．

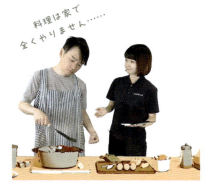

1 前頭葉 — 前頭眼野 frontal eye field

文献は ➡ 45 頁

● 部位
前頭眼野(FEF)は前頭葉の中前頭回の中部，およそBrodmann 8野に位置します．この領域は運動前野の前方，前頭前野の背外側に位置します．

● 血液供給
前頭眼野への血液供給は主に中大脳動脈の枝(中心前部，上部)から供給されます．

● 神経ネットワーク
脳幹：前頭眼野は，眼球運動を司る運動ニューロンを含む脳幹領域(傍正中橋網様体や中脳など)に直接投射を送っています．

上丘：前頭眼野は中脳の一部であり，頭部と眼球の向きを決める役割を担う上丘へ直接投射します．この投射は，眼球の位置の急速な移動を伴うサッケードを媒介するのに役立っています．

視覚野：前頭眼野は視覚野のさまざまな領域と相互接続しており，視覚情報と運動指令の調整をしています．空間的注意と視野内の対象物の識別に役立ちます．

頭頂葉：頭頂葉の眼領域(PEF；parietal eye field)は空間情報の統合を促進し，眼球運動と空間的注意の誘導に関与します．

その他：ほかの領域との相互作用も，眼球運動の計画と意思決定に寄与する可能性があります(図1)[1]．

● 病態像
主に眼球運動障害が生じます．サッケードに関しては次頁で詳しく解説します．

● 画像読解ポイント：詳しくは動画ご参照．

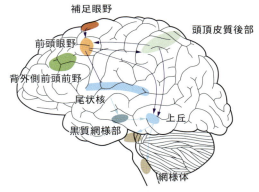

図1 前頭葉の眼球制御領域

補足眼野(SEF；supplementary eye field)および背外側前頭前野(dlPF)：反射性サッケード(自動的に生じる眼球運動)の抑制や記憶された場所への移動など，眼球をいつどのように動かすかの決定に関与します．

ほかの脳領域として側頭頂葉領域に位置する頭頂皮質後部は，眼球運動というよりも，視覚的および空間的情報と注意を統合することに重点を置かれています．帯状皮質前部は，外部刺激によって誘導される眼球運動の制御と，注意のメカニズムに関与します．

〔Pouget P：The cortex is in overall control of 'voluntary' eye movement. Eye(Lond)29：241-245, 2015 より一部改変〕

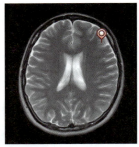

前頭眼野

ランドマーク：上前頭溝と下前頭溝の間に存在する中前頭回の後部，背側表面の中央の位置にあります．上前頭溝は上部の水平断面において中心前溝から前方に伸び，下前頭溝は下部の水平断面において中心前溝から前方に伸びます．

♦ サッケードの経路

前頭眼野(FEF)は，素早い眼球運動であるサッケード生成の制御に重要な役割を果たします(図2)[2]．

①上丘への投射
FEFは上丘に信号を送信し，特にその中間層をターゲットにします．上丘は眼球運動を開始するために重要な構造です．

②大脳基底核を通る神経ネットワーク
FEFは，同側線条体を介して，脳内の重要な核のグループである大脳基底核と相互作用します(眼球運動ループ)．この経路は，眼球運動を含む動作の調整に関与します．

③橋核を介した小脳への投射
FEFは，橋核を介して，運動制御と調整に不可欠な小脳と協調します．

④中脳および橋核への投影
FEFは，サッケード発生回路を形成する中脳および橋核との連絡は強くありません．これらの領域は，衝動性眼球運動の開始と制御に重要です．

FEFは視床のさまざまな核から入力を受け取ります．視床は上丘，黒質，小脳などの眼球運動に関与するほかの重要な領域につながっています．

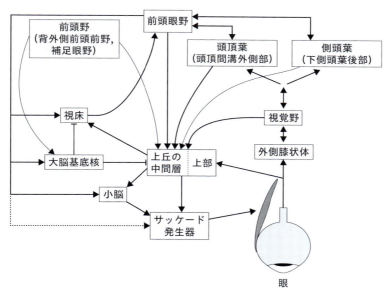

図2　サッケードの脳内メカニズム
前頭眼野：眼球運動，特にサッケードの制御に関与する前頭葉の領域
上丘：眼球運動の開始と誘導に重要な役割を果たす中脳の構造
上丘の中間層：視覚情報の処理と眼球運動の制御に関与する上丘内の特定の層
外側膝状体：網膜から視覚野までの視覚経路の一次中継地点として機能する視床の一部
背外側前頭前野：作業記憶，計画，推論などの実行機能に関与する脳の前頭葉の領域
補足眼野：眼球運動の計画と制御に関わる前頭葉の領域
外側頭頂間野：眼球運動と視覚的注意に関連する頭頂葉の領域
下側頭葉後部：視覚処理と認識に関与する側頭葉の領域

前頭眼野
frontal eye field

前頭葉 1

● サッケードの種類と応用をサッカーで例えると

視覚誘導性サッケード：ボールに集中しているサッカー選手に考えましょう．突然，チームメンバーが視界の周辺に飛び込んでくると，選手の脳はこの視覚刺激を素早く処理し，反射的なサッケードを引き起こして視線をチームメンバーに向けます．この急速で自動的な眼球運動は，前頭眼野（FEF）にはあまり依存せず，より反射的な眼球運動が大きく関与します．具体的には中脳の上丘のような皮質下の構造が，この反射的な視線の移動を指示するうえで重要な役割を果たします．

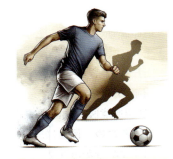

予測サッケード：選手は蹴られたボールが次にどこに飛んでくるかを予測します．ボールが実際にそこに到着する前に，視線をその予測される場所に移します．これには，選手の事前知識と試合の流れの予想に基づいた内部情報が含まれます．FEF は，過去の経験と現在の情報を統合して，将来の出来事を予測することで，これらの予期的なサッケードの準備と誘発に大きく関与します．

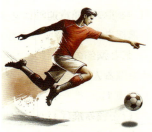

記憶誘導性サッケード：ボールが選手の視界から外れ，ほかの選手の後方に飛んでしまう状況を考えてみましょう．選手はボールを最後に目撃した場所の記憶を使用して視線を向けます．FEF はここで役割を果たし，ボールを最後に目撃した位置についての保存された記憶を利用して眼球を誘導します．

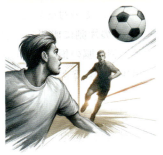

アンチサッケード：これは，選手が対戦相手の動作から意図的に眼球を逸らすことに例えることができます．選手は，対戦相手の動作（視覚的刺激）を追跡するのではなく，実際のプレイが展開される可能性がある方向とは反対の方向に視線を向けます（いわゆるフェイント）．これには高度な認知制御が必要であり，複雑で眼球運動課題における FEF の役割を反映します．

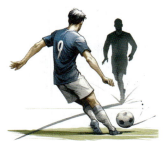

追跡眼球運動：フィールド上のボールを追いかける際，選手の眼球はその軌道をスムーズに追跡します．このスムーズな眼球運動には，FEF，皮質，側頭頭頂皮質後部，および小脳による協調的な活動が必要です．それ自体はサッケードではありませんが，サッカーの試合のように動的に変化する環境における眼球運動の重要な側面です．

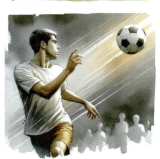

眼球運動

前頭眼野は視線の移動，固視，サッケードなど，随意的な眼球運動を制御します[3,4]．

観察ポイント

☑ **視線を意図的に動かすことはできるか？**：前頭眼野は視線や眼球運動の随意的制御に関与するため，例えば，視野に入ってくる新しい物体や人物に素早く視線を移行することが困難な場合があります．

☑ **眼球の不随意運動はあるか？**：前頭眼野は不要な眼球運動の制御に関与します．アイコンタクトを維持することが困難であったり，眼振が生じたりすることがあります．

☑ **眼と頸部の協調により視覚追跡を行えるか？**：移動する物体を目で追跡する，話しかけてくる人の方を向くような，眼球と頭頸部の協調運動が必要な動作が困難になる場合があります．

☑ **行を読み飛ばしたり場所を見失ったりすることはあるか？**：読書には，サッケードが必要となります．読書中に頻繁にそれまで読んでいた文章を見失ったり，行を読み飛ばしたりして，その対応のために頭頸部の過度な運動が観察されます．

☑ **視野の片側に無視の兆候はあるか？**：空間的注意を制御する役割を担うため，視野の片側，特に脳の損傷と反対側で起こっている出来事に気がつかない，半側空間無視の症状が出現することがあります．

臨床へのヒント

トレーニング	説明	例
サッケードトレーニング	視線をある地点から別の地点に素早く正確に移動させる	①壁に2つの目印を置き，それらの間で眼球を素早く移動させる． ②コンピューター画面で動く物体を追跡するゲームに取り組む．
視覚走査訓練	視野全体の情報に注意を向け，順序よく処理する	ページに散らばった図形や文字を順番に探していくゲームや，部屋の異なる物体を順番に視認する活動を実施する．
読書練習	一定範囲内で眼球運動を操作する	①大きな文字の本や雑誌を読む． ②文字のサイズが徐々に小さくなる書籍やアプリを使用して読む．
家事での練習	日常の家事中に眼球運動の練習を組み込む	①掃除する順序を決めて，それに従って視点を移動させる． ②物を棚に戻す際，物を取ろうとする手の動作を追跡し目的の場所を視認して戻す．

エビデンス：半盲患者の視野訓練は，サッケード制御に関わる皮質の活性化，特に前頭眼野，頭頂眼野領域，補足眼野，線条体および外側線条体皮質に変化をもたらすことが示されています[5]．臨床では，このような眼球運動トレーニングを通じて，ADLの視覚知覚障害を部分的に補う効果がもたらされる可能性があり，これらの領域をターゲットにした介入も検討の価値があります．

1 前頭葉

引用文献

一次運動野 → 12頁

1) Kozlov M：Famous 'homunculus' brain map redrawn to include complex movements. Nature 2023 Apr 19. Online ahead of print

2) Pan C, et al：Somatotopic organization of motor pathways in the internal capsule：a probabilistic diffusion tractography study. AJNR Am J Neuroradiol 33：1274-1280, 2012

3) Kaneko OF, et al：The"White Gray Sign" identifies the central sulcus on 3T high-resolution T1-weighted images. AJNR Am J Neuroradiol 38：276-280, 2017

4) Penfield W, et al：Somatic motor and sensory representation in the cerebral cortex of man as studied by electrical stimulation. Brain 60：389-443, 1937

5) Bacho Z, et al：The effects of comprehensive core body resistance exercise on lower extremity motor function among stroke survivors. J Phys：Conf Ser 1358：012025, 2019

6) Rehabilitation and recovery-motor recovery and physical effects of stroke. National Clinical Guideline for Stroke for the UK and Ireland
https://www.strokeguideline.org/chapter/motor-recovery-and-physical-effects-of-stroke/ accessed 2024.05.07

7) Georgopoulos AP, et al：On the relations between the direction of two-dimensional arm movements and cell discharge in primate motor cortex. J Neurosci 2：1527-1537, 1982

8) Giggins OM, et al：Biofeedback in rehabilitation. J Neuroeng Rehabil 10：60, 2013

9) Lapresa M, et al：Development and validation of a system for the assessment and recovery of grip force control. Bioengineering (Basel) 10：63, 2023

補足運動野 → 16頁

1) Functional brain anatomy. RadiologyKey
https://radiologykey.com/functional-brain-anatomy/ accessed 2024.5.13

2) Radman N, et al：Posterior SMA syndrome following subcortical stroke：Contralateral akinesia reversed by visual feedback. Neuropsychologia 51：2605-2610, 2013

3) Tanji J, et al：Role for supplementary motor area cells in planning several movements ahead. Nature 371：413-416, 1994

4) Rensink M, et al：Task-oriented training in rehabilitation after stroke：Systematic review. J Adv Nurs 65：737-754, 2009

5) Traxler K, et al：Feasibility of a specific task-oriented training versus its combination with manual therapy on balance and mobility in people post stroke at the chronic stage：Study protocol for a pilot randomised controlled trial. Pilot Feasibility Stud 7：146, 2021

6) Gerloff C, et al：Stimulation over the human supplementary motor area interferes with the organization of future elements in complex motor sequences. Brain 120 (Pt 9)：1587-1602, 1997

7) Margrett M, et al：Effectiveness of bilateral task-oriented exercises and mirror therapy to improve hand function in hemiparetic stroke. International Journal of Research and Review 8：366-373, 2021

8) Gnanaprakasam A, et al：Effect of task-based bilateral arm training on upper limb recovery

after stroke : A systematic review and meta-analysis. J Stroke Cerebrovasc Dis 32 : 107131, 2023

9) Jacobs JV, et al : The supplementary motor area contributes to the timing of the anticipatory postural adjustment during step initiation in participants with and without Parkinson's disease. Neuroscience 164 : 877-885, 2009

10) Cramer H, et al : Postural awareness and its relation to pain : Validation of an innovative instrument measuring awareness of body posture in patients with chronic pain. BMC Musculoskelet Disord 19 : 109, 2018

運動前野 ➡ 20頁

1) Corbetta M, et al : Neural rehabilitation : Action and manipulation. Neurorehabil Neural Repair 25 (5 Suppl) : 3S-5S, 2011
2) Rizzolatti G, et al : The cortical motor system. Neuron 31 : 889-901, 2001
3) Tong Y, et al : Motor imagery-based rehabilitation : Potential neural correlates and clinical application for functional recovery of motor deficits after stroke. Aging Dis 8 : 364-371, 2017
4) Mencel J, et al : Motor imagery training of goal-directed reaching in relation to imagery of reaching and grasping in healthy people. Sci Rep 12 : 18610, 2022
5) Picard N, et al : Imaging the premotor areas. Curr Opin Neurobiol 11 : 663-672, 2001
6) Seitz RJ, et al : Role of the premotor cortex in recovery from middle cerebral artery infarction. Arch Neurol 55 : 1081-1088, 1998
7) Peters S, et al : Motor and visuospatial attention and motor planning after stroke : Considerations for the rehabilitation of standing balance and gait. Phys Ther 95 : 1423-1432, 2015
8) Wise SP, et al : Premotor and parietal cortex : Corticocortical connectivity and combinatorial computations. Annu Rev Neurosci 20 : 25-42, 1997
9) Kantak SS, et al : Rewiring the brain : Potential role of the premotor cortex in motor control, learning, and recovery of function following brain injury. Neurorehabil Neural Repair 26 : 282-292, 2012
10) Miyai I, et al : Middle cerebral artery stroke that includes the premotor cortex reduces mobility outcome. Stroke 30 : 1380-1383, 1999
11) Gallese V, et al : Action recognition in the premotor cortex. Brain 119 (Pt 2) : 593-609, 1996
12) Frost SB, et al : Reorganization of ventral premotor cortex after ischemic brain injury : Effects of forced use. Neurorehabil Neural Repair 36 : 514-524, 2022
13) Yu N, et al : Fusion of haptic and gesture sensors for rehabilitation of bimanual coordination and dexterous manipulation. Sensors (Basel) 16 : 395, 2016
14) Rizzolatti G, et al : The cortical motor system. Neuron 31 : 889-901, 2001
15) Graziano MS, et al : Complex movements evoked by microstimulation of precentral cortex. Neuron 34 : 841-851, 2002
16) Cauraugh JH, et al : Bimanual movements and chronic stroke rehabilitation : Looking back and looking forward. Appl Sci 11 : 10858, 2021
17) Barbarulo AM, et al : Rehabilitation of gesture imitation : A case study with fMRI. Neurocase 14 : 293-306, 2008

1 前頭葉

前頭前野 → 26 頁

1) Cosme D, et al：Comparing two neurocognitive models of self-control during dietary decisions. Soc Cogn Affect Neurosci 14：957-966, 2019
2) van Duin EDA, et al：Lower [^{18}]fallypride binding to dopamine $D_{2/3}$ receptors in frontal brain areas in adults with 22q11.2 deletion syndrome：A positron emission tomography study. Psychol Med 50：799-807, 2020
3) Miller EK, et al：An integrative theory of prefrontal cortex function. Annu Rev Neurosci 24：167-202, 2001
4) Levine B, et al：Rehabilitation of executive functioning in patients with frontal lobe brain damage with goal management training. Front Hum Neurosci 5：9, 2011
5) Goldman-Rakic PS：Cellular basis of working memory. Neuron 14：477-485, 1995
6) Andreassen M, et al：Feasibility of an intervention for patients with cognitive impairment using an interactive digital calendar with mobile phone reminders（RemindMe）to improve the performance of activities in everyday life. Int J Environ Res Public Health 17：2222, 2020
7) Gazzaley A, et al：Top-down modulation：Bridging selective attention and working memory. Trends Cogn Sci 16：129-135, 2012
8) Stuss DT：Frontal lobes and attention：Processes and networks, fractionation and integration. J Int Neuropsychol Soc 12：261-271, 2006
9) Ochsner KN, et al：The cognitive control of emotion. Trends Cogn Sci 9：242-249, 2005
10) Cohen MH, et al：Processing emotion from abstract art in frontotemporal lobar degeneration. Neuropsychologia 81：245-254, 2016

Broca 野 → 32 頁

1) León Ruiz M, et al：Current evidence on transcranial magnetic stimulation and its potential usefulness in post-stroke neurorehabilitation：Opening new doors to the treatment of cerebrovascular disease. Neurologia（Engl Ed）33：459-472, 2018
2) Klostermann F, et al：Thalamic and basal ganglia involvement in language-related functions. Current Opinion in Behavioral Sciences 54：101323, 2023
3) Nadeau SE：Basal ganglia and thalamic contributions to language function：Insights from a parallel distributed processing perspective. Neuropsychol Rev 31：495-515, 2021
4) Rolls ET：Limbic systems for emotion and for memory, but no single limbic system. Cortex 62：119-157, 2015
5) Geschwind N：The organization of language and the brain. Science 170：940-944, 1970
6) Stanić S, et al：［Evaluation, treatment and evolution of Broca's aphasia］. Med Pregl 61：287-290, 2008
7) Van Der Meulen I, et al：Melodic intonation therapy in chronic aphasia：Evidence from a pilot randomized controlled trial. Front Hum Neurosci 10：533, 2016
8) Rhodes NC, et al：Script training using telepractice with two adults with chronic non-fluent aphasia. Int J Telerehabil 10：89-104, 2018
9) Grodzinsky Y, et al：The battle for Broca's region. Trends Cogn Sci 12：474-480, 2008
10) Brown J, et al：Using images with individuals with aphasia：Current research and clinical trends. Am J Speech Lang Pathol 27：504-515, 2018

11）Hadar U, et al：Gesture and the processing of speech：Neuropsychological evidence. Brain Lang 62：107-126, 1998

12）Döllinger L, et al：Training emotion recognition accuracy：Results for multimodal expressions and facial micro expressions. Front Psychol 12：708867, 2021

13）Hagoort P：Nodes and networks in the neural architecture for language：Broca's region and beyond. Curr Opin Neurobiol 28：136-141, 2014

14）Majerus S：Working memory treatment in aphasia：A theoretical and quantitative review. J Neurolinguistics 48：157-175, 2018

前頭眼野 ➡ 38頁

1）Pouget P：The cortex is in overall control of 'voluntary' eye movement. Eye（Lond）29：241-245, 2015

2）Schall JD：Frontal eye fields. Binder MD, et al（eds）：Encyclopedia of Neuroscience. pp367-374, Springer, Berlin, 2009

3）Schall JD：The neural selection and control of saccades by the frontal eye field. Philos Trans R Soc Lond B Biol Sci 357：1073-1082, 2002

4）Moore T, et al：Control of eye movements and spatial attention. Proc Natl Acad Sci USA 98：1273-1276, 2001

5）Nelles G, et al：Eye-movement training-induced plasticity in patients with post-stroke hemianopia. J Neurol 256：726-733, 2009

2 頭頂葉

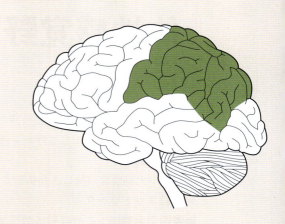

2 頭頂葉 体性感覚野 somatosensory area

文献は → 72 頁

● 部位
体性感覚野は頭頂葉の中心後回に位置します．構造的には，Brodmann 3 野（3a および 3b に分割），1 野，および 2 野から構成され，中心溝の後方で確認できます．

● 血液供給
主に中大脳動脈の枝により供給され，前大脳動脈からも内側に供給されます．

● 神経ネットワーク
後索内側毛帯路：この経路は触圧覚，振動覚，固有受容感覚（身体位置など深部感覚）に関わります[1]．末梢神経系から始まり，脊髄背側に信号を送り，延髄の薄束核/楔状束核を通ったあとに正中線で交差し，内側毛帯を通り視床の後外側腹側核（VPL）を経由して体性感覚野へ終わります．

脊髄視床路：外側・前脊髄視床路に分かれ，外側は主に温痛覚を伝えます．前脊髄視床路は主に，粗大な触覚と圧覚を伝達する役割を担います．前脊髄視床路によって伝達される感覚は，後索内側毛帯路によって伝達される微細な接触感覚と比較して，精度が低いです．脊髄後角から VPL へと上行し，体性感覚野に情報を送ります．

三叉神経視床路：顔面からの体性感覚情報の伝達に関与します．三叉神経節から始まり，脳幹の三叉神経脊髄路核を経由し，視床の後内側腹側核（VPM）へと情報を送り，体性感覚野へと投射されます．

皮質脊髄システム：一次運動野と体性感覚野をあわせた感覚運動野は，運動実行のための感覚入力と運動指令を統合します．小脳は運動とバランスを調整し，感覚情報と運動指令を統合します．頭頂皮質後部（PPC）は空間認識に重要な，さまざまな領域からの感覚情報の統合をサポートします（図 1）[2]．

● 画像読解ポイント：詳しくは動画ご参照．

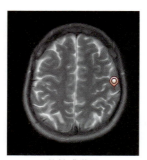

体性感覚野

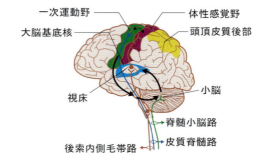

図 1 皮質脊髄システム
〔Asan AS, et al：Targeting sensory and motor integration for recovery of movement after CNS injury. Front Neurosci 15：791824, 2021 より一部改変〕

> **ランドマーク** 前頭葉と頭頂葉の境界を示す中心溝を同定します．中心溝の後方に S1 が位置します．Brodmann 3 野は中心溝に最も近く，後方に移動するにつれ 1, 2 野が続きますが，区別はできません．

感覚処理 （主にS1）	触圧覚，温痛覚，固有受容感覚のフィードバックが含まれます．体性感覚野は視床からの情報を受け取り，これらの信号を解釈して知覚と反応を可能にします[3]．

🔴 観察ポイント

☑ **物品に触れたときの感覚は正常か？**：日常生活で物体に触れたときに，反応がない，あるいは過剰に反応する場合は，感覚処理に問題がある可能性があります．

☑ **温度感覚に異常はみられるか？**：例えば，お風呂のお湯が熱すぎる，冷たすぎる場合でも気がつかないようであれば，感覚処理に問題がある可能性があります．

☑ **痛みへの感度に問題はないか？**：怪我をしたことに気がつかない，何かにぶつかったときに反応しないなどの状況で明らかになります．

☑ **自分の身体位置を把握できているか？**：自分の身体の部位がどこにあり，どのように動いているのかを意識しているかどうか観察します．頻繁につまずいたり，物を落としたり，自分の動作に驚いていれば，固有受容感覚に問題がある可能性があります．

🔵 臨床へのヒント

①**感覚再教育**：目を閉じて異なる質感を区別するためには，紙やすりや布，スポンジなどの異なる素材を使用します．温度差の認識では，温水と冷水を交互に感じられるような活動を行います．

②**セルフケアを通じた感覚訓練**：例えば，着替えの際には，異なる質感の衣料品を着ることで，肌触りの違いを体験してもらい，食事では，異なる重さや形状の食器を使い，食べ物の硬さや温かさなどの感覚を味わう機会をつくります．

③**ガーデニング，アート＆クラフト**：ガーデニングでは，土や植物，水や小石などの自然素材に触れることで，多様な感触を体験します．アート＆クラフト活動では，粘土や紙，布，ビーズなどのさまざまな素材を用いて作品を作り，感覚を刺激します．

📖 **エビデンス**：研究では脳卒中後の体性感覚障害の管理において，固有受容感覚再訓練のためにロボット技術と従来の治療法を組み合わせた効果が支持されています[4]．

🟢 新人さんはここに注意！

感覚識別の過剰な取り組み：患者が質感の違いをうまく識別できるよう，焦らずじっくりと取り組む必要があります．また，識別などの意識を用いる訓練＝感覚訓練ではありません．荷重時の姿勢など無意識的な知覚も含め感覚訓練になります．

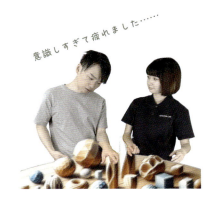

2 頭頂葉 体性感覚野
somatosensory area

固有受容感覚（主に S1） 体性感覚野が筋肉，腱，関節の固有受容感覚からの情報を処理するため，視覚入力がなくても自分の身体の部位がどこにあるかを理解できます[5]．

● 観察ポイント

☑ **物品に対して正確に手を伸ばせるか？**：コップの水，本，ナースコールなど，患者が物品にリーチしたとき，どの程度正確に行えるかを観察します．対象物に直接手をリーチすることが困難な場合，固有受容感覚が障害されている可能性があります．

☑ **歩幅は自然で安定しているか？**：患者の歩行を観察します．固有受容感覚に問題がある場合には歩幅が狭くなったり，下肢を床から持ち上げることが困難になったり，障害物のまわりや出入り口を通り抜けるのが困難な場合もあります．

☑ **後方の椅子を適切に認識して座れるか？**：患者が起立・着座するとき，スムーズに可能かどうか注意してください．距離感を間違える場合は，固有受容感覚に問題がある可能性があります．

● 臨床へのヒント[6,7]

① **さまざまな質感の利用**：さまざまな感触を利用することで，体性感覚野を刺激します．具体的には，砂や水，ゼリー，泡などの異なる素材を体験し，さまざまな物質に触れることで感覚のバリエーションを増加させることができます．

② **関節の位置感覚トレーニング**：セラピストが患者の関節を動かし，患者に反対側の上（下）肢でその動作を再現してもらうトレーニングです．目を閉じた状態で肘や膝の角度を変え，その角度を反対側の上下肢で模倣するといったトレーニングもあります．

③ **ウォーキングの練習**：石畳や砂利道，坂道や階段を使用して，さまざまな地形における固有受容感覚の入力につなげます．

エビデンス：感覚識別トレーニングは脳卒中後の固有受容感覚の向上に有効であり，トレーニング後もその効果が維持されることが示されました[6]．

● 新人さんはここに注意！

固有受容感覚の見落とし：どのように歩いたかではなく，歩いた距離やスピードばかりに注目すると，固有受容感覚を向上させる機会を逃すことになります．一歩一歩が意識的なプロセスであるべきで，足の位置，バランス，体勢に注意を払うように患者を励ます必要があります．

踵の位置に対する股関節や肩関節の位置など，普段意識することのない部位の感覚や姿勢にも介入していきましょう．

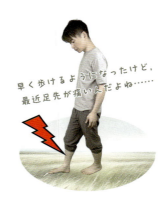

早く歩けるようになったけど，最近足先が痛いんだよね……

空間識別 (S1, S2)

体性感覚野は感覚刺激の位置とサイズを特定するために役立ちます．「ホムンクルス」モデル（→ 12頁）は，体性感覚野上でどのように異なる身体の部分が空間的に表現されているかを示しており，特定の部分（手指や顔面など）が大きな領域を占めています[8]．

🔴 観察ポイント

☑ **身体の部位の大きさを適切に判断できるか？**：空間識別能力に問題がある患者のなかには，自分を見ずに身体の部位を認識することが困難だったり，その大きさを判断することに苦労したりする場合があります．

☑ **物品にリーチする際，試行錯誤するか？**：常に対象物を取り逃がしたり，正確に把握するために何度も試行錯誤する必要がある場合は，空間識別能力に問題がある可能性があります．

☑ **物体の位置や大きさを適切に理解できるか？**：物体の位置や大きさを認識することが困難な場合，食事をする，物を拾う，部屋の中を移動するなどの作業に問題が生じます．

🔵 臨床へのヒント

①**部屋の中の移動**：さまざまな環境下での移動も，空間認識能力を高めるのに役立ちます．トイレに行く，家具のまわりを移動するなど，簡単な課題で実施します．

②**身体の部位の識別**：例えば，目を閉じて上肢や下肢を触り，どの部位に触れているかを識別する活動があります．これにより，身体の各部位の位置感覚が向上します．

③**ビジュアルスキャニング**：例えば，人混みの絵のなかにある赤いリンゴを発見する，または野球の試合を観戦しながらボールの軌跡を目で追うなどの作業があります．これにより，視野内の物体の動作や位置の識別能力が向上します．

📖 **エビデンス**：固有受容感覚のトレーニングは，体性感覚と感覚運動機能の顕著な向上を促し，空間識別能力の強化に寄与する可能性があります[9]．臨床においては，視覚フィードバックを伴う受動的および能動的動作を組み合わせたトレーニング形式が特に効果的であることを考慮し，治療計画に含めることが推奨されます．

🟢 新人さんはここに注意！

現実世界への橋渡し不足：机上でのトレーニングにのみ焦点を当て，現実的で具体的なエクササイズを軽視することは，空間識別能力の全体的な向上を妨げることになります．

高次脳機能評価や感覚検査なども静的検査に当てはめすぎると脳の動的な感覚処理の評価を見落とします．点数以外にも病棟観察や動的姿勢などを詳細に記録する癖をつけていきましょう．

止まった状態で机の上の評価や練習ばかり……

2 頭頂葉 体性感覚野
somatosensory area

> **運動制御**
> （主に S2）
>
> 体性感覚野は感覚入力に基づいて運動を調整するための重要なフィードバックを運動野に提供します．皮質脊髄路への投射もあります．フィードバックは，精密な課題や新しい運動技能の習得において重要です[10, 11]．

🔴 観察ポイント

☑ **精密な作業での手の動きはスムーズか？**：食事，着替え，部屋の移動などの活動中に患者を観察します．精密な作業が困難な場合は，動作を微調整するために使用される体性感覚野からのフィードバックが低下している可能性があります．

☑ **未知の作業への適応が可能か？**：新たな環境や作業への適応が困難であれば，体性感覚野から運動野へのフィードバックループに問題が生じている可能性があります．

☑ **歩行時のバランスに問題はあるか？**：患者が歩行したり，ベッドから椅子に移乗したりするところを観察します．バランスや両側の協調性に問題があったり，上下肢の運動が困難であれば，体性感覚野と運動野の間の連携に障害があるサインかもしれません．

💧 臨床へのヒント

① **運動技能の学習**：衣服の着脱に困難さを認める場合，その作業を微細な段階に分解し，それぞれのステップを反復することが効果的です．例えば，まずは上肢を袖に通す動作だけを反復します．次に，ボタンを留める動作に移り，これを何度も反復します．最後に，すべての動作を組み合わせてシャツを着る練習します．

② **運動イメージ（MI）**：例えば，患者が起立する場合，最初に目を閉じて脳内で起立動作のイメージをします．下肢の筋肉がどのように動くのか，重心がどのように移動するのかを細かく想像することで，実際の動作時に身体が正確な動作を学習しやすくなります．

📖 **エビデンス**：神経リハビリテーションにおける運動学習は，運動制御理論に基づく個別化された介入により可能となります．仮想現実（VR）などの技術を利用して，運動の多様性とフィードバックを提供することが，患者の運動感覚の回復を促進します[12]．

🟢 新人さんはここに注意！

患者の動きを妨げる運動イメージ指導：運動イメージでは，具体的かつ詳細なイメージが重要です．しかし，これを指導する際に，イメージが抽象的であったり，不十分であったりすると，患者が正確な動きを身につけることが困難になる可能性があります．イメージの手がかりとなる適切な言語選択，注意の向け方，記憶誘導など臨床研鑽を通じて技術を向上させていきましょう．

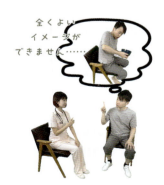

| バイモーダル・マルチモーダル・クロスモーダル処理 | 特にS2の障害では，触覚と視覚情報の関連づけや両側統合の問題など，感覚統合が必要な課題で問題が発生する可能性があります[13]． |

🔴 観察ポイント

☑ **触覚だけで物体と用途を理解できるか？**：例えば，目を閉じている患者に歯ブラシを渡した場合，患者は触れただけでそれを認識し，用途を理解することが困難な可能性があります．

☑ **両手の協調性に問題はみられるか？**：両側の感覚統合が障害されている患者は，シャツのボタンを留める，靴ひもを結ぶ，食品のパッケージを開けるなどの場面で，手指の使い方が不均一であったり，協調性が損なわれていたりすることがあります．

☑ **視覚と触覚を使用し物体を識別できるか？**：例えば，食器を患者に手渡し，視覚と触覚の両方の情報から物品を認識し使用する場面で，それが困難かどうかを観察します．

🔴 臨床へのヒント[13, 14]

①**物品とその機能の関連づけ**：視覚的な入力のないまま，触覚によって一般的な物体を識別して使用する練習を実施します．例えば，歯ブラシ，スプーン，ボールなどの物体を袋の中に入れ，感触でそれらを識別し，それらの機能を説明するよう求めます．

②**両側の感覚統合**：パズルを組み立てる，洗濯物を畳む，編み物や粘土細工などの工作活動など，両上肢を協調的に使用する必要がある活動に焦点を当てます．

バイモーダル処理	マルチモーダル処理	クロスモーダル処理
2つの異なる感覚モダリティを同時に処理する 例：映画鑑賞時，音声とそれに対応する字幕を確認する	複数の感覚モダリティからの情報を同時に統合し処理する 例：視覚，聴覚，触覚，場合によっては嗅覚の刺激を組み合わせたVRシミュレーションの体験	異なる感覚モダリティ間の相互作用と影響を処理する（1つのモダリティが別のモダリティの情報処理にどう影響するかを含む） 例：爆音（聴覚）が閃光（視覚）をより明るく見せるような影響

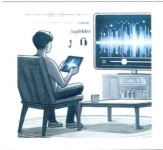 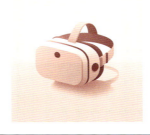 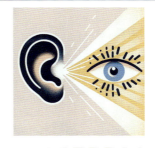

📖 **エビデンス**：fMRIを用いた研究では，自己運動による視覚および触覚の処理と，課題実施によるその変調を探り，自己が生成した刺激と外部からの感覚信号の区別，学習における予測コーディングの役割，感覚間の統合と臨床への応用についての洞察を報告しています[13]．自己運動の感覚信号の処理と予測，課題実施の影響を探ることは，感覚統合の理解を深め，神経発達障害や感覚処理障害の治療に貢献する可能性があります．

2 頭頂葉

上頭頂小葉 superior parietal lobule

文献は ➡ 72 頁

● 部位
上頭頂小葉(SPL)は，体性感覚連合野に位置づけられ頭頂葉の上部にあります．具体的には，中心後回の後方，後頭葉の前方に位置し，頭頂間溝の上方に位置します．内側が大脳縦裂に，外側が頭頂間溝に隣接します．上頭頂小葉にはBrodmann領域では5, 7野に担当します．

● 血液供給
SPLの血液供給は中大脳動脈(MCA)の上・下皮質枝および後大脳動脈(PCA)の頭頂枝，鳥距枝などから主に行われます．

● 神経ネットワーク
SPLは，空間認識と行動の誘導に関与する視覚処理の背側経路(どこに：where経路，どのように：how経路とも呼ばれる)の一部です(表1)．一次視覚野と体性感覚野からの入力を受け，これらの情報を統合して，物体間の空間的関係を認識するのに役立ちます．

● 病態像
Bálint(バリント)症候群は，**精神性注視麻痺**(随意的に視線を移動，固定させることが困難な状態)，**視覚性失調**(運動機能には問題がないにもかかわらず，視覚的な誘導によって対象物に正確に手をリーチすることが困難な状態)，**視覚性注意障害**(視野内のさまざまなものに注意を向けることが困難)などを特徴とします．また，SPL損傷に関連する症状として，半側空間無視(病変部とは反対側の空間の刺激を意識することが困難になる)や，失書や失算などの報告もあります．眼と手の協調性低下も背側経路の障害により生じる可能性があります．

● 画像読解ポイント：詳しくは動画ご参照．

表1 背側経路と腹側経路の違い

経路	脳領域	機能	領域の損傷により生じる結果
背側経路	頭頂葉周囲に位置する背側経路	空間位置の決定，運動検出，および空間内の物体に対する運動計画のサポート．「空間」経路ともいわれる	損傷は半側空間無視や視覚性失行(視覚入力を使用した手続きや把握の困難)などの状態を生じることがある
腹側経路	側頭葉周囲に位置する腹側経路	物体の認識と識別，色や形状などの理解．「認知」経路ともいわれる	損傷は視覚失認を生じることがある．視力やコントラスト感度などの基本的な視覚機能が保たれているにもかかわらず，物体，顔貌，色，形状を認識困難な状態に陥る

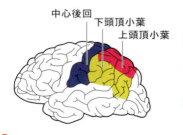

上頭頂小葉

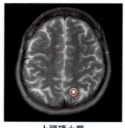

(詳細は➡85頁)

> **ランドマーク** 中心溝のすぐ後方には中心後回があり，一次体性感覚野(S1)があります．上頭頂小葉は中心後回のさらに後方に存在します．中心後溝が中心後回と上・下頭頂小葉を区別し，上頭頂小葉は頭頂間溝の上部に位置します．

🟢 トップダウンとボトムアップの注意制御とは？

トップダウンの注意は，ある目標に向けて発生し，スーパーマーケットで食材を探すなど，特定の情報を積極的に検索することを含みます．一方，ボトムアップの注意は刺激によって引き起こされ，電話の呼び出し音などの刺激によって注意が捕捉されたときに発生します．いずれのプロセスにおいても頭頂葉のさまざまな領域で役割が明らかになっています（図1）[1]．上頭頂小葉（SPL）を含む背側領域はトップダウンの注意の定位に関与し，側頭頭頂接合部（TPJ）を含む腹側領域はボトムアップの注意の定位に重要です．効果的な注意選択には，無関係な情報を積極的に無視すること（トップダウン）と，予期せぬ刺激に対して反応できること（ボトムアップ）の間のバランスが必要で，実現できれば盲目的な視野（過剰な集中）と集中力の低下の両方が防止されます．リハビリテーションの場合，予期せぬ刺激にも反応しながら，目標に向けた作業に集中できるように課題を設定する必要があります．

上頭頂小葉（SPL）と下頭頂小葉（IPL）-トップダウンの注意定位：脳内のSPLとIPLは特定の課題や目標に集中するのに役立ちます．例えば，犯罪現場で特定の手がかりを探している刑事を想像してください．意図的に焦点を絞り，ほかの部分を無視するのはSPLとIPLの働きによるものです．この選択的集中は，トップダウンの注意の方向づけに似ています．

側頭頭頂接合部（TPJ）-ボトムアップの注意定位：TPJは環境内の驚くべき刺激や新しい刺激に反応します．例えば，静かに本を読んでいるときに，突然大きな音が聞こえ，即座に顔を上げる状況を想像してください．予期せぬ刺激に対するこの反射的な反応は，ボトムアップの注意の方向づけに似ています．

後頭葉（OL）-視覚処理：映画館に例えると，OLは映写機で，ほかの脳領域（SPLやTPJなど）から送信された視覚情報を処理して，どこに何を表示するかを指示します．

下前頭回（IFG）と下前頭接合部（IFJ）-注意制御の統合：さまざまな方向から車が行き交う交通量の多い交差点を考えてみましょう．IFGとIFJは信号機のような役割で，さまざまな種類の注意（トップダウンとボトムアップの両方）を管理および統合して，それぞれの車が進む方向を間違わないように脳内のスムーズな認知「トラフィックフロー」を確保し，どこにどのように注意を集中させるかを調整します．

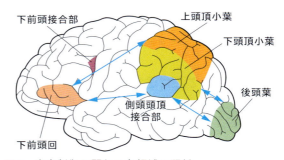

図1 注意制御に関わる各領域の関係

刺激と制御を青色矢印で示します．上頭頂小葉（SPL）と側頭頭頂接合部（TPJ）はどちらも視覚刺激に応答して，後頭葉（OL）の活動を調節する制御信号を生成する．さらに，下前頭回（IFG）と下前頭接合部（IFJ）は，ボトムアップの刺激誘導とトップダウンの注意制御を統合する収束ゾーンとして機能します．

〔Shomstein S：Cognitive functions of the posterior parietal cortex：top-down and bottom-up attentional control. Front Integr Neurosci 6：38, 2012 より一部改変〕

2 頭頂葉

上頭頂小葉
superior parietal lobule

> **空間的注意と方向づけ**
> SPLは空間認識と空間的手がかりへの方向づけに重要な役割を果たします．この機能により，特定の場所に焦点を当て，適切に反応できています．手をリーチしたり，指先で指し示したりする動作にも重要です[2]．

🍊 観察ポイント

☑ **特定の視覚的ターゲットに集中する動作が可能か？**：テーブルの上のカップに手をリーチする，本の中の物や絵を指差すなど，特定の場所に視覚的に集中する必要がある動作に困難さを生じる可能性があります．

☑ **空間内の移動はスムーズにできるか？**：部屋の中を移動したり，身体の向きを調整したりするのが困難になる可能性があります．

☑ **日常生活で半側空間無視の影響がみられるか？**：皿の片側しか食べない，身体の片側しか服を着ないなど，さまざまなかたちで現れます．半側空間無視と呼ばれるこの現象は，空間的注意の問題を示す可能性があります．

💧 臨床へのヒント[3,4]

①**視空間的なエクササイズ**：ブロックを積み上げる，図形をなぞる，ジグソーパズルを完成させる，これらの活動が該当します．プリズム眼鏡による練習も有効です．

②**簡単な調理や洗濯**：食材の切り方や調理手順を順に実施することで，複数のスキルを同時に改善することができます．洗濯物の分類や折りたたみは日常的な作業ですが，特に，異なる形や色の洗濯物を正確に分けたり，綺麗に折り畳むことは，視空間認識の改善に役立ちます．

📖 **エビデンス**：マルチモーダル神経画像アプローチによってSPL内の異なるサブ領域が識別されました．これらのサブ領域は視覚知覚，空間認識，推論などに関与しており，空間的注意のメカニズムの理解と，注意障害や空間認知に関連する臨床的状況への介入に関する洞察を提供してくれています[3]．

🟢 新人さんはここに注意！

視覚認識の誤誘導：ガイダンスなしで部屋全体を視覚的に把握するように指示すると，半側空間無視の側に注意を向けられない可能性もあります．またプリズム眼鏡が正しく装着されていない場合，または課題が複雑すぎる場合，混乱したり方向感覚を失う可能性があります．

覚醒状態や座位・立位姿勢など体性感覚情報も大きく無視に影響します．視覚だけの評価にとどまらないことが大切です．

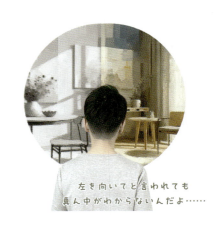

左を向いてと言われても真ん中がわからないんだよ……

感覚情報の統合

周囲の環境をひとまとまりのものとして認識するために，SPLはさまざまな感覚情報を統合する役割を果たします．視覚，聴覚，体性感覚系からの情報を統合する重要な役割を担っています[5]．

🔴 観察ポイント

☑ **騒がしい環境での作業に混乱するか？**：視覚的な作業をしている最中に音のする方向を視認するといった複数の感覚情報が関与するときに適切な反応ができるか観察します．また，静かな環境と比較して，賑やかな環境（例えば，多くの人がいる病棟など）で，明らかに混乱する場合は，感覚統合に問題がある可能性があります．

☑ **異なる質感を正確に識別できるか？**：SPLは，触覚や熱刺激の処理にも関与します．もし患者が熱いものと冷たいもの，あるいは異なる質感を区別するのが困難な場合，体性感覚情報の統合に問題があることが示唆されます．

☑ **奥行き知覚に問題はないか？**：距離を誤ったり，水の入ったグラスに手をリーチしたり，家具のまわりを移動したりする作業に困難さを認める場合，視覚統合への問題を示唆します．

🔵 臨床へのヒント[4,6]

①**多感覚刺激**：例えば，音声と絵を一致させたり，味と匂いと食感で料理を識別したりします．バランス課題も多感覚統合に有用です．二重課題は，複数の感覚を同時に使用するような作業を実施します．例えば，視覚，嗅覚，触覚，味覚で判断しながら調理動作をする練習です．歩行しながらの認知課題もこれに該当します．

②**家族と介護者の理解**：家族や介護者に，患者の感覚障害について詳しく説明し，理解を深めてもらうことが大切です．例えば，感覚障害をもつ患者は，温度の変化や痛みを感じにくいことがあります．したがって，患者の生活空間では，部屋の温度調整や危険な物体の配置に注意する必要があります．

📖 **エビデンス**：認知多感覚リハビリテーション（CMR）が脳卒中患者の感覚運動機能回復において，頭頂弁蓋（OP1/OP4）の機能的接続性を改善することが明らかになっています[4]．

🟢 新人さんはここに注意！

刺激と治療進行のペース配分不足：一度に多くの刺激を与えることは，患者にとって逆効果となる可能性があります．また，1つの感覚処理治療が不十分なまま，次の感覚に急ぎすぎてもいけません．1つずつ確実に解決することが大切です．

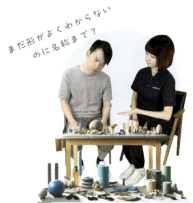

2 頭頂葉 上頭頂小葉
superior parietal lobule

> **動作のガイド**　SPLは手をリーチしたりつかんだりする視覚誘導動作に関与します．視覚情報と運動制御の調整をサポートし，対象物に向かう正確な動作を可能にします[7]．

🔴 観察ポイント

☑ **視覚情報を基にした手の動作に問題はあるか？**：例えば，ドアノブをつかもうとするときに手元が見えない，移動する物体を眼で追跡して手をリーチするのに困難さを認める場合は，問題があることを示唆しているかもしれません．

☑ **環境変化に応じた姿勢の変更に困難はないか？**：例えば，つまずいたときにバランスを保持できなかったり，椅子に着座しようとしたときに動作の調節が拙劣になったりすることがあります．

☑ **障害物に頻繁にぶつかるか？**：障害物への衝突や距離の間違いがあります．

💧 臨床へのヒント

①**視覚運動課題**：視覚情報と身体の動作が密接に関連する課題です．ボールをキャッチする活動では，目でボールの動作を追跡し，それに合わせて手や身体を動かしてキャッチします．また，ビーズを紐に通す作業や，手と眼の協調を必要とするビデオゲームも視覚と運動の協調を改善する効果があります．

②**手芸や趣味**：編み物や絵を描く活動では，視覚情報を基に手で微細な動作を実施するため，この2つの機能の協調が必要です．楽器を演奏する際も，視覚で楽譜を読み取り，それに合わせて手関節や手指を動かす必要があります．

③**規則正しい日常生活**：規則正しい日常生活は，心理的な安定をもたらし，認知的な負担を軽減します．これにより，心に余裕が生まれ，視覚運動課題により集中できます．

📖 **エビデンス**：研究では，一歩を踏み出す前に感覚入力が増加することを示しており，補足運動野(SMA)と上頭頂小葉(SPL)がこの感覚促進の調整に関与していることを示唆しています[8]．

🟢 新人さんはここに注意！

テクニックの一律適用の落とし穴：患者の個人差を考慮せず，全員に対して同一のテクニックを適用する危険性があります．例えば，特定の患者にとって快適でない，あるいは効果が見込めない食器の使い方に固執することは，治療効果の低下を招くかもしれません．同じ疾患でも患者は1人ひとり違いますし，昨日と今日でも感覚処理が変わります．「昨日上手くいったから今日も同じ治療で」と安易な思考にならないようにしましょう．

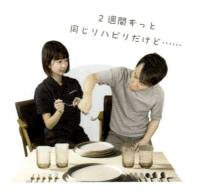

2週間ずっと
同じリハビリだけど……

| ボディ
スキーマ | SPLはボディスキーマ(脳内の身体表現,つまり身体の各部位の相対的な大きさ,形状,向き)の形成と維持に寄与します[9]. |

🌢 観察ポイント

☑ **適切なサイズの服を選べているか？**：上下肢を袖口や裾に合わせるのが困難だったり，小さすぎたり大きすぎる衣服に自分の身体を合わせようする可能性があります．

☑ **狭い場所での身体の調整は適切か？**：玄関などの狭い場所に入るのが困難で，自分の身体が入らないのではと勘違いする場合があります．また，自分の身体の大きさを過小評価している状況では障害物や他者に衝突してしまうこともあります．

☑ **距離感の判断は適切か？**：例えば，物を受け取るときに手の位置を決めたり，立たなくても物品に手が届くかどうかを判断したりするなど，自分の身体の感覚を必要とする作業に困難さを認める場合，ボディスキーマに問題がある可能性があります．

🌢 臨床へのヒント

①**着こなしの練習**：患者自身で洋服を選択することは，例えば，袖口や裾口のサイズが自分の身体に適合するかどうかを意識的に確認し，自分の身体の大きさや形についての理解を深めることに直結します．

②**身体知覚トレーニング**：目を閉じた状態で鼻を触る，さまざまな物に触れてそれを認識するなどが含まれます．これによって，身体の一部と物体との距離感や位置関係に対する感覚が向上します．

③**視覚フィードバックトレーニング**：歩行をビデオで撮影し，その映像を見ながらセラピストがアドバイスをすることで，患者は正しい身体の動作を理解します．

📖 **エビデンス**：研究では，視空間無視(VSN)の回復における脳のネットワーク活性化の変化を明らかにし，特に背側注意ネットワーク(DAN)の役割と小脳の回復への関与を強調しています[10]．これらの脳領域の活性化を促進し，患者のボディスキーマを改善することを目指すべきです．

🌢 新人さんはここに注意！

触覚フィードバックの誤用：例えば，セラピストが患者の手を力強く誘導することで，患者自身の動きや身体の位置感覚を低下させる可能性があります．

　四肢など末梢部位の誘導の際に，体幹や肩関節などへの配慮がなければ代償的な屈曲が生じやすいです．持っている手から全身を感じられる，全身を誘導できる技術が大切です．

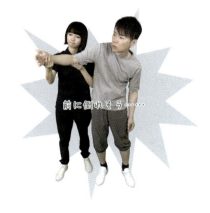

下頭頂小葉 inferior parietal lobule

2 頭頂葉

文献は ➡ 73 頁

● 部位
下頭頂小葉(IPL)は頭頂間溝の下方,中心後溝下部の後方に位置します.この領域は,主に,角回と縁上回の2つの部分に分けられ,それぞれ言語,数学的操作,および空間方向に関する異なる機能をもっています.Brodmann領域では39,40野に相当します.

● 血液供給
IPLへの血液は主に中大脳動脈(MCA)の枝(角回枝,後頭頂動脈)から共給されます.一部は後大脳動脈の枝(頭頂後頭枝など)からも供給されます.

● 神経ネットワーク
言語処理:IPL,特に左半球は言語処理に深く関与します.IPLの一部である角回は,言語理解に関与するWernicke野に接続されており,特に読解や数の処理において,単語と意味を結びつける役割を果たすと考えられています.

注意と空間認識:IPL,特に右半球は注意調節に関与します.それは前頭眼野とつながりがあり,注意を向けたり空間認識をするのに重要です.

視覚運動調整:IPLは運動前野および前頭前野とつながりがあります.視覚情報に応じて動作を計画する役割を果たしており,これは手と眼の協調において重要です.

デフォルトモードネットワーク(DMN):IPLは,DMNの一部でもあります.DMNは,人が外界に集中しておらず,脳が意識的な活動をせず休息しているときに,より高い活動を示す脳領域のネットワークです.それは空想,未来の想像に関係します.

● 病態像
IPLの損傷や機能障害はさまざまな症候群を生じる可能性があります.最もよく知られているのはGerstmann(ゲルストマン)症候群で,典型的には左(利き手側)のIPL損傷に起因し,失算,失書,手指失認,左右識別障害などの症状を特徴とします.ほかにもBálint(バリント)症候群は,一般に両側の損傷に起因し,視覚的注意の総合的な障害を引き起こします(➡ 54 頁).

● 画像読解ポイント:詳しくは動画ご参照.

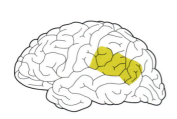
下頭頂小葉

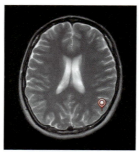

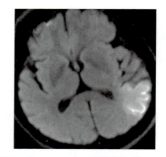

図1 Gerstmann症候群患者のMRI
〔Tekgol Uzuner G, et al:A rare clinical antity;Pure Gerstmann syndrome. J Stroke Cerebrovasc Dis 29:105161, 2020 より〕

> **ランドマーク** 中心溝のすぐ後方には中心後回があり,一次体性感覚野(S1)があります.下頭頂小葉は中心後回のさらに後方に存在します.中心後溝が中心後回と上・下頭頂小葉を区別します.下頭頂小葉は頭頂間溝の下部に位置します.

💧 Gerstmann（ゲルストマン）症候群とは？

①**失算**：算術演算を実行し，数値概念を使用する能力の喪失
②**失書**：後天的に書字能力が障害される
③**手指失認**：自分の指を区別して認識することが困難
④**左右識別障害**：左右の区別が困難

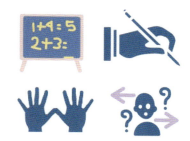

Gerstmann症候群は，左頭頂葉の病変に関連することが多く（図1）[1]，特に下頭頂小葉内の2つの重要な構造である角回と縁上回が関係します[2,3]．

①角回

角回は上側頭溝の後端に位置し，言語処理，数学的演算，および認知のさまざまな側面において重要な役割を果たします．失算，つまり計算の困難さは，角回の数値処理と空間認識の能力に関連します．同様に，失書，つまり書字の困難さは，角回の言語処理の能力に関連します．

最近の研究[4]として，角回は，言語処理，特に比喩，慣用句，および抽象的な言語概念の理解において重要な役割を果たすと考えられています．左角回は，意味処理，比喩やイディオムの理解，音韻情報と意味情報の統合など，言語処理のさまざまな側面で重要な役割を果たします．右角回は，注意，空間認知，および言語の感情的または皮肉なトーンの解釈などの社会的認知の特定の側面など，言語と関連する広い側面に関与します．

リハビリテーションに応用すると，意味処理課題は効果的かもしれません．角回は意味認識に関与するため，適切な文脈での単語の理解と使用に焦点を当てた課題が有益な可能性があります．

②縁上回

角回の直前に位置する縁上回は，下頭頂小葉内のもう1つの重要な構造です．それは主に，言語の知覚と処理，音韻記憶，空間的および感覚的処理の特定の側面に関連します．手指の失認，つまり自分でも他人でも手指の1本1本を認識して名称を答えることが困難なことは，身体図式と空間認知における縁上回の役割に関連する可能性があります．Gerstmann症候群のもう1つの症状である左右見当識障害も，空間認識と見当識に関与するため，縁上回に関連する可能性があります．

Gerstmann症候群の背景にある正確なメカニズムは依然として議論の対象です．一部の研究者[5]は，この症候群は皮質自体の損傷ではなく，IPL内の白質路の切断に起因すると主張します．この主張は，拡散テンソルイメージング（DTI）などの高度なイメージング技術を使用して白質路を調査した結果に基づいています．

2 頭頂葉 — 下頭頂小葉
inferior parietal lobule

> **空間認識とナビゲーション**　IPLは環境内での物体の空間関係を知覚し，空間をマッピングするという重要な役割を果たします．感覚情報を統合することで身体の位置と動作を理解し，ナビゲーションを助けます[6]．

🩸 観察ポイント

☑ **快適な体勢をとるのが困難か？**：心地よく姿勢を調整するのに苦労したり，自分の体とベッドとの関係を理解するのに苦労したりすることがあります．ほかにも，ベッドサイドのテーブルの上にあるコップを取ろうとすると，失敗することがあります．

☑ **身体の所有感に問題はないか？**：上肢や手指がどこにあるのか，あるいはそれが自分の身体の一部であることさえ認識困難な場合があります．どのような状況下で認識ができないか，またほかの身体部位も同様に認識困難ではないか観察します．

☑ **食べ物と口の間の関係を理解できているか？**：食器，食べ物，口の間の空間的な関係を理解するのが困難な可能性があります．

💧 臨床へのヒント[7,8]

①**枕や毛布の調節や配置換え**：例えば，患者に枕の高さを変更したり，毛布の位置を調整したりしてもらいます．さらに，日常的によく使用する物品，例えば水筒やテレビのリモコンなどをあえて手の届かないところに置くことで，患者が手をリーチする動作の回数を増加させ，空間認識の機会を増やします．

②**ミラーセラピー**：患者が鏡の前で非麻痺側の上下肢の運動を実施することで，脳は鏡を通じてその動作を麻痺側上肢が実施していると錯覚し，意識に影響を与えます．

③**食事中の身体への意識**：食事中に言葉による促しによって手を口元に誘導する，肘を安定させるなど自分の身体に意識を向けることができます．

📖 **エビデンス**：研究では，ロボット支援による仮想現実ミラーセラピー（RAVRMT）が脳卒中患者の上肢運動機能障害に与える影響を検証しています[7]．ミラーニューロンシステムの活性化や報酬回路を通じて効果をもたらす可能性があります．

🟢 新人さんはここに注意！

障害物の過剰な排除：障害物を完全に取り除くことは，患者の移動スキル向上を制限する可能性があります．安全かつ段階的に障害物を設置して，患者が空間を移動するスキルを徐々に向上させていきましょう．障害物＝悪という思考よりも，知覚探索の手がかりになるのか？邪魔になるのか？という脳の機能に着目して障害物をとらえていきましょう．

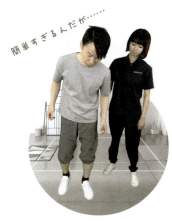

62

| 注意処理 | IPLは注意の方向性と維持に関連します．具体的には特定の何かに注意を向ける指向性の注意（トップダウン）と，予期しない刺激に反応する反射的な注意（ボトムアップ）の両方に関与します[9, 10]．|

観察ポイント

- **気が散ることなく一貫して会話に参加できるか？**：途中で注意が分散しないか，一貫して会話に参加することが可能か注目して確認します．
- **予期せぬ刺激に対応した後，再び集中できるか？**：突然の物音や人の侵入など，予期せぬ刺激に対して患者がどう反応するか観察します．新しい刺激に注意を向けた後，元の作業に戻ることができるかどうかも観察のポイントです．
- **テレビ視聴や読書でストーリーを追えるか？**：テレビ視聴や読書中に患者がストーリーを経時的に把握できるか確認します．継続して注意を保持し，ストーリーの進行を理解できるのか，それともすぐに内容が把握できなくなるのかに注目します．
- **グループ活動で自分の順番を意識できるか？**：グループセラピーやボードゲームなどの活動を通じて，患者が順番を意識し，適切に対応できるか観察します．特に，自分の番が来たときに適切な行動がとれるかどうかを確認します．

臨床へのヒント[11, 12]

①**情報の段階づけ**：テレビ番組や本などを使用し，最初は短くてわかりやすい物語から始め，徐々に長くて複雑なものに移行します．物語が複雑になることで，この領域の活動が徐々に増加し，注意の維持・転換能力の向上が期待できます．また，ボードゲームや簡単なビデオゲームを利用することで，患者は迅速な判断と反応を求められ，空間的な注意の転換や運動の調整能力が強化されます．

②**固有名詞を活用**：会話や指示の際に患者の名前を使用し，注意の転換を練習します．

エビデンス：研究では，下頭頂小葉（IPL）が記憶に基づく期待違反を処理し，側頭頭頂部が判断時の注意処理に関与していることが示されました[11]．これは，記憶認識と期待違反の処理がナビゲーションや注意要求の課題における認知サポートを意味します．

新人さんはここに注意！

ストレス過剰な刺激：予期せぬ刺激が，患者にとって苦痛にならないものであることが大切です．例えば，突然の大きな音は過剰に驚かせ，注意を向けにくい方向からの刺激は苦痛を与えるかもしれません．感情は記憶と行動に強固に定着します．例えば一度の転倒はその後の歩行パターンや外出への機会に悪影響を及ぼします．

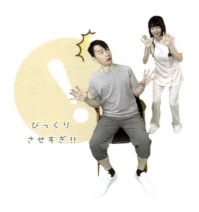

びっくりさせすぎ!!

2 頭頂葉 下頭頂小葉
inferior parietal lobule

> **Gerstmann症候群**　Gerstmann症候群は，左頭頂葉の病変に関連することが多く，特に下頭頂小葉内の角回と縁上回が関係し，失算，失書，手指失認，左右識別障害が生じます[13, 14]．

💧 観察ポイント

☑ **単純な計算が正確にできるか？（失算）**：1日の服薬量を数えたり，1週間の合計服薬量と手持ちの錠剤の量が合っているかなど，単純な数学的課題に注目します．

☑ **文字や単語を適切に形成できるか？（失書）**：所定の書類に記入したりメモを書いたりするなど，患者の書字能力を観察します．文字や単語の形成の困難さは，損傷の兆候である可能性があります．

☑ **特定の指を正確に識別できるか？（手指失認）**：看護師が，日常診療中に指先から血糖値を測定する際，「人差し指を出してください」など，特定の手指の識別や使用を促したときの対応を観察しましょう．

☑ **左右の指示に適切に従えるか？（左右識別障害）**：指示に従ってベッド上で姿勢を調整したり位置を決定したり，右/左の向きが明確な物品を使用する日常生活で観察できます．

💧 臨床へのヒント

① **失算/失書へのトレーニング**：失算には，簡単な家計の収支管理，数字を使うゲーム，材料の計量が必要な簡単な料理などの実践的な活動を実施します．失書には，日記を毎日つける，手紙を書くなど，筆記を伴う練習を実施します．

② **手指失認のマネジメント**：楽器の演奏や両手で小さな物体を触っての分類など，認識が必要な課題を実施します．

③ **左右の方向性トレーニング**：特定の運動やダンスステップなど，患者が意識的に右か左かを選択する必要がある活動を組み込みます．

📖 **エビデンス**：研究では，頭頂葉が神経心理学的機能の実行において重要な役割を果たし，特にGerstmann症候群のような特定の障害（失行，算数障害，言語障害）と関連があることを強調しています[15]．ルリアの古典的な概念は現代の研究によって裏づけられ，さらなる画像技術研究を含む総合的アプローチが必要であることを示唆しています．

🟢 新人さんはここに注意！

計算ドリルと実生活との乖離：家計の収支において加算や減算，割合の計算が必要です．また，料理の際にも，レシピの分量調節の数学的思考が必要ですが，実践が伴わない計算ドリルのみでは習得が困難です．理論と実践を常に意識する介入が重要です．

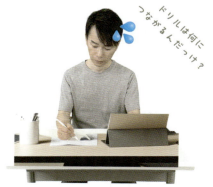

| 言語処理 | IPLの特定の領域，特に左の角回は，意味処理，読書，さらには一部の発話など，さまざまな面で言語処理に関与します[16]． |

🔴 観察ポイント

☑ **基本的な指示を理解して従えるか？**：例えば，「座ってください」「ここにサインしてください」といった基本的な指示を理解し，適切に従うことができるかを観察します．

☑ **読んだ内容を正確に説明できるか？**：患者にメニューや新聞などを読んでもらい，読んだ内容を理解し説明可能かどうかを確認します．

☑ **一般的な物体や人の名前を列挙できるか？**：患者に，一般的な物や知っている人の名前を列挙するように伝えます．一般的な物や人の名前を患者に列挙してもらうことで，記憶や言語生成の能力を評価します．

☑ **思考を文章に変換する能力に障害はあるか？**：患者に自分の名前や簡単な文章を記載してもらうことで，書字能力や表現能力を評価します．

🔵 臨床へのヒント[17, 18]

①**会話や歌の活用**：患者に起床している間，できるだけ多くのことを話すよう促すことは，この領域の活性化に直結します．歌唱も効果的です．音楽は左右の脳半球を活性化させ，言語機能の改善に寄与します．

②**名称や文字の理解**：物事に名前をつける練習は，物体認識や言語理解機能の強化に直結します．食事の際は，フォークやナイフ，スプーンなどの名称を患者に問い，それらの使用法や関連する言葉と一緒に覚えるよう促します．文字を書く練習は1文字や単語から始め，徐々に文や段落へと発展させます．日記をつける，買い物リストを準備する，テキストメールを送信することで，文字を書く習慣を形成します．

📖 **エビデンス**：研究では，物語を聞く際に個々が意味をどのように抽出し，イメージを形成するかの脳メカニズムを解明し，特に下頭頂小葉と一次視覚野が個別の意味の解釈と精神的イメージの形成に関与していることを示しています[17]．

🟢 新人さんはここに注意！

指示の複雑化：歩行訓練や更衣練習の際には言葉による指示を単純明快にすることが重要です．また，日常生活や患者の個人的な経験に基づかない専門用語や未知の道具の名前を用いることは避けるべきです．

セラピストは難しい専門用語を使わずに，患者の前では咀嚼して自分の言葉で伝えられるスキルを身に着けていきましょう．

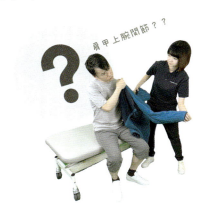

2 頭頂葉

楔前部 *precuneus*

文献 ➡ 74 頁

● 部位
楔前部は，上頭頂小葉の上部で，大脳半球の内側後部に位置します．周囲には前方に帯状溝の辺縁枝，後方に頭頂後頭溝，下方に頭頂下溝が存在します．Brodmann 領域では 7 野（視覚と運動の処理の調整，空間情報の操作など）や，19 野（視覚連合野であり，18 野や 31 野も一部関連）に相当します．楔部と楔前部の違いを表1に示します．

● 血液供給
血液供給は，後大脳動脈の枝（頭頂後頭枝，鳥距枝，後頭側頭枝）から主に行われます．

● 神経ネットワーク
楔前部は，デフォルトモードネットワーク（休息した状態の脳において観察される神経活動の一部）に関連し，空想や記憶の検索など，内部的な認知プロセスに関与します．上縦束や帯状束を通じてほかの脳領域（前頭葉，頭頂葉，側頭葉，後頭葉，皮質下など）と相互作用し，エピソード記憶，視空間処理，自己認識，意識などの複雑な機能を果たします．

● 病態像
この脳領域の活動やネットワークの異常は，Alzheimer（アルツハイマー）病，統合失調スペクトラム症，うつ病，自閉スペクトラム症など，多岐にわたる神経および精神障害と関連すると考えられています．特に Alzheimer 病では，楔前部の代謝低下と萎縮が確認されており，Parkinson（パーキンソン）病（PD）や Lewy（レビー）小体型認知症とも関連するとされています．

表1　楔前部と楔部の違い

項目	楔前部 (precuneus)	楔部 (cuneus)
位置	頭頂葉内側，楔部の前方	後頭葉内側，楔前部の後方
主な機能	自己意識 視空間イメージ エピソード記憶の想起	視覚処理 一次視覚野 (V1) の関与 高次視覚処理 視覚情報の統合
ネットワーク	デフォルトモードネットワーク 自己言及的思考 精神的イメージ	背側経路 空間認識 動きの知覚

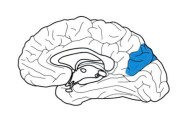 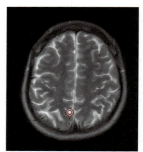

楔前部

ランドマーク　楔前部の前縁は帯状溝の辺縁枝であり，この溝は帯状皮質後部から楔前部を分離します．頭頂後頭溝は楔前部の後縁を定義し，楔前部を後頭葉から区別します．

デフォルトモードネットワークと楔前部の関係は？

デフォルトモードネットワーク(DMN)は，相互接続された脳のネットワークであり，人が外界に集中しておらず，休息しているときに主に活性化します．

DMN には内側前頭前野，帯状皮質後部，楔前部，下頭頂小葉の角回などが含まれます．これらの領域は相互に関連しており，脳が特定の目標に向けた課題に従事していないときに活動が増加する傾向があります．DMN は，空想，未来の想像，記憶の検索，自己に関する情報処理など，さまざまな高次の精神機能に関与します．それは，個人が自分自身，他者，そして自分の経験を振り返るプロセスに関係します．DMN の変化は，うつ病，不安症，統合失調スペクトラム症などのさまざまな精神疾患と関連します．

リハビリテーションにおいて，DMN に焦点を当てたアプローチを従来の理学・作業療法と統合すると，よりよい結果が得られる可能性があります[1]．例えば，身体の運動中にイメージやマインドフルネスに取り組むと，内部の精神プロセスにおける DMN の役割を活用して，運動の回復を高める可能性があると示唆されています．脳卒中後に睡眠障害を呈する患者も一定数います[2]．脳卒中患者における睡眠呼吸障害(SDB)，特に閉塞性睡眠時無呼吸症候群(OSAS)の治療における呼吸機器や薬物管理，ポジショニングや日中のマネジメントなどが DMN 機能の改善にも寄与する可能性があるため，適切なサポートが大切です．

Stefano らは，PD を有する認知障害のない患者におけるデフォルトモードネットワーク接続性において調査しました(図1)[3]．PD 患者は，DMN 後部領域(楔前部や帯状皮質後部)における機能的接続性の顕著な低下を示しました．一方，DMN 前部領域，特に左内側前頭前野の機能的接続性が大幅に増加しました．これらの領域では，小脳との接続性の増加も示されました．この研究は，観察された DMN の機能障害，特に後部 DMN の低下と前部 DMN の代償的増強が，PD の機能障害の初期段階の指標として機能し，認知機能の臨床的証拠に先行する可能性があることを示しています．

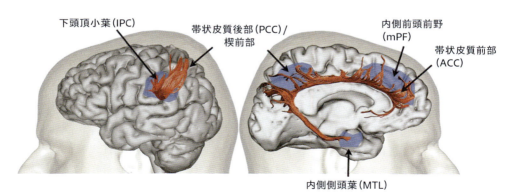

図1 DMN における各部位の接続

DMN の前方にある内側領域は帯状皮質を介して接続されているのに対し，後部領域の下頭頂小葉は頭頂葉内の短い経路を介して楔前部および帯状皮質後部に接続されています．

〔Tessitore A, et al：Default-mode network connectivity in cognitively unimpaired patients with Parkinson disease. Neurology 79：2226-2232, 2012 より〕

頭頂葉 2

楔前部
precuneus

自己処理の操作　楔前部は休息時の自分自身に対する考えや感情に関与します．自己の生い立ちに関する記憶の想起，未来の想像，自己に関する情報処理などに重要な役割を果たします[4]．

🔴 観察ポイント

☑ **特定のエピソードを正確に思い出せるか？**：患者が自分に関する話をしたり，個人的な思い出を想起したりする能力を観察します．患者が自分の人生の特定のエピソードの想起に苦労したり，個人的な詳細データ（年齢，職業，家族など）について混乱しているようであれば，それは自伝的記憶の想起に障害があることの兆候かもしれません．

☑ **回復後の計画や楽しみを話せるか？**：患者に，回復後の予定や楽しみにしていることについて話してもらいます．未来に自分を投影することが困難な場合は，自己処理操作に問題がある可能性があります．

☑ **自分の位置や方向を正確に認識できるか？**：例えば，患者が常に自分の方向を確認したり，障害物や他者の間の空間的な関係を理解するのに苦労している場合，これは視空間処理の問題を示唆している可能性があります．

💧 臨床へのヒント[5-7]

① **記憶想起のトレーニング**：患者が過去の出来事について話し合ったり，昔の写真を見たり，親しみのある音楽を聴くことで，記憶の想起が促され，楔前部が活性化します．これにより，記憶の整理と統合が促進され，自己関連の心的表象の再確立が促されます．

② **日記の習慣化，目標設定**：患者に日記の記載を促すことで，記憶を想起する頻度が増加します．自己関連の心的表象の再確立を促進し，患者のアイデンティティと自己認識を強化するのに役立ちます．1日の目標や入院期間中の長期的な目標の設定も，目標指向の行動が強化され，回復のサポートが期待されます．

③ **身辺整理**：食事のテーブルセッティングや持ち物の整理などの空間認知を伴う活動は，楔前部において空間認知と自己制御の機能を活性化します．これにより，認知機能の改善が期待できます．

📖 エビデンス
研究では，楔前部のエピソード記憶の想起における役割に焦点を当て，特にその固定化機能とデフォルトモードネットワークの関係を探っています[5]．

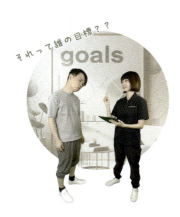

🟢 新人さんはここに注意！

非現実的な目標設定：適切で意味のある目標を設定しないと，患者は迷ったり，やる気がなくなったりします．セラピストは日常生活に結びつかない目標や非現実的な期待値を設定しないよう注意しましょう．

| 意識 | 楔前部は休息状態の脳で最も活動的な領域の1つであり，意識や自己認識において重要な役割を果たします．麻酔，睡眠，植物状態などではその活動は大幅に減少します[8]． |

🔴 観察ポイント

- ☑ **患者は通常よりも眠そうか？**：患者がいつもより傾眠傾向であったり，注意が低下していたりする場合は，脳の活動が変化している可能性があります．
- ☑ **自分の現状に対する認識は適切か？**：患者が混乱したり，自身の現状に気がついていないようであれば，楔前部の活動低下が原因の可能性があります．
- ☑ **自分の感情や考えを適切に話せるか？**：自分の感情や考えについて話すこと，個人的なニーズや欲求を表現することの困難さとして観察される可能性があります．
- ☑ **通常と異なる時間に目覚めることはあるか？**：普段と異なる時間に目が覚めたり，睡眠を維持するのが困難であれば，楔前部の活動が変化している可能性があります．

💧 臨床へのヒント[9-11]

① **ゲームやパズル**：ゲームやパズルなどを用いた認知活動として，例えば，脳トレやクロスワードパズルのようなものがあります．これらは楔前部の活動を促し，覚醒度や認知的関与の維持・改善に寄与します．

② **規則正しい生活**：規則正しい覚醒と睡眠のサイクルは，朝日の光を浴びることや，夜間には部屋を暗く保つことで達成できます．これにより，脳全体のリズムが整えられ，楔前部の機能にも良好な影響を与えます．

③ **自己内省**：瞑想やマインドフルネスとして，呼吸法やボディスキャンのような方法があり，自己認識と内省の機能を高めることができます．

📖 **エビデンス**：研究では，運動リハビリテーションをサポートするゲームに焦点を当て，そのインタラクティブな性質が従来のリハビリテーションの欠点を改善できる可能性を探っています[9]．臨床では，患者のモチベーションを高めるために，ゲームの要素をリハビリテーションに組み込むことが推奨されます．

🟢 新人さんはここに注意！

生活リズムの急速な変更：覚醒と睡眠のサイクルを調整し，食事や運動の習慣を正常化するためには，体と脳が新しいリズムに適応する必要があり，これには時間がかかります．脳の疲労なども考慮し，この適応期間が必要であることを認識して生活のパターンの改善を図ります．

365日動くリハビリテーションは脳の学習側面から考えて効率がよいとはいえません．

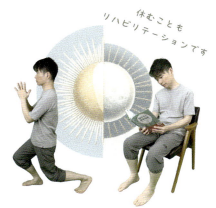

頭頂葉 2
楔前部
precuneus

| 視空間処理 | 楔前部は視空間処理にも重要な役割を果たします．自己の空間における位置の知覚，心象イメージ，空間記憶など，視覚知覚のさまざまな側面に関与します[12]． |

🔴 観察ポイント
☑ **物体との距離感に問題はあるか？**：水を飲もうと手をリーチしたときに壁やドアまでの距離を間違えたり，物体に衝突したり，距離を見誤ったりすることがあります．
☑ **環境や場所のレイアウトを正確に思い出せるか？**：慣れ親しんだ環境や場所，例えば自宅の間取りや道順の想起・描写が困難になることがあります．環境の描写が抽象的であったり，既知の場所のレイアウトを説明する際に困難を示すかどうかを観察します．
☑ **訪れたことのある場所を他者に案内できるか？**：例えば，病室で身のまわりの物品の位置を覚えたり，以前訪れたことのあるトイレの場所を他者に案内したりする能力が低下することがあります．慣れ親しんだ場所での物体の位置や方向への記憶喪失，また，これらの情報を他者に伝える際の困難さが確認されます．

💧 臨床へのヒント[13, 14]
① **イメージトレーニング**：視覚的なイメージの課題としては患者に自宅のような身近な場所のレイアウトをイメージしてもらい，それを描写してもらうなどの方法が有効です．
② **日常生活課題**：トイレや食堂など，病棟内のさまざまな場所への移動経路を口頭で説明するよう患者に促します．また，自分の部屋や見慣れた場所のレイアウトを描いたり，説明したりする課題も実施します．
③ **空間記憶のトレーニング**：特定の場所に物を置いたり取り出したりする課題を反復するなど，記憶力を高めるエクササイズを実施します．「かくれんぼ」のような遊びも，空間記憶の改善に役立ちます．

📖 **エビデンス**：研究では，外傷性脳損傷患者に対して実施した仮想現実での運転シミュレーションによる作業記憶改善が脳ネットワークの効率向上に基づいている可能性を示唆しています[15]．fMRIのデータでは，介入後に活性化がみられたことから，効果的な視空間処理と関連がある可能性を示しており，視空間課題の使用に応用できます．

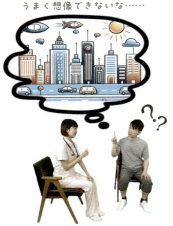

🟢 新人さんはここに注意！
関連のない場所に対するイメージングの誤用：病院内や身近な場所ではなく，複雑で未知の場所をイメージさせてしまうことがあります．これは患者を混乱させ，トレーニングの効果を損なう可能性があるため注意が必要です．

| 記憶の取り出し | 楔前部はエピソード記憶の想起において中核的な役割を果たします．特に詳細で鮮明な記憶を取り扱う課題を実施する際，楔前部の活動は非常に活発になります[16, 17]．|

🔴 観察ポイント

☑ **友人や家族との直近の出来事を正確に思い出せるか？**：患者に最近の食事内容や，友人や家族との交流，参加した活動について尋ねます．例えば，「昨夜の夕食に何を食べましたか？」や「最後に友人に会ったのはいつ，どこでですか？」といった質問です．これらへの回答が困難である場合，エピソード記憶障害の可能性が示唆されます．

☑ **子ども時代の記憶を明確に語れるか？**：患者には，直近の休日の過ごし方や，子どもの頃の特定の出来事について説明してもらいます．「子どもの頃の誕生日パーティーで特に印象に残っていることは何ですか？」といった質問です．

☑ **特定の出来事がいつ，どこで起こったかを述べられるか？**：患者が特定の出来事がいつ，どこで起こったかを正確に思い出せるかを評価します．例えば，「直近で映画を観たのはいつ，どの映画館ですか？」といった質問です．これにより，楔前部が空間的・時間的文脈をどの程度正確に記憶しているかを評価できます．

🔵 臨床へのヒント[18-20]

①**日々の出来事の記録**：食事，来客，治療活動などを記録し，患者とともに日々の出来事を記録します．後日，その記録をもう一度見てから，記録を見ずに出来事を想起してもらいます．

②**リマインダーの活用と思い出の振り返り**：患者が空間的-時間的文脈の感覚を維持できるように，カレンダーや時計，場所を示す視覚的なリマインダーを使用します．振り返りでは，写真を見たり，人生の重要な出来事について話したりするなど，記憶を刺激するような活動を実施します．

📖 **エビデンス**：研究では，外傷性脳損傷後の展望記憶の向上にあたり，スマートフォンを含む記憶補助ツールが有効であることを示しています[19]．

🟢 新人さんはここに注意！

不規則な生活習慣の弊害：例えば，食事の時間が不規則になると，消化器の機能，血糖レベルの調節，さらには心理的な満足感にも影響を及ぼす可能性があります．これは患者の身体だけでなく，心理的な健康にも悪影響を及ぼし，ストレスや不安を高めることがあります．できるだけ規則的なスケジュールを維持しましょう．

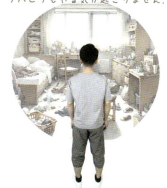

生活習慣が乱れてリハビリもやる気が起こりません．

引用文献

体性感覚野 ➡ 48 頁

1) Raju H, et al：Neuroanatomy, somatosensory cortex. 2022. In：StatPearls [Internet]. StatPearls Publishing, Treasure Island (FL), 2024
2) Asan AS, et al：Targeting sensory and motor integration for recovery of movement after CNS injury. Front Neurosci 15：791824, 2021
3) Mountcastle VB：Modality and topographic properties of single neurons of cat's somatic sensory cortex. J Neurophysiol 20：408-434, 1957
4) Sidarta A, et al：Current clinical practice in managing somatosensory impairments and the use of technology in stroke rehabilitation. PLoS One 17：e0270693, 2022
5) Kaas JH：What, if anything, is SI? Organization of first somatosensory area of cortex. Physiol Rev 63：206-231, 1983
6) Carey L, et al：SENSe：Study of the Effectiveness of Neurorehabilitation on Sensation：A randomized controlled trial. Neurorehabil Neural Repair 25：304-313, 2011
7) Taylor SC, et al：The effect of sensory discrimination training on sensorimotor performance in individuals with central neurological conditions：A systematic review. British Journal of Occupational Therapy 8：461-473, 2021
8) Penfield W, et al：Somatic motor and sensory representation in the cerebral cortex of man as studied by electrical stimulation. Brain 60：389-443, 1937
9) Aman JE, et al：The effectiveness of proprioceptive training for improving motor function：A systematic review. Front Hum Neurosci 8：1075, 2014
10) Lemon RN：Descending pathways in motor control. Annu Rev Neurosci 31：195-218, 2008
11) Hosp JA, et al：Cortical plasticity during motor learning and recovery after ischemic stroke. Neural Plast 2011：871296, 2011
12) Levin MF, et al：Motor learning in neurological rehabilitation. Disabil Rehabil 43：3445-3453, 2021
13) Rosenblum L, et al：Neural correlates of visual and tactile path integration and their task related modulation. Sci Rep 13：9913, 2023
14) Arya KN, et al：Effect of NEuroplasticity-Principles-based SEnsory-Rehabilitation (NEPSER) on sensori-motor recovery in stroke：study protocol for a randomized controlled trial. Neurol Res Pract 3：8, 2021

上頭頂小葉 ➡ 54 頁

1) Shomstein S：Cognitive functions of the posterior parietal cortex：top-down and bottom-up attentional control. Front Integr Neurosci 6：38, 2012
2) Karnath HO：Spatial orientation and the representation of space with parietal lobe lesions. Philos Trans R Soc Lond B Biol Sci 352：1411-1419, 1997
3) Wang J, et al：Convergent functional architecture of the superior parietal lobule unraveled with multimodal neuroimaging approaches. Hum Brain Mapp 36：238-257, 2015
4) Van de Winckel A, et al：Exploratory study of how cognitive multisensory rehabilitation restores parietal operculum connectivity and improves upper limb movements in chronic

stroke. Sci Rep 10：20278, 2020

5）Wang J, et al：Convergent functional architecture of the superior parietal lobule unraveled with multimodal neuroimaging approaches. Hum Brain Mapp 36：238-257, 2015

6）Moran RJ, et al：Changes in effective connectivity of human superior parietal lobule under multisensory and unisensory stimulation. Eur J Neurosci 27：2303-2012, 2008

7）Rushworth MF, et al：Parietal cortex and movement. I. Movement selection and reaching. Exp Brain Res 117：292-310, 1997

8）Lhomond O, et al：Supplementary motor area and superior parietal lobule restore sensory facilitation prior to stepping when a decrease of afferent inputs occurs. Front Neurol 9：1132, 2018

9）Maravita A, et al：Multisensory integration and the body schema：Close to hand and within reach. Curr Biol 13：R531-R539, 2003

10）Cao L, et al：Neural substrates in patients with visual-spatial neglect recovering from right-hemispheric stroke. Front Neurosci 16：974653, 2022

下頭頂小葉 ➡ 60頁

1）Tekgol Uzuner G, et al：A rare clinical antity：Pure Gerstmann syndrome. J Stroke Cerebrovasc Dis 29：105161, 2020

2）Ardila A：A proposed reinterpretation of Gerstmann's syndrome. Arch Clin Neuropsychol 29：828-833, 2014

3）Basagni B, et al：Some evidence on Gerstmann's syndrome：A case study on a variant of the clinical disorder. Brain Cogn 148：105679, 2021

4）Kuhnke P, et al：The role of the angular gyrus in semantic cognition：a synthesis of five functional neuroimaging studies. Brain Struct Funct 228：273-291, 2023

5）Ranzini M, et al：White matter tract disconnection in Gerstmann's syndrome：Insights from a single case study. Cortex 166：322-337, 2023

6）Snyder LH, et al：Coding of intention in the posterior parietal cortex. Nature 386：167-170, 1997

7）Wei D, et al：Effectiveness of robot-assisted virtual reality mirror therapy for upper limb motor dysfunction after stroke：Study protocol for a single-center randomized controlled clinical trial. BMC Neurol 22：307, 2022

8）Liu F, et al：Specific subsystems of the inferior parietal lobule are associated with hand dysfunction following stroke：A cross-sectional resting-state fMRI study. CNS Neurosci Ther 28：2116-2128, 2022

9）Astafiev SV, et al：Functional organization of human intraparietal and frontal cortex for attending, looking, and pointing. J Neurosci 23：4689-4699, 2003

10）Corbetta M, et al：The reorienting system of the human brain：from environment to theory of mind. Neuron 58：306-324, 2008

11）O'Connor AR, et al：The inferior parietal lobule and recognition memory：Expectancy violation or successful retrieval? J Neurosci 30：2924-2934, 2010

12）Dodds CM, et al：Dissociating inhibition, attention, and response control in the frontoparietal network using functional magnetic resonance imaging. Cereb Cortex 21：1155-1165, 2011

13）Ardila A：Gerstmann syndrome. Curr Neurol Neurosci Rep 20：48, 2020

14) Altabakhi IW, et al：Gerstmann syndrome. 2023. In：StatPearls [Internet]. StatPearls Publishing, Treasure Island (FL), 2024
15) Souza-Couto D, et al：Neuropsychology of the parietal lobe：Luria's and contemporary conceptions. Front Neurosci 17：1226226, 2023
16) Bzdok D, et al：Left inferior parietal lobe engagement in social cognition and language. Neurosci Biobehav Rev 68：319-334, 2016
17) Saalasti S, et al：Inferior parietal lobule and early visual areas support elicitation of individualized meanings during narrative listening. Brain Behav 9：e01288, 2019
18) Coslett HB, et al：The parietal lobe and language. Handb Clin Neurol 151：365-375, 2018

楔前部 ➡ 66頁

1) Bremer B, et al：Mindfulness meditation increases default mode, salience, and central executive network connectivity. Sci Rep 12：13219, 2022
2) Blissitt PA：Sleep-disordered breathing after stroke：Nursing implications. Stroke 48：e81-84, 2017
3) Tessitore A, et al：Default-mode network connectivity in cognitively unimpaired patients with Parkinson disease. Neurology 79：2226-2232, 2012
4) Cavanna AE, et al：The precuneus：a review of its functional anatomy and behavioural correlates. Brain 129：564-583, 2006
5) Trimble MR：The role of the precuneus in episodic memory. In：Dere E, et al (eds)：Handbook of Episodic Memory. pp363-377, Elsevier Science, 2008
6) Wu J, et al：Computerized cognitive training enhances episodic memory by down-modulating posterior cingulate-precuneus connectivity in older persons with mild cognitive impairment：A randomized controlled trial. Am J Geriatr Psychiatry 31：820-832, 2023
7) Bonnì S, et al：TMS evidence for a selective role of the precuneus in source memory retrieval. Behav Brain Res 282：70-75, 2015
8) Cavanna AE：The precuneus and consciousness. CNS Spectr 12：545-552, 2007
9) Ning H, et al：A review on serious games for exercise rehabilitation. arXiv：2201.04984 [cs.HC], 2022
10) Baehr LA, et al：Staying active after rehab：Physical activity perspectives with a spinal cord injury beyond functional gains. PLoS One 17：e0265807, 2022
11) Wu H, et al：Anterior precuneus related to the recovery of consciousness. Neuroimage Clin 33：102951, 2022
12) Dordevic M, et al：The role of the precuneus in human spatial updating in a real environment setting-A cTBS study. Life (Basel) 12：1239, 2022
13) Gimbel SI, et al：Brain bases of recovery following cognitive rehabilitation for traumatic brain injury：A preliminary study. Brain Imaging Behav 15：410-420, 2021
14) Dadario NB, et al：The functional role of the precuneus. Brain 146：3598-3607, 2023
15) Piras F, et al：Evidence-based practice recommendations for memory rehabilitation. Eur J Phys Rehabil Med 47：149-175, 2011
16) Sestieri C, et al：Episodic memory retrieval, parietal cortex, and the default mode network：Functional and topographic analyses. J Neurosci 31：4407-4420, 2011
17) Addis DR, et al：Characterizing spatial and temporal features of autobiographical memory

retrieval networks : A partial least squares approach. Neuroimage 23 : 1460-1471, 2004
18) Jangi M, et al : A systematic review on reminder systems in physical therapy. Caspian J Intern Med 9 : 7-15, 2018
19) Bos HR, et al : Efficacy of memory aids after traumatic brain injury : A single case series. NeuroRehabilitation 41 : 463-481, 2017
20) Lee MM, et al : Electronic versus paper reminders for remembering after brain injury. Journal of Head Trauma Rehabilitation 26 : 339-347, 2011

3 側頭葉

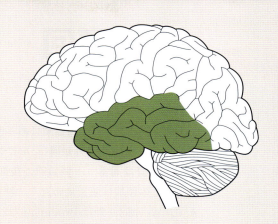

3 側頭葉

上側頭回 superior temporal gyrus

文献は → 110 頁

● 部位

上側頭回（STG）は，側頭葉にある脳回です．側頭葉の3つの脳回のうちの1つで，中側頭回の上に位置し，外側溝（シルビウス裂）から上側頭溝までの領域です．Wernicke（ウェルニッケ）野は通常，上側頭回の後部，特にほとんどの右利きの人では左半球で確認できます．この領域は頭頂葉の近く，特に側頭葉，頭頂葉，後頭葉が交わる領域の周囲にあります．Wernicke野はBrodmann 22，39，40野と関連づけられます．22野は上側頭回の前部に対応し，39野と40野は上側頭回の後部に対応します．縁上回は頭頂葉にありますが，Wernicke野の機能に寄与します．

● 血液供給

上側頭回は主に中大脳動脈の枝である前側頭枝や側頭後頭枝から血液を供給されます．

● 神経ネットワーク（→ 90頁の表1）

上側頭回は聴覚処理に重要な役割を担っており，音の処理を実施する一次聴覚野を有します．耳からの音情報は，視床の内側膝状体を経由して上側頭回に到達します．ほかにも，言語処理（特に左半球のWernicke野），意味記憶（海馬や扁桃体）にも関与します．また，心の理論のような社会的認知過程にも側頭頭頂接合部（TPJ）や前頭前野などの領域と相互作用して関わります．

● 病態像

聴覚失認：聴覚が正常であるにもかかわらず，音を認識したり解釈したりすることが困難な状態です．

Wernicke失語：Wernicke野の障害により，言語理解や意味のある言葉を発することが困難な状態です．

前頭側頭型認知症および意味性認知症：意味情報を理解したり，定式化したりする能力が徐々に障害されます．

統合失調スペクトラム症：統合失調スペクトラム症の患者が経験する幻聴の一部に，上側頭回の変化が関係している可能性を示唆する研究があります．

● 画像読解ポイント：詳しくは動画ご参照．

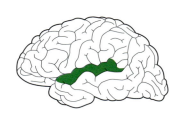
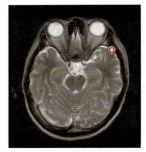

上側頭回

> **ランドマーク** 外側溝の下に位置します．外側溝は側頭葉をその上の前頭葉および頭頂葉とわかりやすく区別できる溝です．上側頭回の後部（優位半球，通常は左）にWernicke野が存在します．

🔹 右半球（非優位半球）と言語機能のトピック（図1）[1]

①言語における補完的な役割[2]

右半球は，伝統的にほとんどの人にとって言語の支配的な半球とは考えられていませんでしたが，現在では言語処理において補完的な役割を果たすことが理解されています．口調，文脈，ユーモア，比喩，皮肉などの複雑な言語的手がかりの理解と解釈に貢献します．

②失語症と右半球の損傷[3]

伝統的に，失語症は左半球の特定の領域の損傷と関連づけられてきました．しかし，最近の研究では，右半球の損傷も言語障害を生じる可能性があり，**特に韻律（発話のリズム，アクセント，イントネーション）に影響を与える可能性があること**が示唆されています．これらの障害は，必ずしも伝統的な意味での「失語症」として分類されるわけではありませんが，効果的なコミュニケーションに大きな影響を与える可能性があります．

③大脳半球間のサポートと可塑性[4]

左半球を損傷した場合，特に若年の患者や左半球に広範囲の病変がある患者の場合，右半球が言語機能を補償できるという証拠が増えています．この半球横断的なサポートは，脳の神経可塑性の一部です．

④非優位半球失語症[5]

右半球の損傷から生じる言語およびコミュニケーションの欠陥を指す「非優位半球失語症」という概念の認識が広まっています．このタイプの失語症は，言語の感情的側面の理解と生成，音声による物語と主題構造の管理，社会的文脈で言語を適切に使用することが困難であることを特徴としています．

⑤リハビリテーションと治療のアプローチ

治療法には，通常は左半球の機能である文法や語彙だけでなく，イディオム，ユーモア，比喩の理解など，コミュニケーションのより微妙な側面にも焦点を当てた課題や活動が含まれる場合があります．

⑥個人差と利き手[6]

言語に対する半球の優位性の個人差にますます注目が集まっています．例えば，左利きまたは両手利きの人では，右半球が中核的な言語機能においてより重要な役割を果たす可能性があります．

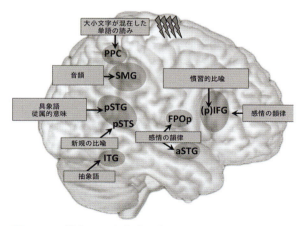

図1 言語機能への右半球の寄与
FPOp：頭頂弁蓋前部，ITG：下側頭回，pIFG：下前頭回後部，PPC：頭頂皮質後部，SMG：縁上回，a/pSTG：上側頭回前・後部，pSTS：上側頭溝後部．
〔Hartwigsen G, et al：Probing the involvement of the right hemisphere in language processing with online transcranial magnetic stimulation in healthy volunteers. Aphasiology 26：1131-1152, 2012 より〕

3 側頭葉

上側頭回
superior temporal gyrus

聴覚処理　上側頭回には主に音声情報を処理するための一次聴覚野が存在します．視床の内側膝状体から直接入力を受け取り，音階，音量，音の発生した位置などの特性を知覚し解釈することを可能にします[7]．

🔴 観察ポイント

☑ **聴覚情報の処理に障害はあるか？**：例えば，セラピストが患者に「座ってください」「名前を教えてください」などと指示して，反応を観察します．

☑ **音源の方向を正確に識別できるか？**：ある方向から患者の名前を呼んだとき，音のする正しい方向に顔を向けることが困難になっていないか観察します．

☑ **電話やドアの音に気づき，適切に対応できるか？**：電話が鳴ったり，ドアが開いたり，アナウンスが流れたりしたときに，患者がこれらの音に適切に反応したり，認識が可能か観察します．日常の音に驚いたり，無関心だったり，混乱しているようであれば，聴覚処理に問題がある可能性があります．

☑ **自分の声の大きさを適切に調節できているか？**：患者が異様に大きな声で話したり，小さな声で話したりする場合は，自分の声の大きさを認識することに問題があることを示唆している可能性があります．

🔵 臨床へのヒント

①**音声知覚/識別トレーニング**：単純かつ明確な言語指示から始め，患者の進捗に合わせて段階的に複雑さを増加させます．これにより，複雑な音声情報の処理能力の向上を期待できます．音源識別では，患者の名前をさまざまな方向から呼びかけることで，音源の位置を特定する能力を課題します．

②**環境音の識別**：インターホン，電話の呼び出し音，音楽などの異なる音を再生し，患者にそれらを識別させることで，非言語音の認識能力を高めます．

③**音の大きさの調節**：患者に異なる音量で話す練習をさせ，自分の声の大きさをフィードバックしながら調整します．

📖 **エビデンス**：音声識別トレーニングは，ラットの複数の聴覚野において子音と母音の反応を変化させ，各野の神経活動の可塑性を示しました[8]．

💧 新人さんはここに注意！

環境音の活用の見落とし：食事のカートの音，ナースコールの呼び出し音，ほかの病院スタッフの声などを環境音を認識するための練習に利用します．環境音を治療の手段とすることを早い時期から意識していきましょう．

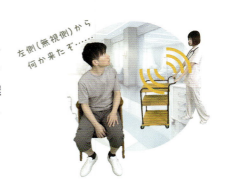

言語理解

上側頭回は優位半球（右利きの人では通常は左半球）でWernicke野の一部を形成し、言語理解のための重要な領域です[9]．

🔴 観察ポイント

☑ **簡単な指示を適切に理解して実行できるか？**：「手を挙げてください」と指示した際、患者が下肢を挙げるような行動をとったり、「横を向いてください」との指示に対して正面を向くなどの不適切な反応を示す場合、言語理解に問題がある可能性があります．

☑ **質問の内容に沿った適切な回答ができるか**：「お名前は何ですか？」という質問に対して、「青い」というような答えが返ってきたり、「今日の体調はいかがですか？」と尋ねたときに、「リンゴを食べました」といった無関係な返答をしないか観察します．

☑ **読み書きに障害はみられるか？**：短文を読んでから、内容を説明してもらうテストをした際、その内容を大きく誤解している、または関係のない話をする場合、言語処理に問題があることを示唆している可能性があります．

💧 臨床へのヒント

①**指示の段階づけ**：初めは「手を挙げてください」といった簡単な指示から始めることが推奨されます．患者がこのレベルの指示に反応するようになったら、「右手を挙げ、次に左足を前に出してください」といった複雑な指示へと進行します．上側頭回は言語の理解に関与するので、言葉の指示だけでなく、視覚的なカードやイラストを用いた指示、あるいは手を挙げるといったジェスチャーも役立ちます．

②**会話のチャンスの増加**：例えば、患者に今日の天気について話すよう促すことで、日常的な話題を中心にした会話の練習ができます．また、看護師が病室を訪れる際、「今日のご飯はどうでしたか？」といった簡単な質問をすることで、日常的な会話のチャンスを増加させることができます．

📖 **エビデンス**：研究では、拘束誘発性失語症療法(CIAT)が失語症患者の言語パフォーマンスを改善することを示しており、言語理解、反復、命名に特に効果的であることを示唆しています[10]．臨床では、リハビリ時間を1日2～3時間に設定し、命名能力に焦点を当てることが推奨されます．

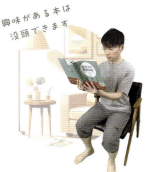

🟢 新人さんはここに注意！

単純すぎる読み書き訓練：新聞記事を読んだり、買い物リストを書いたりすることは、個々の文字や単語を訓練するよりも、より効果的で適切な場合があります．学習者の進捗、興味、反応に基づいて教材や方法を適応させることが重要です．治療手段を固定化しないよう注意しましょう．

上側頭回
superior temporal gyrus

側頭葉 3

| 社会的認知 | 上側頭回は他者の意図や感情の理解，および心的状態を推測する能力（心の理論）などの社会的認知プロセスに関与することが示唆されています[11]． |

🍊 観察ポイント

☑ **話し手の声のトーンや表情から真意を感じ取れるか？**：例えば，看護師が「今日の気分はどうですか？」と尋ねたとき，患者が看護師の声のトーンや表情から真の心情を感じ取るか，単にルーチンの一部としての質問として受け取るかを観察します．

☑ **会話中の社会的合図を適切に読み取れるか？**：会話中に相手が目を逸らしたとき，それが退屈しているからなのか，または考えごとをしているからなのか，どのような状態なのかを想像できるか観察します．理解できていなければ，社会的な合図を誤って解釈したり，自分が話しかけられていることを認識できなかったり，他者に対して不適切な反応を示す可能性があります．

☑ **他者の感情や意図に対する理解度はどの程度か？**：ほかの患者の行動や発言の背後にある意図や感情をどれだけ理解しているか確認します．例えば，隣のベッドの患者が夜中に照明を点けて本を読んでいる場面で，その行動から彼が眠れないのか，単に読書を楽しんでいるのかを患者がどのように解釈するかを観察します．

💧 臨床へのヒント

① **日常生活でのトレーニング**：例えば，「症状が改善されて嬉しいです」や「この症状が気になります」といった表現で感情を明確に伝え，患者にそれに答えてもらいます．

② **集団訓練**：社会的相互作用が苦手な患者には，集団訓練が有効です．安全で協力的な環境で，他者との会話のスキルや列への並び方，社会的な合図理解の練習ができます．

③ **フラッシュカード**：感情の識別が困難な患者のために，感情を表現した顔面の写真のフラッシュカードを用いることが効果的です．カードに表示された感情を識別する練習を通じて，感情の理解を深めることができます．

📖 **エビデンス**：研究では，思春期の社会脳の発達と機能的変化に焦点を当てており，特に内側前頭前野と上側頭溝後部におけるシナプスの再構成が社会的認知の変化に関連していると述べています[11]．

🍃 新人さんはここに注意！

感情表現の機会不足：運動や課題の実行に集中するあまり，感情を明確かつ定期的に言葉にし忘れないように注意しましょう．運動や課題が過剰になると，患者が自身の内面の感情や考えを探求する時間が減少し，それによって治療の効果が損なわれる可能性があります．

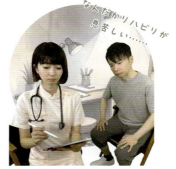

多感覚統合　上側頭回は多感覚情報の統合に関与します．音の定位と環境刺激の認識を補助するために視覚と聴覚情報を組み合わせることは，環境の効果的な知覚と適切な行動反応に重要です[12]．

観察ポイント

☑ **視界から外れても，患者は会話を把握し続けられるか？**：話し手が視界に入ったり外れたりするとき，患者の眼球運動や表情の変化を観察します．これにより，患者が会話に追従できているか，会話に集中できなくなっているかを判断します．

☑ **視界外の音源に対する患者の反応は適切か？**：日常生活のなかで，特に視界に入らない音源，例えば電話の呼び出し音やドアのノック音に対して，患者が過度に驚いたり，混乱したりしていないかを観察します．

☑ **音を立てた際，患者はすぐにその原因を見つけられるか？**：看護師がベッドの脇をノックするなどして音を立てたとき，患者がその音源をすぐに見つけられるかどうかを確認します．また，同時に頭や耳の向きの変化も注意して観察します．

☑ **テレビやビデオ通話の内容を適切に理解しているか？**：テレビやビデオ通話を利用している際，今までの内容を把握できているか，リアクションが適切であるかを観察します．また，画面上の情報と音声情報をリンクできているのかの確認も有効です．

臨床へのヒント

①**視覚と聴覚の分離運動**：患者に，セラピストを見ながらあるいは目を逸らしながら指示に答えるように指示します．この練習を通じて，患者は視覚的手がかりがない状況下でも音声の内容を理解する能力を向上させることができます．

②**仮想現実（VR）機器の活用**：音声と映像が連動したビデオやVR機器を使用します．視覚的な動作と関連する音に同時に注意を払い，視聴後に映像内での出来事を説明してもらいます．街の風景や公園のシーンなど，犬が吠える音や車のクラクションなどの音声が流れるVR機器を使って，音声と映像の関連性を確認してみましょう．

エビデンス：研究では，感覚の喪失にかかわらず上側頭回が多感覚情報を処理できる独立したモダリティの存在を示しています[13]．臨床的には，残存感覚を通じて多感覚統合を促進するアプローチが有効であることが示唆されます．

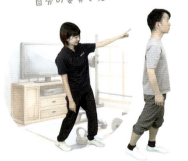

自分の姿勢を見てみたいんだけど

新人さんはここに注意！

動画学習の重要性軽視：リアルタイムの言語フィードバックだけに頼り，患者自身がビデオを再生して繰り返し練習することの価値を認めないかもしれません．リハビリテーション以外の時間を動画学習につなげましょう．

中側頭回

middle temporal gyrus

側頭葉

文献は ➡ 110 頁

● 部位
側頭葉にある3つの脳回のうちの1つで，ほかは上側頭回と下側頭回です．上側頭溝と下側頭溝の間に位置します．Brodmann 領域では21野（聴覚情報統合）や37野（側頭-後頭葉境界）に相当します．

● 血液供給
中側頭回（MTG）は，主に内頸動脈の大枝である中大脳動脈（MCA），特に側頭部への分枝（前・中・後側頭枝，側頭後頭枝など）がこの部位に血液を供給します．

● 神経ネットワーク（➡ 90頁の表1）
MTG は，物体認識と視覚記憶に関わる腹側経路，別名「what 経路」の一部です．また，言語理解を司る Wernicke 野とのつながりがあるため，言語処理にも寄与します．また，MTG は，空想や自己に関する情報処理に関連するデフォルトモードネットワークにも関与します．ほかにも，事実情報の記憶である意味記憶の処理と検索や，注意ネットワーク接続があり，空間ベースおよび特徴ベースの注意の側面に焦点を当て，前頭眼野や頭頂葉の注意ネットワークなどの領域と相互作用を起こします．聴覚処理のネットワークにも前頭葉や頭頂葉と相互作用し，一次および二次聴覚野との接続を通じて，より高いレベルの聴覚処理，特に音声や音楽などの複雑な音の理解に関与します．

● 病態像
言語処理：Wernicke 失語などの言語理解の障害に関連します．
意味性認知症：意味記憶にも関与しており，物，人，概念に関する知識が障害されます．
視覚認知：動作の知覚や空間認識に関与します．損傷により視知覚が変化することがあります．中側頭回は，統合失調スペクトラム症，双極症，うつ病などのさまざまな精神疾患とも関連します．

● 画像読解ポイント：詳しくは動画ご参照．

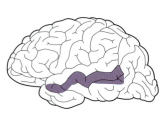 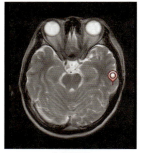 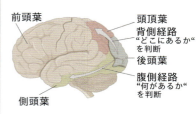

中側頭回

ランドマーク：上側頭回（上側頭溝）の下方に位置し，下部の境界は下側頭溝です．Alzheimer 病，統合失調スペクトラム症，意味性認知症では，体積減少，信号異常が観察される可能性があります．

● where 経路と what 経路をより詳細に（図1）[1]

①背側経路（動作と空間認識）

この経路は，空間内の物体の位置と動作の処理に関与し，空間認識を支援し，これらの物体に関連する動作の誘導に役立ちます．

- **網膜と脳**：網膜と外側膝状体と呼ばれる脳の一部にある特別な細胞は，動作を検出するように調整されています．動作の速い画像，暗い画像，粗い画像をとらえるのに優れていますが，色は処理されません．
- **一次視覚野（V1）**：特定の細胞が，線や端などの移動する物体の方向と速度を検出するように設計されています．
- **二次視覚野（V2）**：V1から情報を受け取り，動作の処理に貢献します．この領域はV5/MT野に多くの情報を送信します．
- **V5/MT野**：動作の知覚と処理を担う場所です．V5/MT野は，方向，速度，2次元空間での物体の移動など，動作のさまざまな側面を理解することに長けています．
- **MST野**：複雑な3次元上の動きを処理することにより，情報をワンランク上に引き上げ，私たち自身の動作や3次元空間内のほかの物体の動作を理解するのに役立ちます．

②腹側経路（物体認識用）

物体認識（形状や方向など）の処理に関連します．この経路は，物体の識別と認識に関与し，形状，色，テクスチャなどの側面を解釈することが知られています．

- **V1**：ほとんどの情報は，色や細部に敏感な細胞から取得されます．
- **V2**：形状の処理を続けます．物体の輪郭や角度を認識します．
- **四次視覚野（V4）**：色の認識がより洗練される場所です．複雑な形状や角度を認識します．
- **TEO野，TE野**：詳細な形状，色の組み合わせ，さらには表情や手などの身体部分の認識など，複雑な物体の特徴を処理します．サイズ，位置，照明の変化に関係なく，物体を認識できます．

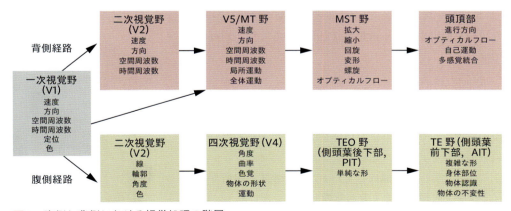

図1　腹側と背側における視覚処理の階層

〔Perry CJ, et al：Feature integration and object representations along the dorsal stream visual hierarchy. Front Comput Neurosci 8：84, 2014 より一部改変〕

中側頭回
middle temporal gyrus

側頭葉 3

> **言語処理**　中側頭回は意味処理と言語理解に重要な役割を果たします．話しかけられた言葉や記載された文章の意味と文脈を理解するのに関与します[2]．

🩸 観察ポイント

☑ **質問に対して無関係な回答をしていないか？**：例えば，天気に関する質問に「私の好きな食べ物はリンゴです」と答えるような場面が挙げられます．

☑ **会話を理解し，適切に応答できるか？**：会話についていけず，反復したり，説明を求めたりすることが多いかなど観察し，特にスタッフとの何気ない会話などに注意します．

☑ **同じ言葉でも異なる文脈で意味が変わることを理解できるか？**：例えば，「きしゃ」という音は，新聞や雑誌などで取材をして記事を書く「記者」を意味することもあれば，乗客を輸送し貨車を牽引する「汽車」を意味することもあります．

💧 臨床へのヒント[3,4]

① **異なる文脈のなかでの練習問題**：単語や文が異なる文脈においてもつ異なる意味やニュアンスを理解する能力を向上させることです．例えば，「あめ」がお菓子の「飴」としての意味と天気の「雨」としての意味をもつように，同じ音が文脈次第で異なる意味をもつことがあります．このような単語を使用した文章や小説を提示し，患者にそれを解釈させることで，文脈に基づく言語理解を練習します．

② **文脈に基づく意味理解**：比喩的な表現，慣用句，冗談を解釈する課題を実施します．そうすることで，文字以外の意味を理解する能力が向上し，社会的な会話をより理解しやすくなります．

③ **患者の日常生活に関連した活動**：新聞記事を読む，簡単なレシピを読む，薬の説明を理解する，などの作業を取り入れます．また，医療従事者や家族，ほかの患者との会話に積極的に参加し，現実に即した言語理解の練習をするよう患者に提案します．

📖 **エビデンス**：Alzheimer病患者は比喩の理解に困難を抱えることがありますが，適切な比喩を使用すれば，抽象化能力を反映した解釈が可能です[3]．

🟢 新人さんはここに注意！

自己表現の抑圧：患者が困っていることを表現したり，説明を求めたりする意欲を阻害します．患者が安心して自分の課題を共有し，オープンにコミュニケーションできるような雰囲気を醸成しましょう．**面接する場所やタイミングで表現は大きく変わるので注意しましょう．**

久しぶりの面接．言いたいことと沢山ある．

| 視覚認知 | 中側頭回は移動している物体や複雑な形を認識するのに役立ちます．MTG が働くことで，動作や形を理解して，物事がどう関連するのかを把握できます[5]． |

観察ポイント

☑ **似たような物体の区別に困難さを認めるか？**：見慣れたものを識別するのに苦労していたり，歯ブラシと櫛のように形態が似たものを区別できるか観察します．

☑ **移動する物体を適切に追跡，認識できるか？**：移動している物体を追跡したり，ジェスチャーを追跡したり，視覚環境の変化に適切に対応することが困難であるかどうかを観察します．

☑ **複数要素をもつ対象の理解に障害はあるか？**：例えば，雑然とした環境で物体を識別するのに苦労したり，表情を正確に認識するのが困難になったりすることがあります．

臨床へのヒント[6, 7]

①**物体の認識**：例えば歯ブラシを見たときに「これは歯を磨くためのもの」と認識するだけでなく，実際に歯を磨く行動をとることで，物体の認識とその機能や用途の理解が深まります．

②**動体視力**：ゆっくりと動く物体から始めて，その速度を徐々に上げることで，患者の追跡能力を向上させることができます．また，物体が動く道筋を複雑にして，予測や反応の練習をさせることも有効です．ジェスチャーを用いたコミュニケーションの導入も 1 つの方法でしょう．

③**視覚統合**：日常生活のなかでの実践が特に有効で，例えば，料理中に異なる食材を識別することや，集合写真から特定の人物を認識することなどがよい例です．

エビデンス：研究では，ディープニューラルネットワークが視覚認識の人間のメカニズムをどのように模倣し，どのように向上できるかについて考察しています[6]．

新人さんはここに注意！

日常用品の区別の過小評価：フォークとスプーンのように，日常的に使うものならば簡単に区別できるという思い込みがあるかもしれません．しかし，適切な物体認識トレーニングがなければ，患者が苦労する可能性もあります．

　セラピストの思い込みは自身でなかなか気づけないものです．同僚との対話や自己研鑽で自分を俯瞰する能力を鍛えましょう．

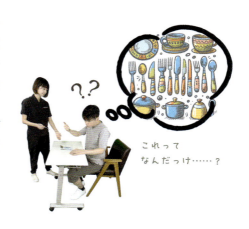

これってなんだっけ……？

中側頭回
middle temporal gyrus

側頭葉 ③

| 社会的認知 | 中側頭回はボディランゲージや表情の表現などの社会的手がかりの解釈に関与します．他者や自分自身の気持ちや考えを理解する「心の理論」の能力と関連します[8]． |

🔴 観察ポイント

☑ **薬の投与時刻などの重要情報を正確にとらえているか？**：例えば，看護師が薬の投与時刻を知らせる際，患者はその意味をきちんととらえ，協力的な態度をとれるのか，また医療行為や説明に対して混乱したり，反応が乏しい様子がないか確認します．

☑ **感情的な反応が適切か，無関心な様子はないか？**：例えば家族が心配や不安を強く感じている際，患者はそれを察知し，共感するような反応を見せることが可能か，それとも家族の感情に対して無関心な様子を示すか確認します．

☑ **自分の行動に対する他者の反応を適切に理解しているか？**：患者は，地域の人々や隣人との交流をもつ際，社会的なルールや無言の合図（挨拶の仕方や列に並ぶマナーなど）を適切に理解し，それに従った行動がとれているか観察します．また，自らの行動に対する他者の反応（笑顔や驚きの表情など）を観察し，その行動が地域のなかで受け入れられているか，誤解や違和感などを適切に判断することが困難になっていないか確認します．

💧 臨床へのヒント

①**医療スタッフとの交流**：例えば，患者への投薬時には，その薬の名前や効果，副作用などの情報を伝えることを習慣にします．さらに，「この薬は血圧を下げるためのものです」と具体的に説明することで，患者は自身の治療内容や目的をより深く理解します．その結果，患者の治療へのコミットメントや納得感が増加します．

②**地域社会との交流**：リハビリテーション中の患者をコンビニや地域のイベントへ連れて行き，店員や地域住民との簡単な会話を促します．日常的な会話から，社会規範やコミュニケーションを再学習するきっかけになります．

📖 **エビデンス**：米国精神医学会の『精神疾患の診断・統計マニュアル』の最新版（DSM-5-TR）で，学習と記憶や実行機能と並んで，神経認知領域の6つの中核的要素の1つとして社会的認知が紹介されています[9]．

🟢 新人さんはここに注意！

社会的スキルの練習不足：順番を守る練習や集団における各個人の関係性を理解する学びが欠けていることがあります．感情を適切に表現し，理解する学習機会が必要です．個別の練習では学習できない，集団での経験や行動など社会的交流を活用していきましょう．

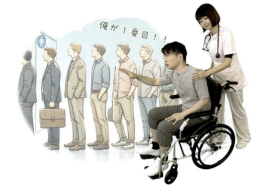

| 記憶処理 | 中側頭回はエピソード記憶と意味記憶の想起に関与します．事実の回想や新たな記憶の形成，情報間の関連づけに役立ちます[10]． |

🔴 観察ポイント

☑ **以前に会ったことがある人を覚えているか？**：患者が医療スタッフ，訪問先の家族や友人を正確に認識し，以前に会ったことがあるかを覚えているかどうか評価します．前回の訪問時に会った親戚の名前や顔を思い出せるかを確認してみましょう．

☑ **会話中に事実に基づいた情報を提供できるか？**：会話のなかで一般的な事実や知識を想起することが可能かどうかを評価します．例えば，最近のオリンピックの開催地やその日の天気予報について質問し，事実に基づいた情報を提供できるかを確認します．

☑ **スマートフォンや車のブランド，話題になったイベントを適切に思い出せるか？**：例えば，車のブランド，東京オリンピックの開催年などの事実を挙げ，それらについての知識を確認します．

🔵 臨床へのヒント

①**指示の段階づけ**：初めは「スプーンを取ってください」というシンプルな指示から始め，患者がこれを理解し実行できたら，少し難易度を上げ「テーブルの上のグラスを持ってきてください」と指示します．徐々に「キッチンに行って，冷蔵庫からジュースを取り出して，コップに注いでください」と難易度を上げます．段階的に，雑学ゲームやクイズなどを取り入れ，一般的な知識を想起してもらうこともよいです．

②**見慣れた人や場所をきっかけとした認識**：家族や旧友が定期的に訪問して，ともに過ごした昔の話をすることで，患者の記憶を呼び起こすきっかけとなります．また，昔よく訪れた公園やお店を再訪するのも効果的です．

📖 **エビデンス**：ボードゲーム（囲碁や将棋など）を使用する介入は，教育的知識，認知機能，さらに特定の臨床状態において有益な効果をもつことが示されています[11]．

🟢 新人さんはここに注意！

手薄な記憶と精神的サポート：患者が親しい家族の顔や名前を認識できなかった場合，大きな苦痛を生じる可能性があります．記憶処理の回復を目指すとともに，患者の精神面にも注目し，継続的にサポートすることが非常に重要です．評価を実施するからには責任をもちましょう．たくさん評価シートを活用しても治療介入がルーチン化して解決策が毎回乏しいのであれば，患者にとって無意味な評価です．

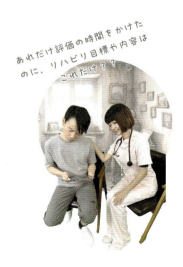

あれだけ評価の時間をかけたのに，リハビリ目標や内容はこれだけ？？

③ 側頭葉

下側頭回 *inferior temporal gyrus*

文献は ➡ 111 頁

● 部位
下側頭回(ITG)は中側頭回の下方に位置します．前方では側頭極として続き，後方では後頭葉まで伸びています．Brodmann領域の20野や37野(側頭後頭葉境界)に相当します．

● 血液供給
下側頭回は，後大脳動脈の枝(特に前側頭枝)と中大脳動脈の枝(前・中・後側頭枝)からも血液が供給されています．

● 神経ネットワーク
下側頭回は，視覚系の腹側経路，別名「what経路」の重要な部分です．形状や色など物体の詳細な特徴を処理し，物体の認識と分類に重要な役割を果たします．また，海馬との連携に伴う意味記憶の符号化と検索にも関連します．ほかにも，視覚処理の初期段階，特に一次および二次視覚野(V1およびV2)および後頭葉のほかの領域から視覚情報を受け取り，フィードフォワード制御を行います．また，V4複合体のような腹側経路の高次視覚野からの入力も受け取ります．前頭葉からの遂行機能と視覚処理との統合，社会的認知プロセス，下縦束や下前頭後頭束などとの迅速な情報伝達にも関連します．

● 病態像
視覚失認：ITGは物体認識に関与し，損傷によって，一般的な物体や形状を認識できなくなる症状が生じます．
相貌失認：親しい友人や家族の顔さえも認識できなくなることがあります．
色彩失認：異なる色の識別に問題が生じる可能性があります．
意味性認知症：言葉，顔，音，その他一般的な知識の理解など，意味記憶が低下します．

● 画像読解ポイント：詳しくは動画ご参照．

表1 各側頭回の違い

項目	役割と機能	損傷時の障害
上側頭回	聴覚処理と言語認識に関与，一次聴覚野が存在	聴覚失認，Wernicke失語などの言語障害
中側頭回	意味記憶，言語理解，視覚認識に関与	言語処理，意味性認知症
下側頭回	視覚的な物体や色の認識に関与，視覚処理の「what経路」に主に関与	視覚失認，相貌失認

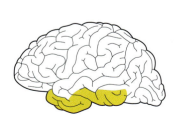

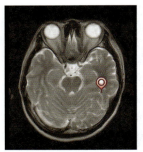

下側頭回

ランドマーク：下側頭溝は下側頭回の上部境界を示し，中側頭回と分けています．内側の後頭側頭溝が外側の下側頭溝と平行に走行し，下側頭回を紡錘状回から区別します．

失認の最新トピック

①腹側経路（what 経路）[1]

ヒトを対象とした頭蓋内脳波検査の研究では，腹側経路の反応パターンが，初期段階の低い閾値が後期では高くなることが明らかにされています．この遷移は，刺激後約100〜200ミリ秒で発生します．

②聴覚失認[2]

音を認識することが困難になります．聴覚失認に関する最近の研究では，**純粋な聴覚失認（環境音失認）はまれ**であり，両側の側頭葉損傷から生じることが多く，純粋語聾は言語優位の半球の病変と相関します．病変部位は完全には明らかではありませんが，聴覚経路に関与しており，潜在的に聴覚皮質と連合野の両方，場合によっては脳幹さえも関与する可能性があります．この不均一性と，併発する認知障害の影響により，聴覚失認は研究と理解が困難な複雑な障害となっています．

③視覚失認[3]

視覚的に提示された物体を認識困難なことを特徴とする視覚失認の場合，最近の研究ではそのサブタイプ，すなわち知覚型，統合型，連合型の研究が続けられています．知覚型視覚失認は，通常，後頭葉内側の病変に関連しており，視覚認識および識別プロセスの異常を伴います．統合型・連合型視覚失認は，側頭葉内側・外側の損傷に関連することが多く，物体の意味を理解することが困難であることを反映します．統合型では時間がかかったり描けなかったりしますが，連合型では物体を認識して描くことができます．しかし，いずれにせよその意味を理解し以前の経験に結びつけることはできません．

④相貌失認[4]

相貌失認は，顔の認識が困難になります．最近の研究は，発達性相貌失認（図1）[4]の診断における課題と相貌失認の欠陥の選択性に焦点を当てることで，相貌失認の構造的および機能的基盤を明らかにしました．さらに，この症状をもつ個人の顔認識能力を回復させる試みも行われています．

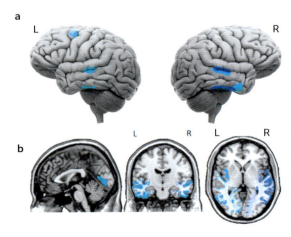

図1　発達性相貌失認患者における皮質（a）と皮質下（b）の変化

健常者に比べ右紡錘状顔面領域および右上側頭溝のサイズまたは構造（濃い青色の領域）が減少しました．
中側頭回，下側頭回右前部，左背外側前頭前野，舌状回などの灰白質密度が中程度減少しました（水色の領域）．
特に右半球における白質の充満性と，顔面中心領域および中前側頭葉皮質内の機能的接続性の低下が認められました．
〔Manippa V, et al：The neural correlates of developmental prosopagnosia：Twenty-five years on. Brain Sci 13：1399, 2023 より〕

3 側頭葉 下側頭回
inferior temporal gyrus

視覚的な 物体認識	下側頭回は物体認識に関与する視覚の腹側経路の重要な部分に関与します．これには物体の形状，色，詳細な特徴の識別が含まれます[5]．

🔴 観察ポイント

☑ **指定された色の物体を適切に選べるか？**：例えば，「青いタオルを持ってきてください」や「丸い時計を指してみてください」といった指示を出します．もし患者がこれらの単純な指示に従うことが困難であれば，色や形の物体認識に障害がある可能性があります．

☑ **日常的な物品を適切に扱えるか？**：日常的な物品，例えばスプーンやコップ，薬の瓶などを適切に扱うことができるかを観察することで，物との相互作用の能力を評価します．

☑ **突然の視覚刺激に対して適切な反応はあるか？**：例えば，急に手を患者の顔面の近くに動かしてみるなどして，瞬きの反応があるかどうかを確認します．瞬きの反応がない場合，視覚情報の処理になんらかの障害がある可能性があります．

🔵 臨床へのヒント[6,7]

訓練内容	道具	詳細説明	効果
日常生活用品との相互作用	調理器具，衣料品，身のまわりの品	日用品を手に取り感触や形を確認してもらった後，名称や用途を伝え，使用方法を実際に示してもらう	物体の認識，操作能力の向上
機能的なトレーニング	色や形の異なるブロック，衣料品	複数の色や形が混ざったブロックを用意し，色や形に基づいて分類してもらう，指定した色や柄の衣服を選択してもらう	色や形に基づいた物体の認識・分類能力の向上
反射と協調動作の練習	柔らかいボール	ボールをキャッチする，または適切に反応してボールを避ける動作を反復してもらう	動作の円滑化，反射と協調動作の向上

📖 **エビデンス**：レビューでは，物体失認と相貌失認のリハビリテーションに関して現存する研究を評価し，色や形など個々の分析に基づく治療が物体失認に有効である一方，相貌失認には顔のパーツを総合的に組み合わせて認識させる全体的/構成的アプローチがより適していることを示唆しています[6]．

🟢 新人さんはここに注意！

混乱を招くデザイン：シンプルな形やはっきりとした色の違いから始めると，より効果的です．大胆な色やシンプルな柄から始めましょう．

　シンプルな形や明確な色の違いを用いることで，視覚的階層が確立されます．また，明瞭な色の違いを用いることで，色彩心理学の原理を利用して観察者の感情や反応に影響を与えることができます．

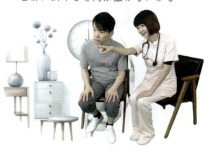

92

顔の認識

下側頭回は顔の認識の過程で重要な役割を果たします．さまざまな顔を識別し記憶することを可能にします[8]．

🔴 観察ポイント

☑ **親しい人々の顔を他者の顔と混同していないか？**：例えば主治医や家族の顔を正確に識別できなかったり，ある個人の顔を別の個人の顔と混同していないか観察します．

☑ **親しい人の顔を見た際の感情的反応は適切か？**：通常，見慣れた顔や親しい人の顔を見ると，自然と微笑んだり安堵することが多いですが，不適切な反応がある場合は，顔を認識する能力になんらかの問題が生じている可能性があります．

☑ **家族や友人に具体的な名前で言及しているか？**：常に一緒に過ごしている家族や友人を特定せず，「あの人」や「みんな」といった一般的な言葉で話すことがないか観察します．一般的な言葉で話す場合，顔を個別に認識する能力に問題が生じていることを示唆します．

☑ **親しい人の写真を見ても識別困難な場合はあるか？**：患者が知っている人の写真やビデオを見せられたとき，その人物が誰であるかを正確に識別できるかどうか観察します．

🔵 臨床へのヒント[9,10]

①**顔写真を用いた感情認識トレーニング**：写真を見せ，感情を認識してもらう練習です．
・喜びや悲しみのような基本的感情から開始し，徐々に驚きや混乱へと移行します．
・患者が知っている家族，友人，好きな有名人の写真を使います．
・最初は1,2枚の写真で開始し，段階的に写真の枚数と人物の種類を増やします．

②**生活場面での表情トレーニング**：例えば，会話中にあえて驚いた表情や困った表情を見せ，それを患者に気づかせるように指示するなど，具体的な状況を設定してトレーニングを進めます．

📖 **エビデンス**：研究では，相貌失認患者が顔の部分的な特徴に着目すれば特定の感情表現をよく認識できることを示し，顔全体の情報処理が困難な場合には，感情認識を向上させるために顔の部分的特徴に焦点を当てるアプローチが有効である可能性を示唆しています[9]．

🟢 新人さんはここに注意！

対話の機会を奪う環境：リハビリテーションの過程で，日常生活における他者との交流を大切にし，表情の読み取りや感情の整理に注意を向けることが重要です．セラピストが主役にならないよう，ファシリテーター（司会）や裏方として徹しましょう．

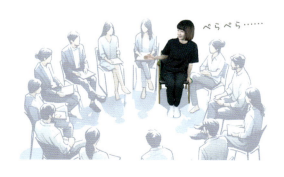

3 側頭葉 下側頭回
inferior temporal gyrus

> **意味記憶** 下側頭回は意味記憶に貢献します．これには，物体，単語，世界に関する事実，一般的な知識といった事実情報の保存と想起が含まれます[11]．

🔴 観察ポイント

☑ **物体の機能に関する理解に問題が見られるか？**：例えば，食事をするときにスプーンを使ったり，字を書くときにペンを使ったりするのに困難さがあれば，意味記憶に問題がある可能性があります．

☑ **表現したい考えに適切な単語を選べるか？**：考えを表現するのに適切な言葉にたどりつくのが困難だったり，一般的なものを間違った名前で呼んだりするのは，意味記憶の問題がある可能性があります．

☑ **曜日，季節，時事問題など一般的な事実を理解しているか？**：一般的な事実について想起や理解が困難な場合，意味記憶の問題がある可能性があります．

☑ **一般常識の理解に障害はみられるか？**：「いまの日本の総理大臣は誰ですか」「日本の首都はどこですか」など，一般的な知識に関する簡単な質問をすることで評価します．

🔵 臨床へのヒント[12,13]

① **用途の理解**：日常的な物品やその使用方法を再確認することで，患者の認知機能や記憶を活性化します．例えば，フライパンや包丁，計量カップなどを使用し，その用途や使い方を患者に説明してもらったり，また，歯ブラシやタオルなどの洗面用具，日常の衣料品を使用し，正しい使用方法を患者に実演してもらったりします．

② **話題への参加**：前日の天気やニュースの話題を取り上げ，それについて患者の意見や感想を尋ねます．また，人気の映画や曲について，好みや記憶を探り会話を進めます．

③ **一般的な知識クイズ**：治療の一環として，クイズや質疑応答のセッションを導入し，日常的な知識や事実を想起する機会を提供します．日本の都道府県や有名な歴史的事象，文化に関する簡単な質問などがあります．

📖 **エビデンス**：記憶リハビリテーションにおいては，再訓練プログラムと代償的アプローチが局所性脳損傷後の患者の記憶障害の治療に特に効果的であり，外部補助器具や学習戦略は神経変性疾患患者の日常情報の保持にも役立つことが示されています[12]．

🟢 新人さんはここに注意！

時代遅れの情報や無関係な情報の使用：現在の状況や患者の生活に密接に関連した最新の情報の提供が，学習の効果を最大化する鍵となります．セラピストの関心領域や，過去の経験に依存して無関係な話題にならないように注意しましょう．

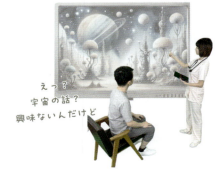

> **多感覚統合** 下側頭回は視覚情報をほかの感覚からの情報と統合する役割があることが示唆されています．この多感覚統合により，私たちの周囲の環境の包括的な知覚が形成されます[14]．

🔴 観察ポイント

- ☑ **視覚・聴覚情報の統合に障害はみられるか？**：例えば，ドアをノックする音が聞こえてもそちらに顔を向けなかったり，病棟に流れるチャイムから食事の時間を連想できない場合は，視覚・聴覚統合に障害がある可能性があります．
- ☑ **湯気や結露から物の温度を正確に推測できるか？**：患者と物との相互作用のなかで観察します．例えば，熱い飲み物を湯気で感じたり，冷たい飲み物をグラスの結露で感じたりすることが困難な場合，視覚と触覚の統合に問題がある可能性があります．
- ☑ **食べ物の見た目や匂いから味を予測できるか？**：患者が食べ物の見た目や匂いから味を予測することが困難な場合，視覚と嗅覚・味覚の統合に問題がある可能性があります．
- ☑ **急接近する物体に対する反応は適切か？**：例えば，急接近する物体にたじろいだり眼を保護したりします．反応しない場合は，多感覚統合に問題がある可能性があります．

🔵 臨床へのヒント[15, 16]

① **視覚と聴覚／触覚の関連づけ**：視覚と聴覚では，ドアをノックして入室する，食事の前にチャイムを鳴らすなど，特定の音が視覚的な出来事と関連づけられるような習慣をつくります．視覚と触覚では，患者に物体を見せ，触れたり感じたりした後，多くの物体の中から似たような物体を選んでもらうように指示します．また，お茶の温度や衣服の手触りを感じるなど，視覚と触覚の両方で対象物を探索することも効果的です．

② **視覚と嗅覚と味覚の関連づけ**：例えば，レモンを見て，さわやかな香りや酸っぱい味を想像してもらいます．

📖 **エビデンス**：感覚代替技術は，ある感覚の情報を別の感覚形式で表現することで，視覚障害者などの感覚障害をもつ人々を支援するために使用されます．この技術を応用して主流のアプリにも適用することで，より多くの人々がバリアフリーの恩恵を受けることができます[16]．

🟢 新人さんはここに注意！

感覚統合の見落とし：感覚統合の過程において細かな機能障害を見逃すことがあります．例えば，音楽のリズムを体の動きと同期させられない，または色と形を正確に識別できないといった状況が含まれます．また，二重課題，感覚統合など言葉に引っ張られすぎて，あらゆるものを統合しないよう，取捨選択の視点が大切です．

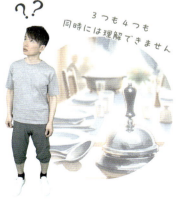

3 側頭葉

側頭葉内側部 medial temporal lobe

文献は ➡ 112 頁

● **部位**(図1)[1]

側頭葉内側部は側頭葉の深部に位置します．また，大脳半球の正中線近くに位置し，側脳室などの構造に隣接します．この領域には，海馬，扁桃体，嗅内皮質をはじめとした海馬傍回などの重要な構造が含まれています．Brodmann 領域では 28, 34 野（嗅内皮質）や 35 野（嗅周皮質）に相当します．

海馬：短期記憶から長期記憶への定着と空間認知に関する記憶を担います．側頭葉内側部の中にある小さな領域です．

扁桃体：アーモンドのような形をしたこの部位は，感情，特に恐怖の処理に関与します．

嗅内皮質：海馬と大脳皮質の間の主要なインターフェースとして，記憶，空間，時間の知覚に重要な役割を果たします．

海馬傍回：記憶の符号化と検索に関与し，空間認知に重要な役割を果たします．

● **血液供給**

主に後大脳動脈の枝（P2 セグメント）や，前脈絡叢動脈の枝（海馬枝）から供給されます．

● **神経ネットワーク**

嗅内皮質から海馬まで：嗅内皮質は，海馬と皮質間の中継地として機能します．

海馬から皮質まで：海馬は記憶の定着において中心的な役割を果たします．

嗅周皮質：嗅周皮質は，物体認識と連想記憶に重要です．

扁桃体：扁桃体は海馬形成の一部ではありませんが，側頭葉内側部の記憶ネットワークと関連します．

● **病態像**

慢性アルコール中毒やチアミン（ビタミン B_1）欠乏症などにより引き起こされる Korsakoff（コルサコフ）症候群は，重度の**前向性健忘症**と**逆向性健忘症**を引き起こします．Alzheimer 病は，通常，側頭葉内側部，特に嗅内皮質で始まり，記憶障害を引き起こします．側頭葉てんかんは海馬や海馬傍回を含む側頭葉内側で発作を生じる疾患です．

● **画像読解ポイント**：詳しくは動画ご参照．

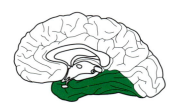
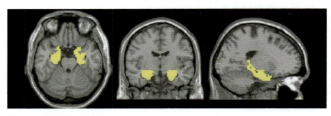

図1 側頭葉内側部の MRI
〔Wang DY, et al：Effects of apolipoprotein E genotype on the off-line memory consolidation. PLoS One 7：e51617, 2012 より〕

ランドマーク　側頭葉内側部は左半球と右半球を分ける正中線に面します．海馬や扁桃体がありますが，同定はそれぞれの方法に従います．

💧 MMSEと対応する脳機能は？

> Mini-Mental State Examination(MMSE)は，臨床現場で，認知機能障害のスクリーニングや，経時的変化を確認するためによく利用されています[2,3]．一部の研究では，カットオフスコアとして重度の認知障害には24点，軽度の認知障害には29.7点，軽度および重度を問わない認知障害には26.1点のスコアを使用することが提案されています[4]．以下に各検査項目において対象となる脳機能を大まかに示唆します．

見当識(時間)5点：前頭葉，特に前頭前野が関係します．前頭前野は，計画，意思決定，社会的行動の調整などの実行機能にとって重要です．また，時間関連の情報を脳内で処理するために不可欠な作業記憶においても重要な役割を果たします．

見当識(場所)5点：時間の見当識と同様に，場所の見当識は主に前頭葉，特に前頭前野の影響を受けます．頭頂葉，特に右半球は，空間の定位と空間内の自分の位置の理解に関与します．

即時再生3点：主に，側頭葉内側部の深部にある海馬が関係します．海馬は，新しい記憶を形成し，それらを知識のネットワークに結びつけるために不可欠です．

注意と計算5点：この課題は，注意，作業記憶，暗算などの複雑な認知課題を実行する能力に関連する前頭葉の一部である背外側前頭前野に大きく依存します．

遅延再生3点：記憶の形成と想起には海馬が，この情報の維持と操作には前頭葉の両方が関与します．

呼称2点：物体の呼称には，左側頭葉，特に側頭葉左側部が関与し，さらにBroca野(前頭葉にあり，言語運動を担う)やWernicke野(側頭葉にあり，言語理解に重要)を含む言語ネットワークも関与します．

復唱1点：入力言語を処理するWernicke野と音声生成を管理するBroca野との間の調整が必要です．神経線維束である弓状束がこれら2つの領域を接続します．

理解3点：入力情報の処理と実行のための前頭葉と，言語理解のための側頭葉が関係します．前頭前野は，これらの指示を理解し，それに対する反応を計画する上で重要な役割を果たします．

読解1点：音読には，視覚情報を処理するために後頭葉の視覚野が重要です．また，視覚情報と言語情報の統合を助ける頭頂葉の角回や，Wernicke野とBroca野も関係します．

書字1点：言語処理領域と，動作を制御する前頭葉に位置する運動野も働きます．運動前野と補足運動野は，書字に関わる運動行動の計画と実行にも関与します．

図形模写1点：この課題では，視覚処理には後頭葉，空間認識と統合には頭頂葉，特に右半球が関与する視空間スキルをテストします．背側経路(where経路)は空間情報に重要です．運動野は，図形を模写するという物理的行為にも関与します．

3 側頭葉 側頭葉内側部
medial temporal lobe

| 記憶処理 | 海馬はエピソード記憶（特定の出来事や体験に関する記憶）と意味記憶（一般的な事実や情報に関する記憶）の符号化と整理に不可欠です[5,6]． |

🔴 観察ポイント

- ☑ **新しい情報を記憶できるか？**：朝食の内容や直前の指示の記憶を確認します．
- ☑ **同じ質問を何度も反復していないか？**：答えが返ってきているにもかかわらず，何度も同じ質問をする場合は，新しい出来事を記憶することが困難な可能性があります．
- ☑ **病棟内の特定の場所やスタッフの顔を識別できるか？**：日常的に接しているスタッフの顔や，病棟内の場所を患者が認識しているかを確認します．
- ☑ **事実と嘘を混ぜた作り話をしないか？**：作り話をしたり，事実を織り交ぜた嘘をつくことがないか観察し，それが意図的ではなく記憶の穴を埋めるものかを判断します．

🔵 臨床へのヒント[7,8]

エラーレスラーニング（errorless learning）は失敗を避けるトレーニング方法です．

① **環境の整備**：邪魔になる要因を極力排除し，集中できるように学習環境を設定します．
② **適切な難易度の選定**：課題や情報は，学習者が最初から正確に実行・理解できるレベルで提供します．あまりに難しいと，ミスが発生しやすくなります．
③ **段階的指導**：新しい情報やスキルは，小さなステップに分けて指導します．1つのステップが完璧に理解・実行された後に，次のステップに進むようにします．
④ **即時のフィードバック**：学習者が何かを正しく実行したとき，即座に肯定的なフィードバックを与えます．これにより，正しい行動や知識が強化されます．
⑤ **模倣と実践**：学習者にまず示して見せ，それを模倣させる方法が効果的です．繰り返しの実践を通じて，スキルや情報を確実に身につけさせます．
⑥ **記憶サポート**：可視的なサポートやリマインドツール，メモなどを使用します．
⑦ **繰り返し**：一度学んだ内容も，定期的に繰り返し復習させることで，定着を促します．

📖 **エビデンス**：失語症治療のためのエラーレスラーニング，試行錯誤学習に関する研究は，符号化技術の向上に影響を与える可能性を示しています[7]．

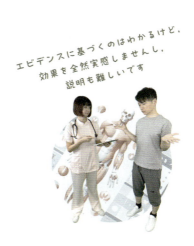

🟢 新人さんはここに注意！

患者理解度の思い込み：患者の要望を把握しきれなかったり，専門用語が多すぎて説明が伝わらないなど説明が不足して理解されないことがよくあります．「あれだけ説明したからリハビリテーションの意図は伝わっているはず」という思い込みに注意しましょう．

> **空間ナビゲーション**　特に海馬と嗅内皮質は空間記憶とナビゲーションの符号化に重要な役割を果たします．これには周囲にある環境の認知マップの作成と場所の記憶が含まれます[9, 10]．

🔴 観察ポイント

- ☑ **見慣れた病棟内で方向感覚を失うことはあるか？**：病棟内の見慣れた場所でも，時折迷子になったり，方向感覚を失ったりする場合は，空間記憶の問題の兆候である可能性があります．自分の部屋，トイレ，食堂などを特定するのに混乱する場合があります．
- ☑ **特定の場所への指示への応答に問題はあるか？**：「直進してナースステーションを左に曲がる」といった簡単な指示で観察します．
- ☑ **眼鏡や歩行器などの置き忘れが頻繁か？**：眼鏡や歩行器，読書道具など，毎日使用するものをどこに置いたか忘れることがあります．
- ☑ **移動時に標識に頼るか**：病室を覚えておらず目印に頼る場合があります．

💧 臨床へのヒント[11, 12]

① **ガイドツアーの反復**：病室のレイアウトや重要な目印を口頭で説明しながら，患者を頻繁に歩かせます．そうすることで，空間に関する認知マップを作成します．
② **視覚的な補助とラベル**：病室，トイレ，治療室など，異なる場所を示す明確な標識やラベルを設置します．明るい色や大きな文字があると便利です．また，持ち物に目立つラベルを貼っておくと，持ち物の位置がわかりやすくなります．
③ **目印の使い方の指導**：まずは目印を意識的に使用するように指導することが効果的です．徐々に空間に慣れてきたら，目印と目印の間の空間的な関係も意識するように促します．並行して，方向指示語（右，左，まっすぐなど）の理解や使い方を練習します．

📖 **エビデンス**：仮想現実（VR）を用いたリハビリテーションは，空間見当識障害をもつ患者の空間認知能力を向上させる有効な方法であり，特に言語ガイドを伴う受動的ナビゲーション訓練を通じて，患者は仮想環境内でのルート探索スキルを向上させることができます[11]．

🟢 新人さんはここに注意！

新しい環境への説明不足：病院の環境は不慣れな患者にとっては不安や混乱の原因となりえます．セラピストにとってはなじみのある病院でも，患者にとっては病気後に突然過ごすことになった空間であることを念頭に対応しましょう．

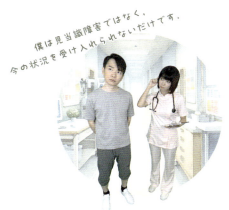

側頭葉内側部
medial temporal lobe

> **感情処理**：扁桃体は，感情，特に恐怖に関連する反応と記憶の符号化に重要です．恐ろしい体験があった場合，扁桃体はその記憶を強化し，将来同様の状況に遭遇したときに高い警戒性を保つように働きかけます[13]．

🔵 観察ポイント

☑ **冷静すぎる反応はみられるか？**：扁桃体の機能が低下している場合，通常であれば恐怖心を抱くような状況でも，冷静に見えることがあります．映画で怖いシーンを見ても驚かない，あるいは高所でのバランスを失っても慌てないなどの症状が出現します．

☑ **他者の恐怖や悲しみを適切に読み取れるか？**：家族や友人が心配している表情をしていても，正確に読み取れないことがあります．

☑ **感情的な出来事の記憶はできているか？**：強い感情を伴う出来事を経験すると，その出来事は記憶として強く残る傾向があります．扁桃体に問題がある場合，感情的な出来事の記憶が薄れやすくなるか，または正確に記憶できなくなることがあります．

🔵 臨床へのヒント[14, 15]

①**感情制御トレーニング**：深呼吸やマインドフルネス，その他の瞑想の方法を学習することで，感情の波や不安を管理します．

②**認知行動療法**：患者がもつ否定的な思考の傾向を理解し，それを変更する手助けをする療法です．特に過度の恐怖や不安を抱える患者に有効となります．

③**ポジティブな環境づくり**：環境は気分に大きく影響します．明るく落ち着いた空間に，例えば植物や自然の風景の写真を飾ることで，心が安らぎやすくなります．

④**運動の習慣づけ**：定期的な身体活動は，不安を減少させるだけでなく，気分を高める効果もあります．例えば，ウォーキングやジョギングなど，好きな運動を利用することで，心身ともに有効な手段となります．

📖 **エビデンス**：心的外傷後ストレス症（PTSD）患者における扁桃体のフィードバックによる応答能低下訓練は，扁桃体の活動制御を改善し，感情処理を促進する可能性があります[14]．

🟢 新人さんはここに注意！

感情処理への配慮不足：患者には，自分の気持ちや感情を処理する時間が必要です．セラピストは，感情調整技法を導入する前に，患者が自分の気持ちや感情を表現する場を提供し，信頼関係を築く必要があります．たくさんの技術を身につけても，技術では解決できない問題もあり，ただ時間を共有することが大事な場面もあります．

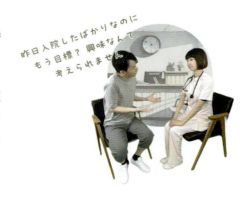

| 時間統合 | 側頭葉内側部は断片的な出来事や情報について時間的な関係性を構築する作業を助けます．これにより，過去の体験と現在，未来の出来事が連続した時間のなかで一貫性をもって理解できます[16]． |

観察ポイント

- **特定の出来事を記憶し，説明できるか？**：朝食を食べたことは覚えていても，その後に何があったかを覚えていないことがあります．
- **時間の経過に対する反応が一貫しているか？**：一定の時間を非常に長く感じたり，逆に短く感じたりするなど，時間に対する認識に一貫性がない場合があります．これは，時間の経過に驚いたり，時間を頻繁に尋ねたりすることで観察します．
- **予定通りに動けているか？**：食事の時間，薬の時間，治療の時間など，日常生活や予定された活動に対して，患者が混乱しているように見える場合，時間統合の障害が原因である可能性があります．
- **出来事の取り違えは？**：午後に来た来客を午前中に来たと思い込んだり，朝食の前に理学療法を受けたのに，実際はその後に受けたと思い込んだりすることがあります．

臨床へのヒント[17,18]

①**予定表の活用**：物理的な予定表を使用して，患者の毎日のルーチンを可視化します．起床，歯磨き，朝食など，一連の行動を絵に描いた簡単な表でも有効です．

②**規則正しい生活習慣**：患者の時間や順序の認識をサポートする構造を提供するために，決まった日課を確立します．

③**時間知覚のエクササイズ**：例えば，患者に1分間の長さを数えずに推定してもらい，その推定値と実際の時間を比較します．

エビデンス：記憶リハビリテーションには，回復的，知識獲得的，代償的，総合的の4つのアプローチがあります．後天性脳損傷の既往のある患者の日常生活に影響を与える記憶障害に対して，これらのアプローチは，患者の記憶機能の向上と社会的・感情的・行動的欠陥の対処に役立ちます[17]．

新人さんはここに注意！

視覚支援ツールの軽視：理解を促進するための視覚的補助の必要性を過小評価し，予定表のようなツールの作成を怠っている場合があります．人間の作業記憶は限られた情報しか保持できません．視覚支援ツールは，重要な情報を「外部記憶装置」として保持することにより，脳の負担を軽減します．これにより行動変容が促進されます．

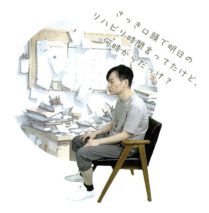

③ 側頭葉

島 *insula*

文献は ➡ 113 頁

● 部位
島は前頭葉，頭頂葉，側頭葉の間，外側溝の奥に位置します．側頭葉の区分ではなく，前部島皮質と後部島皮質の2つの主要部分からなり，それぞれ独自の組織と機能をもちます．Brodmann領域では13野（島の前部に位置し，内臓感覚処理と感情反応に関連），14野（島の腹側領域にあり，嗅覚処理に関与），15, 16野（島の後部を覆っており，特に前庭系に関連する聴覚処理と感覚情報の統合に関与）となります．

● 血液供給
島の血液供給は主に，大脳半球の側面に血液を供給する主要な動脈の1つである中大脳動脈（MCA）の枝を介して行われます．MCAは上部幹と下部幹に分岐し，さらに小さな枝に分かれます．M2セグメントまたは島部として知られるこれらの小さな枝は，特に島に供給します．

● 神経ネットワーク
マルチモーダル統合：さまざまな感覚モダリティからの入力を組み合わせます．
大脳辺縁系の接続：感情と生理学的反応を結びつけます．
認知機能：注意，意思決定，意識に貢献します．
サリエンスネットワーク：重要な刺激を検出します．
内臓受容感覚：内部の身体状態を感知し，感情，空腹，痛みの認識に影響を与えます．
痛みの処理：痛みの身体的側面と感情的側面の両方に関与します．
社会的認知：共感し，他者の感情を理解するために重要です．

● 病態像
感情，恐怖，意思決定における役割に関連する不安症，うつ病，統合失調スペクトラム症，物質使用症があります．ほかにも，島に影響を与える脳卒中，Parkinson病などの神経変性疾患，自律神経機能障害，自閉スペクトラム症，摂食症など多岐にわたります．

● 画像読解ポイント：詳しくは動画ご参照．

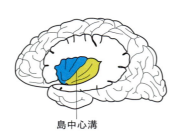

島中心溝

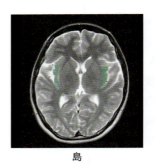

島

> **ランドマーク**：前頭葉，頭頂葉，側頭葉の一部である弁蓋の深部に位置します．弁蓋と島皮質の境界は島輪状溝で区切られています．

🔴 島皮質とは？

　人間の島皮質は，さまざまな精神疾患や神経疾患に関与するため，近年大きな注目を集めています．動物モデル，特にげっ歯類における機能的ネットワークの詳細な研究を可能にする技術の向上とともに関心は増加してきました．この研究(図1)[1]は，島皮質が感情や動機づけられた行動にどのように関与するかを示唆します．

　ヒトの島皮質は人間特有の行動や思考をもたらす種固有のものであると主張する人もいますが，その解剖学的および機能的側面の多くはげっ歯類と共通であるというコンセンサスが得られつつあります．この類似性は，げっ歯類が島皮質の基本的な神経機能と機能不全を理解するための効果的なモデルとなりうることを示唆します．研究者は，ヒトと動物の研究を比較することで，この脳領域をより包括的に理解することを目指しました．

　解剖学的には，島皮質はヒトを含む霊長類の各半球の外側溝の深部に位置し，前頭葉，頭頂葉，側頭葉の一部で覆われています．それは「島」(insula. ラテン語で「island」を意味する)，「隠れた第5葉」，または「insula of Reil」と呼ばれます．ヒトの島は中央の島中心溝によって前部と後部に分かれており，これらの部分の末端はほかの脳領域との接続が大きく異なります．島の中央領域には，混合された接続が示されています．対照的に，マウスやラットでは，島がより露出しており，半球の側面，主に鼻裂の上に位置します．脳の複雑かつまだやや謎に満ちた部分である島皮質をさらに探究していきましょう．

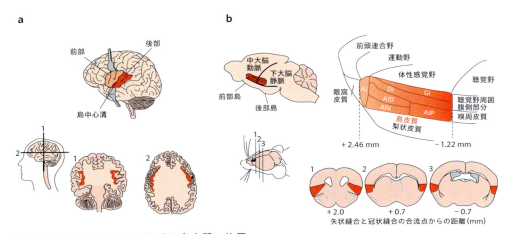

図1　ヒトとマウスの脳における島皮質の位置
a：ヒトの脳の解剖．ヒトの脳の冠状断面と水平断面の両方で，島皮質の位置が赤で強調表示されています．
b：マウスの脳の解剖．マウスの島皮には，AI(無顆粒島皮質)，AID(無顆粒島皮質，背側部分)，AIV(無顆粒島皮質，腹側部分)，AIP(無顆粒島皮質，後部)，DI(異顆粒島皮質)，GI(顆粒島皮質)のいくつかの下位区分があります．さまざまな冠状断面で，マウスの島皮質の位置を示します．

〔Gogolla N：The insular cortex. Curr Biol 27：R580-R586, 2017 より一部改変〕

3 側頭葉 島
insula

🟢 島の神経接続（図2）[1]

島皮質は，解剖学的な神経統合の中継地として機能する脳の重要な部分です．感覚，感情，動機，および認知機能に関与する幅広い皮質および皮質下の領域に接続します．島は，聴覚，体性感覚，嗅覚，味覚，視覚情報などの外部情報源と，身体の内部状態に関する内臓感覚などの内部情報源の両方から，多様な感覚入力を受け取ります．これらの入力は，内臓野，味覚野（一次味覚皮質），聴覚および体性感覚処理のための島領域など，島内のさまざまな領域に無駄なく組織化されています．重要なのは，これらの領域はマルチモーダルであること，つまり，クロスモーダルな接続が多いため，主要な感覚入力以上のものを処理することです．

クロスモーダル接続：さまざまな感覚システムが相互に作用することを可能にする神経経路です．例えば，島皮質では，主に聴覚情報を受け取る領域が，視覚または体性感覚（接触）情報を処理するニューロンと接続している可能性があります．この相互接続により，脳は感覚経験を統合することができ，環境の認識と理解を強化します．

マルチモーダル統合：島皮質は，そのマルチモーダルな性質により，感覚情報の統合において重要な役割を果たします．この統合は，注意，記憶，意思決定などの複雑な認知機能にとって非常に重要です．例えば，食事をするとき，島皮質は味（味覚），匂い（嗅覚），食感（体性感覚），さらには音（聴覚）の情報を組み合わせて，包括的な体験を作り出します．

さらに，島皮質は，感覚，感情，動機，認知処理などのさまざまな脳システムと広範な接続をもっています．また，基底核からのコリン作動性求心性入力，腹側被蓋野からのドーパミン作動性入力，縫線核からのセロトニン作動性入力，青斑核からのノルアドレナリン作動性入力を受け取る神経調節入力によっても影響されます．島皮質と，帯状皮質前部，扁桃体，分界条床核，手綱核，視床下部，内側前頭前野，側坐核，前頭眼窩野，中脳水道周囲灰白質，橋結合腕傍核，海馬傍回などのほかの脳領域との接続は，重要な機能です．

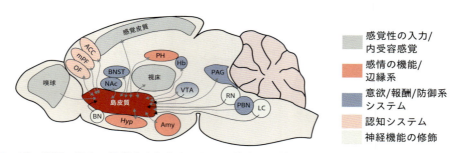

図2 げっ歯類の脳上で視覚化された島における基本的な神経接続

ACC：帯状皮質前部，VTA：腹側被蓋野，OF：前頭眼窩野，Amy：扁桃体，LC：青斑核，PAG：中脳水道周囲灰白質，BNST：分界条床核，BN：大脳基底核，PBN：橋結合腕傍核，Hb：手綱核，mPF：内側前頭前野，PH：海馬（傍）回，Hyp：視床下部，NAc：側坐核，RN：縫線核

〔Gogolla N：The insular cortex. Curr Biol 27：R580-R586, 2017 より〕

社会的状況における島皮質の主な役割(図3)[1]

①多感覚情報の処理：視覚や聴覚などの感覚入力を処理します．
②刺激の目新しさの評価：馴染みのある刺激と馴染みのない刺激を区別します．
③刺激の価数の評価：刺激がポジティブかネガティブかを判断します．
④情報の統合：感情データと認知データを統合します．
⑤内臓感覚の認知：内部の身体の状態を知覚します．
⑥身体的反応の制御：心拍の変化などの反応に影響を与えます．
⑦脳ネットワークとの切り換え：処理のためにほかの脳領域と連携します．
⑧リスクの評価：社会的相互作用における潜在的なリスクを評価します．
⑨結果の予測：起こりうる社会的結果を予測します．
⑩感情的な反応の生成：感情的な反応は，認知状態と身体状態の影響を受けます．
⑪次の行動の決定：不確実な状況での意思決定に役立ちます．
⑫結果の予測：意思決定の結果を予測します．
⑬行動への影響：予想される結果に基づいて，接触を求めるか回避するかに影響します．

リハビリテーション戦略は？

島に障害を負った患者は，感覚の変化，感覚情報の処理の困難，感情の調節不全，内臓受容器(身体認識)の障害など，さまざまな症状を示すことがあります．

初期評価では，心拍数や血圧調節，痛みの知覚，感情処理の変化など，島皮質に関連する特定の問題を評価することに焦点を当てます．マインドフルネスに基づいたアクティビティ，バイオフィードバックなど，身体意識への介入が大切です．

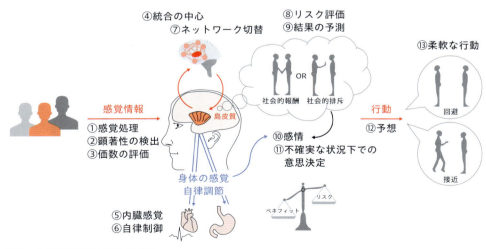

図3　島皮質機能の統合モデル
〔Gogolla N：The insular cortex. Curr Biol 27：R580-R586, 2017 より一部改変〕

3 側頭葉

島
insula

感情処理 島皮質は内臓感覚や自分の身体がどう動いているかに関する情報と自律神経情報を統合することで，感情や体調を処理する重要な役割を果たします[2]．

🔴 観察ポイント

☑ **感情に応じて表情が適切に変化するか？**：微細な表情を表現できているかを観察します．喜びや驚き，悲しみの瞬間に目や口元が動かないことがあり，基本的な表情をつくりづらくなります．

☑ **自分の感情を表現できるか？**：感情を言葉でどれだけ表現できるかを観察します．「嬉しい」を「楽しい」としか言えない，「怒っている」と感じてもその感情を具体的に言葉で説明するのが困難な場合があります．

☑ **外部刺激に対する反応は適切か？**：外部刺激や周囲の人とのコミュニケーションにどのように反応するかを観察します．優しい言葉をかけられたときに怒った反応を見せるなど適切な反応と異なる場合があります．

☑ **怒りっぽさや無気力など，以前と異なる行動はあるか？**：感情の処理が困難な場合，行動にも変化が現れます．例えば，以前は穏やかだった患者が突然怒りっぽくなる，あるいは以前活動的だった患者が無気力になってしまう，あるいは小さな出来事に過剰に驚くなどの行動変化に注意が必要です．

🔵 臨床へのヒント[3, 4]

① **感情認識トレーニング**：感情を認識し，それを表現する課題を実施することで，表情を認識し，制御する能力を再学習することが可能です．
② **言語聴覚療法**：言語聴覚士と協力し，コミュニケーションや感情を効果的に伝えることの困難さに対処します．
③ **積極的な傾聴**：患者の懸念や感情に耳を傾け，共感と肯定をもって対応します．
④ **定期的な面接と目標設定**：感情，不安などを定期的に確認することが重要です．

📖 **エビデンス**：島皮質の領域の機能と病理学的役割を深く理解することで，精神医学や神経学の臨床診療における診断と治療戦略の向上に寄与できます[3]．

🟢 新人さんはここに注意！

感情理解の一般化の危険：一般的な感情の合図だけを頼りにするのは適切ではありません．すべての人が同じ表情や反応をもつわけではないので，個人の背景や経験に敏感になることが必要です．単に「がんばれ！」「前向きに！」と指示するのは本質を見逃しているかもしれません．

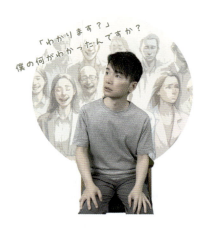

106

> **内臓感覚の認識**　島皮質は内臓からの感覚入力(内臓感覚)を処理する部位であり，飢餓，渇き，心拍数などの内臓感覚を知覚します[2]．

🔴 観察ポイント

☑ **空腹感や喉の渇きを適切に表現できているか？**：患者が空腹を表現しない，または食べ物や飲み物を提供されても反応しない場合，島皮質の問題の可能性があります．

☑ **痛みや温度変化に気づくか？**：傷を治療する際に患者が痛みを感じない，または温かい・冷たいといった温度変化に気がつかない場合，島皮質の問題の可能性があります．

☑ **心拍や呼吸の変化に気づくか？**：運動後や緊張しているときに，心拍数が速くなったり，呼吸が速くなる変化に気がつかない場合，島皮質に問題があるかもしれません．

🔵 臨床へのヒント―感覚統合療法(SIT)を中心に[5, 6]

①評価とニーズ特定
- **個別評価**：内部感覚意識に関する患者の具体的な課題を特定します．
- **感覚プロファイルの作成**：認識しにくい感覚(暑さ/寒さ，圧力，痛み)を特定します．
- **目標の設定**：特定の感覚に対する認識を向上させるための明確な目標を設定します．

②感覚活動
- **感触の探索**：さまざまな質感の素材を用いて感触を探り，区別する課題をします．
- **温度・圧感覚課題**：温かい，冷たいものに触れたり，異なる圧を学習します．
- **前庭刺激**：ブランコや段差昇降で前庭系を刺激し，バランス感覚の改善を図ります．
- **痛みの閾値の理解**：軽い痛みを与えることで，痛みの閾値の理解を容易にします．

③日常生活への統合
感覚体験を日常生活の活動(入浴，着替え，食事など)に取り入れて，実際の状況で使えるようにします．家族や介護者を教育し，家でのサポートを促します．

④継続的モニタリングとフィードバック
- 患者の感覚認識と反応の改善を定期的に確認します．
- 患者が自分の感覚を理解し，それに応じて行動できるよう支援し，自立を促します．

🟢 新人さんはここに注意！

痛みの閾値の過小評価：痛みの閾値を評価する活動においては，患者の痛みの許容度を過小評価し，不快感や恐怖を引き起こす可能性があります．痛みは疎外や孤立感など文脈で大きく変化するので，主観と客観の両者を持ち合わせましょう．

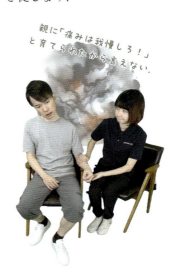

側頭葉 3 島
insula

> **痛みの知覚** 島皮質は痛みがどれだけ不快か，またはそれがどのような意味をもつのかといった情報を処理し体験として文脈化します[7]．

🔴 観察ポイント

- ☑ **日常のケアに対する反応は？**：日常の治療や医療ケアに対して，予期される反応を示さない，または通常とは異なる大げさな反応を示す場合があります．包帯の交換や注射の際の患者の反応を注意深く観察します．
- ☑ **痛みを言葉で表現できるか？**：患者の痛みの表現に一貫性がない，または痛みの感情的な体験を適切に伝えることが困難な場合があります．患者が話す痛みについての表現や感情を観察し，変化や矛盾に注意を払いましょう．
- ☑ **表情と身体間の不一致は？**：痛みを伴う刺激に対する患者の表情と身体の反応が一致していないことがあります．その反応を詳しく観察することが重要です．

🔵 臨床へのヒント―痛みの閾値教育を中心に[8, 9]

① **痛みの用語の理解**：痛みの種類（鋭い痛み，鈍い痛みなど）についての明確な説明と定義を提示します．視覚教材や説明的なシナリオを用いて，患者が痛みのタイプを理解し，区別できるようにします．

② **痛みの尺度の活用**：尺度（例：数値，視覚アナログスケール，顔面スケール）で評価します．選択した尺度を一貫して使用し，方法を患者に伝えます．

③ **言語・非言語コミュニケーション**：痛みの表現方法と患者の非言語的サインの認識を指導します．ロールプレイを通じて，痛みを看護師や家族に伝える練習をします．

④ **家族と介護者の参加**：痛みに関するコミュニケーションをどのように解釈するかについて，家族や介護者の理解を促します．

⑤ **痛みの感情的側面への対応**：痛みに伴う不安や恐怖などの感情的な体験について対話を促します．痛みに関連する複雑な感情を明確に表現できるように，必要に応じ精神保健の専門家との協力も大切です．

⑥ **コミュニケーションツールの作成開発**：痛み日記や痛みマップのような個人用のツールも場合によって有効になります．

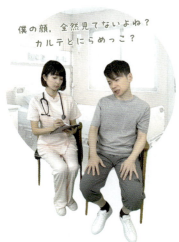

🟢 新人さんはここに注意！

非言語的サインの見落とし：痛みの表現方法や非言語的サインの理解が不十分で痛みの深刻さを見逃すことがあります．

| 認知制御と意思決定 | 島は大脳皮質全体と相互接続しており，注意，リスク管理，意思決定といった高次認知プロセスに影響を与えます．報酬に対する期待値やリスクを評価し意思決定における選択肢の評価に影響を与えます[10]．|

観察ポイント

☑ **周囲の人や音に気を取られるか？**：食事中に自分の皿よりもまわりの人々や背景音に気が取られる，会話中に相手の言葉を途中で聞き逃してしまうなど，1つのことに集中するのが困難な場面が観察されます．

☑ **危険を予測して行動できるか？**：椅子から立ち上がる際に支持なしに試みる，交通ルールを無視して道路を横断するなど，潜在的な危険を顧みずに行動する場合，意思決定プロセスに問題がある可能性があります．

☑ **家事や仕事に沿った計画を立案できるか？**：日常の家事や仕事の流れに沿った計画を立てることが困難であったり，問題が生じるとすぐに諦めてしまう傾向にあったりする場合，高次の認知過程での問題が疑われます．

☑ **人の感情や意図を読み取るのが困難か？**：グループ内の会話で頻繁に他者を遮ってしまう，または人の表情やジェスチャーから感情を読み取るのが困難な場合があります．

臨床へのヒント—注意トレーニングを中心に[11,12]

①選択的注意の課題

- **視覚的エクササイズ**：細かく描き込まれた画像から特定の物体や記号を探索します．
- **聴覚的エクササイズ**：雑音も含まれた音声から，特定の声や音を聞き取ります．
- **視覚と聴覚の組み合わせ**：視覚的な課題に取り組みながら，言語指示を出します．

②注意の持続課題

- **継続的パフォーマンス課題**：特定の文字が画面に表示されたときにボタンを押します．
- **読解と要約**：患者の興味に合わせて，文章の長さや複雑さを変化させ，読解と要約を実施します．
- **モニタリング課題**：一連の動く物体を観察し，特定の物体の色が変わったら合図します．対象物の数や変化の微妙さを徐々に増やします．

③注意の分散課題

- **視覚と聴覚の同時作業**：物語を聞き，それに関する質問に答えながら，物を色別に分類します．
- **身体的課題と認知的課題の組み合わせ**：逆数を数えながら歩行するなど，運動と認知を同時並行します．

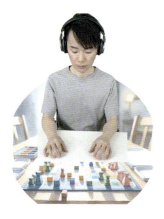

エビデンス：fMRIを使用した研究では，危険な意思決定を下すときの島活動に対する結果の価値，大きさ，確率，期待値の寄与を調べ，罰に対する感受性の高さは，両側の島の活性化の低下と関連していました[11]．

引用文献

上側頭回 ➡ 78 頁

1) Hartwigsen G, et al：Probing the involvement of the right hemisphere in language processing with online transcranial magnetic stimulation in healthy volunteers. Aphasiology 26：1131-1152, 2012

2) Neophytou K, et al：The right hemisphere's capacity for language：Evidence from primary progressive aphasia. Cereb Cortex 33：9971-9985, 2023

3) Martzoukou M, et al：Undetected language deficits in left or right hemisphere post-stroke patients. Appl Neuropsychol Adult：1-9, 2023

4) Sihvonen AJ, et al：Right hemispheric structural connectivity and poststroke language recovery. Hum Brain Mapp 44：2897-2904, 2023

5) Sakurai Y, et al：Improved language function for post-stroke aphasia in the long term following repeated repetitive transcranial magnetic stimulation and intensive speech-language-hearing therapy：A case report. J Med Case Rep 17：285, 2023

6) Szaflarski JP, et al：Language lateralization in left-handed and ambidextrous people：fMRI data. Neurology 59：238-244, 2002

7) Bhaya-Grossman I, et al：Speech computations of the human superior temporal gyrus. Annu Rev Psychol 73：79-102, 2022

8) Engineer CT, et al：Speech training alters consonant and vowel responses in multiple auditory cortex fields. Behav Brain Res 287：256-264, 2015

9) Binder JR：The Wernicke area：Modern evidence and a reinterpretation. Neurology 85：2170-2175, 2015

10) Wang G, et al：Constraint-induced aphasia therapy for patients with aphasia：A systematic review. Int J Nurs Sci 7：349-358, 2020

11) Blakemore SJ：The social brain in adolescence. Nat Rev Neurosci 9：267-277, 2008

12) Beauchamp MS：See me, hear me, touch me：Multisensory integration in lateral occipital-temporal cortex. Curr Opin Neurobiol 15：145-153, 2005

13) Setti F, et al：A modality-independent proto-organization of human multisensory areas. Nat Hum Behav 7：397-410, 2023

中側頭回 ➡ 84 頁

1) Perry CJ, et al：Feature integration and object representations along the dorsal stream visual hierarchy. Front Comput Neurosci 8：84, 2014

2) Price CJ：The anatomy of language：A review of 100 fMRI studies published in 2009. Ann NY Acad Sci 1191：62-88, 2010

3) Roncero C, et al：The importance of being apt：Metaphor comprehension in Alzheimer's disease. Front Hum Neurosci 8：973, 2014

4) Citron FM, et al：When emotions are expressed figuratively：Psycholinguistic and affective norms of 619 idioms for german (PANIG). Behav Res Methods 48：91-111, 2016

5) Ranganath C, et al：Neural mechanisms for detecting and remembering novel events. Nat Rev Neurosci 4：193-202, 2003

6) Peters B, et al：Capturing the objects of vision with neural networks. Nat Hum Behav 5：1127-1144, 2021

7) Palmeri TJ, et al：Visual object understanding. Nat Rev Neurosci 5：291-303, 2004

8) Frith CD, et al：The neural basis of mentalizing. Neuron 50：531-534, 2006

9) Henry JD, et al：Clinical assessment of social cognitive function in neurological disorders. Nat Rev Neurol 12：28-39, 2016

10) Garcia A, et al：Functional connectivity of brain networks during semantic processing in older adults. Front Aging Neurosci 14：814882, 2022

11) Noda S, et al：The effectiveness of intervention with board games：A systematic review. Biopsychosoc Med 13：22, 2019

下側頭回 ➡ 90頁

1) Rui Xu, et al：A temporal hierarchy of object processing in human visual cortex. bioRxiv：2023.03.07.531635, 2023

2) Miceli G, et al：The auditory agnosias：A short review of neurofunctional evidence. Curr Neurol Neurosci Rep 23：671-679, 2023

3) Kumar A, et al：Agnosia：In：StatPearls [Internet]．StatPearls Publishing, Treasure Island（FL），2024

4) Manippa V, et al：The neural correlates of developmental prosopagnosia：Twenty-five years on. Brain Sci 13：1399, 2023

5) Grill-Spector K, et al：Visual recognition：As soon as you know it is there, you know what it is. Psychol Sci 16：152-160, 2005

6) Gobbo S, et al：The rehabilitation of object agnosia and prosopagnosia：A systematic review. Restor Neurol Neurosci 40：217-240, 2022

7) Burns MS：Clinical management of agnosia. Top Stroke Rehabil 11：1-9, 2004

8) Sugita Y：Face perception in monkeys reared with no exposure to faces. Proc Natl Acad Sci U S A 105：394-398, 2008

9) Stephan BC, et al：The recognition of emotional expression in prosopagnosia：Decoding whole and part faces. J Int Neuropsychol Soc 12：884-895, 2006

10) Peelen MV, et al：Emotional attention in acquired prosopagnosia. Soc Cogn Affect Neurosci 4：268-277, 2009

11) Martin A, et al：Semantic memory and the brain：Structure and processes. Curr Opin Neurobiol 11：194-201, 2001

12) Piras F, et al：Evidence-based practice recommendations for memory rehabilitation. Eur J Phys Rehabil Med 47：149-175, 2011

13) D'Angelo EC, et al：Combined memory training：An approach for episodic memory deficits in traumatic brain injury. Am J Speech Lang Pathol 30：920-932, 2021

14) Lin YH, et al：Anatomy and white matter connections of the inferior temporal gyrus. World Neurosurg 143：e656-e666, 2020

15) Pulliam G, et al：Audiovisual multisensory integration in individuals with reading and language impairments：A systematic review and meta-analysis. Neurosci Biobehav Rev 149：105130, 2023

16) Lloyd-Esenkaya T, et al：Multisensory inclusive design with sensory substitution. Cogn Res Princ Implic 5：37, 2020

側頭葉内側部 ➡ 96 頁

1) Wang DY, et al：Effects of apolipoprotein E genotype on the off-line memory consolidation. PLoS One 7：e51617, 2012
2) Folstein MF, et al："Mini-mental state". A practical method for grading the cognitive state of patients for the clinician. J Psychiatr Res 12：189-198, 1975
3) Molloy DW, et al：A guide to the standardized Mini-Mental State Examination. Int Psychogeriatr 9 (Suppl 1)：：87-94, 143-150, 1997
4) Salis F, et al：Mini-Mental State Examination：Optimal cut-off levels for mild and severe cognitive impairment. Geriatrics (Basel) 8：12, 2023
5) Squire LR：Memory and the hippocampus：A synthesis from findings with rats, monkeys, and humans. Psychol Rev 99：195-231, 1992
6) Milner B：The medial temporal-lobe amnesic syndrome. Psychiatr Clin North Am 28：599-611, 2005
7) Nunn K, et al：Errorless, errorful, and retrieval practice for naming treatment in aphasia：A scoping review of learning mechanisms and treatment ingredients. J Speech Lang Hear Res 66：668-687, 2023
8) Schuchard J, et al：The roles of retrieval practice versus errorless learning in strengthening lexical access in aphasia. J Speech Lang Hear Res 61：1700-1717, 2018
9) O'Keefe J, et al：The hippocampus as a spatial map. Preliminary evidence from unit activity in the freely-moving rat. Brain Res 34：171-175, 1971
10) Hafting T, et al：Microstructure of a spatial map in the entorhinal cortex. Nature 436：801-806, 2005
11) Kober SE, et al：Virtual reality in neurologic rehabilitation of spatial disorientation. J Neuroeng Rehabil 10：17, 2013
12) Piras F, et al：Evidence-based practice recommendations for memory rehabilitation. Eur J Phys Rehabil Med 47：149-175, 2011
13) LeDoux JE：Emotion circuits in the brain. Annu Rev Neurosci 23：155-184, 2000
14) Zhao Z, et al：Amygdala downregulation training using fMRI neurofeedback in post-traumatic stress disorder：A randomized, double-blind trial. Transl Psychiatry 13：177, 2023
15) Barreiros AR, et al：Amygdala modulation during emotion regulation training with fMRI-based neurofeedback. Front Hum Neurosci 13：89, 2019
16) Schacter DL, et al：Medial temporal lobe activations in fMRI and PET studies of episodic encoding and retrieval. Hippocampus 9：7-24, 1999
17) Gopi Y, et al：Memory rehabilitation：Restorative, specific knowledge acquisition, compensatory, and holistic approaches. Cogn Process 23：537-557, 2022
18) Axmacher N, et al：Interactions between medial temporal lobe, prefrontal cortex, and inferior temporal regions during visual working memory：A combined intracranial EEG and functional magnetic resonance imaging study. J Neurosci 28：7304-7312, 2008

島 ➡ 102 頁

1) Gogolla N：The insular cortex. Curr Biol 27：R580-R586, 2017
2) Craig AD：How do you feel? interoception：The sense of the physiological condition of the body. Nat Rev Neurosci 3：655-666, 2002
3) Namkung H, et al：The insula：An underestimated brain area in clinical neuroscience, psychiatry, and neurology. Trends Neurosci 40：200-207, 2017
4) Etkin A, et al：The neural bases of emotion regulation. Nat Rev Neurosci 16：693-700, 2015
5) Camarata S, et al：Evaluating sensory integration/sensory processing treatment：Issues and analysis. Front Integr Neurosci 14：556660, 2020
6) Randell E, et al：Sensory integration therapy for children with autism and sensory processing difficulties：the SenITA RCT. Health Technol Assess 26：1-140, 2022
7) Tracey I, et al：The cerebral signature for pain perception and its modulation. Neuron 55：377-391, 2007
8) Henry SG, et al：Development and testing of a communication intervention to improve chronic pain management in primary care：A pilot randomized clinical trial. Clin J Pain 38：620-631, 2022
9) Mistiaen P, et al：The effect of patient-practitioner communication on pain：A systematic review. Eur J Pain 20：675-688, 2016
10) Damasio A, et al：The nature of feelings：Evolutionary and neurobiological origins. Nat Rev Neurosci 14：143-152, 2013
11) Von Siebenthal Z, et al：Expected value and sensitivity to punishment modulate insular cortex activity during risky decision making. Sci Rep 10：11920, 2020
12) Moisala M, et al：Brain activity during divided and selective attention to auditory and visual sentence comprehension tasks. Front Hum Neurosci 9：86, 2015

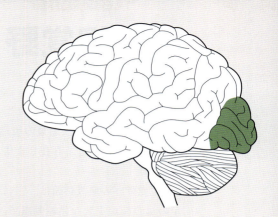

4 後頭葉

一次視覚野 primary visual area, V1

後頭葉

文献は ➡ 132 頁

● 部位
一次視覚野(V1)は，後頭葉の後端に位置し，Brodmann 17 野に相当します．主に両半球内側の鳥距溝に沿って存在します．

● 血液供給
一次視覚野への血液供給は，主に後大脳動脈(PCA)によって供給されます．具体的には PCA の鳥距枝が主要な供給動脈で，この枝は鳥距溝を走行し，一次視覚野を含む後頭葉の内側部分に供給します．

● 神経ネットワーク
網膜から視神経，視交叉を通り，視床の外側膝状体(LGN)へ伝わります．

LGN からの入力：V1 への主な入力は視床の LGN からの投射線維です．この入力は，情報の種類に基づいて動作を処理し，低い空間分解能をもつ大細胞経路と，色を処理し，高い空間分解能をもつ小細胞経路に分類され，それぞれ V1 の異なる層に投射されます．

受容野の特性：V1 のニューロンは刺激ごとにニューロンの発火が変化する領域をもっています．これらの領域は V1 では小さく，多くの場合，端，動作，波長（色）を検出するために構成されています．

● 病態像
最も一般的なものは脳卒中による同名半盲です．ほかにも両側の後頭葉が高度に障害されることによる皮質盲があります．これは，視交叉までの視路や視覚器が正常でありながら両側性に視覚が欠損している状態です．また，Anton（アントン）症候群や視覚失認も起こりえます．

● 画像読解ポイント：詳しくは動画ご参照．

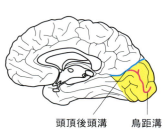

頭頂後頭溝　鳥距溝

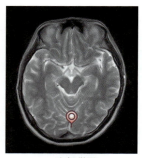

一次視覚野

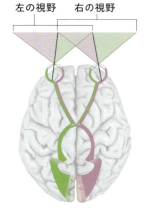

左の視野　右の視野

ランドマーク：後頭葉は頭頂後頭溝によって頭頂葉と区別されます．一次視覚野は半球内側面にある鳥距溝の両側，上下に位置します．

🔴 同名半盲に対する代償戦略とリハビリテーションの効果は？

同名半盲(HH)患者のリハビリテーションにおける主な課題は，これらの患者が自然に獲得する代償戦略の限界に対してどう対処するかにあります．これらの戦略は視野欠損を代償する目的で行われますが，以下の理由により多くの場合が非効率的です．

①情報獲得と方向転換の効率性に限界がある

HH患者は，頭頸部や眼球を過剰に動かして視野の欠損部位の情報を得ようとします．しかし，通常の欠損のない視野からの情報獲得ほど効率的ではないため，重要な視覚情報が見逃されやすく，ナビゲーションや危険の検出が困難になります．

②読解力に障害がある

HH患者，特に右半盲の患者は，読書に困難さを感じます．効率的な読書には，注視点の両側の文字が見える必要があります．HH患者は読書に必要な予測サッケードの欠如に悩まされ，注視時間が増加し，サッケードの振幅が乱れ，随意的なサッケードの回数が増加します．これらの生得的な代償戦略では，読書に余裕をもって進められません．

③安定性と精度が低下する

HH患者が自然に学習する眼球運動戦略は，安定性と精度の低下を伴う可能性があります．この不安定性は，一点をしっかり見つめ，追跡眼球運動を行う能力に影響を及ぼし，正確な視覚的注意を必要とする課題に影響を与えます．

④認知負荷と疲労が増加する

これらの代償戦略に依存することで，患者の認知負荷が増大します．この余分な精神的努力は易疲労性につながり，日常の視覚的な作業をより困難にし，効率を低下させる可能性があります．

バイオフィードバックトレーニング(BT) などのリハビリテーション技術は，これらの限界を克服するために設計されています．例えば，**BTは眼球運動制御を改善し，視野の再構成を行い，患者の残った視覚機能を最適化することに重点をおきます**．目的は，視野損失をより効果的に補う，より効率的な戦略を伝えることによって，HH患者の全体的な生活の質(QOL)を改善させることです．

いくつかの研究で，BTの効果が調査されています．例えば，HH患者の視覚機能の改善が最近の研究で実証されています[1]．これには，網膜中心の感度，視力，固視の安定性の改善が含まれます．このようなリハビリテーション技術の有効性に関する発見によってHH患者の生得的な代償戦略を超えて，視力の可能性を最大限に高め，生活の質を改善させることを目的としたアプローチの重要性が明らかになりました．

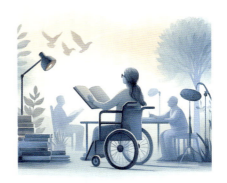

4 後頭葉 一次視覚野
primary visual area, V1

> **空間的位置特定** 一次視覚野は物体が空間のどこにあるかを特定するうえで重要な役割を果たします．これは私たち自身や身のまわりの物体の位置を理解するのに役立ちます[2]．

🩸 観察ポイント

☑ **手をリーチする際，目標を外れることはあるか？**：コップや食べ物，インターホンのボタンなど，手をリーチする対象物までの距離や方向を常に間違えていないか観察します．

☑ **障害物をスムーズに避けられるか？**：障害物に衝突したり，椅子への着座が困難だったり，障害物を避けて移動する方法がわからなくなったりする場合は，空間定位の問題の兆候である可能性があります．

☑ **会話中に不適切な距離感を示すことは？**：人との距離感を判断するのが困難な場合，会話中に人との距離が近すぎたり遠すぎたりすることがあります．これも空間定位に問題がある可能性があります．

☑ **腕や脚の通し方に調整が必要か？**：衣服の着脱が困難で，上肢を袖に通したり，下肢をズボンに通す動作の調整が困難な場合，空間定位に問題がある可能性があります．

💧 臨床へのヒント

①**社会的距離認識トレーニング**：他者との適切な距離感が障害されている場合，視覚的な認識の問題と関連するかもしれません．社会的状況のロールプレイを通して，距離感や人との関係性を認識する課題が有効です．

②**段階的衣服操作トレーニング**：衣服の着脱は，視覚情報によって大小や形状を把握し，適切な動作を実施する必要があります．大きめで扱いやすい服から始めて，ボタンや形の異なる複雑な物品に挑戦します．

③**日常動作認識トレーニング**：テーブルセッティングや食器棚からの食品の取り出しといった日常的な作業は，物品の位置や形状を正確に認識し，手を適切な位置に配置する過程を伴います．

📖 **エビデンス**：空間的視点は自己と他者の視覚的認識に影響を与え，一人称視点は認識を迅速化し，三人称視点は認識の優位性を高めることが示されています[3]．

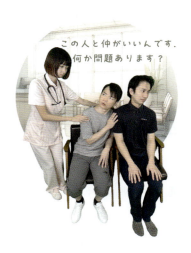

🟢 新人さんはここに注意！

パーソナルスペースの教育機会の損失：患者がほかの患者やスタッフのパーソナルスペースに入ってしまう場面があります．患者がその境界を越えた場合，その場で適切に介入しなかったり，注意を促さないことは，フィードバックの機会を奪い，効果的な学習の機会を逃してしまうことになります．

> **方向識別**
>
> 一次視覚野は線，端，輪郭の向きを知覚するのに役立ちます．私たちが視覚環境内でパターンと形状を認識するために必要です[4]．

🔴 観察ポイント

☑ **ゲームや日用品の模様を認識できるか？**：例えば，柄物の衣服や寝具を認識することが困難になります．また，将棋やチェスのゲームでは盤面や駒の柄を理解することが重要ですが，その理解が困難になる可能性があります．

☑ **文字や単語の向きを認識できるか？**：読書には，文字や言葉を形成する線や曲線の向きを認識する能力が必要ですが，それらを認識できず，文字が大きく鮮明であっても，読むのが困難になることがあります．

☑ **物理的な境界を認識できるか？**：ベッドの端の位置を見誤るなど，物品や備品の端を認識することが困難な場合があります．そのため，家具に衝突したり，テーブルから物を落としたりする可能性があります．

☑ **美術品や写真を鑑賞するのが困難になるか？**：美術品や写真，装飾品など，周囲にあるものを鑑賞したり認識したりするのが困難になることがあります．写真に写っている見慣れた人物を認識できなかったり，壁紙の柄を理解できなかったりすることがあります．

🔵 臨床へのヒント

① **環境認識トレーニング**：環境の芸術的・装飾的な要素に親しむための方法として，写真に写っている家族の顔を1人ひとり指差して名前を説明したり，部屋の中にあるアートや，模様のあるカーテンの形状や色を認識し説明する練習をします．

② **段階的読解課題**：初めは大きくて太いフォントのシンプルなテキストを読む練習からスタートします．リハビリテーションの進捗状況に合わせて，文字のサイズを徐々に小さくし，鮮明でないプリントや複雑な内容の文章に段階的に移行します．

📖 **エビデンス**：弱視の高齢者に対して作業療法で介入した研究では，読解力を向上させ，これらの戦略を日常生活に組み込むための方法が報告されています[5]．

🟢 新人さんはここに注意！

生活トレーニングの機会損失：洗濯物の仕分けやキッチン用品の配置など，日常的なパターン認識も重要です．パターン認識は，環境からの情報を整理し，理解するための基本的な認知過程です．これには，物事の類似点や規則性を認識し，それらをカテゴリーに分類する能力が含まれます．

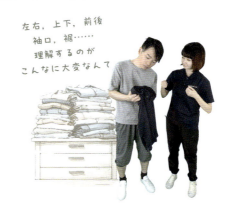

4 後頭葉 一次視覚野
primary visual area, V1

> **運動検出**：複雑な運動検出はほかの領域〔例えばV5/MT（中側頭野）〕で処理されますが，一次視覚野は視野内での基本的な動作を検出する役割があります[6]．

🔴 観察ポイント

☑ **混雑した環境で混乱するか？**：混雑した環境，例えば廊下や食堂では，多くの情報が視界に入ってきます．一次視覚野に問題がある場合，多くの動作や変化に気づきにくく，方向感覚を失ったり，移動する際の判断を誤ることがあります．

☑ **ボールをキャッチするなどの動作が困難か？**：ボールをキャッチする，または他人が持っているカップに液体を注ぐといった，動作の予測や調整が必要な課題を観察します．

☑ **周辺視野の動きに気づけるか？**：周辺視野の動作に気がつきにくくなる可能性があります．廊下や交差点を渡る際に横から接近する人や車に気がつかない場合があり，安全上のリスクをもたらすおそれがあります．

💧 臨床へのヒント

①視覚追跡の課題
- **交通機関の観察**：電車やバスが通るのを目で追う活動を実施してもらいます．
- **テレビでのスポーツ視聴**：テニスのラリーを観察するなど，スポーツの動作を観察することで，迅速な動作を捕捉する能力の向上を図ります．

②動作予測の課題
- **簡単な動作を伴うゲーム**：例えば，卓球やエアホッケーのようなゲームを実施してもらうことで，動作の追跡や予測の能力を高めます．

③周辺視野の課題
- **周辺視野の練習**：患者が読書や料理などの作業中，まわりを移動する人やペットなどの動作に気がつくかを確認します．これは日常生活のなかで周辺視野を使用する練習となります．

📖 **エビデンス**：眼振，斜視，注視麻痺，非共役性眼球運動，脳神経麻痺などの眼球運動障害が脳卒中患者の70%にみられます[7]．

🟢 新人さんはここに注意！

周辺視野の軽視：中心視だけに焦点を当てて周辺視野を軽視しないようにしましょう．周辺視野は，直接見ている範囲の外側，つまり視野の端の部分に対する視覚情報のことを指します．中心視野が細かいディテールをとらえるのに対し，周辺視野は動きや全体的な状況把握に重要です．

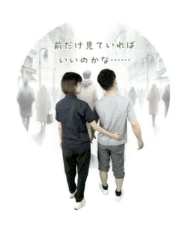

色彩認識

一次視覚野は基本的な色の知覚に関与します．より複雑な処理はほかの領域，例えば V4 で行われますが，一次視覚野は視覚環境での色の違いを区別する役割を果たします[8]．

🩸 観察ポイント

☑ **色彩認識に関する問題に答え，行動に移せるか？**：「緑のボタンを押してください」という指示を受けたとき，どのボタンが緑色なのかを特定するのが困難な場合，または指示に応じられない場合があります．

☑ **色識別の障害が生活に影響しているか？**：例えば，青い物品を見て緑だと誤認したり，赤い物体を見てそれがオレンジ色であると感じることがあります．このような色の混同は，日常生活の中で物や情報を誤った色で表現する原因となりえます．

☑ **色に対する感受性に変化があるか？**：以前はカラフルな物や芸術作品，衣服に興味や魅力を感じていた患者が，最近その興味を示さなくなった場合，色彩認識に関連する問題が起こっている可能性が考えられます．

💧 臨床へのヒント

①**識別トレーニング**：最もわかりやすく容易に区別できる原色を使用して課題を始めます．課題が進むにつれて，色の違いが微妙な課題へと移行することで，最終的に微細な色の違いを識別できるようになります．色のついたブロックを並べる，好きな色の服を選ぶ，絵を描くなど，色を積極的に使用する活動を利用することも有効です．

②**カードやアプリの利用**：着替えのときに服の色を説明したり，食事のときに食べ物の色を説明するなど，日常生活のなかで各物品の色の名前を説明しフィードバックを得る練習も大切です．

③**明るい色，関心のある課題を活用**：例えば，フラワーアレンジメントやアート作品の制作を通じて，患者が身のまわりのカラフルなものへの興味を自然にもつように促すことができます．

📖 **エビデンス**：色彩失認のある患者は，色を知覚でき，色相を一致させることはできますが，色を識別したり分類したりすることはできません．物体失認と相貌失認の観察と一致して，これらの患者は潜在的なレベルで色情報を処理する能力が残っていることが示唆されています[9]．

💧 新人さんはここに注意！

精神疾患との誤解：患者がカラフルなものに興味を示さない理由を，無関心やうつ病によるものだと断定することは注意しましょう．色彩認識に問題がある可能性があります．

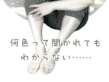

何色って聞かれてもわからない……

二・三・四・五次視覚野 *V2, V3, V4, V5*

文献は➡132頁

● 部位
視覚野は一般に，一次視覚野(V1, 有線野とも呼ばれる)と後頭連合野(V2, V3, V4, V5/MT)の2つに大別されることが多いです．

● 血液供給
視覚野は，主に脳底動脈から分岐した後大脳動脈の枝から血液を供給されています．

● 神経ネットワーク
視覚の主な経路は，網膜から始まり，視床の外側膝状体を通り，一次視覚野(V1)に到達します(図1)[1]．その後，後頭連合野(V2, V3, V4, V5)へ進みます．高次処理では，V5/MTおよびその周囲領域が役割を担います．

● 病態像
視覚性失認という症状は，腹側経路の損傷により物品や顔などを視覚だけでは認識できなくなることを指します．運動誘発盲(アキネトプシア)は，V5領域の損傷により，物体の動作を知覚することができなくなる症状です．

● 画像読解ポイント：詳しくは動画ご参照．

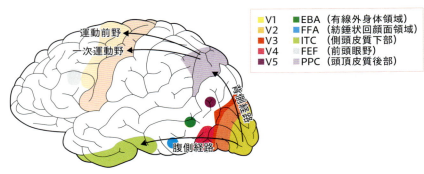

図1 視覚認識と視覚運動調整に関与する主要な皮質領域
V1：光の強度や方向などの基本的な視覚処理
V2：色や基本的な形状を処理
V3：動くものの形状の認識が中心，動作も認識
V4：色と形状の処理に関与
V5/MT：動作の知覚に特化
背側経路：この「where」経路は頭頂皮質後部(PPC)まで伸び，空間位置の処理と空間内の動作の誘導に関与
腹側経路：「what」経路は側頭皮質下部(ITC)にまで伸び，物体認識に関与
特殊な処理領域：
EBA：人体および身体部分に反応
FFA：顔面認識に関与
FEF：眼球運動を制御し，視覚的注意に関与
〔Ionta S：Visual Neuropsychology in Development：Anatomo-Functional Brain Mechanisms of Action/Perception Binding in Health and Disease. Front Hum Neurosci 15：689912, 2021 より一部改変〕

> **ランドマーク** V2はV1を，V3はV2を取り囲むように，V4はV3前方の側副溝内に位置します．V5/MTは外側後頭側頭領域に位置し上側頭溝の後端で確認される場合もあります．しかし多くの場合，厳密な解剖学的境界はなく機能的特性によってのみ最もよく区別されます．

◈ 運転機能評価の6つの要素と脳の機能解剖

運転で用いられる機能ごとに脳の領域を解説します．

①認知機能

注意力と集中力

- 前頭前野：注意と集中を維持するために重要です．無関係な刺激や気を散らす刺激を排除することで，運転作業に集中するのに役立ちます．
- 頭頂葉：特に右頭頂葉は，注意して運転するために不可欠です．これらは，環境の確認や車線変更などの作業に重要な空間注意の役割を果たします．

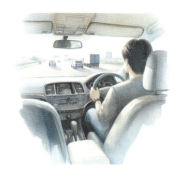

記憶

- 前頭前野：作業記憶に関与しており，一連の信号や道順を記憶するなど，情報を一時的に保持したり操作したりするために使用されます．
- 海馬：主に長期記憶に関連しますが，ナビゲーションに重要な短期記憶の形成と想起にも役割を果たします．
- 大脳皮質：短期記憶を長期記憶に統合する中心的役割を果たし，運転ルールや過去の経験の想起に不可欠です．

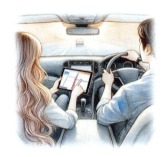

遂行機能

- 前頭前野：遂行機能の中心で以下に関係します．

  計画：運転のルートまたはスケジュールを立案します．

  問題解決：通行止めや事故などの予期せぬ出来事に対応します．

  意思決定：いつブレーキをかけるか加速するかなど，素早い意思決定を実施します．

  衝動行動の制御：あおり運転などの行動を抑制します．

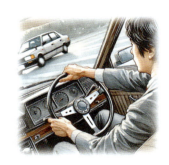

処理速度

　白質路は，この多様な感覚情報を脳の適切な処理領域に迅速に伝達します．例えば，脳は，道路に飛び出す歩行者に関する視覚情報と，ブレーキペダルを踏むために必要な運動指令を迅速に統合する必要があります．髄鞘形成の程度は処理速度に直接関係します．

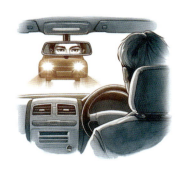

二・三・四・五次視覚野
V2, V3, V4, V5

②運動機能

微細運動の制御

- **一次運動野**：前頭葉の中心前回に位置するこの領域は，随意的な筋活動を開始するために重要です．ハンドルやペダルの操作に必要な正確で微細な動作を制御するうえで重要な役割を果たします．
- **大脳基底核**：大脳半球の奥深くに位置し，自発的な運動，手続的学習，日常的な行動，および運動制御の調節に関与します．スムーズで正確な動作を実現します．
- **小脳**：精度の維持，正確なタイミングの把握に不可欠な小脳は，脳のさまざまな部分からの入力を統合して運動活動を微調整し，車両のコントロールなどの課題に必要な精度の調整に貢献します．

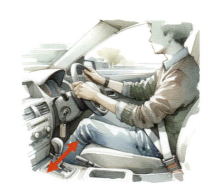

粗大運動の制御

- **一次運動野**：車両の制御に必要な粗大な動作を調整します．
- **補足運動野**：前頭葉の内側に位置する補足運動野は，運転中の両上肢と両下肢の協調的な使用など，複雑な動作の開始と調整に関与します．
- **小脳**：微細な運動制御のほか，粗大運動の調整とタイミングの把握においても重要な役割を果たし，スムーズな動作に役立ちます．

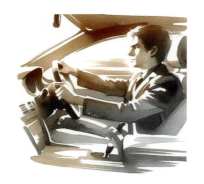

筋緊張と筋力

- **運動関連領域**：運動野は主に随意運動に関係しますが，筋緊張，つまり安静時の筋肉のわずかな緊張にも関係します．
- **脊髄**：脊髄は反射弓と筋緊張の維持に不可欠です．反射弓により，刺激に対する迅速かつ不随意的な反応が可能になり，脳を経由しないで反応時間を短縮できます．筋緊張は，筋紡錘（筋内の感覚受容体）の感度を調整するγ運動ニューロンによって部分的に調節されます．
- **筋紡錘**：筋が伸張されると，筋紡錘が活性化されて信号が脊髄に送信され，その結果，運動ニューロンが刺激されて筋肉が収縮し，さらなる伸張に抵抗します．

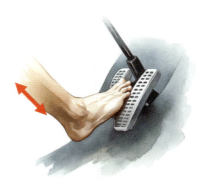

③視空間機能
視力
- 一次視覚野(V1)：後頭葉に位置し，視覚情報を処理する主要な領域です．
- 後頭連合野：一次視覚野を越えて広がる後頭葉のこれらの領域は，鮮明な視覚認識に必要な情報の解釈や統合など，視覚のより複雑な側面を処理します．

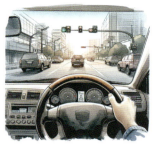

視野
- 一次視覚野：各半球の一次視覚野は，反対側の視野からの視覚情報を処理します．この領域は，周辺視野を含む視野全体にわたる情報を解釈するために重要です．
- 視神経と視路：これらの経路は視覚情報を眼球から脳に伝えます．損傷は，視野の欠損につながります．

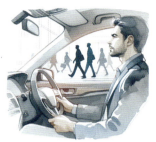

奥行き知覚
- 後頭葉：特に一次視覚野と三次視覚野で，奥行き知覚を可能にする視覚的手がかりの解釈を担当します．
- 頭頂葉：後頭葉と連携して視覚情報を空間情報と統合し，奥行き知覚を助けます．
- 両眼性ニューロン：主に視覚野に位置するこれらの細胞は，奥行きを知覚し，距離を判断するために不可欠な両目からの入力を受け取ります．

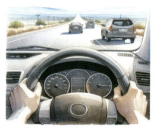

空間認識力
- 頭頂葉：空間認識と知覚に特に重要です．右頭頂葉は，ほかの物体との関係で車の位置を判断するなど，空間的な課題に関与することがよくあります．
- 頭頂皮質後部：空間方向を理解し，環境をナビゲートするために，感覚入力と視覚情報を統合します．
- 前頭眼野：前頭葉皮質に位置するこれらの領域は，空間認識と注意力に重要な眼球運動の制御に関与します．

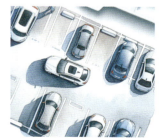

視覚処理と空間処理の統合
　運転の場合，この統合は，認識された距離や空間関係に応じたハンドルやブレーキなどの操作と視覚情報の調整を可能にするため，非常に重要です．
- 視床：中継センターとして，視覚情報と空間情報を処理し，適切な皮質領域に伝達する役割を果たします．
- 上丘：中脳の一部で，視覚刺激に対する眼と頭部の運動方向の決定に関与し，空間方向の認識と動く物体への反応に重要です．

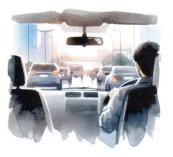

二・三・四・五次視覚野
V2, V3, V4, V5

④感覚機能，聴覚機能

- **一次聴覚野**：側頭葉に位置するこの領域は，音程，音量，音色などの音の基本的な処理を担当します．クラクション，サイレン，エンジン音など，運転に関連する音を解釈して理解するためには不可欠です．
- **聴覚連合野**：これらの領域も側頭葉にあり，聴覚情報をさらに処理し，複雑な音の認識と解釈に貢献します．

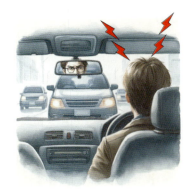

固有受容感覚

- **体性感覚野**：頭頂葉にみられるこの領域は，固有受容感覚を含む身体からの感覚入力を処理します．これは上下肢の位置と動作を認識するために非常に重要であり，ドライバーが自己身体を見なくても車両をコントロールするのに役立ちます．
- **小脳**：固有受容感覚フィードバックを使用して動作とバランスを調整します．これはペダルやハンドルをスムーズに操作するために重要です．
- **視床と大脳基底核**：これらの構造は，運転に必要な固有受容感覚制御に不可欠な感覚情報の統合と運動反応の調整に関与します．

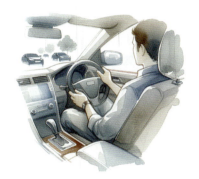

⑤心理的機能

感情の制御

- **大脳辺縁系**：扁桃体と海馬が含まれます．扁桃体は感情の処理，特に恐怖や不安に重要であり，海馬は感情を伴う記憶の形成に関与します．
- **前頭前野**：感情の高次の処理と調節の鍵です．大脳辺縁系によって生成される反応を調整するのに役立ち，複雑な運転状況などのストレス下での適切な感情反応と意思決定を可能にします．

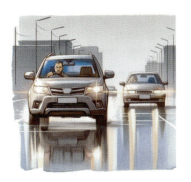

恐怖と不安

- **扁桃体**：恐怖や不安の反応発現に関わります．闘争・逃走反応を活性化し，感情の学習に関与します．過去の運転経験が現在の運転時の感情反応に影響を与える可能性があります．
- **前頭前野**：特に腹内側前頭前野および前頭眼窩野は，恐怖反応を制御するのに役立ちます．

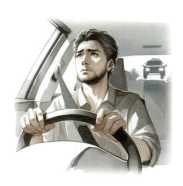

⑥**薬剤の影響**

- **神経伝達物質システム**：服薬の多くは脳内の神経伝達物質システムに影響を与え，認知機能や運動機能に影響を与える可能性があります．例えば，鎮静作用や精神安定作用のある薬は脳幹網様体賦活系に影響を与え，眠気や認知処理の低下を生じる可能性があります．抗うつ薬や抗てんかん薬はセロトニンやGABA（ガンマアミノ酪酸）経路に影響を与え，気分，反応時間，運動調整に影響を与える可能性があります．
- **脳血流**：一部の薬剤は脳血流を変化させ，脳機能全体に影響を与え，注意力，記憶力，処理速度などの認知能力に影響を与える可能性があります．

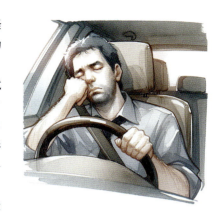

以上の脳機能について次のような評価が可能です．

⑦**客観的な機能評価**

- **ドライビングシミュレータ**：視覚刺激を処理する視覚野，動作を調整する運動野，意思決定とマルチ課題を実施する前頭前野など，複数の脳システムを同時に賦活できます．シミュレータは，実際に運転する前に脳がこれらの機能をどの程度うまく調整しているかを評価するのに役立ちます．
- **路上評価**：認知機能，運動機能，感覚機能の統合に関して実際に運転して得られる現実世界のフィードバックを提供します．複雑で動的な情報を処理し，適切に反応する脳の能力，つまり広範な脳ネットワークに関与する活動をテストします．

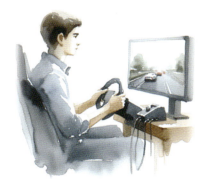

⑧**患者の自己評価**

- **洞察力と自己認識**：前頭葉，特に前頭前野が関係します．外傷性脳損傷，神経変性疾患（前頭側頭型認知症など），またはこの領域に影響を与える脳卒中での前頭葉症状は，洞察力や自己認識が著しく低下する可能性があります（病態失認など）．

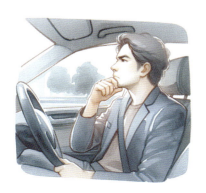

127

二・三・四・五次視覚野
V2, V3, V4, V5

> **基本的な視覚処理**　二次視覚野はV1から受け取った基本的な視覚情報を処理します．模様，方向，色認識などの初期段階の視覚処理に関与します．また，図形と背景の組織化にも関与します[2]．

🩸 観察ポイント

☑ **模様の識別に問題があるか？**：例えば，ゼブラ柄とストライプ柄のカーペットの区別が困難になることがあります．布や壁紙の模様も識別しづらくなります．

☑ **方向を保持しながらの歩行が困難か？**：書棚の本を上から整理していたのか左から整理していたのかを混同してしまったり，森のなかの縦に生える幹と横に伸びる枝を正確に識別するのが困難となります．また，タイル張りの床で一定の方向を保持しながら歩行するのが困難に感じることもあります．

☑ **色の識別や強弱の認識は？**：服装の色違いが不揃いになったり，物体を色で区別すること，特定の色の変化や繰り返されるパターンにおける色の違いを識別するのが困難になることがあります．カモフラージュのように背景と同化している物体の色を識別するのが困難になります．

💧 臨床へのヒント

①**パターン認識課題**：編み物やガーデニングのような活動を通じて，患者は物体の形や色，配置などのパターンを意識的に認識する課題を実施します．

②**方向性・整理課題**：日常生活において，物を整理したり，テーブルセッティングを行ったりする際には，物体の位置や方向性を正確に認識することが重要です．シンプルなブロックゲームや机上にある物品の整理などから徐々に難易度を上げます．

③**環境設定と適応トレーニング**：食事の際のプレートの色を変更することで，食べ物の識別を助けます．また，日常生活での重要な物品や場所を特定の色や形のラベルでマーキングし，日常生活のサポートを実施します．

📖 **エビデンス**：fMRIによって，ヒトの視覚野も多くの領域が特定され，それらの視野表現の組織化が模様，方向，色の認識などの視覚処理の初期段階に関連し，空間注意や作業記憶などの高次認知プロセスにも応用されています[3]．

🍏 新人さんはここに注意！

固定化の罠：課題によっては記憶に定着して探索課題になりにくくなります．例えばパズル課題の場合，特定の模様やパターンばかりを繰り返して練習すると，新しいパターンへの対応が困難になる可能性があります．

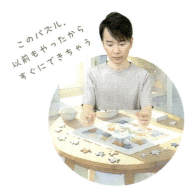

このパズル，以前もやったからすぐにできちゃう

動く物体の形状処理

三次視覚野は動く物体の形状の処理に特化します．動作の知覚と全体的な動作のパターンの処理に関与します[4]．

🔴 観察ポイント

☑ **動く物体を目で追跡するのに困難はあるか？**：部屋を横切る人や，扇風機のような動く物体を目で追跡することが困難になることがあります．

☑ **飲み物を注ぐなどの作業に拙劣さはあるか？**：動作を伴う作業，例えば水差しからコップに飲み物を注ぐ，あるいは軽く投げられた物をキャッチする動作は正確に実行するために動作の知覚が必要です．

☑ **人が多い場所での移動に困難さを認めるか？**：これは周囲の人の動作を知覚し，解釈することに困難さが生じているからかもしれません．

💧 臨床へのヒント

①**追跡眼球運動**
- **単一の物体の追跡**：ゆっくりと動くペンの動作の方向，速度を調整して実施します．
- **複数の物体の追跡**：画面上で動く複数の物体を追跡します．

②**サッケード**
- **水平および垂直サッケード**：水平または垂直に配置された2つのターゲットの間で視線を瞬時に移動してもらいます．ターゲット間の距離と角度を調整します．

③**視覚的探索課題**
- **特定の物体を探索する課題**：混み入った絵の中から特定の絵柄を探索します．

④**奥行き知覚の練習**
- **3次元の物体の認識**：3次元の形状や物体を観察します．VRがあればそれを利用します．

⑤**身体運動との協調**
- **手と眼の協調**：ボールをキャッチしたり，動いている目標に触れたりします．

📖 **エビデンス**：哺乳類の視覚系は，腹側経路（「何を」認識）と背側経路（「どこに」動く）を含む特殊な経路で構成され，これらは視覚認識と運動に関連する行動をサポートします．自己教師あり学習を用いたトレーニングは，これらの経路を統合し，処理能力を高めることが示されています[5]．

🟢 新人さんはここに注意！

奥行き知覚訓練の誤り：車いすをテーブルに上手く収めるなど，複雑な奥行き知覚を必要とする課題には注意が必要です．

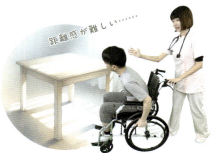

二・三・四・五次視覚野

4 後頭葉

V2, V3, V4, V5

色，形状，空間パターンの処理 四次視覚野は視覚刺激における色，形状，空間パターンの情報を処理します．また，動作の分析のために情報をV5/MTに送信します[6]．

🔴 観察ポイント

☑ **色の区別に問題があるか？** 赤と緑のシャツの区別が困難，またはピンク色と白色のアイスクリームの区別が困難といったように，色の識別に問題が生じることがあります．

☑ **色彩を手掛かりに物体を認識できるか？**：色が物体の識別の手助けとなる場面で，患者は認識が困難になることがあります．リンゴを赤と認識したり，バナナを黄色と認識するのが困難なことがあります．

☑ **物体の形状を認識できるか？**：キッチンにある丸いお皿と四角いトレイを目で見ただけで区別できない，または実際に形を手で触らないと判別できない場合があります．

☑ **壁紙の模様を見落とすか？**：部屋の壁紙に描かれた花の模様やキルトの中の模様を見落とすことがあります．

💧 臨床へのヒント[7]

①色彩認識トレーニング
- 機能課題：カードやビーズを用いての色合わせゲームを実施します．
- 日常生活課題：料理では異なる色の野菜を区別して使用します．洗濯では白物と色物を明確に分けます．

②物体認識トレーニング
- 機能課題：物体の形やサイズ，質感を区別するためのカードや玩具を使用します．
- 日常生活課題：一般的な家庭用品を指差して名前を答えるゲームを実施します．散歩やガーデニングで自然の中の生物や植物を観察し，その名称を口に出します．

③形状認識トレーニング
- 機能課題：さまざまな形状のカードやブロックを用い，形をマッチングさせたり名称を答えたりします．
- 日常生活課題：本棚の本をサイズや形に基づいて整理し，形状認識を強化します．

④空間パターン認識トレーニング
- 機能課題：パズルや，指定されたパターンに従ってビーズやカードを配置する活動などがあります．
- 日常生活課題：編み物で織り方を学び模様作成を実施します．

🟢 新人さんはここに注意！

色の選択と物品の差別化の不十分さ：効果的に色を区別できるよう，色の範囲を慎重に選択し，色合いの明確なバリエーションを準備してください．

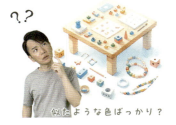

動作の知覚

五次視覚野は動作の知覚に特化します．動いている視覚刺激の速度と方向を処理します．また，深部知覚の一部にも関与します[8]．

🔴 観察ポイント

☑ **移動する物体が静止して見えるか？**：動いている扇風機や部屋を横切る人が患者にとっては静止して見えるか，それとも正常に動いていると認識できるかを観察します．

☑ **奥行き知覚に問題があるか？**：手をリーチして物を取る，またはテーブルの上にコップを置く際の動作のスムーズさや正確さを確認します．

☑ **動く刺激の速度と方向の識別はできるか？**：投げられたボールの動作や，窓の外を走る車を目で追跡することができるか，どれだけスムーズに追跡できるかを観察します．

☑ **物体の運動のその先の軌道を予測できるか？**：ボールが転がってくると，患者はボール軌道を予測した位置ではなく，見た瞬間にボールがあった位置に手をリーチする可能性があります．

🔵 臨床へのヒント

①**動体追跡・リズム観察トレーニング**：振り子の揺れ，水槽での魚の滑らかな動き，風に舞う葉の軌跡などをじっくり観察します．さらに，ゆっくりと坂を転がるボールの速度や方向の変化を追跡することから始め，徐々に空中を飛ぶボールの落下点を予測するトレーニングへと進むことで能力を向上させることができます．

②**3次元空間への適応**：飲み物をコップに注ぐ際や，棚に物を正確に置くとき，建物の出入口を通るときなど，私たちの動作は3次元の空間認識に大きく依存します．このような活動を通じて，患者は奥行きをより正確に知覚する能力を培うことができます．

③**気軽にできるスポーツ**：キャッチボールや風船を使った遊びは，予測の精度を上げるだけでなく，楽しみながらリラックスする効果もあり集中できます．

📖 **エビデンス**：ヒトのV5/MTは動きに敏感な領域であり，ヒトもサルと似た細胞を有します．fMRIとマッピングにより明らかになったこととして，この野の細胞は動いている視覚刺激の速度と方向を処理する能力に関与しています．そのため，このV5/MTを通して視覚運動障害の診断や治療を改善できる可能性があります[9]．

🟢 新人さんはここに注意！

治療的チャレンジとストレス管理の調整不足：過度なストレスや無関心を引き起こすことなく，チャレンジの範囲内に収まるように課題を調整することが重要です．

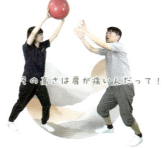

> 引用文献

一次視覚野 ➡ 116 頁

1) Misawa M, et al：Innovative vision rehabilitation method for hemianopsia：Comparing pre- and post audio-luminous biofeedback training for ocular motility improving visual functions and quality of life. Front Neurol 14：1151736, 2023
2) Felleman DJ, et al：Distributed hierarchical processing in the primate cerebral cortex. Cereb Cortex 1：1-47, 1991
3) Ciorli T, et al：Spatial perspective and identity in visual awareness of the bodily self-other distinction. Sci Rep 13：14994, 2023
4) HUBEL DH, et al：Receptive fields, binocular interaction and functional architecture in the cat's visual cortex. J Physiol 160：106-154, 1962
5) Qin H, et al：Environmental enrichment for stroke and other non-progressive brain injury. Cochrane Database Syst Rev 11：CD011879, 2021
6) Newsome WT, et al：A selective impairment of motion perception following lesions of the middle temporal visual area（MT）. J Neurosci 8：2201-2211, 1988
7) Gartz R, et al：Effectiveness of Visual Scanning Compensatory Training After Stroke. Am J Occup Ther 73（4_Supplement_1）：7311520398p1, 2019
8) Conway BR, et al：Color-tuned neurons are spatially clustered according to color preference within alert macaque posterior inferior temporal cortex. Proc Natl Acad Sci USA 106：18034-18039, 2009
9) Nijboer TC, et al：Covert colour processing in colour agnosia. Neuropsychologia 44：1437-1443, 2006

二・三・四・五次視覚野 ➡ 122 頁

1) Ionta S：Visual Neuropsychology in Development：Anatomo-Functional Brain Mechanisms of Action/Perception Binding in Health and Disease. Front Hum Neurosci 15：689912, 2021
2) Ts'o DY, et al：A hierarchy of the functional organization for color, form and disparity in primate visual area V2. Vision Res 41：1333-1349, 2001
3) Silver MA, et al：Topographic maps in human frontal and parietal cortex. Trends Cogn Sci 13：488-495, 2009
4) Van Essen DC, et al：Hierarchical organization and functional streams in the visual cortex. Trends in Neurosciences 6：370-375, 1983
5) Bakhtiari S, et al：The functional specialization of visual cortex emerges from training parallel pathways with self-supervised predictive learning. bioRxiv：2021.06.18.448989, 2021
6) Smallfield S, et al：Occupational Therapy Interventions for Older Adults With Low Vision. Am J Occup Ther 74：7402390010p1-7402390010p5, 2020
7) Brouwer GJ, et al：Decoding and reconstructing color from responses in human visual cortex. J Neurosci 29：13992-14003, 2009
8) Newsome WT, et al：A selective impairment of motion perception following lesions of the middle temporal visual area（MT）. J Neurosci 8：2201-2211, 1988
9) Kolster H, et al：The retinotopic organization of the human middle temporal area MT/V5 and its cortical neighbors. J Neurosci 30：9801-9820, 2010

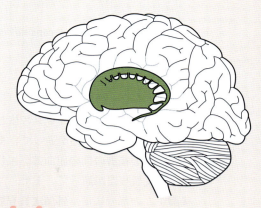

5 大脳基底核

内包 internal capsule

文献は → 180 頁

● 部位（図1）[1]

前脚：この部分には主にレンズ核と尾状核の頭部の間を走る線維があり、前頭橋路や視床皮質路、前皮質脊髄路が通っています。MRIにおける各部位の横断面測定は図2[2]を参照。

膝：前脚と後脚の間の屈曲部。主に大脳皮質から脳幹（脳神経核）に運動指令を伝える役割をもつ皮質核路が通っています。

後脚：この部分には、外側皮質脊髄路や、感覚情報を大脳皮質に伝える体性感覚路など、さまざまな重要な線維が通っています。

レンズ核後部：視床の外側膝状体から視覚野に視覚情報を伝達する視放線があります。

レンズ核下部：視床の内側膝状体から聴覚皮質に情報を伝える聴放線と、側頭葉に至る線維があります。

● 血液供給

前脚：主に前大脳動脈（ACA）から分岐するHeubner（ホイブナー）反回動脈から血液の供給を受けます。この動脈は、尾状核の頭部と被殻の前方部にも血液を供給します。

膝：主に中大脳動脈（MCA）の前外側中心動脈から供給されます。小さいながらも重要なこの動脈は大脳基底核にも血液を供給しており、脳卒中、特にラクナ梗塞に関与するため、特に重要です。

後脚：主にMCAのレンズ核線条体動脈から供給されます。ただし、後脚の後部は、視床と海馬の一部にも血液を供給する内頸動脈の枝である前脈絡叢動脈から追加の血液供給を受けることがあります。

● 神経ネットワーク

次ページで詳細を解説します。

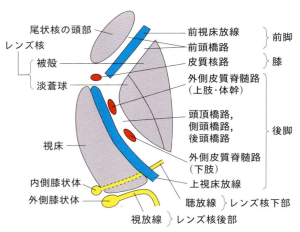

図1 内包の構成体
〔Internal Capsule. Academy QA, 2017 https://anatomyqa.com/internal-capsule/ accessed 2024.05.13 より一部改変〕

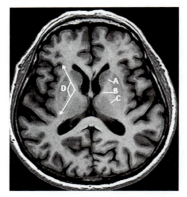

図2 水平断における内包の測定
A：内包前脚の幅、B：内包膝の幅、C：内包後脚の幅、D：内包膝角度（前脚-後脚のなす角）。
〔Turamanlar O, et al：Morphometry of the internal capsule on MR images in adult healthy individuals. Anatomy 14：49-52, 2020 より〕

> **ランドマーク**：側脳室前角-後角の見えるスライスで、視床とレンズ核の間に内包後脚、尾状核の頭部とレンズ核の間に内包前脚を確認できます。白質の集合体であり、T1強調画像で白い領域として表示されます。

● 病態像

片麻痺：内包の後脚の病変が原因で生じる可能性があります．

capsular warning syndrome：一般的な症状を繰り返す内包領域の一過性脳虚血発作で，穿通枝全域に及ぶ梗塞を引き起こす**分枝粥腫型梗塞(BAD)**につながりやすい症候群です．

● 画像読解ポイント：詳しくは動画ご参照．

💧 内包の損傷で直接または間接的に障害を受ける神経ネットワークは？[1]

神経ネットワーク	部位	機能	障害像
外側皮質脊髄路 (corticospinal tract)	後脚	大脳皮質から脊髄への信号を伝達し，自動運動を担う	対側の四肢の麻痺，微細な運動の困難
皮質核路 (corticobulbar tract)	後脚	大脳皮質と脳幹をつなぎ，顔面や頭頸部の筋を制御	顔面筋の麻痺，嚥下障害，言語障害（構音障害）
皮質橋路 (corticopontine tract)	前脚，膝	大脳皮質と橋核をつなぎ，動作の調整と計画を補助	協調やバランスの問題，計画された動作の困難
前頭橋路&側頭橋路 (frontopontine & temporopontine tracts)	前脚	皮質橋路の一部．前頭葉と側頭葉，そして橋核との間の通信を促進し，認知処理と協調動作をサポート	認知障害および協調運動障害，行動の変化の可能性
視床皮質路&皮質視床路 (thalamocortical & corticothalamic tracts)	前脚，膝	視床と大脳皮質の間の双方向の接続を介して感覚と運動を統合	感覚障害，意識と知覚の変化
前視床脚 (anterior thalamic radiation)	前脚	視床前核と前頭葉をつなぎ，記憶と感情の調整に重要	記憶障害，情緒の混乱
視放線 (optic radiation)	後脚後方 レンズ核後部	視床から視覚野へ視覚情報を送信し，処理	視野欠損 （例：半盲や四分盲）
聴放線 (auditory radiation)	レンズ核下部	視床から聴覚野へ聴覚情報を送信し，処理	聴覚喪失や聴覚処理障害
体性感覚路 (somatosensory pathways)	後脚	触覚，温度，痛覚などの感覚を周辺から中枢へ送る．体性感覚路（脊髄視床路，内側毛帯路）は視床にてシナプス形成の後，内包を通って体性感覚野に投射	対側の感覚障害，触覚や温痛覚など
側頭葉連結 (temporal lobe connections)	レンズ核下部	側頭葉をほかの脳領域につなぎ，聴覚と嗅覚の処理を仲介	聴覚および嗅覚の障害，言語障害の可能性
頭頂後頭側頭連結 (parieto-occipito-temporal connections)	後脚	感覚情報を統合し，視空間処理と言語理解をサポート	空間的な失調，言語理解の障害，視覚—空間処理の障害
皮質網様体路 (corticoreticular tract)	後脚	大脳皮質から脳幹網様体までの接続を通じて，背景となる姿勢筋緊張と姿勢制御に関与し，運動と感覚の統合をサポート	姿勢筋緊張の異常，調整障害，反射応答異常
上視床脚 (superior thalamic radiation)	膝，後脚	視床と大脳皮質間の感覚・運動情報伝達の重要な経路として機能	感覚，運動，認知機能障害などさまざま

内包
internal capsule

連合線維 (associative fibers)	さまざま (特定の接続に依存)	同じ脳半球内の異なる領域間の連絡を担う	影響を受ける特定の領域に依存し，認知，知覚，または運動障害が発生
交連線維 (commissural fibers)	さまざま (特定の接続に依存)	2つの脳半球に対応する領域間の連絡を可能にする	大脳半球間の連絡障害，さまざまな認知および感覚運動機能障害の可能性
辺縁系連結 (limbic system connections)	前脚（および近隣の領域）	感情と記憶処理のための辺縁系構造間の連絡を促進	情緒の障害，記憶障害
網様体連結 (reticular formation connections)	さまざま (内包の近くまたは通過)	覚醒を維持するために重要な網様体の活動を調整	意識レベルの変化，覚醒の障害
嗅覚路 (olfactory tract)	近隣の領域 (直接通過しない)	高次の嗅覚（におい）情報処理に関与．嗅覚信号を受け取る主な領域は，梨状皮質，扁桃体，嗅内皮質で，内包も視床も通らない．これらの部位から，前頭眼窩野を含む脳のほかの部位に情報が伝達され，さらなる処理と統合が行われる	嗅覚の喪失や変化

〔Internal Capsule. Academy QA, 2017　https://anatomyqa.com/internal-capsule/ accessed 2024.05.13 を参考に作成〕

💧 内包損傷と予後予測

　Schiemanck SK[3]らの研究では，脳卒中発症1年後の手指運動機能の回復に対する内包損傷の影響に焦点を当てています．この研究結果は，内包などの大脳皮質からの皮質遠心性線維（CFT）が高密度に存在する領域の損傷が，手指運動機能の回復不全に関連することを示しました（図3）[3]．手指機能の一部またはすべてが回復する確率は，病変の位置によって大きく異なります．例えば，運動皮質と内包の両方に障害がある患者の良好な回復の可能性はわずか13%であり，回復におけるこれらの構造の重要な役割が強調されています．

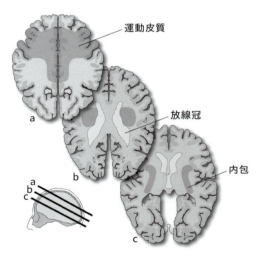

図3　皮質遠心性線維の区分
CFTは，感覚知覚，運動制御，複雑な思考プロセスなどの多くの高度な機能を担う大脳皮質が出力されるため運動皮質，放線冠，内包を含む下行運動路から手指回復を調査しました．各部位の損傷が組み合わさるほど，予後不良になります（詳しくは動画ご参照）．
〔Schiemanck SK, et al : Impact of internal capsule lesions on outcome of motor hand function at one year post-stroke. J Rehabil Med 40：96-101, 2008 より一部改変〕

Wu Q[4]らの研究では，脳卒中患者の機能回復に対する運動イメージを用いたブレインコンピューターインターフェース（MI-BCI）トレーニングの効果を具体的に調査しました．その結果，下記のとおり，初期の上肢機能が予後に大きく影響することがわかりました．

① **初期の上肢機能**：初期の上肢機能と予後との間に有意な相関があります．
② **病変位置の影響**：出血性脳卒中患者において病変が上肢の回復不良に関連するいくつかの脳領域を特定しました．これらの領域には，被殻，内包，視床，脳室周囲白質，および運動前野が含まれます．
③ **脳卒中の種類の違い**：脳卒中の種類に基づく回復の違いも観察されました．特に，慢性虚血性脳卒中患者は，内包に損傷があると回復が不良であると判明しました．

臨床ベッドサイド評価を使用した早期予測：Alt Murphy M[5]らの研究では，上肢機能の予測における脳卒中後の早期評価（3日以内）の重要性が明らかになっています．握力，手関節や手指の伸展，肩の動作などの有用性を述べ，Fugl-Meyer（ヒューゲル-メイヤー）上肢評価（FMA-UE）とアクションリサーチアームテスト（ARAT）を利用し，2.5 cm 立方体の把握など，容易に実施できるベッドサイドの評価に焦点を当てています（図4）[5]．詳しい解説は動画をご参照ください．

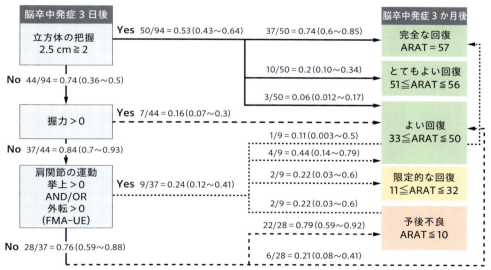

図4 上肢機能の予後予測のフローチャート

開始時点：評価は脳卒中発症3日後に始めます．
① 初期評価-立方体の把握：目の高さで小さな立方体をつかみ，持ち上げ，離す課題．「できる」場合は，より良好な予後を示します．「困難な」場合，次のテストに進みます．
② 二次評価-握力：測定可能な握力を発揮可能かどうかを確認します．「できる」場合，良好な予後を示します．「困難な」場合，次のテストに進みます．
③ 最終評価-肩関節の運動：肩の挙上または外転運動に明確な関節運動を認める場合，良好な予後または限定的な予後が示されます．「困難な」場合，その多くは予後不良となります．

〔Alt Murphy M, et al：Early prediction of upper limb functioning after stroke using clinical bedside assessments：a prospective longitudinal study. Sci Rep 12：22053, 2022 より一部改変〕

5 大脳基底核

内包
internal capsule

運動/感覚機能	内包には皮質脊髄路や脊髄視床路など多くの神経線維が通過します．

🩸 観察ポイント

☑ **片麻痺の兆候を認めるか？**：身体の片側に力が入らない，または麻痺の兆候があるかどうかを確認します．日常生活では，食事や移動，歩行の介助を実施する際，患者が上下肢を動かしにくかったり，触覚や温度に対する反応が低下している場合，皮質脊髄路や皮質核路，感覚線維に障害がある可能性があります．

☑ **異常な痛みや感覚過敏があるか？**：Dejerine-Roussy（デジュリン-ルーシー）症候群などの特定の症候群が原因である可能性がある場合，異常な痛みや感覚の過敏に対し注意を払います．日常生活では，入浴や着替えの際に不快感の兆候がないかを観察します．

☑ **突然の脱力感やしびれを示すか？**：患者が突然の脱力感やしびれを示した場合，capsular warning syndromeの可能性があります．こうした一過性の症状があればすぐに報告するよう患者に勧め，定期的なチェック時にこれらの兆候がないか注視します．

💧 臨床へのヒント―capsular warning syndromeへの対応[6, 7]

項目	注意するポイント	機能課題の例
予防策	健康的な食事，定期的な運動，禁煙など，ライフスタイルの変更を提案しましょう．定期的なモニタリングと薬物管理を実施するために，患者と医療従事者と緊密に連携することが大切です．	転倒やほかの負傷を予防するために，筋力やバランスを高める練習を定期的に行いましょう．全体的な健康を促進するためにグループエクササイズや健康プログラムにも参加するとよいでしょう．普段からバランスのとれた食事や定期的なウォーキングなどの習慣を組み込むことが推奨されます．
早期発見	急な筋力低下や感覚の変化があった場合は，すぐ報告するように伝えましょう．緊急連絡先や必要な医療情報を常に携帯することが重要です．	発作が起こった際に症状を迅速かつ効果的に伝える方法の練習が重要です．さらに，転倒のリスクを最小限にするため，通路の障害物を取り除きましょう．安全な位置に素早く移動し，助けを呼ぶための練習をしましょう．

📖 **エビデンス**：capsular warning syndromeは，男性患者の危険因子（高血圧，糖尿病，喫煙）がリスクを高めることが研究で報告されています．最良の治療選択肢に関するエビデンスは不足しており，抗血小板療法と抗凝固療法の併用療法は，良好な結果を得る有力な候補と報告されています[7]．

🍃 新人さんはここに注意！

個別性をふまえていない：患者の特定のニーズや状況にあわせたライフスタイルの変更（食事や運動など）を考慮しなければなりません．例えば，リスクを避ける傾向のある人は，新しい運動やダイエットに慎重になるかもしれません．一方で，挑戦を好む人は，新しいライフスタイルの変更に対してより積極的かもしれません．

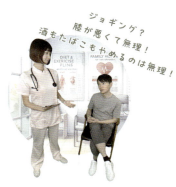

| 認知/感情の変化 | 内包周囲を通る連合線維は認知機能に関与します．混乱しやすい，ルーチンを想起するのが困難，予期せぬ感情的な反応を示すなど，日常のやりとりで明らかになる可能性があります． |

🔴 観察ポイント

- ☑ **記憶障害はあるか？**：最近の会話，指示，個人情報（名前や日付など）を頻繁に忘れているか観察します．例えば，同じ質問を反復したり，通話ボタンを押した理由を忘れます．
- ☑ **注意力を維持するのが困難か？**：注意の維持が困難な場合があります．患者は気が散りやすく，食事やリハビリテーションに集中できなかったり，すでに薬を飲んだことを忘れている可能性があります．
- ☑ **単純な決定や作業が困難になるか？**：何を食べるかの選択などの単純な決定や作業に困難さを認める場合，または日常のケア活動の基本的な指示を理解して従うことが困難な場合は問題がある可能性があります．
- ☑ **うつ病や不安の兆候は？**：突然の気分の変動，うつ病や不安症の兆候を観察します．検査や会話中など，以前は強い反応を生じなかった状態でより顕著になることもあります．

💧 臨床へのヒント―意思決定トレーニングの段階づけを中心に[8,9]

① **基本的な意思決定―服の選択**：限られた数の衣服からどれを選ぶか，選択肢（例：2枚または3枚の異なるシャツ）を患者に提示します．選択肢の数を減らすと認知的過負荷が軽減されます．

② **中間意思決定―食事の計画**：2つの異なる素材や料理から選択するなど，簡単な意思決定から始めます．写真なども補助として使用します．食事の選択などの意味のある身近な作業に参加してもらいます．

③ **高度な意思決定―活動のスケジュール設定**：患者は，必要に応じて補助を受けながら，その日または週の活動を計画します．これには，治療，余暇活動，または社会的交流の選択肢が含まれます．

📖 **エビデンス**：NUTRI-TECは，患者が入院中の栄養ケアに積極的に参加するための技術に裏づけられた介入であり，教育と食事の管理を通じて栄養摂取を向上させることを目指しています[8]．

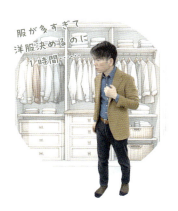

🟢 新人さんはここに注意！

選択肢の過多：選択肢が多いことは「選択パラドックス」とも呼ばれ，選択肢が増えることが必ずしも幸福感を高めるわけではなく，逆に不安，後悔につながります．

5 大脳基底核 尾状核 caudate nucleus

文献は ➡ 180 頁

● 部位（図1）

尾状核は大脳基底核を構成する構造の1つで，大脳半球の深部に位置します．長く彎曲し，頭部，体部，尾部に分かれています．被殻とあわせ線条体と呼ばれています（表1）[1,2]．

● 血液供給

尾状核の体部と尾部は主に中大脳動脈の前外側中心動脈から血液供給を受けています．前大脳動脈が尾状核の頭部に Heubner 反回動脈を介して血液を供給することもあります．

● 神経ネットワーク（図2）[3]

動機づけ-皮質線条体ループ：大脳辺縁系領域（前頭眼窩野や帯状回前部など）と腹側線条体（側坐核を含む）を接続します．報酬関連の情報と動機づけを処理するために非常に重要で，報酬フィードバックに基づいた行動の選択と学習プロセスの両方に影響を与えます．

遂行-皮質線条体ループ：背外側前頭前野と尾状核の頭部に関与するこのループは，計画，意思決定，戦略策定などの高次の実行機能において役割を果たします．また，環境からのフィードバックを戦略的に利用して，新しい状況を学習して適応する際に重要です．

視覚-皮質線条体ループ：このループは，皮質の視覚領域（側頭葉下部や腹外側前頭前野など）を尾状核の体部および尾部と接続します．主に視覚情報の処理に関与し，視覚的な分類に役割を果たし，視覚刺激をカテゴリーにマッピングするのに役立ちます．

運動-皮質線条体ループ：このループは，皮質の運動計画領域（補足運動野や運動前野など）を被殻と結びつけます．それは行動の選択と運動計画において非常に重要です．

● 病態像

Huntington（ハンチントン）病はその一例で，尾状核の変性は運動障害，認知障害，精神症状を引き起こします．

● 画像読解ポイント：詳しくは動画ご参照．

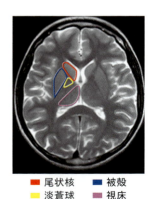

図1 水平断における基底核
■ 尾状核 ■ 被殻 ■ 淡蒼球 ■ 視床

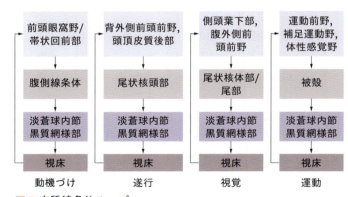

図2 皮質線条体ループ
〔Seger CA：How do the basal ganglia contribute to categorization? Their roles in generalization, response selection, and learning via feedback. Neurosci Biobehav Rev 32：265-278, 2008 より〕

> **ランドマーク**　尾状核は側脳室前角の外縁から頭部が始まり，後方に進むにつれ先細り，側脳室の上部でアーチ状になります（体部）．その後側頭葉に向かい，扁桃体の近くで終わります（尾部）．

🔹 皮質線条体ループをハイキングでわかりやすく

動機づけ-皮質線条体ループ：このループは，登山者が休憩するかハイキングを続けるかを熟考するときに特に機能します．遠くに美しい滝が見えたり，頂上に到達すれば素晴らしい景色を眺められるだろうと考えたりすることは，登山者にその時点での疲労にかかわらず続行する動機を与えるかもしれません．このループは報酬（予想される景色）を処理し，登山者の動機と休憩するか先へ進むかの決定に影響を与えます．

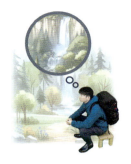

遂行-皮質線条体ループ：このループは，ハイキング中のさまざまな意思決定プロセスに関与します．登山者が現在の道を進むか迂回するかを決定するとき，暗くなる前に下山するためにかかる時間を評価するとき，または困難な地形を移動する戦略を立てるときに機能します．太陽の位置や地形の緩急などの環境フィードバックを使用して，計画を調整し，意思決定を実施します．

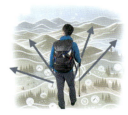

視覚-皮質線条体ループ：登山者が山道を移動するときに機能します．このループは，茂みで木の実を見つけたときに，事前の知識と，形，色，サイズなどの視覚的特徴に基づいて，その木の実を食用か有毒かを分類するのに役立ちます．このループは，過去の経験から一般化するのに役立ちます（例えば，全く同じではなくても，食べて安全とわかっている木の実に似ていると認識するなど）．

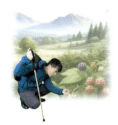

運動-皮質線条体ループ：登山者が木の実を採取するときに機能します．このループは，手をリーチして木の実を慎重に摘み，容器に入れるというアクションを計画して実行するのに役立ちます．

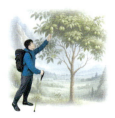

表1 尾状核と被殻の違い

項目	尾状核	被殻
主な機能	学習，記憶，関連づけなどの認知プロセスに関係．	主に運動プロセスと動作の調節に関係．
運動制御	運動パターンの計画と調節に役立つが，直接的な運動活動には関与しない．	運動の制御に直接関与し，特に運動技能と動作の精密化に重要．
認知処理	遂行機能，意思決定，脳の報酬システムや感情に関連．	尾状核と比較して認知機能や感情にはそれほど直接関与しない．
学習と記憶	フィードバックに基づく学習と記憶，特に関連性のある学習に重要な役割を担う．	運動と習慣の学習に関与し，特に動作パターンの学習に重要．
接続性	前頭皮質との広範な接続があり，遂行機能に影響を与える．	運動と感覚領域の脳と主に接続し，運動行動に影響を与える．
基底核病変	Huntington病などの神経変性疾患や精神障害に関係．	Parkinson（パーキンソン）病など，運動症状が顕著な状態で影響を受ける．
損傷時の症状	損傷すると強迫症や注意欠如多動症などの認知および感情障害を生じる可能性がある．	損傷するとジストニアやほかの運動障害など，運動障害を生じることが多い．

〔Grahn JA, et al：The cognitive functions of the caudate nucleus. Prog Neurobiol 86：141-155, 2008, Obeso JA, et al：Pathophysiology of the basal ganglia in Parkinson's disease. Trends Neurosci 23：S8-S19, 2000 を参考に作成〕

5 大脳基底核 尾状核
caudate nucleus

運動制御 　尾状核は随意運動の調節と制御に重要な役割を果たします．運動パターンの計画を補助し，円滑で協調的な運動を実行します[4]．

🔴 観察ポイント

☑ **歩行するリズムや平衡に問題はあるか？**：歩行では，無意識のうちに下肢を上げるタイミングや地面との抵抗を考慮することで，バランスをとりながら前進することができます．尾状核が損傷されると，歩行時のリズムやバランスが崩れることがあります．

☑ **微細な運動の制御に問題はあるか？**：例えば，鉛筆を持って文字を書いたり，調理器具を使ったり，シャツのボタンを留めたりするといった微細な動作が困難になります．

☑ **物を把握する際の正確さに問題はあるか？**：物を目で追跡しながら手で把握するといった手と眼の協調動作にも影響を及ぼします．損傷されると，このような視覚情報と運動情報の統合がうまく行われないため，コップを取ろうと手をリーチする際に，手がコップの位置を正確にとらえられなくなる可能性があります．

☑ **表情が硬直して不自然でないか？**：笑顔や驚きの表情，短い言葉を発する際にも尾状核が関与します．

💧 臨床へのヒント[5,6]

①**トレッドミルトレーニング**：必要に応じてハーネスで身体を補助することができるので，安全に歩行を再学習し，脊髄に加えて尾状核が管理するリズミカルで協調的な動作の再教育に特に役立ちます．

②**ガイドつき歩行練習**：さまざまな路面や状況で歩行練習をします．直線の歩行から，曲がり角，凹凸のある路面など，さまざまな環境での歩行を再学習することで，複雑な随意運動の再学習を支援します．階段の昇降，斜面での歩行，または障害物を避けながらの歩行練習なども考えられます．

📖 **エビデンス**：歩行能力が低い慢性脳卒中患者において，2～4週間のトレッドミルを用いた歩行訓練とトレッドミルの摂動機能を用いたバランストレーニングが実現可能かつ効果的であると報告されています[5]．

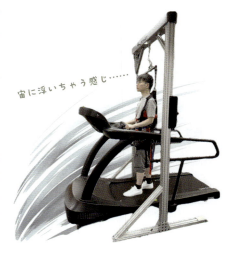

🟢 新人さんはここに注意！

トレーニング速度の不適切な設定：スピード設定が速すぎたり遅すぎたりすると，患者の回復に悪影響を及ぼす可能性があります．トレッドミルへの過度な依存は，適応力や姿勢制御に悪影響を与えることもあります．

| 認知処理 | 尾状核は注意,記憶処理,問題解決,感情や痛みを含む認知プロセスに関与します[7]. |

🩹 観察ポイント

☑ **指示や日常的な作業を思い出せるか？**：指示や医療者の名前,日常的な作業を想起できるかは,記憶処理の機能を反映します.歯磨きや着替えなどの日常生活の手順を思い出せないことが多い場合,記憶処理に問題があることが考えられます.

☑ **問題解決能力は正常か？**：障害物を避けて車椅子を操作するなど,新しい課題に対処する方法を発見することが困難な場合,問題解決能力に問題がある可能性があります.

☑ **日常の変化への適応は？**：尾状核は,変化に応じて行動を修正する能力に関与します.もし患者が,日常生活が変化したり,環境に新しい要素(例えば,新しい機器や新しい投薬スケジュール)が導入されたりしたときに,適応するのに困難さを認めるなら,認知処理の問題を示唆しているかもしれません.

💧 臨床へのヒント[8,9]

①**漸進的な変化**：初めは小さな変化からスタートし,徐々にその変化を大きくすることで,患者が新しい変化に慣れるのをサポートします.変化の背景やその必要性,メリットをしっかりと説明しましょう.

②**認知トレーニングのための現実の課題**：日常生活のなかに認知課題を取り入れます.買い物リストを覚える,レシピを覚える,お金を管理するといった簡単な作業で,記憶力,注意力,問題解決力を向上します.

③**自立の促進**：自分で服薬のスケジュールを管理するなど,身のまわりのことを少しずつ実践してもらうことで,自己管理能力を向上させ,認知処理や意欲,自立した生活への希望を高めます.

📖 **エビデンス**：患者との積極的な交流は,医療の質を高め,患者と医療従事者の教育に役立ちます[8].患者との協同やパートナーシップを通じて,意思決定プロセスに患者を参加させることが重要です.

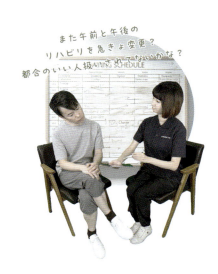

🌱 新人さんはここに注意！

治療計画の急激な変更：急激な変化は,認知処理に苦しんでいる患者を混乱させる可能性があります.新しいエクササイズを一度にいくつも紹介したり,スケジュールを急に変更すると,混乱や抵抗につながる可能性があります.

尾状核
caudate nucleus

大脳基底核 5

> **学習と記憶**　尾状核は新しい記憶の形成と古い記憶の取得の両方で重要な役割を果たします．新しいスキルと習慣の学習に関与する手続き記憶に関連します[10]．

🔴 観察ポイント

☑ **新しい指示へ適応できるか？**：新しい運動や器具の操作方法を学んだ際，患者がそれをどれだけの早さで学び，時間が経っても覚えていられるかを観察します．もしも学習が明らかに困難になる場合，学習・記憶機能に障害がある可能性があります．

☑ **以前の習得スキルの維持は？**：歩行器の使用方法を過去に教わったにもかかわらず，再教育が何度も必要な場合，手続き記憶における問題が示唆されます．

☑ **新しいルーチンや習慣を確立できるか？**：患者が毎日の理学療法などの治療を定時に実行するなど，新しい習慣を形成することが可能かどうかを観察します．新しいルーチンや習慣を確立することが困難な場合，これも尾状核の問題の兆候と考えられます．

💧 臨床へのヒント

①**文書や絵の活用**：口頭だけでなく，文書や絵を用いることで，患者の視覚的な理解を容易にします．また後からでも具体的なステップや注意点を何度でも確認できます．

②**課題別の練習**：一度学んだスキルを定着させるには，そのスキルに特化した練習を反復し実施します．例えば，歩行器の使用方法の習得が困難な患者は，歩行器を使った歩行の練習を反復して実施します．

③**日常の習慣としての取り組み**：例えば，理学療法が必要な場合，毎日同じ時間に実施することを習慣にし，患者にそれをリマインドする方法が考えられます．

④**合図やトリガーの利用**：歩行器をベッドの横に常に置いて，それを見ることで歩行の練習を思い出させる，または薬の服用や運動の時間にアラームを設定して通知を促すことなどが挙げられます．

📖 **エビデンス**：習慣形成への介入は身体活動の習慣を強化し，長期的な行動変化を促進することが示されています[11]．この研究では患者に健康的な行動を定着させるための戦略として，問題解決技術の利用と社会的報酬の慎重な使用の重要性も強調しています．

🟢 新人さんはここに注意！

日常生活補助具の使用法の指導不足：杖の使い方を教えても杖をベッドの横に置いてくれない，服薬管理のためのアラームを設定してくれないことがあります．そのままでは，習慣化できません．習慣化には小さな成功体験を積み重ねさせることが重要です．

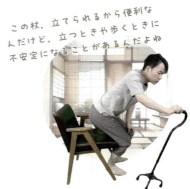

この杖，立てられるから便利なんだけど，立つときや歩くときに不安定になることがあるんだよね

| 報酬予想に基づく意思決定 | 尾状核は報酬予想に基づく意思決定プロセスにおいて重要です．行動をポジティブな結果が期待される行動に向けて導く重要な役割を果たします[12]． |

🔴 観察ポイント

☑ **リハビリテーションへの興味や参加意欲は低下していないか？**：患者の動機づけ，具体的には，前向きな結果や能力向上をもたらす療法に興味が低下するかもしれません．

☑ **報酬への反応は正常か？**：言葉による賞賛などの精神的な報酬や，プレゼントのような物理的な報酬，または自由時間といった社会的な報酬への反応が不均衡になり，喜びや満足感が弱くなるか，または過度になる可能性があります．

☑ **ネガティブな状況を避けることができるか？**：過去の不快な経験や困難な状況から学習する能力が低下する可能性があります．これは，不快感や困難をもたらす可能性のある状況を回避するための意思決定のプロセスが働かなくなることを意味します．

🔵 臨床へのヒント

①**ポジティブフィードバックの強化**：報酬は，言葉での称賛や余暇の時間を増加させるなど，患者に合ったものを選択しましょう．

②**日常のなかにやりがいを**：やりがいを感じる活動を日常のなかに組み込むことで，治療へのモチベーションが増加します．好きなスポーツや趣味などを取り入れましょう．

③**進捗の可視化**：患者の治療の進行状況を定期的に記録し，その成果を確認・共有することは大切です．自分の達成したことを具体的に確認することで，治療への意欲がさらに増す可能性があります．

④**治療によるメリットの明確な共有**：治療の目的やその長期的な効果，メリットを患者に明確に理解してもらうことが重要です．治療がもたらす「内的な」報酬を感じることで，継続的に取り組む動機となります．

📖 **エビデンス**：ポジティブフィードバックを強化する手法は，報酬を用いて望ましい行動を増加させる効果的な戦略であり，学業成績を含むさまざまな環境で効果を発揮します[13]．

🟢 新人さんはここに注意！

パーソナライズされない褒め言葉の使用：一般的な褒め言葉やご褒美を使うことが多いかもしれませんが，個々の患者に合わせた褒め方をすることが重要です．また過剰な褒めすぎにも注意します．褒める際は，具体性，誠実さ，頻度を意識しましょう．

子ども扱いするな！

5 大脳基底核

被殻 *putamen*

文献は ➡ 181 頁

● 部位
被殻は脳の深部にある丸い構造物です．大脳基底核の一部であり，淡蒼球とともにレンズ核（両半球の側方に位置）を形成します．被殻は淡蒼球の外側，外包の内側に位置します．

● 血液供給
被殻への血液供給は主に中大脳動脈，特にその前外側中心動脈から行われます．内頸動脈の分枝である前脈絡叢動脈もまた被殻の一部に供給します．

● 神経ネットワーク
被殻は大脳基底核の運動ループにおいて重要な役割を果たします．主に脳の感覚運動野から皮質入力を受け取ります．運動の調節に関与し，運動学習と運動準備の役割を果たします．

● 病態像
被殻の損傷や変性は，例えば，Parkinson（パーキンソン）病（図1）[1]やHuntington（ハンチントン）病で主に観察されます．

● 画像読解ポイント：詳しくは動画ご参照．

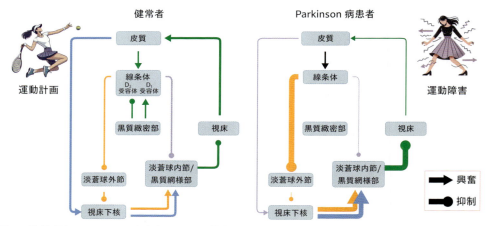

図1　健常者とParkinson病患者における神経回路の違い

直接路（紫）：線条体（被殻＋尾状核）から始まり，淡蒼球内節（GPi）を標的とします．線条体はドーパミンと呼ばれる化学物質によって機能します．ここにはD1受容体と呼ばれる特別な受容体があります．ドーパミンがこれらのD1受容体に作用すると，運動の促進に役立ちます．GPiからの刺激は視床を通って，最後に大脳皮質（脳の外層）に伝わり，身体の運動を促します．

間接路（オレンジ）：これも線条体から始まりますが，淡蒼球外節（GPe）と呼ばれる別の領域を標的とします．ここには，D2と呼ばれるさまざまな受容体が関与します．これらのD2受容体に作用するドーパミンは，運動の抑制に役立ちます．GPeからの信号は視床下核（STN）に進み，次にGPiに進み，直接路と同じルートをたどって皮質に到達します．しかし，直接路とは異なり，このルートは一般に無駄な動きを抑制するように，または動作を遅くするように指示します．

ハイパー直接路（青）：これは，皮質からの信号が直接STNに送られ，その後GPiに送られ，運動制御に影響を与える，より単純なルートです．Parkinson病（PD）の問題はドーパミンの喪失にあります．ドーパミンはこれらの経路の燃料のようなものです．ドーパミンが少ないと間接路が過剰に活動し，動作がさらに阻害されます．この不均衡は，固縮や無動など，PDに見られる動作の困難さに結合します．

〔Voytek B：Emergent basal ganglia pathology within computational models. J Neurosci 26：7317-7318, 2006 より一部改変〕

> **ランドマーク**　被殻および淡蒼球から尾状核および視床を分離する神経線維の厚い帯である内包を探します．被殻は内包の外側にあります．被殻の外側は外包，前障，最外包が続きます．

🌢 被殻出血の予後と血液供給(図2)[2]

Niu Sらによって行われた181例の線条体/内包部の出血を分析した研究[3]では，出血の位置と動脈供給に基づいて出血を6つのタイプに分類しました．

①前方型（Heubner 反回動脈）

患者の大部分が良好な回復を示し，死亡に至ったのはわずか1例でした．Heubner 反回動脈は主に内包の前脚と尾状核の一部に血液を供給します．この領域の出血は運動経路や感覚経路に重大な影響を及ぼさない可能性があり，良好な転帰と死亡率の低下につながる可能性があります．内包の前脚には主に前頭橋路が含まれており，損傷したとしても後脚の場合ほど機能を低下させるものではありません．

②中間型（近位外側線条体枝）

良好な転帰と不良な転帰のどちらも混在しますが，死亡は報告されていません．この動脈は尾状核の頭部と被殻の一部に血液を供給します．転帰のばらつきは，出血が内包またはより重要な機能を制御する隣接領域への程度による可能性があります．

③後内側型（前脈絡叢動脈）

患者の半数以上が良好な転帰で，死亡者はいませんでした．前脈絡叢動脈は，内包の一部とともに，海馬，扁桃体，外側膝状体の一部に血液を供給します．ここでの出血は重要な運動ループに影響を及ぼさない可能性があります．

④後外側型（遠位外側線条体枝の後内側枝）

予後不良の割合が高く，死亡率が顕著でした．これらの動脈は，被殻のより深部と内包の一部に血液を供給します．運動経路や感覚経路に影響を与える可能性が高いです．

⑤側方型（遠位外側線条体枝の側枝）

かなりの割合で不良な転帰と死亡を示しました．これらの枝は被殻を広範囲に供給します．ここでの出血は，運動制御に重要な領域に影響を与える可能性があります．運動計画と実行における被殻の役割を考えると，この領域の損傷は重度の運動障害をもたらし，予後不良と死亡率の増加につながる可能性があります．

⑥広範な脳損傷

出血が被殻の大部分または全体を占めていた場合，患者のほぼ半数は予後不良であり，死亡率が顕著でした．大量の血腫は，頭蓋内圧の上昇，脳ヘルニア，水頭症などの重篤な合併症のリスクを高めます．

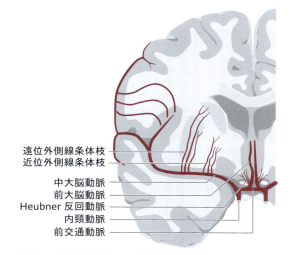

図2　大脳基底核への血液供給

〔Caplan LR, et al：Pathology, anatomy, and pathophysiology of stroke. In：Caplan LR(ed)：Caplan's Stroke：A Clinical Approach, 5th ed. pp19-54, Cambridge University Press, 2016 より〕

5 大脳基底核 被殻 *putamen*

> **運動の準備と実行**　被殻は運動計画と運動スキルの学習において重要な役割を果たします．速度，方向，振幅など，運動のさまざまな段階での調整に関与します[4]．

🩸 観察ポイント

☑ **日常的な作業が困難か？**：歯を磨く，シャツのボタンを留める，食事の際に茶碗を持つなど，多くの人が自然に行えるパターン化された動作をスムーズに行えないことが観察されます．

☑ **動作開始の遅れは観察されるか？**：例えば，座位姿勢からの起立や歩行開始時に動作が遅くなることが挙げられます．

☑ **意図しない身体の動作がみられるか？**：特に振戦やジスキネジアが観察されます．コップを安定して持つ際に手指の不随意運動が観察されるなど，日常生活に支障をきたすことがあります．

☑ **一連の動作を正確にこなせるか？**：1つの課題に複数の動作が連続して必要とされる場合，動作を順序立てて実行するのが困難なことがあります．コップに入った水を飲むというシンプルな行動も，コップを手に取る，水を口元に運ぶ，飲む，そしてテーブルに置くといった一連の動作から成り立っています．

💧 臨床へのヒント[5, 6]

①**日常的な作業の反復と練習**：歯磨きやシャツのボタン留めといった作業を小さく分解して，それぞれの段階を個別に練習し，徐々に一連の作業を完了させるようにします．

②**運動イメージと動作の開始**：患者が実際に動作を実施する前に，その動作をイメージすることで，「運動の計画・準備」の助けとなります．

③**不随意運動の管理**：重量のある食器やコップを使用して，振戦の影響を緩和します．

📖 **エビデンス**：被殻ニューロンは運動の準備，実行，保持の各段階で異なる役割を担っており，複雑なタスクにおいて感覚情報と運動情報の処理に重要です[5]．

🟢 新人さんはここに注意！

動作イメージの明確性の欠如：患者がイメージしている動作を明確に理解していることが重要です．動作が複雑であったり，馴染みのないものであったりすると，患者はそれを正確にイメージするのが困難となり，効果を低下させてしまうかもしれません．セラピストも正常な動作，例えばリーチの際の肩甲骨や周辺筋の動きを正確にイメージできていないと患者の誤学習につながります．教科書では学べない，実技や実践でセラピスト自身の身体感覚を磨いていきましょう．

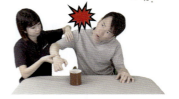

強化学習	強化学習とは，よい結果が出たときにはその行動を反復し，悪い結果が出たときには行動を修正するように学習する方法です．被殻は報酬（ポジティブな結果）や罰（ネガティブな結果）に反応して，次にどう行動するかを決める役割を果たします[7]．

観察ポイント

☑ **同じ失敗を反復していないか？**：例えば補助具なしで頻回な転倒を経験していても，同じ方法で立ち上がり続ける場合，強化学習に問題が生じている可能性が考えられます．

☑ **継続的にスケジュールを守れるか？**：新しい投薬スケジュールが症状の軽減に効果的であると知っていても，継続的にそのスケジュールを守ることが困難かもしれません．

☑ **練習の意味を理解しているか？**：フィードバックや指導を受けても，その練習や技術の習得・向上が困難になる現象が観察されます．

臨床へのヒント―観察と模倣を中心に[8, 9]

①**観察フェーズ**：立ち上がりなどの基本的な動作から，食事の準備などのより複雑な作業まで多岐にわたります．視覚的な観察が中心となりますが，学習体験を豊かにするために口頭での説明や触覚による誘導も使用します．例えば，関係する筋群や動作中に感じる可能性のある感覚を説明すると，より包括的な理解が得られます．患者が右利きで，利き手を使用し作業を実施する場合，セラピストは右手でそれを実演する必要があります．この認知的関与は，ミラーニューロンシステムの活性化を導くために重要です．

②**模倣フェーズ**：最初は，セラピストは身体的に援助したり，患者が動作を正確に再現できるようにツールを使用したりします．模倣中の即時のフィードバックは非常に重要です．セラピストはリアルタイムで修正や声かけをし，患者が動作を向上できるよう支援する必要があります．

📖 **エビデンス**：行動観察療法（AOT）と呼ばれる新しいリハビリテーションはミラーニューロンの発見に基づいており，脳卒中患者のリハビリテーションにおいて，注目されています[8]．仮想現実（VR）機器と組み合わせ，挑戦的でやる気を起こさせる課題を提供することで，治療の頻度と有効性が高まる可能性があります．

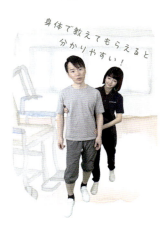

観察フェーズ　　　模擬フェーズ

5 大脳基底核 被殻
putamen

> **報酬の予測** 被殻は，刺激または行動に基づいて報酬を予測する役割を果たしており，報酬関連の行動と意思決定プロセスの理解に寄与します[10]．

🔴 観察ポイント

☑ **報酬に基づいた意思決定は可能か？**：患者がリハビリテーション効果や潜在的なメリットに対してモチベーションを感じないならば，その報酬を予測する被殻に問題がある可能性があります．

☑ **報酬を予測し，行動できるか？**：病院では，望ましい行動を促すために報酬システムを使用することがよくあります．このようなシステムを患者が理解していない，あるいは反応していないようにみえる場合（例えば，栄養状態と体調の関連性を理解していないなど），問題がある可能性があります．

💧 臨床へのヒント[11, 12]

①**治療による報酬の活用**：報酬は，患者が本当に大切にしているもの，楽しんでいるものが望ましいです．例えば，趣味活動をする時間を増加させる，好きなお菓子を渡す，あるいはセラピーセッションの時間を増加させるなど，定期的に報酬を変更し興味とモチベーションを維持します．

②**報奨制度の説明**：実施される報酬の制度について，なぜ特定の行動が報われるのか，その行動が回復にどのように貢献するのかを患者に時間をかけて説明し理解してもらい，モチベーションの維持につなげます．

③**行動と結果の結びつけ**：患者の行動と結果の関連性について，頻繁に想起してもらいます．理学療法に励んでいることと実感している改善とを関連づけたり，栄養の選択と心理的な活力や全体的な健康状態とを関連づけて説明します．

📖 エビデンス
研究では，リハビリテーションの有効性を向上させる方法として，パフォーマンスフィードバックと金銭的利益のかたちで報酬を与える試験プロトコルが報告されています[12]．

🟢 新人さんはここに注意！

被殻の損傷により機能障害が必ず生じると思い込む：脳はネットワークで機能します．被殻出血後，前頭前野，補足運動野，頭頂皮質などの広範な皮質領域，および尾状核や側坐核などのほかの皮質下構造が代償的に機能します．さらに，これらの機能は脳内でより両側性に現れており，一側が損傷しても，もう一側がある程度の機能を引き継ぐことが多いことを意味します．被殻の損傷と機能障害は必ずしも結びつかないことに留意しましょう．

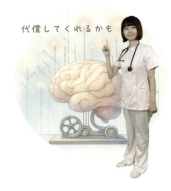

習慣の形成

基底核とその一部である被殻は，習慣の形成や学習に重要な役割を果たします．同じ状況が反復して生じると，その状況に効率的に対応できるように計画します[13]．

🩸 観察ポイント

☑ **習慣が十分に形成されているか？**：例えば，ベッドから起きたときに，無意識に歩行器に手をリーチするような行動がみられるかなど，日常のさまざまな状況に対して自然に反応できるかを観察します．

☑ **安全を確保するための習慣が身についているか？**：手すりを使用するなど，練習を反復しても利用困難な場合，習慣形成に問題がある可能性があります．

💧 臨床へのヒント[14]

①単施設での集中リハビリテーション
- **利点**：集中的な努力と時間の投資により，運動能力の改善と習慣の形成をより早くもたらします．高頻度トレーニングにより，脳の神経可塑性をより効果的に活用できます．
- **短所**：患者が疲労するリスクがあり，潜在的なモチベーションの低下や怪我につながる可能性があります．また，時間や人員を含む多大なリソースが必要です．

②多施設での分散リハビリテーション
- **利点**：さまざまな環境でリハビリテーション活動に参加でき，活用しやすいです．
- **短所**：体系化された環境（専門家との接触頻度など）がないと，実践に一貫性がなくなるリスクがあり，習慣の確立が妨げられる可能性があります．

📖 **エビデンス**：リハビリテーション中の実践時間を増やす影響，週末にリハビリテーションセッションを追加する影響など，脳卒中患者を改善するためのさまざまなアプローチが検討されています[14]．

🟢 新人さんはここに注意！

安全配慮の過小評価：セラピストは，患者への1〜2回の注意喚起で安全への配慮が定着すると思いがちです．しかし，習慣の形成には，反復と練習が重要です．

学習理論では，「2つのニューロンが一緒に発火すると，その2つの結びつきは強くなる」というHebb（ヘブ）の法則があります．反復した結果，行動は徐々に自動化されていきます．

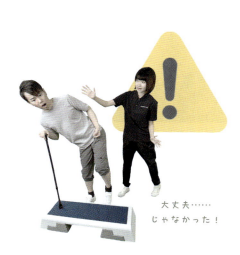

大丈夫……じゃなかった！

5 大脳基底核 淡蒼球 globus pallidus

文献は➡182頁

● 部位
淡蒼球は各大脳半球内にあります．大脳基底核の一部であり，被殻とともにレンズ核を形成します．淡蒼球は，外側の淡蒼球外節(GPe)と内側の淡蒼球内節(GPi)に分けられます．

● 血液供給
淡蒼球への血液供給は中大脳動脈の前外側中心動脈から行われます．一部は内頸動脈の分枝である前脈絡叢動脈からも供給されます．

● 神経ネットワーク
淡蒼球は運動機能の調節に重要な役割を果たしており，GPiは線条体(被殻と尾状核)からの入力を受け，視床に抑制性信号を送り，大脳皮質の運動興奮を抑え，それによって運動を調節します．一方，GPeは線条体からの入力を受け，視床下核を通してGPiに抑制性信号を送り，運動調節の間接路で重要な役割を果たします．大脳基底核ループにおいて重要な場所であり，大脳基底核ループは運動ループ，連合系ループ，辺縁系ループに分けられます．また，大脳基底核は痛みに関連する研究報告も多いため，図1[1)]，表1に各領域と痛みへの関与をまとめます．

● 画像読解ポイント：詳しくは動画ご参照．

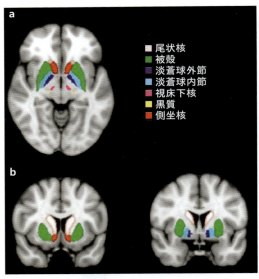

図1 水平断(a)と前頭断(b)における大脳基底核
〔Borsook D, et al：A key role of the basal ganglia in pain and analgesia-insights gained through human functional imaging. Mol Pain 6：27, 2010 より一部改変〕

表1 大脳基底核の痛みにおける役割

部位	痛み処理における機能
尾状核	痛みに関連した回避行動に関与．特に特定の薬物治療後の痛みに対する感受性を軽減．有害な刺激の強度を圧縮して最小限に抑制する．痛みに関連した行動の強化に関与
被殻	体性(ボディマップ)方式で痛みを調節．主観的な痛みの評価と感じ方に影響
淡蒼球	潜在的に痛みに関連する反応を含む行動反応を記録する．痛みを軽減するために脳深部刺激の対象となる．痛みを和らげるオピオイドの影響を受ける
視床下核	痛みの信号を含む特定の神経シグナルを抑制します．行動の抑制に関与し，感情的，認知的，運動的反応を含む皮質指令の実行を制御
黒質	痛みを含む嫌悪刺激に対して反応
側坐核	報酬と嫌悪を含む刺激の感情の処理に関与

ランドマーク：淡蒼球は被殻の内側にあります．さらに内側に内包が存在し，淡蒼球を視床および尾状核と分けています．T1強調画像では内包に隣接する灰白質構造として表示されます．T2強調画像では，淡蒼球は鉄含有量により，特に周囲の脳組織と比較して暗く見えます．

🟢 淡蒼球内節と外節(表2)における深部脳刺激療法

特にParkinson病(PD)における淡蒼球の障害のリハビリテーション戦略では，GPiをターゲットとした深部脳刺激療法(DBS)が重視されます[2]．以下にDBSのメリットと展望を解説します．

症状管理：GPiへのDBSは，運動緩慢，固縮，振戦などのPDの主要な症状の管理に効果的であることが示唆されています[3]．これらの症状は，特にPDが進行するにつれて，薬剤だけで管理することが困難になることがよくあります．DBSによってもたらされる刺激は，これらの症状の一因となる脳内の異常な神経活動を調節するのに役立ちます．

ジスキネジアの軽減：ジスキネジアは，顔面，上下肢，体幹の不随意で不規則な，もがくような動作であり，PDにおける長期のドーパミン療法の副作用として生じることがよくあります．GpiへのDBSには直接的な抗ジスキネジア作用があることが判明しており，この機能低下の副作用を経験している患者にとって貴重な治療選択肢となっています．

薬管理の柔軟性：薬剤調整をより柔軟に実施できることもメリットです．場合によっては，DBSを受けている患者は投薬量を減らすことができ，ドーパミン治療に伴う副作用を最小限に抑制します．

プログラミングの容易さ：DBS装置は外来で設定および調整できるため，患者の変化するニーズや症状に基づいてカスタマイズされた刺激を実施することができます．

比較有効性：視床下核を標的とするDBSと比較すると，GpiへのDBSには特定の利点があることがわかっています．例えば，視床下核へのDBSは気分症のリスクが高いと関連づけられているため，特定の認知的または精神医学的な懸念をもつPD患者にとっては，より適している可能性があります[4]．

将来の改善：DBSの分野は，継続的な研究により，常に進化しています．将来の改善目標には，患者の神経信号に基づいて刺激パラメータをリアルタイムで自動的に調整する閉ループシステムの開発(CL-DBS programming)が含まれ，より個別化された効果的な治療につながる可能性があります[5]．

表2　淡蒼球内節と外節の違い

項目	淡蒼球内節(GPi)	淡蒼球外節(GPe)
役割	大脳基底核の主な出力核	大脳基底核内での処理/中継センター
主な機能	「直接路」で運動を促進する経路に関与 運動の開始に際して視床を抑制	「間接路」で運動抑制に大きく関与 視床下核の活動を調節
伝達物質	GABA作動性線維を用いて視床を抑制	GABA作動性線維を用いて視床下核やほかの構造を抑制
接続性	視床や脳幹へ接続	大脳基底核内での接続
臨床での意義	深部脳刺激療法(DBS)の標的となる	GPiや視床下核と比較してDBSの直接的な標的とはなりにくい

淡蒼球
globus pallidus

◆ 大脳基底核の各領域における運動学習への関与

大脳基底核は➡146頁の図1のような神経回路で機能するため，運動学習，報酬，運動制御など，それぞれの領域の観察ポイントや臨床へのヒントが類似します．そのため観察ポイントについては一部割愛しますが，以下のような理解が大切です．

①尾状核
- 役割：刺激と反応の関連づけなど，認知的側面に焦点を当てます．
- 機能：意思決定に重要なさまざまな脳の入力を統合します．
- 特徴：学習の初期段階，特に感覚と運動の統合と目標指向の適応が必要な課題で活動します．

②被殻
- 役割：動作，特に習慣的または自動的な動作の遂行の中心となります．
- 機能：運動の連続性の形成と実行に不可欠な感覚運動領域からの入力を受け取ります．
- 特徴：よく学習した課題や，反復的で日常的な運動スキルの際に活発に活動します．

③淡蒼球
- 役割：運動指令を調整する処理および中継センターです．
- 機能：GPeとGpiのそれぞれが直接路，間接路を介して運動指令を調整します．
- 特徴：GPiは大脳基底核の最終出力の鍵であり，運動に影響を与えますが，GPeはSTNおよびその他の要素の活動を調節し，運動学習に間接的に影響を与えます．

④視床下核
- 役割：特に変化する条件やエラー検出のもとで，運動計画の調整および適応を行います．
- 機能：ハイパー直接路，間接路に関与し，GPiおよびGPeに影響を与える興奮性信号を送ります．
- 特徴：進行中の運動プログラムを調整し，運動に関する迅速な意思決定を実施するために重要です．

⑤黒質
緻密部(SNc)と網様部(SNr)の2つの部分に分かれています．
- 役割：
SNc：報酬処理と運動制御に重要なドーパミンを生成します．直接路と間接路の両方で活性を調節します．
SNr：大脳基底核の主要な出力中枢として，GPiと同様に機能します．
- 機能：運動制御，報酬の予測，学習に影響を与えます．
- 特徴：SNcからのドーパミン放出は，学習の強化と運動活動の調節に重要です．

⑥側坐核
- 役割：脳の報酬回路の中心であり，動機づけに基づき運動出力を遂行します．
- 機能：SNcからのドーパミン作動性入力とさまざまな皮質領域からのグルタミン酸作動性入力を統合します．
- 特徴：報酬に基づく学習，意思決定，依存症のメカニズムにおいて重要な役割を果たします．

🔹 大脳基底核の各領域を野球で例えると

①尾状核

投手が投げる球種(ストレート，カーブなど)を計画し決定する際，認知プロセスと運動計画の統合に積極的に関与します．これは，投手が試合の状況，打者の行動，過去の経験に基づいて戦略を立てる意思決定に役立ちます．投手の意思決定プロセスを運動実行計画と結びつけ，前頭葉およびほかの基底核と調整します．

②被殻

投球という学習された動作を実行するときに重要です．被殻は運動野からの入力を処理して，投球に伴う学習された自動的な動作を制御し，洗練します．希望する投球に必要な上肢の速度，角度，回転を調整し，投球動作をスムーズに実行できるようにします．

③淡蒼球

淡蒼球(GPeとGPiの両方)は，投球に不可欠な運動指令を調整します．これにより，投手の動作が正確となり，タイミングも保証されます．

GPiの運動皮質への出力は実行の微調整に役立ち，GPeによる視床下核およびその他の基底核の調節によりスムーズな運動制御が保証されます．

④視床下核

視床下核は，球種を変更する直前の決定など，突然の変更があった場合に運動計画を調整する際に特に重要です(ハイパー直接路)．迅速に適応するのに役立ちます．間接路と連動して投球動作を微調整し，投手が変化する試合状況に素早く適応できるようにします．

⑤黒質

- SNc：この領域は，ドーパミン生成を介した直接路，間接路の両方の活動を調節し，投球における協調運動制御に重要です．
- SNr：GPiと同様に，運動の応答に影響を与え，投球を乱す可能性のある不随意な動作を確実に抑制します．また，SNcのドーパミン放出は運動の計画と実行に役立ち，SNrは動作の微調整に役立ちます．

⑥側坐核

打者を三振にしたい，試合に勝ちたいという欲求など，ピッチングの報酬と動機づけの情報を運動機能と統合します．試合の状況や目標に応じて，投球動作の開始に影響を与えます．

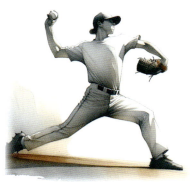

5 大脳基底核 淡蒼球
globus pallidus

> **随意運動の調節**
> GPi は大脳基底核から視床への一次出力を供給し，視床は運動皮質と連絡して随意運動を開始・調節します．一方，GPe は大脳基底核の間接路で重要な役割を果たしており，GPi に送られる信号を調節し，洗練させるのに役立っています[6]．

🔴 観察ポイント

☑ **動作の制御に問題はあるか？**：着替える際のボタンの留め外しやスプーンでの食事の取り分け，髪をとかす動作などをスムーズに行えるかを観察します．靴の紐を結ぶ動作が遅れて開始される，または途中で動作がぎこちなくなるような場合，バランスを崩しやすい場合なども運動制御に問題がある可能性があります．

☑ **不随意運動を認めるか？**：上下肢の振戦，突然の筋肉の痙攣が生じるような場合は注意が必要です．コップを持つ際に手に不随意運動が続くことがないかなどを観察します．

🔵 臨床へのヒント―抑制運動を中心に

①静的抑制エクササイズ
- **片脚立位バランス**：姿勢維持の際に淡蒼球の活動を活発にします．
- **壁にもたれながら着座**：壁を背にもたれかかり，スピードを調整しながら椅子に着座します．

②動的抑制エクササイズ
- **Stop & Go ウォーキング**：歩行と停止を素早く切り替えるように練習し，運動の開始と停止の制御を強化します．患者は通常通りに歩行し，合図があればただちに停止し，その位置に留まり続けます．
- **バランスウォーキング**：特に動作を正確に開始および停止する能力の改善を図ります．床上の直線（平均台のような）に沿って歩行し，ランダムな間隔で停止します．
- **ブロックタワーゲーム**：プレイヤーは不安定なブロックを取り除きたいという衝動に抵抗しながら実施するため抑制的なコントロールが必要となります．

📖 **エビデンス**：身体活動，特に心血管フィットネストレーニングは，認知能力を向上させ，加齢に伴う認知機能の低下に対抗することが示されています[7]．さらに，定期的な身体活動は，いくつかの脳領域，特に前頭前野と海馬において加齢に伴う体積縮小を軽減することが報告されています．

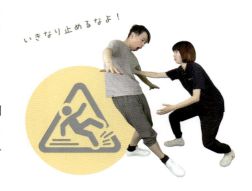

🟢 新人さんはここに注意！

運動中断の指導不足：運動の突然の中断は転倒リスクや誤学習につながります．患者は実行した運動を途中で中止する抑制メカニズムが不十分なことがあるので注意しましょう．

不要な運動の抑制　GPi は主にこの役割を果たし，視床に抑制性信号を送り，不要な動作や望まない動作を防ぐのに役立っています．GPe も間接路を介して，GPi の活動を調節することでこのプロセスに貢献しています[8]．

観察ポイント

☑ **無駄なく課題を実行しているか？**：食事や着替えの際に，手指の振戦や不随意運動など，目的とは関係ない動作がみられる場合，その動作に無駄が生じていると判断します．持ち物が手から落ちる，ボタンがうまく留められない，スプーンやフォークの操作が不安定になるなどの動作に注目します．

☑ **安静時に不随意運動が観察されるか？**：患者がリラックスした状態で上下肢がふらついたり，顔面の筋肉に小さな振戦がみられたりする場合，淡蒼球の抑制制御が正常に機能していない可能性があります．

臨床へのヒント

①**集中的なトレーニング**：ブロックを積み上げたり，ビーズを通すなど，正確さと集中力を必要とするような練習を実施することができます．

②**課題の簡略化**：複雑な作業を，よりシンプルで管理しやすいステップに分割することで，余計な動作を最小限に抑え，課題のパフォーマンスを改善させることができます．動作が過剰で着替えが困難な患者には，シャツのボタンを留める，靴ひもを結ぶなど，作業の個々の要素を練習することから始めてみましょう．

③**休息時間の設定**：疲労時に増加する不随意運動を抑制するために，定期的に休息をとるように提案します．疲労は運動制御の問題を悪化させる可能性があるため，十分な休息が必要不可欠です．

エビデンス：大脳基底核損傷は，運動機能障害だけでなく，認知や感情の障害も引き起こす可能性があります．不要な運動の抑制と認知・感情機能のサポートには，精神面や環境的側面を考慮する必要があります[9]．

新人さんはここに注意！

適応機器への早急な依存：適応機器を導入する時期が早すぎたり，適切な指導を受けずに導入する場合，患者が適応機器に過度に依存したり，間違った使い方をしたりする可能性があります．

　道具は外界への探索ツールです．自助具を単なる道具ではなく自身の知覚を拡張させるツールであることを理解する必要があります．

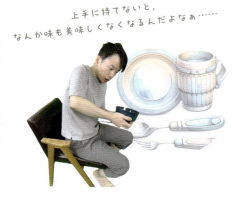

視床下核 subthalamic nucleus

文献は ➡ 182 頁

● 部位
視床下核(STN)は，視床下部の一部であり，間脳に位置する小さな両凸レンズ状の核です．STN は視床の腹側に位置し，視床下部の外側にあります．

● 血液供給
主に後大脳動脈(PCA)の小さな枝によって提供されます．これらの分枝の多くは，PCA の分枝である後外側中心動脈および視床膝状体動脈に由来します．

● 神経ネットワーク
STN は大脳基底核の間接路の一部であり，淡蒼球外節(GPe)からの入力を受け，淡蒼球内節(GPi)と黒質網様部(SNr)に興奮性信号を送ります．この回路は運動機能の調節に重要な役割を果たします．STN はまた，運動野や前頭前野や脚橋被蓋核などのほかの領域とも結合しており，認知・運動過程に影響を及ぼします．ハイパー直接路における中継も担うため，運動制御における迅速な対応にも関与します．

● 病態像
STN に関連する主な疾患の 1 つに Parkinson(パーキンソン)病(PD)があります．STN の過活動は運動野の抑制を亢進させ，PD でみられる運動緩慢の一因と考えられています．このため，STN への深部脳刺激療法(DBS)は，この過活動を抑制するために，進行した PD の治療としてしばしば用いられます．大脳基底核と小脳の違いを理解しておくことで PD の姿勢制御や運動学習への理解が深まります(表1)．

● 画像読解ポイント：詳しくは動画ご参照．

表1 大脳基底核と小脳における姿勢制御・運動学習の違い

項目	大脳基底核	小脳
姿勢制御	大脳基底核は環境変化や意図した動作に応じて自動的に姿勢を調整する役割を果たします．例えば，路面が急に凹んでおり，歩行中に足元を安定させるための筋緊張の調整が必要な場面で，大脳基底核が働きます．	小脳はリアルタイムに姿勢筋の活動を調整することにより，バランスと安定性を確保します．例えば，滑りやすい路面で歩行中，足が滑った瞬間，即時のフィードバックをもとに小脳が働き，すぐさまバランスをとる動作に移行するよう筋肉の活動を調整します．
運動学習	強化学習を通じて動作の連続性と習慣の学習を促進します．報酬の予測とフィードバックに基づいて動作を調整します．例えば，ピアノの新しい曲を覚える際，最初は手を見ながら鍵盤を押しますが，反復練習により，視覚に頼らず鍵盤を押す動作が身につきます．	感覚的なフィードバックに基づいて動作を適応させ，洗練します．エラーを元にした学習に関係し，時間をかけて運動のパフォーマンスを最適化します．例えば，野球でボールをキャッチする練習をしているとき，何度かミスをすることで，正確にキャッチするための動作の改善点を学び取り，徐々に正確にボールをキャッチする能力が向上します．

 内包の内側，赤核よりも下方でわずかに外側にあります．また，第三脳室の黒い空隙に囲まれた，小さくて明確な灰白質領域として確認できます．ただし，サイズが小さく深い位置にあるため，識別するのが困難な場合があります．

さまざまな学習メカニズム[1-3)]

視床下核を含む大脳基底核は学習に寄与します．リハビリテーション場面で混同しやすい学習は以下の通りです．

学習タイプ	強化学習（大脳基底核）	教師あり学習（小脳）	教師なし学習（大脳皮質）
フィードバックの種類	報酬ベースのフィードバック	誤差修正または直接フィードバック	データの内在的構造に基づくか，なし
主な機能	報酬や罰に基づいて行動や選択を学習する	入力データを既知の出力やラベルにマッピングする	ラベルづけされていないデータのなかから隠れたパターンを発見する
主な役割	習慣形成，意思決定プロセス	運動制御，精度，誤差修正	感覚処理，パターン認識，特徴抽出
適応戦略	行動の結果（肯定的または否定的な強化）に基づいて適応	予測と実際の結果との差を最小限に抑制することで適応	入力データ内の構造や規則性を見つけ出すことで適応

①強化学習（大脳基底核）

例：脳卒中から回復中の患者など，運動障害のある患者の場合，動作を適切に実行したときに肯定的なフィードバックや報酬が得られるように課題を構成します．フィードバックは，口頭での賞賛や，より具体的な報酬など，患者にあわせさまざまな形態に調整します．

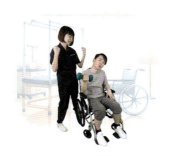

②教師あり学習（小脳）

例：失調症への理学療法では，正確な動作を必要とする運動を指導します．パフォーマンスに関するフィードバックが（物理的な指導や視覚的なフィードバックなどを通じて）提供されるため，エラーを最小限に抑え，課題の実行を向上させることができます．

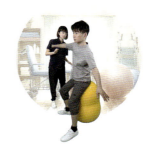

③教師なし学習（大脳皮質）

例：脳損傷患者にカラフルかつさまざまな形のパズルを実施してもらいます．ピースを一致させる方法について明確な指示はありません．患者は，各ピースがその形状と色に基づいてどこに適合するかを判断しながら，試行する必要があります．さまざまな組み合わせを試すうちに，セラピストから直接のフィードバックがなくても，感覚フィードバックによりパターン（一致する色や形など）を認識し始めます．このプロセスは，問題を解決する能力を再発見し，強化するのに役立ちます．

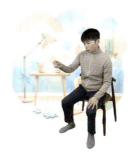

実際のリハビリテーションの現場では，これらの学習メカニズムを連携して機能させることがよくあります．

5 大脳基底核

視床下核
subthalamic nucleus

● 大脳基底核における目標指向制御と習慣制御[4,5]

大脳基底核は，運動制御，学習，習慣形成などのさまざまな神経学的プロセスにおいて重要な役割を果たします．目標指向制御システムおよび習慣制御システムにおいて，大脳基底核は2つの異なる，相互に関連したタイプの行動制御に関与します．

①目標指向制御システム（goal-directed system）

このシステムは，期待される結果をめざして実行される行動を制御します．行動は，期待される利益や期待される結果の有用性によって選択されます．目標指向制御システムには主に前頭前野と背内側線条体が関与します．これらの領域は，行動の結果を評価し，期待される結果に基づいて意思決定を実施するために重要です．

②習慣制御システム（habitual control system）

このシステムは，自動的または習慣的行動，つまり結果について意識的に考えずに実行される行動を制御します．習慣的制御システムには背外側線条体が関与し，感覚運動野と関連します．この経路は，反復練習の後に優勢になり，自動的な反応に影響します．Parkinson病の場合，このシステムに障害を受けやすいことが報告されています（図1）[6]．

目標指向から習慣への移行：Fitts PMとPosner MIによって提案されているように，運動スキルの獲得には，目標指向制御システムから習慣制御システムへの移行が伴います[7]．これは，認知段階，連合段階を経て，最後に自動段階に進みます．自動段階では，必要な認知リソースが少なくなり，習慣制御システムが関与します．

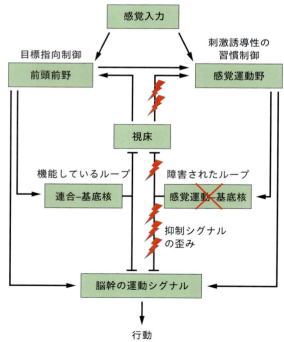

図1　Parkinson病とドーパミン喪失

PDでは，ドーパミン神経の喪失があり，特に大脳基底核の感覚運動領域に影響を及ぼします．この損失は，赤いバツ印で示唆されています．
PDでは，感覚運動領域の障害により，目標指向制御への依存度が高まっていると考えられています．影響を受けにくい目標指向制御システムがより支配的になるからです．
しかし，障害された感覚運動領域からの歪んだ抑制出力は，目標指向行動の実行を妨げる可能性もあります．
このシステムは比較的保存されていますが，機能不全に陥った感覚運動領域からの干渉により，その効率が低下する可能性があります．

〔Redgrave P, et al：Goal-directed and habitual control in the basal ganglia：implications for Parkinson's disease. Nat Rev Neurosci 11：760-772, 2010より一部改変〕

🔵 将棋で例えると

①目標指向制御システムの活用

初心者は，最初王手という目標に向かって将棋にアプローチします．そのためのルール，さまざまな駒の動き，基本的な定石を理解することに重点を置きます．それぞれの駒の動きは，将棋というゲームとその目的についての理解に基づいた意識的な決定に基づいています．

この段階には，**前頭前野**と**背内側線条体**が含まれます．脳のこれらの領域は，意思決定，計画，および将棋盤上での行動の結果を予測するために重要です．初めて将棋を指すときは，それぞれの駒の動きを慎重に検討し，結果を考慮し，対戦相手の反応を予測しようとするかもしれません．

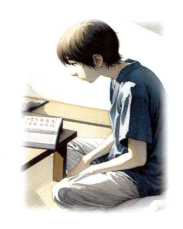

②習慣制御システムへの移行（図1）[5]

認知段階：初期は，将棋を学習することは高度な認知プロセスです．基本を学び，ゲームの構造を理解し，それぞれの駒の動きを意識的に考えます．

連合段階：練習を重ねると，特定の駒の配置と適切な戦略や駒の動きの間の関連づけが形成され始めます．一般的な展開に対する反応がより自動的になり始めます．

習慣化/自動段階：徹底的に練習すると，将棋の多くの側面が習慣化されます．**背外側線条体**と**感覚運動野**がより連携し，盤上のさまざまな状況に対する反応は，意識的な分析ではなく，経験によって培われた自動的な反応になります．

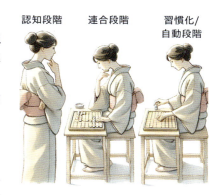

③習慣制御システム

上達した段階では，将棋の応答が自動的に行われます．じっくり検討することなく，パターンを素早く認識し，動作を予測し，戦略を採用します．**背外側線条体**と**感覚運動野**を含む習慣的な制御システムが引き継ぎます．将棋を指すことは，過去の経験に基づいた直観と反射的な意思決定に頼ることになります．熟練の将棋棋士のフロー状態は，手ごとに能動的に考えているわけではなく，深い理解と広範な練習に基づいて本能的に反応している状態です．

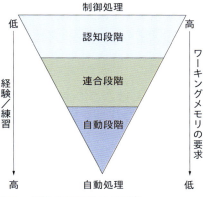

図1 運動学習段階の階層性
〔Furley P, et al：The role of working memory in sport. International Review of Sport and Exercise Psychology 3：171-194, 2010 より〕

5 大脳基底核

視床下核
subthalamic nucleus

> **運動計画** 視床下核は運動する前の計画段階にも関わっています．なにをするのがその状況で最適かの判断を補助します[8]．

🔴 観察ポイント

☑ **環境に変化が生じたとき，動作を適切に調整できるか？**：家具が移動したり，物を落としたりするなど，患者の環境に変化が生じたとき，患者は自分の動作を適切に調整可能か観察します．動作変更が困難な場合，運動計画に問題があることが示唆されます．

☑ **作業を順序立てて実行できるか？**：例えば衣服を着るときは，通常，下着を着てから上着を着る，靴下を履いてから靴を履きます．

☑ **運動パターンの効率性に問題はあるか？**：高い位置にある物品を取る際に，無駄な動作を実行するのではなく，直接手をリーチして取るなどの効率的な動作か観察します．

🔵 臨床へのヒント

①**適応反応課題**：環境の急激な変化に適応するための課題を設定します．手をリーチしようとしている物を動かしたり，歩いている道を変えるよう指示したり，課題のルールを途中で変更したりします．これにより，環境の変化に適切に対応する練習をします．

②**運動順序の練習**：着替えや料理など，一連の動作を伴う作業や，簡単なカードゲームなど，一連の運動反応を伴う作業を練習します．

③**問題解決型のアクティビティ**：障害物コースを作ったり，散らかった部屋の中を移動したり，持っているものを落とさずに別のものを取る方法を考えたりと，身体的な問題解決を必要とする作業を実施します．

📖 **エビデンス**：PD において，大脳基底核の目標指向制御システムと習慣制御システムの機能不全が運動障害と認知障害に関与しています．運動誘発性神経可塑性は，これらの制御回路を強化し，PD 患者の運動能力と認知能力を改善するリハビリテーションに役立ちます[4]．臨床では，運動介入を通じて目標指向的行動と習慣的行動のバランスを最適化し，PD 患者の運動計画と実行をサポートすることが重要です．

🟢 新人さんはここに注意！

性急なセラピストの介入：患者が問題解決の課題に直面しているとき，あまりに早く解決策を提供すると問題解決能力を向上させる重要な機会を奪ってしまうことになります．問題解決能力は，単に正しい答えを知ること以上のものです．適切な解決策を選択し，実行するというプロセスが含まれます．

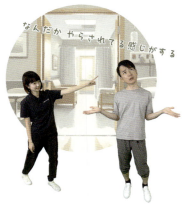

意思決定	視床下核は特に対立する選択肢での意思決定において役割を果たします．目の前に人参がぶら下がっていても追いかけず，落ち着いてよく検討するための機能です[9]．

観察ポイント

- **予期せぬ変化に対して行動を中止できるか？**：例えば患者が椅子へ着座するときに，椅子に届かない距離だったとした場合，すぐさま行動を止められるかを観察します．
- **効率的な意思決定ができるか？**：食事や衣服の選択などの際に，複数の選択肢から効率的に選択することができるのか観察します．意思決定に時間がかかりすぎるということは，意思決定における視床下核の機能に問題があることを示唆します．
- **通常とは反対の指示への反応に問題は？**：通常の認識とは反対の行動を実施するように指示されたとき，患者は普段よりも苦戦するか，効果的に行動が可能か観察します．
- **衝動的な行動をコントロールできるか？**：患者が衝動性を抑制し，忍耐強く順番を待つ課題に対応できるか観察します．これは，社会的交流において重要な機能です．

臨床へのヒント[10, 11]

トレーニング	説明	例
反応抑制のトレーニング	合図に基づいて行動を開始/停止するエクササイズ．反応の制御能力を向上させるトレーニングの1つ．	「スタート」の合図で起立，「ストップ」の合図で着座する．
選択肢をつくる課題	患者に意思決定をしてもらう活動．選択の自由度を高めることで思考プロセスを活性化させる．	異なるアクティビティの選択，課題の順番の選択，チェスや将棋など．
通常とは反対の指示を処理する	通常とは反対の情報への対応の練習．一般的ではない指示に従って行動することで，柔軟な思考を促進する．	「左」の合図で右上肢を挙上し，「右」の合図で左上肢を挙上する．
衝動制御のトレーニング	衝動コントロールに焦点を当てたエクササイズ．自身の衝動を抑え，順番や指示を待つ能力を養う．	ボードゲームでの順番を決める，特定の合図を待っての行動など．

エビデンス：反応抑制において右下前頭皮質と視床下核が重要な役割を果たすことが示されています．この知見は，意思決定プロセスにおける抑制/制御の理解を深め，特に抑制障害を特徴とする患者の治療戦略の開発に寄与する可能性があります[10]．

新人さんはここに注意！

意思決定スキル向上の機会の欠落：いつも決まった訓練をすることは，患者の意思決定スキルの向上を妨げるかもしれません．セラピスト自身が問題点や治療の優先度を考慮できていないと患者は混乱し，意思決定能力も高まりません．

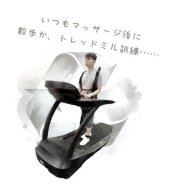

5 大脳基底核 黒質 substantia nigra

文献は ➡ 183 頁

● 部位
黒質(SN)は，中脳にある黒く色素沈着した大きな領域ですが，機能的には大脳基底核に含められ，主に**黒質緻密部**(SNc)および**黒質網様部**(SNr)に分けられます(図1)[1]．

● 血液供給
主に後大脳動脈の枝(視床膝状体動脈や内側・外側後脈絡叢枝)で，一部脳底動脈の枝からも供給されます．

● 神経ネットワーク
黒質緻密部(SNc)は，黒質経路を介して線条体(および被殻)にドーパミン作動性ニューロンを送り，運動，報酬，依存症に重要な役割を果たします．黒質網様部(SNr)は大脳基底核の主要な出力中枢として働き，線条体からの入力を受け，視床に出力を送ります．

● 病態像
Parkinson(パーキンソン)病(PD)は黒質に関連する主要な症候群です．この疾患は，黒質におけるドーパミン作動性ニューロンの消失によって特徴づけられ，振戦，固縮，動作緩慢などの症状を引き起こします(図2, 3)[2, 3]．

● 画像読解ポイント：詳しくは動画ご参照．

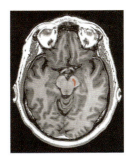

図1 水平断における黒質
赤色の部分が黒質．
〔Effects of Parkinson's Disease Mutation Reversed in Cells. Neuroscience News, 2013 https://neurosciencenews.com/neurodegeneration-pink1-parkinsons-376/ accessed 2024.05.13 より〕

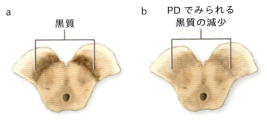

図2 Parkinson病における黒質の減少
a：健常者，b：PD患者．
〔Substantia nigra and Parkinson disease. MedlinePlus, 2022 https://medlineplus.gov/ency/imagepages/19515.htm accessed 2024.05.13 より〕

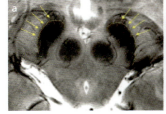
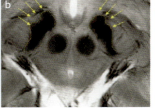

図3 健常者(a)とPD患者(b)のMRI比較
〔Cho ZH：Review of recent advancement of ultra high field magnetic resonance imaging: from anatomy to tractography. iMRI 20：141-151, 2016 より一部改変〕

> **ランドマーク** 黒質は大脳脚の背側，中脳水道の腹側に位置します．ただし黒質は小さく，脳の深部に位置するため，従来のMRIでは描出が困難な場合があります．ニューロメラニン強調画像などの特殊な画像技術を用いれば，描出できます．

💧 ドーパミン生成におけるポイント[4-9]

　ドーパミンは，運動と動機づけの制御に関与する重要な神経伝達物質です．PDでは，黒質のドーパミン作動性ニューロンの消失により，振戦，固縮，動作緩慢などの運動症状が引き起こされます．リハビリテーションの取り組みでは，多くの場合，このドーパミンの産生を強化または消失を補うことに重点が置かれます．

運動とドーパミン放出：定期的な身体活動は，ドーパミンを含む神経伝達物質のレベルに影響を与えることが知られています．運動すると脳内のドーパミンの放出が増加し，運動機能が改善するだけでなく，気分や全体的な幸福感も増加します．

神経可塑性とリハビリテーション：神経可塑性として知られる脳の適応能力は，リハビリテーション中に非常に重要です．的を絞った運動に一貫して取り組むことで，ドーパミン伝達経路を強化する神経可塑性変化を促進し，疾患によって生じる欠損の一部を補うことができます．

食事とドーパミン生成：特定の食事の選択は，ドーパミン生成に影響を与える可能性があります．例えば，アーモンド，アボカドなどのチロシン（ドーパミンの前駆体）が豊富な食品は，ドーパミンの合成をサポートする可能性があります．ただし，PDの症状やドーパミンレベルに対する食事の直接的な影響について具体的な結論を得るにはさらなる研究が必要です．

薬理学的サポート：ドーパミンレベルを上昇させる薬やその作用を模倣する薬（レボドパなど）がリハビリテーションと並行して使用されることがよくあります．これらの薬は運動機能を大幅に改善し，リハビリテーションをより効果的にします．

ストレス管理：慢性的なストレスにより，ドーパミンレベルが低下する可能性があります．リラクセーション法，睡眠，マインドフルネス，その他の心理的サポートによるストレス管理は，最適なドーパミン機能を維持するためのリハビリテーションの重要な側面となります．

認知的および感情的側面：ドーパミンは，認知プロセスと感情の制御にも役割を果たします．リハビリテーションには，うつ病や認知機能の低下など，ドーパミン欠乏に関連する非運動症状に対処するための認知課題や療法が含まれる場合があります．

社会的活動と人間関係：社会的支援やポジティブな人間関係は，ストレスの緩和とともにドーパミンレベルの維持に役立ちます．楽しみや興味をもつこと，新しいことへの挑戦や達成感はドーパミンレベルを向上させます．

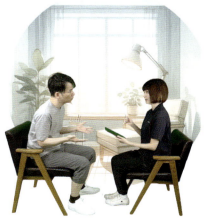

5 大脳基底核

黒質
substantia nigra

> **ドーパミンの産生**　黒質は脳内のドーパミンの主要な供給源です．ドーパミンは，運動，報酬，依存症の調節に不可欠な神経伝達物質です[10]．

🩸 観察ポイント

- ☑ **動作がぎこちなくなっていないか？**：歩行する，物品に手をリーチする，食器を使用するなどの動作の円滑さを観察し，スムーズさや振戦の出現を観察します．
- ☑ **趣味活動へ意欲的に参加しているか？**：かつて患者が楽しんで行っていた趣味や運動を放棄している場合や，日常生活における興味や活動への参加が減少している場合，ドーパミン機能に問題がある可能性があります．
- ☑ **睡眠と覚醒のサイクルは？**：夜中に何度も目が覚める，昼間に強い眠気を感じる，夜更かしするなど，以前と異なる不規則な睡眠パターンが続く場合，ドーパミンに関連する可能性があります．
- ☑ **食事の量や好みに変化はあるか？**：急に甘いものを好むようになる，逆に食事の量や回数が減少するなど，以前の食習慣と異なる変化がみられる場合は注意が必要です．

💧 臨床へのヒント

①**動作速度の改善**：動作速度が遅い場合は，リズム聴覚刺激療法（RAS）を使用します．RASは，運動機能を改善するためにリズムを用いる神経理学療法です．基本原理は，メトロノームのビートのようなリズミカルな聴覚的合図と動作を同期させることです．

- **脳と音楽のつながり**：音にあわせ下肢を叩いたり，音楽にあわせ踊る際に現れます．
- **臨床での使用**：運動障害，特にPDの患者にとって，RASは動作緩慢や歩幅の減少という問題を克服するのに役立ちます．
- **聴覚刺激の種類**：単純なメトロノームのビートも効果的ですが，RASでは複雑なリズムやメロディ，音楽全般も使用します．
- **実施**：リズムのテンポは，その人が好むものより少し上に設定し，速いペースを促します．個々人が適応していくにつれて，テンポを徐々に上げることもできます．

📖 **エビデンス**：研究によると，RASは速度，歩幅などの歩行パラメータの向上につながることが示唆されています．さらに，これらの向上は，聴覚刺激を取り除いても維持されることがあります[11,12]．

🌱 新人さんはここに注意！

身体的症状の背後にある精神衛生の理解不足：気分，食欲，睡眠の変化に注意を払い，これらを単なる身体的症状とみなさず，精神衛生の問題として捉えることが大切です．

　精神面の問題は数値化が難しいこともあり，身体的に表出する問題に目を向けやすいので注意しましょう．

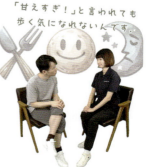

| 報酬と依存症 | 黒質のドーパミン神経細胞は脳の報酬系に関与します．報酬的な刺激に反応し，依存症のプロセスに関与します[13]． |

🔴 観察ポイント

☑ **意欲の低下や無気力がみられるか？**：気分や意欲に変化がないか観察します．意欲の低下，無気力，うつ病の兆候は，脳の報酬系の変化と関連する可能性があります．

☑ **よく考えずに危険な行動をするか？**：性急な決断，順番を待つのが苦手，結果を考えずに危険な行動に出るなど，衝動的な行動がないかどうか観察します．

☑ **糖質，脂質への欲求の増加は？**：食事から得られる報酬に大きく関与するため，糖質や脂質への欲求の増加や過食など，患者の食習慣が突然変化していないか観察します．

☑ **アルコールやニコチンへのこだわりの増加は？**：アルコール，ニコチン，特定の薬など，潜在的な中毒性のある物質や行動に関連する患者の行動を監視してください．使用パターンの変化や，これらの物質へのこだわりの増加は，問題を示す可能性があります．

🔵 臨床へのヒント[14, 15]

①**衝動制御トレーニング**：このトレーニングには，チェスや将棋などのターンベースのゲーム，またはすごろくなどのボードゲームが含まれます．さらに，認知行動療法（CBT）も衝動性の管理に役立つ手法として使用されます．

②**依存症の管理**：治療には専門的なサポートが必要であり，精神科医が患者の状況を評価し，適切な治療を提案します．依存症は身体的健康にも影響を及ぼすため，リハビリチームとの連携が重要です．専門医とリハビリテーションチームは情報を共有し，治療計画を最適化します．

📖 **エビデンス**：衝動性コントロールは発達段階と密接に関係しており，特に思春期には前頭葉の成熟と皮質下領域の成長のアンバランスがリスク管理や依存症に影響を及ぼすことがわかっています．臨床における治療や介入の際には，この時期の脳の発達過程を考慮に入れることが重要で，行動観察や神経心理学的検査を活用して個々の衝動制御の発達段階を評価し，報酬系の反応性に基づいたアプローチが必要です[15]．

🟢 新人さんはここに注意！

依存症管理の重要性の無視：依存症は単なる悪癖ではなく，深刻な健康上の問題です．依存症の患者がリハビリテーションプログラムに参加する際，依存症の側面を無視すると，依存症に対するスティグマや偏見が患者の自尊心や自己効力感を損なうこともあります．

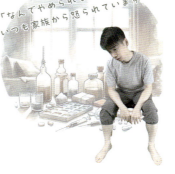

側坐核 nucleus accumbens

文献は ➡183 頁

部位
側坐核は大脳基底部に位置し，視床下部の視索前野の背側にある腹側線条体の中核部分で，側坐核コアと側坐核シェルという2つの主要な部分から構成されています(図1)[1]．

側坐核コア(NAc core)は背側線条体と類似しており，運動機能と条件刺激に対する行動の開始，報酬，運動習慣の形成にも関与します[2]．側坐核シェル(NAc shell)は大脳辺縁系との関連が強く，特に無条件刺激に対する報酬関連行動の調節，薬物強化や自然報酬の作用の媒介に関与します．

血液供給
大脳基底核の一部であるため，主に中大脳動脈の枝から血液供給されます．

神経ネットワーク(次頁でも解説)
前頭前野(PF)：PF，特に前頭眼窩野および腹内側前頭前野は，側坐核に送信します．これらのつながりは，意思決定，報酬の期待，実行機能にとって重要です．

扁桃体：扁桃体の基底外側部は，側坐核に投射し，行動の感情的側面，特に報酬関連の刺激への反応において重要な役割を担います．

腹側被蓋野(VTA)：ドーパミン作動性ニューロンの経路は中脳辺縁系の構成要素であり，報酬処理，動機づけ，依存症に大きく関与します．

出力神経ネットワーク：側坐核は，運動機能と報酬関連行動を調節する出力経路を介して，ほかのいくつかの脳領域(淡蒼球，前頭前野，視床下核)と結合します．

病態像
側坐核の機能不全や調節障害は，報酬系の中心的な構成要素であるため，依存症と関連します．ほかにもうつ病や統合失調スペクトラム症の症状の一因となっている可能性があります(図2)[3]．

画像読解ポイント：詳しくは動画ご参照．

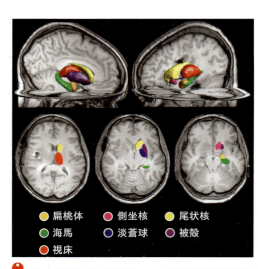

図1 側坐核の相対的位置
脳内のさまざまな皮質下の灰白質構造の解剖学的位置を視覚的に表したものです．これは，軸方向磁気共鳴画像法(MRI)スキャンと並行した3Dレンダリングで構成されます．これらの画像は，扁桃体，側坐核，尾状核，海馬，淡蒼球，被殻，視床などの特定の脳構造を示しています．
〔Nagtegaal SHJ, et al：Dose-dependent volume loss in subcortical deep grey matter structures after cranial radiotherapy. Clin Transl Radiat Oncol 26：35-41, 2021 より〕

> **ランドマーク** 側坐核は前頭前野の直下，視床下部の視索前野の背側に位置します．ただし正確に描出するには，機能的MRIや高解像度の構造的MRIなどを必要とする場合があります．

🟢 側坐核と脳領域の接続(図3)[2]

①前頭前野，背側線条体，嗅結節，淡蒼球，扁桃体，島，海馬，視床下部

　これらの脳領域は側坐核と相互接続されており，報酬と感情の処理に関与する複雑なネットワークを構築しています．

②快楽に関するホットスポットとコールドスポット

- NAc core ホットスポット(図3吻側のオレンジ色部分)：動物研究によると，報酬に対する「好み」を担当します．
- NAc shell コールドスポット(図3尾側の青色部分)：報酬に対する「嫌い」の側面を表し，報酬に対して恐怖的な反応を示します．

③淡蒼球と扁桃体の役割

- 淡蒼球：オピオイド活性に基づくホットスポットと，別の部分にコールドスポットがあります．
- 扁桃体：ドーパミンに基づく主に報酬処理の「欲しい」という側面に関与します．

④神経伝達物質の役割

- ドーパミンとグルタミン酸：動機づけを高める神経伝達物質として機能します．
- ガンマアミノ酪酸(GABA)：抑制性の効果があります．

⑤各神経伝達物質の伝達ネットワーク

- ドーパミン伝達：腹側被蓋野から側坐核および淡蒼球内節，直接背側線条体へ．
- グルタミン酸伝達：扁桃体基底外側，前頭眼窩野，海馬から側坐核へ．
- GABA 伝達：側坐核から淡蒼球内節，腹側被蓋野，視床下部外側部へ．

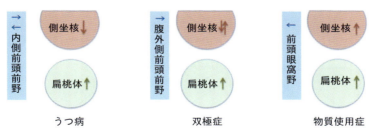

図2　精神障害者の脳活性パターン

特定の精神障害をもつ人々の脳活性化パターンを示します．この図はまた，腹外側前頭前野，内側前頭前野，扁桃体，前頭眼窩野などの主要な脳領域にも言及しており，これらは側坐核と相互接続されており，感情と報酬を処理する役割を果たします．

うつ病：側坐核は，感情的な刺激と報酬の両方に対して活性化が低いことを示します．
双極症：側坐核は，感情的な刺激に反応するときに，より多くの活性化を示します．側坐核は，報酬に応じて活性が低下します(これはうつ病で観察されるものと類似します)．
物質使用症：うつ病とは逆のパターンを示し，報酬に応じて側坐核の活性が増加します．

〔Pavuluri M, et al：Nucleus Accumbens and Its Role in Reward and Emotional Circuitry：A Potential Hot Mess in Substance Use and Emotional Disorders. AIMS Neuroscience 4：52-70, 2017 より一部改変〕

側坐核
nucleus accumbens

⑥ ドーパミンの伝達
- **腹側被蓋野から側坐核**：この経路は報酬系において重要です．これは報酬を与える行動の強化に関与しており，依存症や気分症に関与することがよくあります．
- **腹側被蓋野から背側線条体へ**：この経路は習慣形成と運動制御に関連します．特に学習の結果，目標指向制御システムから習慣制御システムへの移行に役割を果たします．

⑦ グルタミン酸の伝達
　脳のさまざまな領域から側坐核に伝達するグルタミン酸の役割は，「欲しい」，価値の評価，記憶など報酬処理にとってきわめて重要です．例えば，前頭眼窩野からの入力は報酬の評価に関連しますが，海馬からの入力は報酬の記憶関連の側面に重要です．

⑧ GABAの伝達
　側坐核の活性を低下させるGABAの役割は，ドーパミンとグルタミン酸からの興奮性入力のバランスをとるために重要です．このバランスは報酬系が正常に機能するために不可欠であり，その調節不全は依存症やうつ病などの疾患に関与する可能性があります．

⑨ オレキシンの伝達
- **視床下部外側から淡蒼球内節**：覚醒に関係する神経伝達物質であるオレキシンは，報酬の処理と依存性行動にも影響を与えます．この経路は，覚醒と報酬を求める行動との関連性を強化します．

⑩ 側坐核と島皮質の接続
　この関係は，覚醒と興奮の内臓感覚の基本となり，ドーパミンとGABAの変化と相関します．

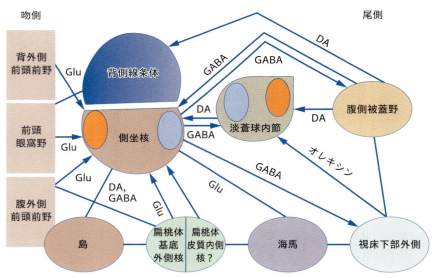

図3　側坐核とその他脳領域との接続
DA：ドーパミン，GABA：ガンマアミノ酪酸，Glu：グルタミン酸．
〔Pavuluri M, et al：Nucleus Accumbens and Its Role in Reward and Emotional Circuitry：A Potential Hot Mess in Substance Use and Emotional Disorders. AIMS Neuroscience 4：52-70, 2017 より一部改変〕

● 運動学習におけるスケジュール調整

さまざまな強化スケジュールの実施は，治療における積極的な運動学習強化の重要な側面です．これらは，行動がいつどのように強化されるかを決定し，行動の学習と維持に影響を与えます．2024年，Scott HKら[4]により以下の4タイプに分類されました．以下，リハビリテーション場面での歩行練習を例に解説します．

①固定間隔スケジュール

例：患者は，歩行練習を何回行ったかに関係なく，一定時間が経過すると報酬を受け取ります．

これは，毎週金曜日に放送されるお気に入りのテレビ番組を待っているようなものです．何をするにしても，毎週同じ時間に発生します．

利点は，予測可能な報酬は患者に安心感を与え，長いリハビリセッションでもモチベーションを維持するのに役立ちます．欠点は，報酬を受け取った直後は努力が減少し，次の報酬の時間が近づくにつれて努力が増加する傾向があります．スケジュールに慣れてしまうと，時間の経過とともに効果が薄れる可能性があります．

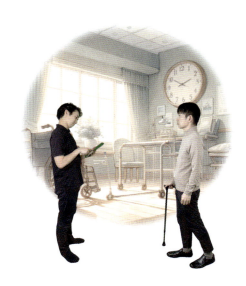

②可変間隔スケジュール

例：患者は予測困難な時間間隔で歩行練習の報酬を受け取ります．5分後，次は12分後，その次は7分後に報酬を受け取る可能性があります．

これは釣りに似ています．いつ魚が釣れるか正確にはわかりませんが，釣り糸を水中に入れておけばいつでも釣れる可能性があります．

利点は，報酬のタイミングが予測困難なため，連続した努力が促され，長期間にわたってモチベーションを維持できます．欠点は，予測不可能な報酬は，フラストレーションや不安を生じさせる可能性があります．

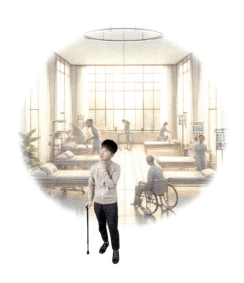

側坐核
nucleus accumbens

③固定比率スケジュール

例：患者は，一定回数の歩行練習を行った後に報酬を受け取ります．例えば，1,000歩ごとに褒められたり，ステッカーがもらえたりします．

これは，10回購入するごとに無料のコーヒーがもらえるコーヒーショップのポイントカードのようなもので，特典を受け取るためにコーヒーを何杯購入する必要があるか正確にわかります．

利点は，報酬が特定の努力量に直接結びついているため，高いモチベーションを得ることができます．

欠点は，報酬基準に到達するために無理をしすぎる可能性があり，急速な疲労や過度の運動につながる場合があることです．目標を達成し報酬を受け取ると，一時的にモチベーションが低下する可能性もあります．

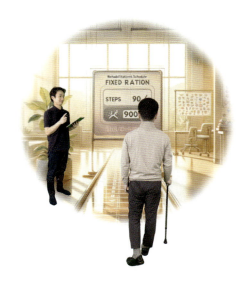

④可変比率スケジュール

例：患者は，予測不可能な歩数や移動距離の後に報酬を受け取ります．例えば，5分の歩行練習後に報酬を受け取り，次に20分後に，そして15分後に報酬を受け取る可能性があります．次の報酬は常にあと一歩のところにある可能性があるため，この予測不可能性が継続的な努力を促進します．

これは，カジノのスロットマシンのようなもので，いつ勝つかはわかりませんが，次に引くと確変になる可能性があり，プレイを続けることができます．

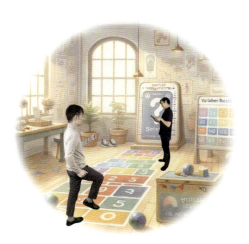

利点は，報酬がいつ得られるかわからないため，患者のモチベーションは非常に高く保たれます．これは継続的な努力を促し，悪い習慣化，すなわちスケジュールに慣れることがほぼありません．

欠点は，効果的に実装するには煩雑な場合があることです．また，②と同様に，予測不可能な報酬は患者にストレスを生じさせる可能性があります．

動機づけ，運動・行動調節　ドーパミンを介した報酬を予測し，快楽や報酬，目標指向などの意思決定に関与します．運動の開始やタイミング，強化学習にも重要です．

🔴 観察ポイント

☑ **日常的な楽しみへの反応に変化はあるか？**：テレビを見たり，読書をしたり，好きな食事を楽しんだりといった，通常は報酬を得られると考えられている活動に対する興味や喜びが低下していることがあります．

☑ **微細な運動の調節に困難さを認めるか？**：側坐核は，大脳基底核とのつながりを通して，運動機能の調節に貢献します．運動反応を調節し，運動学習，特に報酬に基づく行動において役割を果たします．例えば，食器を使ったり，歯を磨いたり，歩いたりと，日常的な作業，つまり微細な運動の協調が困難になる可能性があります．

☑ **通常とは異なる情動反応が見られるか？**：側坐核は，扁桃体を含む大脳辺縁系と重要なつながりをもっています．報酬と嫌悪の関係において情動反応を調節します．会話や交流のなかで，患者が突然笑い出したり，涙を流したり，異常にイライラしたりするなど，通常とは異なる情動反応を示すことがあります．

☑ **衝動的に危険な決断を下すことはあるか？**：患者が介助なしに衝動的にベッドから起き上がろうとしたり，朝食に何を食べるかなどの簡単な決断が困難になることがあります．

💧 臨床へのヒント―周囲からのサポートを中心に[2,3]

①**教育とトレーニング**：家族や友人が患者の状態やリハビリテーションプロセスにおける役割の重要性を学べる説明会を開催します．内容には患者との接し方，回復の兆候を理解すること，潜在的な後退に前向きに対処する方法の学習などが含まれます．

②**自助グループ**：患者が同じような経験をしている人と交流できる自助グループやグループセラピーのセッションを導入しましょう．体験談を共有し，互いに学び合うことで，共同体意識を育めます．オンラインフォーラムやサポートグループも有用です．

📖 **エビデンス**：側坐核は能動的・受動的回避行動において重要な役割を果たし，不安症の病因と症状に影響を及ぼす可能性があります[3]．臨床において，側坐核の活性化パターンの理解は，不安症や回避行動に関連する依存症治療のアプローチ改善に役立ちます．

🟢 新人さんはここに注意！

家族教育の欠如：家族や友人への説明会や教育を提供しないと，サポート体制が乏しくなるかもしれません．患者のモチベーションや回復を適切に見守る技術，進行状況の理解，潜在的な後退への対処方法などの家族や友人への伝達は，リハビリテーションの成功に不可欠です．

5 大脳基底核 直接路／間接路 direct pathway/indirect pathway

文献は ➡ 184 頁

大脳基底核の直接路，間接路，ハイパー直接路は理解しにくいです．以下，列車を例に障害像を，ボクシングの例で運動を理解できるよう進めていきます．

線条体はさまざまな大脳皮質領域から入力を受け取り，この情報を処理して，出力核（GPi および SNr）に信号を中継します．これらの核は視床と通信し，視床は信号を皮質に送り返し，皮質-大脳基底核-視床-皮質ループを形成します（図1）[1]．

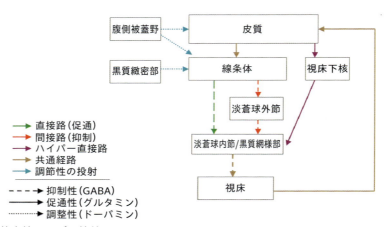

図1　大脳基底核ループの接続

淡蒼球外節（GPe）：淡蒼球の一部である GPe は，随意運動の抑制に関与します．
淡蒼球内節（GPi）：大脳基底核の主要な出力核として機能し，視床に信号を送ります．
黒質網様部（SNr）：GPi と同様に，SNr は大脳基底核の出力核であり，視床に信号を送信します．
黒質緻密部（SNc）：この領域は，報酬，依存症，運動における役割において重要です．SNc はドーパミンを生成することで知られています．
視床下核（STN）：STN は運動制御のハイパー直接路と間接路に関与します．それは淡蒼球と黒質の両方と相互接続されています．
腹側被蓋野（VTA）：この領域は脳の報酬回路に関連しており，ドーパミン生成のもう1つの主要な部位です．

〔Seger CA：How do the basal ganglia contribute to categorization? Their roles in generalization, response selection, and learning via feedback. Neurosci Biobehav Rev 32：265-278, 2008 より〕

🔵 直接路／間接路の障害像を列車で例えると

①直接路—目的地にすばやく到達するための急行列車

大脳基底核からほかの運動野に直接信号を送り，目的の動作を指示する．例えば，コーヒーカップに手をリーチするとき，直接路は腕がカップに向かってスムーズかつ素早く動くのを助けます．

尾状核，被殻（線条体）（切符の販売窓口）	急行列車（アクションを迅速に開始する高速ルート）に乗るべき乗客（シグナル）を決定します．障害されると，動作を開始するための指示を出すことが難しく，動作が遅くなったり，減少したりします．
淡蒼球内節（GPi）（改札）	通常は乗客が急いで列車に乗るのを防止しますが直接路では，改札を開け，乗客が急行列車に素早く乗れるようにします．障害されると，乗客（運動信号）の流れを適切にコントロールすることが困難になるため，制御不能な運動や不随意運動が生じます．例えば，筋緊張と姿勢を適切にコントロールすることが困難なため，歩行中に直立姿勢を保つことが困難になることがあります．
視床（運転手）	目的地への素早い到着のため，列車の速度の上昇を図ります．列車を加速し，目的地への素早い直行を促進します．障害されると，列車のアクセルが最適に機能していないため，動作のスピードや協調性を微調整することが困難になります．ほかにも，視床が上半身の協調運動を十分に促進することが困難なため，上肢の振りが小さくなることがあります．

②間接路—駅や信号の多いローカル線

不要な動作を止める信号を送ることでスローダウンさせ，意図する行動だけを実施させるようにします．例えば，コーヒーカップに手をリーチするとき，誤ってテーブルの上のほかのものを倒さないように，不必要な動作を抑制します．

尾状核，被殻（線条体） （切符の販売窓口）	景色を楽しみながらのんびりと旅をするために，どのような乗客がローカル線に乗るべきかを提案してくれます．障害されると，障害物や環境の変化に応じて運行経路を動的に調整することが難しく，あらかじめ決められた経路に固執することが多くなります．代替の経路を選択する能力が低下しているため，障害物を回避するのが難しい可能性があります．
淡蒼球外節（GPe），視床下核 （改札の係員）	両者は連携して乗客を管理し，場合によってはルートを変更してスムーズな旅を実現します．障害されると，係員によるスムーズな調整が困難になるため，例えば，歩行中に突然止まったり，動き出したりすることがあり，動作の流れが乱れます．
淡蒼球内節（GPi） （改札）	改札をしっかりと管理し，許可された乗客だけが乗車できるようにします．障害されると，直接経路で述べた症状と同様で，運動の開始と調節のコントロールができなくなります．改札の機能が低下しているため，反応速度が遅くなり，食べこぼしを防ぐなどの素早い対応に影響が出る可能性があります．
視床 （運転手）	変更された信号を受信し，現在の路線計画と乗客数に基づいて列車の速度を調整します．障害されると，直接路と同様，運動要求の変化に対する適応能力が低下します．動作のスピードをダイナミックに調節することが困難なため，掃除や物を並べるなどの作業に手間と時間を要します．

③ハイパー直接路—列車の非常ブレーキ

間接路よりも緊急に作用し，あらゆる運動や活動を迅速に停止させる．予期せぬことに即座に反応します．例えば，突然，コーヒーカップがひっくり返りそうになったとき，ハイパー直接路は，こぼれないように素早く手を伸ばすのを助けます．

大脳皮質 （VIP 乗客）	あらゆる要求を実現させる VIP 乗客のように，管制室（視床下核）に直接緊急信号を送り，即時の行動をとります．障害されると，反応時間が遅くなり，転倒を防ぐための迅速な対応が困難になります．ほかにも，落ちそうになったコップをつかむなど，素早い反射を必要とする場面での迅速な対応が困難になります．また，大脳皮質からの信号伝達が遅れるため，シャツのボタンを留めたり，食器を使ったりするような微細な運動技能が必要な作業で苦労します．
視床下核 （管制室）	VIP 乗客の要求に基づき列車のルートと速度を迅速に調整し，ほかのコントロールを上書きして即時の行動をとります．障害されると，協調性が失われ，歩行中につまずいたり転倒したり，作業間の迅速な調整が困難になり，日常生活の動作に遅れが生じます．
淡蒼球内（GPi） （改札）	管制室の指示に迅速に反応します．VIP 乗客の要求への迅速な対応を可能にするために改札を迅速に開きます．障害されると，歩行と日常動作の両方に影響を及ぼす筋固縮・すくみ足を経験することがあります．
視床 （運転手）	目的地への即時の移動を促進するために列車の速度を迅速に調整します．障害されると，電車の加速器は一貫した速度を維持することができず，ゆっくりとしたステップとわずかに早いステップが交互に繰り返される歩行パターンになります．

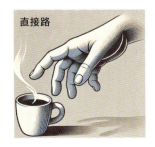
直接路

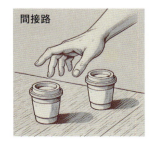
間接路

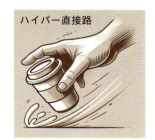
ハイパー直接路

直接路/間接路
direct pathway/indirect pathway

🔹 **運動時の直接路/間接路をボクシングで例えると**

①直接路

- **動作の決定**：このプロセスは大脳皮質，特に運動野と運動前野で始まります．ここでボクサーは，ジャブやストレート，相手を避けるためのステップなど，特定の動作を決定します．
- **線条体への皮質信号**：この決定は，線条体（特に尾状核と被殻）に送信される神経信号に変換されます．線条体では運動および認知行動に関する情報を受け取ります．
- **線条体からの処理**：線条体は，淡蒼球内節（GPi）および黒質網様部（SNr）の特定のニューロンを抑制します．この抑制は，直接路における重要なステップとなります．
- **視床に対する抑制の減少**：GPiとSNrは視床に対して強い抑制作用を及ぼし，視床を介して大脳皮質を抑制します．しかし，線条体から抑制性入力を受け取ると（直接路），GPiとSNrは抑制され，視床への抑制性出力は減少します．
- **運動皮質の活性化**：GPiとSNrからの抑制が減少すると，視床はより効果的に活性化し，興奮性信号を運動皮質に送信します．最終的に運動皮質は，ジャブの実行など，意図した動作を開始することができます．

②間接路

- **動作の調整**：ボクシングでは，パンチやフットワークなどの動作を実行することが重要であるだけでなく，これらの動作の過剰さを制御したり，方向を修正することも重要です．
- **線条体への皮質信号**：線条体に送信される信号は，不要な動作を抑制することを目的とします．
- **線条体からの処理**：線条体は，これらの信号を受信すると，淡蒼球外節（GPe）に抑制性入力を送信します．
- **STNに対する抑制の減少**：通常，GPeは視床下核（STN）に対して抑制的な影響を及ぼします．GPeが線条体によって抑制されると，STNに対するその抑制の影響が減少し，STN活性の増加に結合します．
- **STNによるGPi/SNrの出力増加**：STNはより活発になり，GPiとSNrに興奮性信号を送ります．これにより，GPiとSNrから視床への抑制性出力が増加します．
- **視床に対する抑制の増加**：視床への抑制シグナルが強化されると，視床の運動皮質の活性化が低下します．これは望ましくない動作を抑制したり微調整するのに効果的に役立ちます．
- **精度と制御における役割**：ボクシングの試合では，ボクサーの動作が正確に実行されるには，間接路が不可欠です．例えば，パンチの範囲を制御してオーバーリーチを回避したり，フットワークを洗練させてバランスを維持し，次の動作への準備を整えたりするのに役立ちます．

③ハイパー直接路

- **迅速な対応**：ボクシングでは，相手の動作に素早く反応できなければなりません．カウンターが来る場合，アクションの途中でパンチを素早く止め，次の動作に移ることが必要です．この状況は，ボクサーが運動計画の急速な変更の必要性を認識する運動皮質および運動前野で始まります(例えば，即座にディフェンス行動をする必要がある相手の突然の動作を確認したとき)．
- **STNへの直接入力**：ハイパー直接路は，線条体を迂回し，興奮性信号を皮質から視床下核(STN)に直接送信します．これは，直接路および間接路と比較して，より迅速な経路です．
- **STNの活性化**：興奮性信号を受信すると，STNはすぐに活性化され，GPiとSNrに興奮性信号を送信します．
- **視床活動の阻害**：GPiとSNrは，視床に強力な抑制性出力を送ります．この抑制の急速な増加により，運動皮質を興奮させる視床の活動が効果的に減少します．
- **素早い動作の調整**：この経路の活性化の結果，パンチなどのボクサーの初期の運動計画をすぐに中止し，臨機応変に次の動作へと移行できます．これは，パンチを途中で止めたり，軌道を変更したり，ブロックや回避などの防御的な動作に切り替えたりすることとして現れます．ハイパー直接路は，リング上での一瞬の意思決定に不可欠であり，ボクシングの試合の動的で予測不可能な性質に応じて行動を迅速に調整できるようにします．この経路は，直接路および間接路のように，よりゆっくりとした，熟慮の必要な経路を迂回する能力を備えているため，スポーツに必要な素早い反射と適応力には不可欠です．

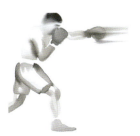

直接路
(素早い行動)

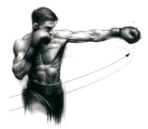

間接路
(正確な軌道)

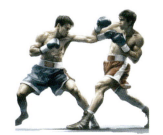

ハイパー直接路
(素早い適応)

直接路/間接路
direct pathway/indirect pathway

◆ 不随意運動の種類と原因

大脳基底核は，随意運動を促進し，望ましい運動を妨げるような競合する運動を抑制するように組織されています．これらの回路の機能不全は，随意運動の障害，不随意運動の存在，またはその両方を特徴とします[2,3]．以下に症状と可能性のある脳領域を示します．

①舞踏病

舞踏病には，不随意，不規則，短時間の予測不可能な動作が含まれます．これらの動作は，身体の一部から別の部位に移ることが多く，目的をもった動作を行ったときに，その一部として現れることもあります．

- **線条体（尾状核および被殻）**：自発的な運動の開始と制御の中心です．舞踏病などの神経変性疾患が原因となることが多い機能障害は，大脳基底核の正常な抑制出力を阻害し，過剰な不随意運動を引き起こします．
- **視床下核**：淡蒼球の出力を調節するうえで重要な役割を果たします．ここの病変は興奮性信号と抑制性信号の正常なバランスを破壊し，その結果，**視床皮質経路の脱抑制を引き起こし，舞踏病の一因となります**．
- **淡蒼球内節**：通常，大脳基底核の主要な出力核として機能し，視床に抑制性信号を送信します．ここでのシグナル伝達の機能不全は，多くの場合，大脳基底核の直接路および間接路の不均衡が原因で，舞踏病を生じる可能性があります．

②ジストニア

ねじれ，反復運動，異常な姿勢を生じる不随意の筋収縮を特徴とします．収縮は持続する場合もあれば断続的な場合もあり，影響を受ける身体部分は単独の場合もあれば，広範囲に及ぶ場合もあります．

- **大脳基底核（被殻および淡蒼球）**：ここでの異常，特に興奮性信号と抑制性信号のバランスの異常は，持続的な筋収縮と異常な姿勢を生じる可能性があります．ジストニアには，これらの構造内の**感覚運動情報の処理の変化**が関与する可能性があります．
- **視床**：運動情報と感覚情報を統合し，中継します．視床の異常または病変はこの統合を妨げ，特に限局性のジストニアの発症に寄与する可能性があります．

③チック

チックとは，突然，反復的に生じる常同的な運動や発声のことです．単純なもの（簡潔で無意味）もあれば，複雑なもの（より目的があり複雑）もあります．チックは時間の経過とともに強度や頻度が変化することがよくあります．

- **線条体（尾状核および被殻）**：運動と運動学習の調節に関与します．これらの領域の機能不全または活動亢進は，チックの発生につながる可能性があります．
- **大脳皮質**：皮質領域，特に運動皮質と前頭前野は，運動の計画と実行に関与します．これらの回路の異常はチックとして現れます．
- **淡蒼球と視床下核**：これらの構造は，視床を介して運動皮質の活動を調節します．ここでの調節不全はチックの発生に影響する可能性があります．

④アカシジア[4)]

落ち着きのなさと，常に動き続けたいという制御不能な欲求を感じます．常にそわそわしたり，一側の下肢から反対側の下肢に体重を移動したり，歩調を変更したりすることがあります．

- 大脳基底核：神経弛緩・遮断薬は，特に大脳基底核のドーパミン受容体をブロックし，アカシジアを生じる可能性があります．
- 皮質および皮質下構造：運動情報の統合と処理に関与します．薬物療法や神経変性疾患による機能不全は，落ち着きのなさや常に動いていたい衝動として現れます．

⑤ジスキネジア[5)]

ジスキネジアとは，顔面，上下肢，体幹に影響を及ぼす，不随意で非反復的な，しかし多くの場合リズミカルな動作を指します．これらの動作は，微弱なものから激しいものまであり，多くの場合，流動的でダンスのような症状（舞踏病様），ゆっくりとねじれるような症状（アテトーゼ様）です．

- 大脳基底核：レボドパで治療されたParkinson病患者にみられるような，薬物誘発性ジスキネジアが中心で，慢性的に使用すると，これらの脳領域の反応性に変化が生じる可能性があります．
- 皮質および皮質下の運動神経ネットワーク：皮質と皮質下の構造の両方が関与する運動回路の変調から生じる可能性があります．

⑥ヘミバリズム[6)]

四肢の激しい動作を特徴とするまれな運動障害です．通常，身体の片側に影響を及ぼし，視床下核の損傷によって生じることがあります．

⑦固縮

パーキンソニズムの特徴であり，上下肢の動作に対する固さと抵抗を伴います．固縮の場合，抵抗は可動域全体にわたって均一であり，主動作筋と拮抗筋の両方に存在します．

- 黒質：この領域におけるドーパミン作動性ニューロンの喪失はParkinson病の特徴です．ドーパミンの枯渇は，GPiとSNrの活動の増加につながり，固縮に影響します．

⑧振戦

振戦は，身体の1つまたは複数の部分にふるえの症状を生じる，不随意でリズミカルな筋収縮を特徴とする神経症状で，手指に最もよくみられます．振戦は主に2つのカテゴリーに分類できます．

- 安静時振戦：手を膝の上に置いているときなど，筋が弛緩した安静時に発生します．4～6ヘルツ（Hz）*でParkinson病でよくみられます．
- 動作時振戦：企図振戦（目標を定めた動作中に発生する），姿勢時振戦（重力に逆らって姿勢を保持する時に発生する），および運動時振戦（動作中に発生する）が含まれます．多くの場合4～12 Hzの間です．小脳や大脳基底核などのさまざまな脳構造が関与する可能性があります．

*1 Hzは，1秒あたり1サイクルに等しい周波数の単位です．

引用文献

内包 ➡ 134頁

1) Internal Capsule. Academy QA, 2017
   https://anatomyqa.com/internal-capsule/ accessed 2024.05.13

2) Turamanlar O, et al：Morphometry of the internal capsule on MR images in adult healthy individuals. Anatomy 14：49-52, 2020

3) Schiemanck SK, et al：Impact of internal capsule lesions on outcome of motor hand function at one year post-stroke. J Rehabil Med 40：96-101, 2008

4) Wu Q, et al：Analysis of Prognostic Risk Factors Determining Poor Functional Recovery After Comprehensive Rehabilitation Including Motor-Imagery Brain-Computer Interface Training in Stroke Patients：A Prospective Study. Front Neurol 12：661816, 2021

5) Alt Murphy M, et al：Early prediction of upper limb functioning after stroke using clinical bedside assessments：a prospective longitudinal study. Sci Rep 12：22053, 2022

6) He L, et al：Capsular warning syndrome：clinical analysis and treatment. BMC Neurol 19：285, 2019

7) Martínez HR, et al：Capsular warning syndrome and its clinical awareness and therapeutic approach：two case reports and a systematic review of the literature. Front Neurol 14：1177660, 2023

8) Roberts S, et al：Engaging hospitalised patients in their nutrition care using technology：development of the NUTRI-TEC intervention. BMC Health Serv Res 20：148, 2020

9) Novak I, et al：Rehabilitation Evidence-Based Decision-Making：The READ Model. Front Rehabil Sci 2：726410, 2021

尾状核 ➡ 140頁

1) Grahn JA, et al：The cognitive functions of the caudate nucleus. Prog Neurobiol 86：141-155, 2008

2) Obeso JA, et al：Pathophysiology of the basal ganglia in Parkinson's disease. Trends Neurosci 23：S8-S19, 2000

3) Seger CA：How do the basal ganglia contribute to categorization？ Their roles in generalization, response selection, and learning via feedback. Neurosci Biobehav Rev 32：265-278, 2008

4) Graybiel AM, et al：The striatum：where skills and habits meet. Cold Spring Harb Perspect Biol 7：a021691, 2015

5) Hu J, et al：Feasibility of challenging treadmill speed-dependent gait and perturbation-induced balance training in chronic stroke patients with low ambulation ability：a randomized controlled trial. Front Neurol 14：1167261, 2023

6) Serra MC, et al：Randomization to Treadmill Training Improves Physical and Metabolic Health in Association With Declines in Oxidative Stress in Stroke. Arch Phys Med Rehabil 103：2077-2084, 2022

7) Graybiel AM：The basal ganglia and chunking of action repertoires. Neurobiol Learn Mem 70：119-136, 1998

8) Bombard Y, et al：Engaging patients to improve quality of care：a systematic review. Implement Sci 13：98, 2018

9) Hughes SA：Promoting self-management and patient independence. Nurs Stand 19：47-52, 54, 56, 2004

10) Graybiel AM：Habits, rituals, and the evaluative brain. Annu Rev Neurosci 31：359-387, 2008

11) Ma H, et al：Effects of habit formation interventions on physical activity habit strength：meta-analysis and meta-regression. Int J Behav Nutr Phys Act 20：109, 2023

12) Schultz W：Predictive reward signal of dopamine neurons. J Neurophysiol 80：1-27, 1998

13) Gunaretnam V：A Study on Increasing Positive Behaviors Using Positive Reinforcement Techniques. International Journal of Research and Innovation in Social Science（IJRISS）5：198-219, 2021

被殻 → 146頁

1) Voytek B：Emergent basal ganglia pathology within computational models. J Neurosci 26：7317-7318, 2006

2) Caplan LR, et al：Pathology, anatomy, and pathophysiology of stroke. In：Caplan LR（ed）：Caplan's Stroke：A Clinical Approach, 5th ed. pp19-54, Cambridge University Press, 2016

3) Niu S, et al：［Typing and prognosis of striatocapsular hemorrhage, study of 181 cases］. Zhonghua Yi Xue Za Zhi 83：467-470, 2003

4) Dudman JT, et al：The basal ganglia：from motor commands to the control of vigor. Curr Opin Neurobiol 37：158-166, 2016

5) Vicente AF, et al：Putamen neurons process both sensory and motor information during a complex task. Brain Res 1466：70-81, 2012

6) Yu R, et al：Enhanced functional connectivity between putamen and supplementary motor area in Parkinson's disease patients. PLoS One 8：e59717, 2013

7) Schultz W, et al：A neural substrate of prediction and reward. Science 275：1593-1599, 1997

8) Errante A, et al：Effectiveness of action observation therapy based on virtual reality technology in the motor rehabilitation of paretic stroke patients：a randomized clinical trial. BMC Neurol 22：109, 2022

9) Shih TY, et al：Effects of action observation therapy and mirror therapy after stroke on rehabilitation outcomes and neural mechanisms by MEG：study protocol for a randomized controlled trial. Trials 18：459, 2017

10) Schultz W：Reward signaling by dopamine neurons. Neuroscientist 7：293-302, 2001

11) Lewis ZH, et al：What's the Point？：A Review of Reward Systems Implemented in Gamification Interventions. Games Health J 5：93-99, 2016

12) Widmer M, et al：Does motivation matter in upper-limb rehabilitation after stroke? ArmeoSenso-Reward：study protocol for a randomized controlled trial. Trials 18：580, 2017

13) Yin HH, et al：The role of the basal ganglia in habit formation. Nat Rev Neurosci 7：464-476, 2006

14) Dorsch S, et al：Repetitions and dose in stroke rehabilitation. J Physiother 66：211-212, 2020

淡蒼球 ➡ 152頁

1) Borsook D, et al：A key role of the basal ganglia in pain and analgesia-- insights gained through human functional imaging. Mol Pain 6：27, 2010
2) Au KLK, et al：Globus Pallidus Internus(GPi) Deep Brain Stimulation for Parkinson's Disease：Expert Review and Commentary. Neurol Ther 10：7-30, 2021
3) Rughani A, et al：Guidelines on Subthalamic Nucleus and Globus Pallidus Internus Deep Brain Stimulation for the Treatment of Patients with Parkinson's Disease. Joint Guidelines Committee of the American Association of Neurological Surgeons(AANS) and the Congress of Neurological Surgeons(CNS)，2021
4) Widge AS：Closing the loop in psychiatric deep brain stimulation：physiology, psychometrics, and plasticity. Neuropsychopharmacology 49：138-149, 2024
5) Simonyan K：Recent advances in understanding the role of the basal ganglia. F1000Res 8：F1000 Faculty Rev-122, 2019
6) Redgrave P, et al：Goal-directed and habitual control in the basal ganglia：implications for Parkinson's disease. Nat Rev Neurosci 11：760-772, 2010
7) Becker L, et al：Exercise-induced changes in basal ganglia volume and their relation to cognitive performance. J Neurol Neuromedicine 1：19-24, 2016
8) DeLong MR：Primate models of movement disorders of basal ganglia origin. Trends Neurosci 13：281-285, 1990
9) Azizi H, et al：On Neuropsychiatric Manifestations of Basal Ganglia Injury：A Report of Three Cases and Literature Review. Case Rep Neurol Med 2019：3298791, 2019

視床下核 ➡ 158頁

1) Levin MF, et al：Motor learning in neurological rehabilitation. Disabil Rehabil 43：3445-3453, 2021
2) Milne SC, et al：Rehabilitation for ataxia study：protocol for a randomised controlled trial of an outpatient and supported home-based physiotherapy programme for people with hereditary cerebellar ataxia. BMJ Open 10：e040230, 2020
3) Weidel P, et al：Unsupervised Learning and Clustered Connectivity Enhance Reinforcement Learning in Spiking Neural Networks. Front Comput Neurosci 15：543872, 2021
4) Zikereya T, et al：Goal-directed and habitual control：from circuits and functions to exercise-induced neuroplasticity targets for the treatment of Parkinson's disease. Front Neurol 14：1254447, 2023
5) Furley P, et al：The role of working memory in sport. International Review of Sport and Exercise Psychology 3：171-194, 2010
6) Redgrave P, et al：Goal-directed and habitual control in the basal ganglia：implications for Parkinson's disease. Nat Rev Neurosci 11：760-772, 2010
7) Fitts PM, Posher MI：Human Performance. Brooks/Cole, 1967
8) Alhourani A, et al：Subthalamic Nucleus Activity Influences Sensory and Motor Cortex during Force Transduction. Cereb Cortex 30：2615-2626, 2020
9) Herz DM, et al：Neural Correlates of Decision Thresholds in the Human Subthalamic Nucleus. Curr Biol 26：916-920, 2016
10) Aron AR, et al：Cortical and subcortical contributions to Stop signal response inhibition：role

of the subthalamic nucleus. J Neurosci 26：2424-2433, 2006
11）Obeso I, et al：The subthalamic nucleus and inhibitory control：impact of subthalamotomy in Parkinson's disease. Brain 137：1470-1480, 2014

黒質 ➡ 164頁

1）Hertz NT, et al：A neo-substrate that amplifies catalytic activity of parkinson's-disease-related kinase PINK1. Cell 154：737-747, 2013
2）Substantia nigra and Parkinson disease. MedlinePlus, 2022
https://medlineplus.gov/ency/imagepages/19515.htm accessed 2024.05.13
3）Cho ZH：Review of recent advancement of ultra high field magnetic resonance imaging：from anatomy to tractography. iMRI 20：145-151, 2016
4）Gorrell S, et al：Associations between aerobic exercise and dopamine-related reward-processing：Informing a model of human exercise engagement. Biol Psychol 171：108350, 2022
5）Raskin SA（ed）：Neuroplasticity and Rehabilitation. The Guilford Press, New York, 2011
6）Wallace CW, et al：Obesity and dietary fat influence dopamine neurotransmission：exploring the convergence of metabolic state, physiological stress, and inflammation on dopaminergic control of food intake. Nutr Res Rev 35：236-251, 2022
7）Bogetofte H, et al：Levodopa Therapy for Parkinson's Disease：History, Current Status and Perspectives. CNS Neurol Disord Drug Targets 19：572-583, 2020
8）Baik JH：Stress and the dopaminergic reward system. Exp Mol Med 52：1879-1890, 2020
9）Sanchez-Luengos I, et al：Effectiveness of Cognitive Rehabilitation in Parkinson's Disease：A Systematic Review and Meta-Analysis. J Pers Med 11：429, 2021
10）Schultz W：Dopamine neurons and their role in reward mechanisms. Curr Opin Neurobiol 7：191-197, 1997
11）Burrai F, et al：Effectiveness of Rhythmic Auditory Stimulation on Gait in Parkinson Disease：A Systematic Review and Meta-analysis. Holist Nurs Pract 38：109-119, 2024
12）Ahmed GM, et al：Efficacy of rhythmic auditory stimulation on gait parameters in hemiplegic stroke patients：a randomized controlled trial. The Egyptian Journal of Neurology Psychiatry and Neurosurgery 59：8, 2023
13）Tsai HC, et al：Phasic firing in dopaminergic neurons is sufficient for behavioral conditioning. Science 324：1080-1084, 2009
14）Frijda NH, et al：Impulsive action：emotional impulses and their control. Front Psychol 5：518, 2014
15）Hammond CJ, et al：Development of impulse control, inhibition, and self-regulatory behaviors in normative populations across the lifespan. In：Grant JE, et al（eds）：The Oxford handbook of impulse control disorders. pp232-244, Oxford University Press, 2012

側坐核 ➡ 168頁

1）Nagtegaal SHJ, et al：Dose-dependent volume loss in subcortical deep grey matter structures after cranial radiotherapy. Clin Transl Radiat Oncol 26：35-41, 2021
2）Levita L, et al：Avoidance of harm and anxiety：a role for the nucleus accumbens. Neuroimage 62：189-198, 2012

3) Pavuluri M, et al：Nucleus Accumbens and Its Role in Reward and Emotional Circuitry：A Potential Hot Mess in Substance Use and Emotional Disorders. AIMS Neuroscience 4：52-70, 2017

4) Scott HK, et al：Behavior Modification. StatPearls [Internet], StatPearls Publishing, Treasure Island (FL), 2024

直接路/間接路 ➡ 174 頁

1) Seger CA：How do the basal ganglia contribute to categorization? Their roles in generalization, response selection, and learning via feedback. Neurosci Biobehav Rev 32：265-278, 2008

2) Mink JW：The Basal Ganglia and involuntary movements：impaired inhibition of competing motor patterns. Arch Neurol 60：1365-1368, 2003

3) Méneret A, et al：Treatable Hyperkinetic Movement Disorders Not to Be Missed. Front Neurol 12：659805, 2021

4) Dauner A, et al：Akathisia. When treatment creates a problem. J Psychosoc Nurs Ment Health Serv 28：13-18, 1990

5) Filion M：Physiologic basis of dyskinesia. Ann Neurol 47 (4 Suppl 1)：S35-S41, 2000

6) Hawley JS, et al：Hemiballismus：current concepts and review. Parkinsonism Relat Disord 18：125-129, 2012

6 大脳辺縁系

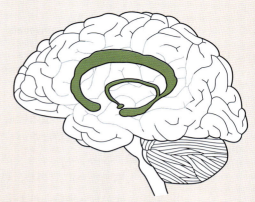

扁桃体 *amygdala*

文献は ➡ 202 頁

● 部位
扁桃体は，アーモンド型の構造をしており，脳の側頭葉内側に位置します（図1）[1]．海馬の前方に位置し，大脳辺縁系の一部です．尾状核の尾部と側脳室に近接しています．

● 血液供給
主に中大脳動脈（MCA）の枝，特に MCA の蝶形骨部分の枝である側頭極動脈や前外側中心動脈の枝からも供給されます．そのほか，前脈絡叢動脈は，脈絡叢，海馬，扁桃体の一部などの構造に血液を供給します．側副循環として，後大脳動脈から部分的に血液が供給されることがあります．

● 神経ネットワーク
扁桃体が関与する重要な経路の1つは，記憶と感情の処理を助ける扁桃体海馬経路です．背側の分界条および腹側扁桃体遠心路は，扁桃体の主要な求心性（出力）経路とされています．また，扁桃体は前頭前野，帯状回前部，外側・内側膝状体などさまざまな感覚皮質を含む脳のいくつかの領域と広範に結合しており，感覚入力に対する情動反応の役割を果たします．脳幹や視床下核に投射することで，自律神経や内分泌にも関与し，線条体への投射は報酬や動機づけに不可欠です．

● 病態像
扁桃体ネットワークの調節不全は，不安症，うつ病，心的外傷後ストレス症（PTSD）などのさまざまな精神疾患に関与します．この調節不全は，接続パターンや活動レベルの変化として現れます．

● 画像読解ポイント：詳しくは動画でご参照．

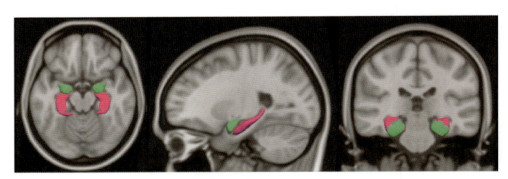

図1 扁桃体（緑）と海馬（紫）を示す T1 強調画像
〔Cortes Hidalgo AP, et al：Observed infant-parent attachment and brain morphology in middle childhood- A population-based study. Dev Cogn Neurosci 40：100724, 2019 より〕

> **ランドマーク** 扁桃体は側頭葉の内側部にあり，記憶形成に不可欠な構造である海馬の前方に位置します．水平断では側脳室下角の内側で確認することができます．

| 感情処理 | 扁桃体は恐怖，攻撃性，社会的相互作用などの感情処理に関与し，感情的な記憶の形成にも関与します[2, 3]． |

🔴 観察ポイント

- ☑ **情動の調節機能に変化はあるか？**：普段は穏やかな人が強い不安や情緒不安定の兆候を示し始めたら，扁桃体の問題の可能性があります．
- ☑ **記憶力の減退や忘れやすさがあるか？**：海馬とともに感情的な記憶の形成に重要な役割を果たしており，最近の出来事を思い出せず，長期記憶に急激な変化が現れます．
- ☑ **痛覚の増加，減少はあるか？**：痛みの増加または減少を訴えることがあります．
- ☑ **社会的行動に顕著な変化があるか？**：社会的手がかり（所属組織，肩書き，年齢，性別など）を把握する能力の低下により社会的行動に変化を示すことがあります．

💧 臨床へのヒント[4, 5]

① **食事への意識**：食べ物の味，食感，匂いなど，食事に集中し五感で味わうことでマインドフルネスにつなげます．
  声かけ例：「食べているとき，どんな風味や食感が感じられますか？」
② **自然のなかの歩行**：定期的に外を散歩し，周囲の環境や自分が経験する感覚に集中するよう患者に勧めます．鳥のさえずりや風の音，木々や花々に目を向けてみます．
  声かけ例：「散歩中に何か新しいものや感覚に気づきましたか？」
③ **深呼吸**：一日のうち，目を閉じて呼吸に集中する時間をもつよう患者に提案します．ストレスレベルを下げ，今この瞬間に意識を集中することが可能となります．
  声かけ例：「深呼吸している間，どんなイメージや感覚が頭に浮かびましたか？」
④ **定期的なカウンセリング**：否定的な思考パターンを特定してそれに挑戦すること，より健康的な対処法を開発すること，否定的な経験をより肯定的にとらえなおすことを学習することなどが含まれます．

📖 **エビデンス**：パイロット研究によると，マインドフルネスに基づくストレス軽減により，扁桃体と腹内側前頭前野の間の接続が増加し，体重をより管理しやすいことが判明しています[4]．

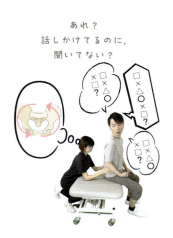

🟢 新人さんはここに注意！

治療よりも会話が必要：セラピストが治療介入にあまりにも集中すると，患者が自分の気持ちを表現して理解してもらうための話し合いの時間が不足することがあります．Rogers C によって提唱された**クライエント中心療法**は，患者の経験と感情を中心に治療を行う大切な考え方です．

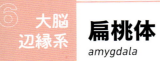

扁桃体
amygdala

● サリエンスネットワークとは？

①サリエンスネットワーク(SN)の概要

構成要素：SNの中核構成要素には，島回前部(AI)と帯状回前部(ACG)が含まれます．これらの領域は，扁桃体とともに，顕著な感情的，感覚的，認知的刺激の検出と統合において重要です．

機能：SNの主な機能は，与えられた状況において最も関連性の高い刺激を特定し(顕著性の検出)，これらの刺激に応答してほかの脳ネットワークを調整することです．この調整は，注意力のリソースを適切に割り当て，刺激の重要性に基づいて行動を導くために重要です．それぞれの領域と機能を表1に示します．

②SNにおける扁桃体の具体的な神経ネットワーク

扁桃体は，ポジティブとネガティブの両方の感情的な刺激に特に敏感です．生存にとって重要な感情を迅速に評価することに特化します(脅威の検出など)．この迅速な評価により，適切な感情的および生理学的反応を生じることができます．

③扁桃体中央部との連携

扁桃体はAIおよびACGと密接に連携します．この相互作用により，SNによって実行される意思決定プロセスと認知的評価に，感情的に関連した情報が確実に組み込まれます．AIは，扁桃体からの感情情報と感覚，恒常性，認知入力を統合するハブとして機能し，ACGはこの情報をより高いレベルの認知処理と注意の方向づけに使用します．

④ほかのネットワークの変調

扁桃体はSNを介してデフォルトモードネットワーク(DMN)とセントラルエグゼクティブネットワーク(CEN)の活動を調節する役割を果たし，内部の精神プロセスと外部の課題達成に向けた行動の両方に影響を与えます．これは，感情的に重要な刺激に反応して，休息状態であるDMNから活動状態または覚醒状態であるCENへの切り替えに関与します．

表1 各ネットワークの領域と機能の違い

ネットワーク	サリエンスネットワーク(SN)	デフォルトモードネットワーク(DMN)	セントラルエグゼクティブネットワーク(CEN)
主要領域	島回前部，帯状回前部	内側前頭前野，帯状回後部，楔前部	頭頂皮質後部
主な機能	感情的・認知的に重要な刺激を検出・応答	自己関連思考，内省的思考に関与	タスク関連の認知，注意の集中，問題解決に関与
接続性	DMNとCENの両方と接続し，それらの切替を調節	タスク集中時の活動低下	認知的要求の大きな課題時に活動
プロセス	感情情報，社会認知，恒常性の不均衡の検出	エピソード的記憶，空想，未来	計画作業記憶，意思決定，計画，抑制制御
行動的関連	重要な刺激を識別し，それに応じてほかの脳ネットワークを調整	休息時，内省，過去の経験を想起する際に活動	外部の目標指向課題，問題解決時に活動
関連疾患	不安症，うつ病，統合失調スペクトラム症における調節不全が関連	うつ病，Alzheimer(アルツハイマー)病，自閉スペクトラム症との関連	注意欠如多動症(ADHD)，統合失調スペクトラム症，その他の認知障害との関連

⑤刺激に対する反応（SN 評価）

観察：聴覚的呼びかけ，視覚的信号，物理的接触などのさまざまな刺激に対して患者がどのように反応するかを観察します．

例：アラーム音や看護師の入室に気づき，適切に反応できれば，重要な刺激の検出を担当する SN が機能している可能性を示唆します．

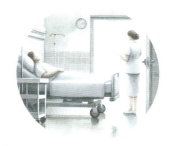

⑥自己言及的思考への関与（DMN 評価）

観察：患者の個人的な経験，思い出，将来の計画についての会話をします．

例：患者が自分の家族や過去の経験について話すとき，または将来の出来事についての心配を話しているとき，それは DMN の活動を反映します（自己言及的で内省的な思考プロセス中に活性化します）．

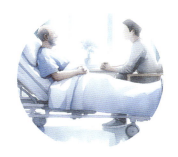

⑦課題指向の行動（CEN 評価）

観察：食事，着替え，治療セッションへの参加など，特定の作業に集中する患者の能力を評価します．

例：患者がリハビリテーションに集中できるか，会話中に話題を維持できるかを観察します．これは，注意力と遂行機能に関与する CEN の機能を反映している可能性があります．

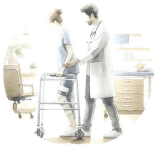

⑧感情的および社会的相互作用（SN と DMN の相互作用）

観察：患者の感情的な反応と社会的交流に参加する能力に注目します．

例：家族の訪問，スタッフとのやりとり，会話中の感情的な話題に対する患者の反応から，SN と DMN の統合についての洞察が得られます．これらのネットワークは連携して，感情的な内容や自己関連の社会情報を処理します．

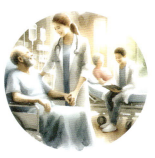

📖 **エビデンス**：Seeley WW ら[6]は，扁桃体中央部を含むさまざまな脳領域の相互作用に焦点を当て，SN について論じています．これらの刺激に感情的な重みづけを統合する扁桃体の重要性を強調し，行動障害型前頭側頭型認知症（bvFTD）のような疾患に対するより広範な影響について言及しています．Kong MS ら[7]は，扁桃体中央部内のさまざまなニューロンタイプと，食欲刺激，嫌悪刺激，および条件刺激に対するそれらの反応を調べています．これらのニューロンが関連する刺激の価数と顕著性の符号化にどのように寄与するかに関する詳細な分析が示されており，感情処理における扁桃体の絶妙な役割についての知見が得られます．

⑥ 大脳辺縁系

海馬
hippocampus

文献は → 202 頁

● 部位
海馬は側頭葉，特にその内側に位置し，左右両方の半球に存在します(図1)[1].

● 血液供給
海馬への血液供給は主に後大脳動脈から行われます．後大脳動脈の海馬枝を含む細動脈が海馬のさまざまな部位に血液を供給します．

● 神経ネットワーク
海馬への主な入力は，貫通線維を通じて嗅内野から投射されます．この経路は，処理と記憶形成のために感覚情報を海馬に伝えるのに重要な役割を果たします．

主な出力経路には，海馬から乳頭体や中隔核に信号を伝える脳弓経路と，大脳新皮質に信号を送り返す嗅内野経路があります．

● 病態像
Alzheimer(アルツハイマー)病：海馬の萎縮は Alzheimer 病の主要な特徴であり，記憶喪失や認知機能低下と関連します．

側頭葉てんかん：側頭葉てんかんでは海馬が発作の原因となることがあります．海馬細胞の減少と萎縮を特徴とする海馬硬化症は一般的な所見です．

心的外傷後ストレス症(PTSD)：海馬の変化は PTSD と関連します．PTSD 患者は海馬が小さい傾向があり，記憶処理に影響を及ぼすと考えられています．

● 画像読解ポイント：詳しくは動画ご参照．

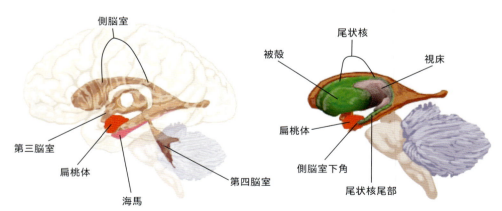

図1 海馬とその周囲の構造物
〔Wright AA：Amygdala-General Considerations. Neuroscience Online, 2020 https://nba.uth.tmc.edu/neuroscience/m/s4/chapter06.html accessed 2024.05.16 より一部改変〕

ランドマーク 海馬は側頭葉の内側部にあり，水平断では側脳室下角の内側で確認することができます．

Avery SNら[2]は，安静時のfMRIを使用して，統合失調スペクトラム症患者45人と健常者38人の脳活動を研究しました．海馬に焦点を当て，ほかの脳領域との接続を調べています．特に2種類のネットワーク，1つは海馬と隣接する側頭葉内側部を含むコアネットワーク(MTLC)，もう1つは海馬とほかの皮質領域を結ぶ拡張ネットワーク(cortical)についてです(図2)[2]．海馬の前部と後部の違いも検討しました．その結果，海馬前部は，感情の処理と記憶の感情的な側面により深く関与し，後部は空間記憶とナビゲーションにとって重要であることが示唆されました．

海馬が司っている記憶を大きく3つに分類しました(表1)[3,4]．

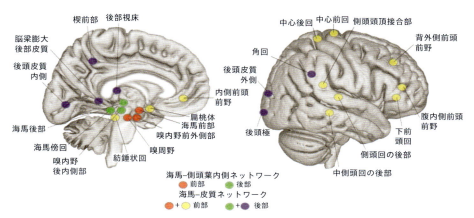

図2　MTLCネットワークとcorticalネットワーク
統合失調スペクトラム症患者は，海馬ネットワークのモジュール性が低いことが示されました(詳しくは動画ご参照)．
〔Avery SN, et al：Hippocampal network modularity is associated with relational memory dysfunction in schizophrenia. Biol Psychiatry Cogn Neurosci Neuroimaging 3：423-432, 2018 より一部改変〕

表1　作業記憶，短期記憶，長期記憶の違い

特徴	作業記憶	短期記憶	長期記憶
定義	思考上で情報を一時的に保持し，操作する能力	短期間，少量の情報をすぐにアクセス可能な状態で保持する能力	長期にわたり情報を保存すること
持続時間	数秒から1分；情報は積極的に処理される	数秒から約30秒；持続時間は限られている	数分から一生にわたる可能性がある；基本的に永久的
容量	限定的；同時に複数の情報を扱うことができるが，数項目に限られる	非常に限定的；通常は5〜9項目	ほぼ無限；膨大な量の情報を保存できる
機能	計算，問題解決，意思決定など，精神的な操作を必要とするタスクに使用される	電話番号を一時的に覚えるなど，即時のタスクに使用される	幼少期の家，言語スキル，教育的な知識など，過去の経験や知識を保存する
忘却	情報は積極的に維持または復習されない限り，迅速に失われる	長期記憶に移行されない場合，情報は置換または減衰により迅速に失われる	忘れることはあるが，通常は減衰ではなく，取り出しの失敗によるものである
主な領域	前頭前野，頭頂葉	前頭前野，海馬	海馬，大脳皮質，扁桃体，小脳

〔Phelps EA, et al：Contributions of the amygdala to emotion processing：from animal models to human behavior. Neuron 48：175-187, 2005, Chumachenko SY, et al：Keeping weight off：Mindfulness-based stress reduction alters amygdala functional connectivity during weight loss maintenance in a randomized control trial. PLoS One 16：e0244847, 2021 を参考に作成〕

⑥ 大脳辺縁系　海馬
hippocampus

🟢 **記憶の分類をバスケットボールに例えると**

①作業記憶

プレイヤーは，試合中にボールをドリブルしながら，次に何をするかを積極的に決定します．彼らはチームメイトと対戦相手の位置を評価し，次の動作を検討し，行動を計画する必要があり，すべてリアルタイムで行われます．

神経ネットワーク：作業記憶には，プレイヤーの現在の位置，ゲーム戦略，即座に実施するべき決定など，複数の情報を同時に保持および操作することが含まれます．このタイプの記憶は常に更新され，コート上で瞬時に判断を下すために非常に重要です．

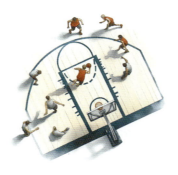

②短期記憶

タイムアウト中にコーチと話し合ったばかりのプレイの詳細を想起するのに役立ちます．例えば，プレイヤーは特定の守備フォーメーションや導入された攻撃フォーメーションを覚えておく必要があります．

神経ネットワーク：プレイヤーが新しいプレイや戦略の情報を短期間保持できるようにします．短期記憶は，最近の指示やゲーム終盤の動きを想起するために重要です．ただし，練習や反復がなければ，この情報は試合後すぐに忘れられてしまう可能性があります．

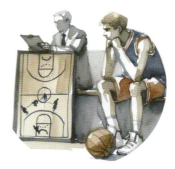

③長期記憶

時間をかけて反復し練習したスキル，テクニック，プレイを想起して活用するのに役立ちます．

神経ネットワーク：よく練習した動作，戦略，過去の試合の経験を想起することが含まれます．プレイヤーは，特定のシュートテクニックや，以前の試合で使用した成功した守備フォーメーションを想起するかもしれません．長期記憶はより安定しており，バスケットボールにおけるプレイヤーの専門知識とスキルの改善に不可欠です．

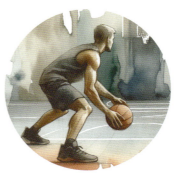

これらの記憶タイプは，統合された方法で機能します．例えば，選手は長期記憶を使用し特定のプレイを想起し，短期記憶を使用しコーチがタイムアウト中にそのプレイに加えた修正を記憶し，作業記憶を使用しプレイを動的環境で実行および適応させることができます．バスケットボール選手のスキルは，短期記憶と作業記憶が長期記憶の形成に寄与する継続的なプロセスにより向上されます．定期的な練習とゲームプレイは，短期記憶から長期記憶までスキルと戦略を定着させるのに役立ち，プレイヤーの全体的な熟練度を向上させコート上での反応時間の短縮を図ります．

記憶，感情の調整

海馬は新しい記憶の形成や空間ナビゲーション，感情の調整に関与します[5,6]．

🔴 観察ポイント

☑ **日々の予定や最近の会話の記憶は？**：新しい情報や出来事，スタッフの名前，1日のスケジュール，最近の会話を忘れやすくなったり，反復し同じ質問をすることがある場合，記憶障害の兆候が考えられます．

☑ **匂いへの反応に変化はあるか？**：嗅ぎ慣れた匂いに対して全く認識できなかったり，反応が薄れる場合，嗅覚系と大脳辺縁系のネットワーク障害の可能性があります．

☑ **性格や気質に変化はあるか？**：以前は静かだった患者が攻撃的になる，あるいは反対に活発だった患者が無気力になるなど，気分や性格の突然の変化，ストレスや不安への対処の困難さを示すことがあります．

☑ **新しい課題の学習が苦手になっていないか？**：体操や補助器具の使用など，リハビリの一環である新しい作業を習得するのに困難さを認めることがあります．

🔵 臨床へのヒント

① **認知リハビリテーション**：記憶力や注意力，問題解決能力を高めるためのエクササイズを実施します．写真を見てその内容を数分後に再度想起する練習や，朝食に食べた食材をリスト化する作業などが挙げられます．

② **仮想実現（VR）トレーニング**：VR内でのショッピングモールや公園のナビゲーション練習を行い，実際の場面でのスキルの向上を図ります．

③ **一貫した日課**：毎朝8時に起床，8時30分に朝食，9時に散歩など，時間を明確に決めて一貫性を持った行動することで，日常の記憶を強化します．

④ **視覚的手がかり**：部屋の入口に名前の書かれたプレートを掲示したり，食事の場所への道順に色のついたテープや標識を置くことで，目的地までのガイドを提供します．

📖 **エビデンス**：研究によると，特に軽度認知障害（MCI）の高齢者に対する認知トレーニングにおけるVRの有効性が明らかになりました[7]．

🟢 新人さんはここに注意！

情報提供の一貫性の不足：患者は前に話した内容を忘れることがあるため，情報を繰り返し，一貫性をもって提供し，しっかりと記録することが大切です．一貫性のあるコミュニケーションと詳細な記録がなければ，患者は重要な健康情報や指示を見落とすリスクがあります．

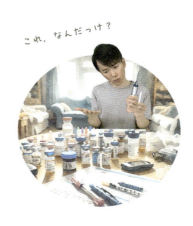

帯状回 cingulate gyrus

⑥ 大脳辺縁系

文献は → 202 頁

● 部位
帯状回は，大脳半球の内側に位置し，脳梁を取り囲む脳の一部です．帯状回前部は認知・感情・痛み・自律神経などに関与し，帯状回後部は意識や内省，デフォルトモードネットワーク（DMN），空間注意や記憶などに関連すると報告されています[1,2]．

● 血液供給
主に前大脳動脈（ACA）の枝，前頭極動脈特にその脳梁周囲動脈や前頭極動脈によって提供されます．血液供給は中大脳動脈（MCA）から外側前頭底動脈を介して追加の影響を受けている人もいます．

● 神経ネットワーク
図1[3]は，帯状回のさまざまな領域への接続経路と，それぞれの社会的認知との関係を示しています．

ドーパミン作動性システム（黄）：帯状回前部は，脳の報酬系の中心である黒質，腹側被蓋野や背外側前頭前野，線条体のような領域に関連づけられています．

認知/感情作動性システム（赤）：視床下部，海馬，扁桃体，淡蒼球，尾状核，前部帯状回の前方，腹内側前頭前野，島などの意思決定プロセスと社会情報処理に関与する領域にも結合します．

メンタライジングシステム（青）：側頭頭頂接合部，背内側前頭前野などとのつながりがあります．

運動計画システム（紫）：運動前野腹側や下頭頂小葉は計画や注意に関連します．

● 画像読解ポイント
詳しくは動画ご参照．

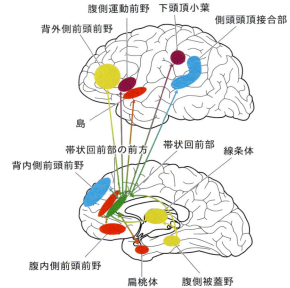

図1 帯状回前部の接続と社会的認知の関係
〔Apps MA, et al：The anterior cingulate gyrus and social cognition：Tracking the motivation of others. Neuron 90：692-707, 2016 より一部改変〕

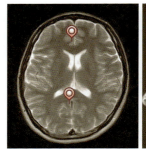
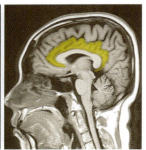

前部・後部帯状回

> **ランドマーク**：大脳皮質の内側で，脳梁の上を覆うように位置します．上部の境界は帯状溝によって補足運動野や一次運動野の下肢領域から区別されます．

| 感情処理, 行動制御 | 帯状回は感情の処理と行動の制御に関与します．また，注意の配分や意思決定などの認知機能にとっても重要です[4]．

🩸 観察ポイント

☑ **情動反応に過剰な変化はあるか？**：患者は突然かつ過剰な感情反応を示すことがあり，これは感情のコントロールが適切に機能していない可能性を示唆します．

☑ **注意の持続が困難になっていないか？**：患者は注意が散漫になりやすく，指示に従うのが困難になる可能性があります．

☑ **意欲の顕著な低下や無気力を認めるか？**：帯状回から接続に影響があると意欲の低下を示したり，意思決定のパターンに変化が現れたり，異常なほどの無気力を感じたりすることが考えられます．

☑ **自己認識と柔軟性は欠如していないか？**：患者は自らの誤りを認識し，それを訂正する能力が低下している場合があります．以前に否定的な結果を引き起こした行動を反復することがあります．

💧 臨床へのヒント[5,6]

①**現実の葛藤のシナリオ**：例えば，患者が不適切な行動をとった場合，その状況について患者と話し合い，今後同じような状況に陥った際に上手に対処するためのよりよい方法をブレインストーミングします．

②**注意の課題**：注意力に問題のある患者に対して，パズルに取り組む，段階的な指示に従う，持続的な集中を必要とする作業を練習します．

③**動機づけ面接**：動機づけ面接では，目標指向の患者中心のカウンセリングが含まれ，変化を促し支援します．患者が意欲を再度もち，目標を設定するのに役立ちます．

📖 **エビデンス**：研究では，成人の注意欠如多動症（ADHD）における帯状回前部の活性化を高めるためのfMRIを用いたニューロフィードバック訓練（さまざまな難易度の暗算など）を実施し，有意な効果が得られています[5]．

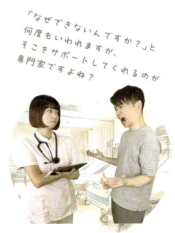

🟢 新人さんはここに注意！

不適切な行動への建設的指導の欠如：セラピストが患者の不適切な行動について指摘する際，改善方法に関する具体的な指示や建設的な話し合いが不足する場合があります．セラピストが具体的かつ行動指向のフィードバックを提供することで，患者は行動の結果を自身で観察し，修正する手法を学ぶことができます．結果的に患者の自己効力感を高め，治療成果を向上できます．

乳頭体 mamillary body

● 部位
脳の下面にある小さな丸い構造で，左右の脳弓柱の先端に位置します．脳の基底部，下垂体のすぐ後方の視床下部に位置します．Papez（パペッツ）の情動回路の一部として，記憶処理において重要な役割を果たします．

● 血液供給
乳頭体への血液供給は，主に後大脳動脈（PCA）によって，特にその枝である視床貫通動脈を通じて提供されます．PCA には，後交通動脈もが含まれており，これらはこの領域に血液を供給するのに重要です．

● 神経ネットワーク
乳頭体は，記憶の形成と検索に関与する主要な神経経路である Papez の情動回路の重要な部分を形成します．乳頭体は，海馬から脳弓を介して入力を受けて，視床路を介して視床前核に出力を送っています．

● 病態像
Korsakoff（コルサコフ）症候群：アルコール使用症の患者に多くみられるチアミン（ビタミン B_1）の深刻な欠乏によって生じる慢性記憶障害です．Korsakoff 症候群の特徴の 1 つは，乳頭体の損傷であり，重度の前向性健忘（新しい記憶の形成が困難）を引き起こします．

Wernicke（ウェルニッケ）脳症：チアミン欠乏に関連する疾患であり，脳部位のなかでも特に乳頭体の出血と壊死を生じる可能性があります．

● 画像読解ポイント：詳しくは動画ご参照．

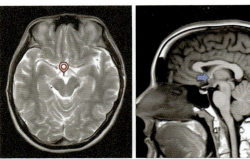

乳頭体

> **ランドマーク** 第三脳室の基部，視床下部の後面に位置し，水平断と矢状断で確認できます．神経線維束である脳弓は，海馬から後方，上方，そして前方へ C 字型のカーブを描き，最後は乳頭体に向かって下降し，海馬とこれらの構造を結びます．

> **回想記憶**　乳頭体は回想記憶，つまり，記憶がいつどこで得られたかなど，記憶の根源を想起する能力にとって重要です[1]．

🔴 観察ポイント

- ☑ **新しい情報の記憶保持は可能か？**：スタッフの名前や朝食に何を食べたかなどの新しい情報を覚えているか，同じ質問を反復しその答えを覚えているか観察します．
- ☑ **嘘を混ぜた説明，作話がみられるか？**：例えば，その日の出来事を尋ねられたとき，全くの嘘を混ぜて説明することがあります．
- ☑ **動作に問題が出ていないか？**：眼振や運動失調などの身体症状を観察します．
- ☑ **慢性的なアルコール使用はあるか？**：慢性的なアルコール使用の既往歴がある患者に対しては，乳頭体の損傷とそれに伴う記憶障害の可能性に留意すべきです．

🔵 臨床へのヒント─アルコール使用症への対応を中心に[2]

①**解毒（デトックス）と離脱管理**：デトックスは通常，軽度から生命を脅かす重度までさまざまな禁断症状を管理するために医師の監督下で行われます．
②**薬物療法**：離脱症状を軽減するためにベンゾジアゼピンなどを使用します．
③**行動療法とカウンセリング**：認知行動療法（CBT）では，アルコール使用に関連する否定的な思考パターンや行動を特定し，変更するのに役立ちます．
④**モチベーション改善**：飲酒行動を変更する動機を高める計画を促します．
⑤**家族療法**：治療に家族を参加させ，アルコール使用の一因となる可能性のある家族の関係に対処します．
⑥**自助グループ**：同じ使用症の悩みをもつ人々による自助グループにつなげ，回復への構造化アプローチを実施します．
⑦**並行しての併発症治療**：うつ病や不安症などを併発している人の場合，治療はこれらの症状にも同時に対処します．
⑧**統合医療とライフスタイルの変化**：瞑想，ヨガ，マインドフルネスなどのテクニックや，定期的な運動をすすめます．
⑨**栄養カウンセリング**：栄養不足を解消するためにバランスのとれた食事を確保します．

🟢 新人さんはここに注意！

情報提供への誤解：患者に必要なのは情報の量ではなく，どのように処理し記憶するかの方法という認識が大切です．特に作話や記憶の歪曲を示す患者にとって，現実と虚構を区別できます．

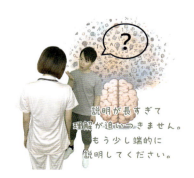

脳梁 corpus callosum

文献は ➡ 203 頁

● **部位**(図1)[1]

　脳梁は，2つの大脳半球を接続し，大脳半球間のコミュニケーションを促進する大きな白質構造で，脳梁吻，脳梁膝，脳梁幹，峡部，脳梁膨大の領域に区分されます．

● **血液供給**

　前大脳動脈(ACA)は，主に2組の枝を通して脳梁の前方部と中央部に血液を供給します．脳梁周囲動脈は，脳梁膝の周囲で彎曲します．それは脳梁の上面に密着して流れ，脳梁膝と脳梁幹を含む前方の2/3に栄養を供給します．脳梁縁動脈は，特に帯状回付近の脳梁の一部に血液を供給する場合があります．後大脳動脈(PCA)は，主に後頭葉に血液を供給しますが，脳梁，特に後方部の血管新生にも寄与します．

● **神経ネットワーク**(図2)[2]

CC1：脳梁吻と脳梁膝で前頭前野と前頭眼窩野(複雑な認知行動と意思決定に関与する領域)を接続します．
CC2：脳梁幹前部で，運動前野と補足運動野に接続します(運動の計画と調整)．
CC3：脳梁幹後部中央で，一次運動野(随意運動を制御)に関連します．
CC4：峡部で，一次感覚野と結合します(感覚情報の処理に関与します)．
CC5：脳梁膨大で，頭頂葉，側頭葉，視覚野(視覚，聴覚，感覚情報の処理)と結合します．

● **病態像**

　外傷性脳損傷(TBI)は，びまん性軸索損傷を生じる可能性があり，脳梁に影響を及ぼすことがよくあります．多発性硬化症(MS)は脳梁に脱髄病変を生じる可能性があります．

● **画像読解ポイント**：詳しくは動画ご参照．

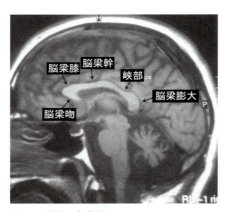

図1 脳梁の各部位
〔Aribandi M, et al：Agenesis of the corpus callosum imaging. Medscape, 2023 https://emedicine.medscape.com/article/407730-overview accessed 2024.05.16 より一部改変〕

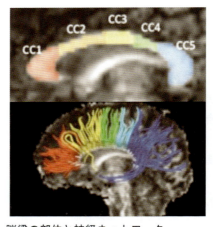

図2 脳梁の部位と神経ネットワーク
CC：帯状皮質．
〔Rimkus Cde M, et al：Segmented corpus callosum diffusivity correlates with the Expanded Disability Status Scale score in the early stages of relapsing-remitting multiple sclerosis. Clinics (Sao Paulo) 68：1115-1120, 2013 より〕

> **ランドマーク** 脳梁は矢状断で観察しやすく，脳の中心に位置し，側脳室の上でアーチを形成します．その上方には帯状回が存在します．脳梁は通常白質を示す均一な信号強度を示します．

> **大脳半球の接続**　脳梁は大脳半球をつなぐ役割を担うため，脳梁の損傷は，さまざまな認知症状，運動症状，精神症状を生じる可能性があります[3]．

🔴 観察ポイント

☑ **脳梁離断による運動症状を認めるか？**：食事，着替え，歩行などを観察し，障害がある場合は脳梁関連の神経ネットワークに影響を与える脳の損傷を示す可能性があります．

☑ **認知能力とコミュニケーション能力に変化はないか？**：機能的に障害がないにもかかわらず指示を理解するのが困難（失語症）な場合は脳損傷の可能性があり，両手動作の協調にまつわる困難さは分離脳の症状の兆候を示唆します．

☑ **ストレスへの対応能力に変化はあるか？**：性格の変化，気分の変動を確認します．

☑ **視覚的および空間的認識に問題があるか？**：物体の読み取りや認識などの視覚作業，または距離の判断や室内の移動などの空間認識に問題があるかどうかを観察します．

💧 臨床へのヒント―住宅改修を中心に

離断症状により転倒のリスクが高まる可能性があるため対策が重要です．

①**転倒原因の排除**：散らかった通路を片づけ，コードや小さな敷物などを取り除きます．
②**良好な視界の確保**：特に廊下，階段，ベッドの近くに明るい照明を設置します．
③**滑り止めマット**：バスルームやキッチンなどの滑る危険性の高い場所に置きます．シンクの前など，液体をこぼしやすい場所にも有効です．
④**手すり**：シャワー，浴槽，トイレの近くに設置します．階段への設置も効果的です．
⑤**補高便座**：特に患者が標準便座への昇降が困難な場合は，補高便座を検討します．シャワーチェアまたはベンチは，バランスの問題がある場合に安定性を提供します．
⑥**ベッド柵**：ベッドから転落する危険性が高い場合は，ベッド柵を検討します．
⑦**ベッドの高さの調整**：ベッドが患者が容易に出入りできる高さであることを確認します．
⑧**キッチンアイテムの整理**：頻繁に使用する物品を手の届くところに置き，上肢リーチの手間を省きます．

📖 **エビデンス**：高齢者向けに世界標準の転倒予防推奨事項が開発されています[4]．あらゆる場所の高齢者の安全と自立を強化することを目的にしています（詳細は➡281頁）．

🟢 新人さんはここに注意！

家族を巻き込まない：転倒予防には家族への教育が必須です．介助方法や転倒しやすいポイントを指導しましょう．

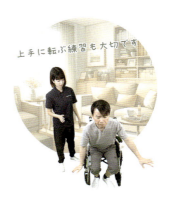
上手に転ぶ練習も大切です

⑥ 大脳辺縁系 脳梁
corpus callosum

●「分離脳」とは？

分離脳（スプリットブレイン）症状とは，脳梁離断術などで生じる症状を指します．この手術は，重度の難治性てんかん，特に発作が一方の半球からもう一方の半球に広がった場合に最も一般的に行われます[5]．脳梁は脳の2つの半球間の主要な通信経路であるため，これを切断すると，この半球間の通信が中断されます．スプリットブレイン患者の顕著な症状と観察には次のようなものがあります．

①左右半球の統合障害

これは，脳梁を切断することによる最も重篤な症状です．各半球はもう一方の半球と通信できなくなり，独特の認知的および知覚的影響をもたらします．

観察：患者の認知能力または知覚能力の矛盾に気づく場合があります．例えば，名前（主に左半球）と顔貌（主に右半球）の照合など，情報の同時処理を必要とするタスクを実行するのが困難な場合があります．

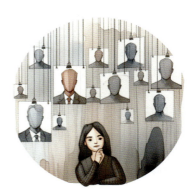

臨床へのヒント：マルチタスクと問題解決スキルを対象とした認知課題を実施します．記憶ゲームやマッチング課題を使用して，認知の柔軟性と処理の改善を図ります．洗濯物を色で分類したり，食料品をリストと照合したりするなど，物体の識別と照合が必要な活動も効果的です．制限された環境で，顔を認識したり名前を想起するなどの実生活に近い課題を練習します．

②情報処理の非対称性

各半球は異なる機能に特化しているため，離断症候群の患者は異常な行動を示す可能性があります．例えば，通常，左半球は言語を司り，右半球は空間認識能力と顔面認識の鍵となります．

観察：例えば，左半球に影響を受けている場合，患者は口頭での指示を理解するのが困難な可能性がありますが，部屋を効率的に移動することはできます．

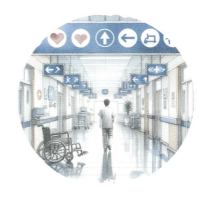

臨床へのヒント：言語理解と言語表現を向上させるために言語聴覚療法を実施します．簡単な会話の練習に取り組み，徐々に複雑さを増していきます．空間認知障害（右半球が影響を受ける）に対する機能トレーニングでは，パズルや描画など，空間的推論を必要とする課題を実施します．言葉による合図を使用し慣れた環境をナビゲートするなど，オリエンテーションの練習をします．統合する場合，言語や空間の課題を日常の活動（読み書き，生活空間の移動など）に組み込みます．また，コミュニケーションや空間認識を伴う社会的交流やグループ活動への参加を促します．

③行動を調整することの困難さ

それぞれの半球が身体の反対側を制御するため，患者は身体の両半球間の調整が必要な作業が困難になる可能性があります．

観察：着替えや食事などの日常的な活動中に，患者が身体の両側を協調させる試みにぎこちなさや困難さを示す場合があります．例えば，両手を使用しシャツのボタンを留めるのが困難になる可能性があります．

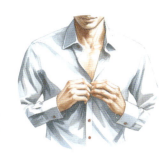

臨床へのヒント：ボールを捕って投げたり，両手を使用するタスクを完了したりするなど，双方向の調整に焦点を当てた練習を実施します．シャツのボタンを留めたりするなど，着替え，身だしなみ，食事などの日常生活の活動を治療セッションに組み込みます．

④独立した半球の応答[6]

実験では，脳梁離断患者は，各半球が刺激に対して独立して反応することを示しました．例えば，患者は，右目（言語を司る左半球によって処理される）で見た物体を口頭で識別しますが，左目（言語を司らない右半球によって処理される）の物体は口頭で識別困難な場合があります．

観察：患者が刺激を受ける側面ごとに異なる反応を示すことに気づくかもしれません．例えば，右手に触れても反応しますが，左手には反応しない可能性があります．

臨床へのヒント：反対側での調整が必要な活動など，両半球間のコミュニケーションを促進する活動を使用します．身体の両側からの刺激を処理する必要があるタスクを徐々に導入します．日常生活でのトレーニングとしては，両手で物体を識別するなど，両側の感覚入力を伴う活動を練習します．料理や楽器の演奏など，双方の調整が必要な活動を促します．

⑤エイリアンハンド（他人の手）症候群[7]

片手（通常は左手）が「意識」を持っているかのように不随意に動くことを経験することがあります．これは，手が反対側の脳半球によって制御されており，言語や自発的な行動計画を制御する半球と通信できなくなるためです．

観察：明らかな意図なしに物を拾ったり，動作を実行したりするため，手を制御困難なように見えたり困惑したりする場合があります．

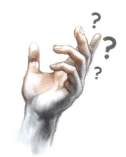

臨床へのヒント：物を把持したり放したりするなど，影響を受けた手の自発的制御を向上する練習に焦点を当てます．脳の再構成を助けるために，患者が制御困難な手を動かしながら，制御可能な手を鏡で観察するミラーセラピーを使用します．

引用文献

扁桃体 ➡ 186 頁

1) Cortes Hidalgo AP, et al：Observed infant-parent attachment and brain morphology in middle childhood-A population-based study. Dev Cogn Neurosci 40：100724, 2019
2) LeDoux JE：Emotion circuits in the brain. Annu Rev Neurosci 23：155-184, 2000
3) Phelps EA, et al：Contributions of the amygdala to emotion processing：from animal models to human behavior. Neuron 48：175-187, 2005
4) Chumachenko SY, et al：Keeping weight off：Mindfulness-based stress reduction alters amygdala functional connectivity during weight loss maintenance in a randomized control trial. PLoS One 16：e0244847, 2021
5) Wanden-Berghe RG, et al：The application of mindfulness to eating disorders treatment：a systematic review. Eat Disord 19：34-48, 2011
6) Seeley WW：The salience network：A neural system for perceiving and responding to homeostatic demands. J Neurosci 39：9878-9882, 2019
7) Kong MS, et al：Central amygdala circuits in valence and salience processing. Behav Brain Res 410：113355, 2021

海馬 ➡ 190 頁

1) Wright AA：Amygdala-General Considerations. Neuroscience Online, 2020
   https://nba.uth.tmc.edu/neuroscience/m/s4/chapter06.html accessed 2024.05.16
2) Avery SN, et al：Hippocampal network modularity is associated with relational memory dysfunction in schizophrenia. Biol Psychiatry Cogn Neurosci Neuroimaging 3：423-432, 2018
3) Alloway TP, et al：Working memory：The what, the why, and the how. The Educational and Developmental Psychologist 30：105-118, 2013
4) Norris D：Short-term memory and long-term memory are still different. Psychol Bull 143：992-1009, 2017
5) O'Keefe J, et al：The hippocampus as a spatial map. Preliminary evidence from unit activity in the freely-moving rat. Brain Res 34：171-175, 1971
6) Moscovitch M, et al：Episodic memory and beyond：The hippocampus and neocortex in transformation. Annu Rev Psychol 67：105-134, 2016
7) Park JH：Effects of virtual reality-based spatial cognitive training on hippocampal function of older adults with mild cognitive impairment. Int Psychogeriatr 34：157-163, 2022

帯状回 ➡ 194 頁

1) Shen Y, et al：Functional connectivity gradients of the cingulate cortex. Commun Biol 6：650, 2023
2) Foster BL, et al：A tripartite view of the posterior cingulate cortex. Nat Rev Neurosci 24：173-189, 2023
3) Apps MA, et al：The anterior cingulate gyrus and social cognition：Tracking the motivation of others. Neuron 90：692-707, 2016
4) Damasio AR, et al：Subcortical and cortical brain activity during the feeling of self-generated

emotions. Nat Neurosci 3：1049-1056, 2000

5）Zilverstand A, et al：fMRI neurofeedback training for increasing anterior cingulate cortex activation in adult attention deficit hyperactivity disorder. An exploratory randomized, single-blinded study. PLoS One 12：e0170795, 2017

6）Merkley TL, et al：Structural and functional changes of the cingulate gyrus following traumatic brain injury：Relation to attention and executive skills. J Int Neuropsychol Soc 19：899-910, 2013

乳頭体 ➡ 196 頁

1）Vann SD, et al：The mammillary bodies and memory：More than a hippocampal relay. Prog Brain Res 219：163-185, 2015

2）Hayashida M：An overview of outpatient and inpatient detoxification. Alcohol Health Res World 22：44-46, 1998

脳梁 ➡ 198 頁

1）Aribandi M, et al：Agenesis of the corpus callosum imaging. Medscape, 2023 https://emedicine.medscape.com/article/407730-overview accessed 2024.05.16

2）Rimkus Cde M, et al：Segmented corpus callosum diffusivity correlates with the Expanded Disability Status Scale score in the early stages of relapsing-remitting multiple sclerosis. Clinics (Sao Paulo) 68：1115-1120, 2013

3）Paul LK, et al：Agenesis of the corpus callosum：Genetic, developmental and functional aspects of connectivity. Nat Rev Neurosci 8：287-299, 2007

4）Montero-Odasso M, et al：World guidelines for falls prevention and management for older adults：A global initiative. Age Ageing 51：afac205, 2022

5）Schummer GJ：The Disconnection. Biofeedback 36：157-162, 2008

6）D'Alberto N, et al：A split-brain case study on the hemispheric lateralization of inhibitory control. Neuropsychologia 99：24-29, 2017

7）Hidalgo-Borrajo R, et al：［Alien hand syndrome：a review of the literature］. Rev Neurol 48：534-539, 2009

7 間脳

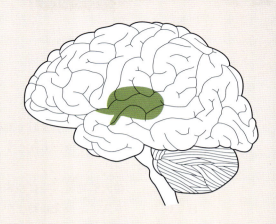

7 間脳

視床 *thalamus*

文献は ➡ 258頁

● 部位
視床は，脳の中央部，脳幹の上部にある間脳内に位置します．左右対称の2つの小葉からなり，左右の大脳半球にあります．視床核による分類を図1[1]に示します．

● 血液供給
視床は主に後大脳動脈，特に視床膝状体動脈と内側・外側後脈絡叢枝から血液を供給されています．さらに，後交通動脈から血液が供給される部位もあります．視床の血液供給は非常に重要であり，これが障害されると視床症候群を引き起こす可能性があります．

● 経路ネットワーク
視床は大脳皮質に向かう感覚信号と運動信号の中継基地です．聴覚，体性感覚，視覚経路に関与しており，小脳や大脳基底核から大脳皮質への信号の中継として機能することで，運動経路においても重要な役割を果たしています．

● 病態像
視床症候群のうち，いくつかの症状は，脳卒中や視床の血管障害に関連しています．感覚障害と時に耐え難い痛みを特徴とする場合，とくにDejerine-Roussy（デジュリン-ルーシー）症候群と呼ばれます．また，意識障害，記憶障害，垂直注視麻痺を特徴とする両側性傍正中視床梗塞（bilateral paramedian thalamic infarction）もあります．

● 画像読解ポイント：詳しくは動画ご参照．

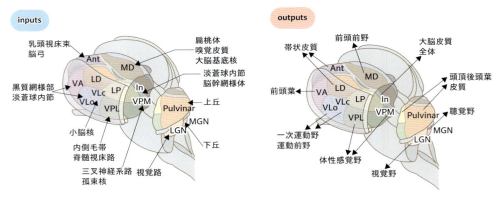

図1 視床核による分類
Ant：視床前核群，In：髄板内核群，LD：背外側核，LGN：外側膝状体，LP：後外側核，MD：背内側核，MGN：内側膝状体，Pulvinar：視床枕，VA：前腹側核，VLc：外側腹側核の尾側部，VLo：外側腹側核の吻側部，VPL：後外側腹側核，VPM：後内側腹側核．
〔金子唯史：脳卒中の機能回復―動画で学ぶ自主トレーニング．p56，医学書院，2023 より〕

> **ランドマーク** 基底核レベルの断面像でよく観察できる，第三脳室の両側に存在する卵形の構造物です．内包後脚を挟んだ対岸にレンズ核が確認できます．T1強調画像では，視床は中強度の構造として現れます．

206

💧 視床の各部位の機能　早見表[2]

視床核/主な血管	主な入力	主な出力	病態像
視床前核 (anterior nuclei of thalamus)/視床灰白隆起動脈	海馬と扁桃体複合体からの入力	帯状回	感情の処理や記憶に影響を与える可能性があり、感情的な行動の変化や記憶障害につながる可能性
背内側核 (medial dorsal nucleus)/後内側中心動脈	扁桃体複合体，淡蒼球腹側，黒質からの入力	前頭葉	感情の制御や遂行機能に影響を与え，性格や意思決定の変化につながる可能性
背外側核 (lateral dorsal nucleus)/視床膝状体動脈	前頭葉，頭頂葉，海馬などからの入力	後部帯状回，海馬系	記憶障害や感情障害，空間移動や感覚統合の問題につながる可能性
前腹側核 (ventral anterior nucleus)/視床灰白隆起動脈	基底核からの運動入力	中心前回	運動調整や運動計画を混乱させ，固縮やジスキネジアなど運動障害の可能性
外側腹側核 (ventral lateral nucleus)/視床膝状体動脈	小脳からの運動入力	中心前回	運動調整や運動計画を混乱させ，運動失調やその他の運動障害を引き起こす可能性
後外側核 (lateral posterior nucleus)/内側・外側後脈絡叢枝，視床膝状体動脈	感覚統合，特に高次の視覚，体性感覚の処理	頭頂葉，後頭葉	視覚的な手がかりを伴うタスクにおいて，注意を集中する能力が妨げられる可能性．上丘と連携しており，恐怖反応や生存本能に影響を与える可能性
後外側腹側核 (ventral posterolateral nucleus)/視床膝状体動脈	四肢・体幹からの痛みと温度感覚，識別的触覚と固有受容感覚	中心後回	身体の温痛覚が損なわれ，中枢性疼痛などの症状を引き起こす可能性．微細な触覚や固有受容感覚の喪失，接触によって物体を認識したり，体の位置や動きを認識する能力に影響
後内側腹側核 (ventral posteromedial nucleus)/視床膝状体動脈	頭部からの痛みと温度感覚，識別的触覚と固有受容感覚	中心後回	顔や頭部の温痛覚が損なわれる可能性，顔のしびれや感覚の変化として現れる．微細な触覚や固有受容感覚の喪失，接触によって物体を認識したり，顔面頭部の位置や動きを認識する能力に影響
外側膝状体 (lateral geniculate body)/前脈絡叢動脈	視索からの入力	有線野	視野の喪失（例：半盲），視覚失認，または視覚処理の困難など，さまざまな視覚障害を引き起こす可能性
内側膝状体 (medial geniculate body)/視床膝状体動脈	下丘腕から入力	横側頭回	音の定位や認識の困難などの聴覚処理障害につながる可能性，場合によっては，耳鳴りや幻聴を引き起こす
視床枕核 (pulvinar nuclei)/内側・外側後脈絡叢枝	上丘，後頭葉，頭頂葉からの入力	後頭葉，側頭葉，頭頂葉	複雑な視覚処理と統合に影響を与える可能性があり，視覚的注意や空間認識の困難につながる可能性
髄板内核群 (intralaminar nuclei of thalamus)（正中中心核など）/後内側中心動脈，視床貫通動脈，視床膝状体動脈，内側・外側後脈絡叢枝	基底核，脊髄，網様体，大脳皮質，黒質からの入力	前頭葉，その他の皮質領域，基底核	広範囲に影響を及ぼす可能性があり，意識，注意，感覚情報と運動情報の統合に影響を与える可能性

〔Percheron G：Thalamus. ScienceDirect, 2004 https://www.sciencedirect.com/topics/psychology/thalamus accessed 2024.05.16 より一部改変〕

7 間脳　視床
thalamus

🔵 視床が損傷した場合，どのような代償機構があるの？

視床に限らず，脳損傷に対する代償機構は以下のような神経の再構成が主となります．

①神経可塑性[3]
脳自体を再構成する能力は，損傷に対応するうえで非常に重要です．脊髄視床路などの主要な神経経路が障害されると，脳は代替の神経ネットワークを介して感覚処理の経路を変更することで適応します．この神経可塑性により，損傷に直面しても脳は機能をある程度維持できます．

②代償経路[4]
神経系には，主要な経路が侵害された場合に引き継ぐことができる代償経路が豊富にあります．例えば，通常の経路が障害されると，それぞれ固有受容感覚と痛みの処理に関与する脊髄小脳路と脊髄網様体路がより活動的になったり，感覚情報を脳に伝達する新たな役割を担ったりする可能性があります．

③クロスモーダル代償[5]
1つの感覚の喪失を補償するために，ほかの感覚が強化されたり，より細かく調整されたりする現象を指します．例えば，触覚が障害されると，固有受容感覚や視覚的手がかりが，動作を導き環境を理解するうえでより重要になる可能性があります．

④中枢処理の調整
脳は，受け取った感覚情報を解釈し，処理する方法を変更できます．これには，ほかの領域や感覚からの入力に対してより過敏になり，損傷した経路からの入力の減少を効果的に代償する可能性があります．

⑤シナプスの変化[6]
神経可塑性には，ニューロン間の接続の強化または弱化が含まれます．損傷に応じて，脳は感覚情報を処理するほかの神経経路のシナプス接続を強化し，それによって障害のある経路を補う可能性があります．

⑥神経新生[7]
これは比較的新しい研究分野ですが，成人の脳が新しいニューロンを生成できる可能性があることを示唆する研究報告があります．神経新生として知られるこのプロセスは，損傷した領域の代償に役立つ可能性があります．

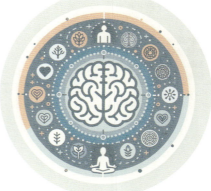

これらのメカニズムは体性感覚路への損傷をある程度代償することができますが，これらの代償反応の有効性と程度は人によって大きく異なります．損傷の場所と範囲，個人の年齢と全体的な健康状態，さらに，受傷後に実施されるリハビリテーション戦略の性質と厳密さも，感覚と運動の回復の程度に大きく影響します．

💧 視床が損傷した場合の具体的な代償経路は？

視床が損傷すると，体性感覚処理を代償する別の神経経路が活性化して代償する可能性があります[8, 9]．例えば脊髄視床路が損傷した場合の代償経路と構造の例を以下に述べます．

①後索内側毛帯路（DCML）
微細な触覚（粗大な触覚は前脊髄視床路），圧覚，振動覚，および固有受容感覚を処理します．温痛覚を直接伝えることはありませんが，活動の増加が全体的な感覚処理に役立つ場合があります．

②脊髄小脳路
運動とバランスを調整するために重要な固有受容感覚を小脳に伝えます．温痛覚には直接関与しませんが，運動反応の調整に役立ち，間接的な感覚フィードバックを提供します．

③三叉神経視床路
脊髄視床路に似ていますが，顔に特有です．温痛覚，触覚などを顔から脳に伝えます．その主な役割は顔の感覚ですが，脊髄視床路が損傷した場合，その機能は全体的な感覚処理を強化する可能性があります．

④網様体
脳幹のニューロンネットワークである網様体は，意識と覚醒の調節に役割を果たします．痛みの知覚を調節することもできるため，脊髄視床路からの入力の損失を補うためにより活性化する可能性があります．

⑤島皮質
痛みを含むさまざまな感覚の処理に関与する島皮質は，感覚入力の変化に適応し，障害された経路を潜在的に補っている可能性があります．

⑥体性感覚野の再組織化
脳の可塑性により，感覚入力の変化に応じて体性感覚野自体が再構成されます．これにより，感度の向上や感覚情報の新しいマッピングにつながる可能性があります．

⑦皮質脊髄路
主に運動経路ですが，運動と感覚の統合を通じて間接的に感覚処理にも影響を与える可能性があります（皮質脊髄システム）．

⑧脊髄視床路入力以外の視床核
視床には複数の核があり，それぞれが特定の感覚機能をもっています．脊髄視床路からの入力を受け取る核が損傷すると，ほかの視床核が体性感覚情報を異なる方法で処理するように適応する可能性があります．

⑨脊髄内のニューロン間ネットワーク
脊髄内の局所的なニューロンも適応し，初期段階での感覚情報の処理を変更する可能性があります．

⑩神経伝達物質システムによる代替
脳および脊髄内の神経伝達物質システム（セロトニン，ノルアドレナリンなど）の変化により，痛みの知覚と体性感覚の処理が調節される可能性があります．

7 間脳 視床
thalamus

視床前核

視床前核は記憶と学習プロセス，特にエピソード記憶に関与します[10]．

● 部位
視床前核は視床の前部に位置し，背外側の主要な核の1つです(図2)[11]．

● 血液供給
視床灰白隆起動脈，視床貫通動脈：視床結節動脈としても知られるこの動脈は，多くの場合，後交通動脈または後大脳動脈のP1セグメントから出てきます．それは，視床前核を含む視床の前部および吻側部分に供給します．

後内側中心動脈：これらは後大脳動脈のP1セグメントから発生し，場合によっては脳底動脈から直接発生し，視床の内側部と前部に血管新生をもたらします．

● 神経ネットワーク
視床前核は，情動と記憶に関与する主要な回路であるPapez(パペッツ)の情動回路において重要な役割を果たしています．主な経路は乳頭視床束を介した乳頭体からの入力，帯状回への出力となります．視床下部や大脳辺縁系のほかの部分とも連絡しあっています．

● 病態像
前核の損傷は，血管性認知症や健忘症候群など，認知・記憶障害を引き起こします(表1)．

● 画像読解ポイント：詳しくは動画ご参照．

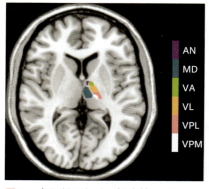

図2　水平断における視床核の局在
AN：視床前核，MD：背内側核，VA：前腹側核，VL：外側腹側核，VPL：後外側腹側核，VPM：後内側腹側核．
〔Chen Z, et al：Volumetric abnormalities of thalamic subnuclei in medication-overuse headache. J Headache Pain 18：82, 2017 より〕

表1　前向性健忘と逆向性健忘の違い

項目	前向性健忘	逆向性健忘
定義	原因疾患の発症後に新しい記憶を形成できない状態	原因疾患の発症前に形成された記憶を思い出せない状態
関わる脳領域	海馬および周辺の側頭葉内側構造．脳弓や乳頭体などの領域も関与することがある	特に海馬領域を含む側頭葉．エピソード記憶や時間に基づく記憶に関しては，前頭前野も関与
記憶のタイプ	主に新しい明示的(宣言的)記憶の形成が影響を受ける	明示的および暗黙的記憶の両方に影響を与えるが，特に自伝的なエピソード記憶に顕著
治療	認知療法，記憶障害を補う戦略(メモ書き，リマインダーなど)，基礎管理するための薬物療法が使用される	心理的サポート，記憶トレーニング，再学習スキルのための作業療法．心理的要因による場合，心理療法が効果的

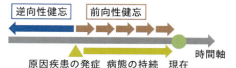

観察ポイント（記銘・保持・再生を中心に）

☑ 慣れた刺激に対する反応は？（記銘）
馴染みのある香りや音などの刺激を導入し，反応を観察します．その反応は，海馬および関連する記憶回路の機能に基づいている可能性があります．

☑ 日常生活の習慣はどのように記憶されているか？（保持）
食事の時間など，日常生活の習慣をどの程度記憶しているかをチェックします．例えば，指示なしに日課の次のステップ（朝食後の歯磨きなど）を思い出すように促します．

☑ 最近の出来事を思い出せるか？（再生）
家族の訪問や病棟内での活動など，最近の出来事について会話します．患者に，前日の家族の訪問について，何を話したのかなど，詳しく思い出せるか確認します．

臨床へのヒント[12,13]

①**記憶想起**：メモ書きは，手元に常に持っているスマートフォンやノートに簡単に情報を記入することで，後で参照する際の手助けとなります．ホワイトボードには日常のスケジュールやToDoリストを書き込んで，目につく場所に置くことで，日々の予定を確認しやすくします．アラーム機能を使えば，薬の服用や約束の時間などを思い出せます．

②**空間配置**：家の中での移動や物品の取り出しをスムーズにするため，身のまわりのものや家具の配置を変えずに統一しておくことが重要です．部屋の入口や物品の収納場所には視覚的手がかりを提示すると理解の助けになります．

③**繰り返しの記憶**：日記やノートは，その日の出来事や学んだ情報を記録するのに役立ちます．また，定期的に読み返す習慣をもつことで，情報の復習が自然に行えます．

④**時間間隔サポート**：部屋の目立つ場所に大きな時計やカレンダーを置き，一日のなかで何をすべきか，何時にどこへ行くべきかを体系的に計画することで，予定管理がスムーズに行えます．

📖 **エビデンス**：研究では，Alzheimer（アルツハイマー）病や軽度認知障害の患者の空間移動と記憶を支援するうえで，方向を示す矢印や目印などの視覚的手がかりの有効性を評価しました．結果は，これらの手がかりがナビゲーション作業を大幅に支援することを示しており，拡張現実（AR）ツールのもつ潜在的な利点を示唆しています[12]．

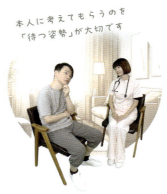

本人に考えてもらうのを「待つ姿勢」が大切です

🟢 新人さんはここに注意！

自発的な記憶喚起の重要性の軽視：質問を繰り返して情報を導くよりも患者が自ら質問を受けて情報を思い出す機会が重要です．これは認知心理学において**自発的な回想**であり，外部からの特定の刺激や要求に依存せずに，個人が自身の記憶をアクティブに取り出す能力を指します．

7 間脳 視床
thalamus

| 背内側核 | 背内側核は脳のさまざまな部分からの多様な情報の統合に関与すると考えられています．また，感情の調整と遂行機能に寄与する可能性があります[14]． |

● 部位
視床背側に位置する重要な構造で，内側髄板の内側，第三脳室の外側に位置します．

● 血液供給
主に後大脳動脈の視床膝状体動脈と後内側中心動脈から供給されます．

● 神経ネットワーク—前頭前野とのコネクションを中心に（図3）[15]（詳しくは動画ご参照）
マウスの空間的作業記憶においてその関係をみてみます．抽出フェーズでは，海馬腹側（vHip）の内側前頭前野（mPF）への情報伝達が含まれ，空間情報の符号化が行われます．準備フェーズにおいて背内側核は，mPFによって活性化されます．選択フェーズでは，一次運動野（M1）などの運動野への接続も含まれている可能性があり，記憶処理から行動への移行を示します．

● 病態像
背内側核とその関連経路の損傷は，さまざまな認知・情動機能障害を引き起こします．

● 画像読解ポイント（図4）[16]：詳しくは動画ご参照．

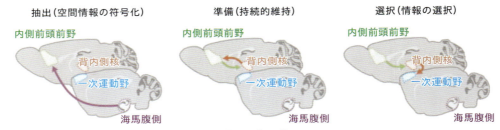

図3 ワーキングメモリにおける視床前頭前野の相互作用
〔Parnaudeau S, et al：The mediodorsal thalamus：An essential partner of the prefrontal cortex for cognition. Biol Psychiatry 83：648-656, 2018 より一部改変〕

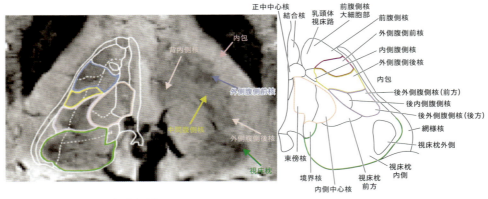

図4 水平断における視床領域
〔Najdenovska E, et al：Comparison of MRI-based automated segmentation methods and functional neurosurgery targeting with direct visualization of the ventro-intermediate thalamic nucleus at 7T. Sci Rep 9：1119, 2019 より一部改変〕

観察ポイント

☑ **複雑な指示への理解は？**：例えば，複数の手順や要素が含まれる医療処置の一連の流れを理解することや，複数の話題や人物が関わる会話についていけないことがあります．

☑ **不適切な感情反応は？**：悲しいニュースを見て笑ったり，普通なら面白いと思うようなことで泣いたりするような，不適切な感情反応を示すことがあります．

☑ **個性やアイデンティティの変化は？**：以前は外向的で社交的であった患者が内向的になったり，楽しんでいた趣味や活動に突然興味を示さなくなることがあります．

臨床へのヒント[17]

①**情報統合のサポート**：情報の受け取り方や処理の方法が異なることがあります．
- **簡潔かつ明瞭なコミュニケーション**：言葉や文書の指示は，簡潔で明確にすべきです．
- **視覚的補助**：イラスト，図表，写真などの視覚的な資料を使って情報を伝えます．
- **ステップバイステップのガイド**：複雑な作業を分割して，手順を明確にします．

②**感情のサポート**：感情のサポートは，精神的な安定やQOLの向上に直結します．
- **忍耐と理解**：その人の感情の変動や背景を理解し，受け入れることが重要です．
- **安心感の提供**：安全な環境や関係性を築くことで，安心感をもってもらいます．
- **専門家への紹介**：必要に応じて，心理カウンセラーや精神科医に相談や紹介をすることで，専門的な治療やサポートを受けることができます．

③**アイデンティティのサポート**：個人のアイデンティティや自己価値観は，その人のQOLやモチベーションに大きく関わります．
- **個人の嗜好や態度の尊重**：治療やリハビリテーションの内容を，その人の興味や価値観にあわせることで，モチベーションの向上や治療へのコミットメントを促すことができます．
- **馴染みのある活動の取り入れ**：以前の経験や興味を活かすことで，リハビリテーションがより実践的で効果的になる可能性があります．

エビデンス：研究では，内側前頭前野(mPF)が視床および大脳基底核とどのように連携して，目標指向の行動をサポートしているかを調査しています．背内側核はmPFへのシグナル伝達に影響を与え，効率的な行動と望ましい結果の達成に不可欠な独自の機能をサポートしていると結論づけています．

新人さんはここに注意！

患者の個人歴と興味の軽視：患者の過去の経歴や興味を無視し，現在の症状や状態にのみ焦点を当てることは避けるべきです．患者が以前楽しんでいた活動や趣味に参加するように促すことは，意味のあるリハビリテーションにつながります．

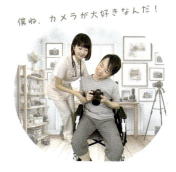

7 間脳 視床
thalamus

背外側核
背外側核は大脳辺縁系との関係が強く，記憶障害や感覚障害，感覚統合に関係します[18]．

● 部位
視床の上方に位置し，前腹側核の内側に位置します（図5）．

● 血液供給
図6[19]に視床核群への主な血管支配を示します．
脳底動脈：脳の基部に位置し，後大脳動脈を生じます．
後大脳動脈（P1およびP2セグメント）：P1セグメントは脳底動脈から分岐します．P2セグメントは視床を含む脳のさまざまな部分に血液を供給します．
後内側中心動脈（傍正中視床動脈）：後大脳動脈から分岐し，視床および視床下部の領域に血液を供給します．
後脈絡叢枝：後大脳動脈から分岐し，脈絡叢および視床の一部に血液を供給します．
視床膝状体動脈：視床と膝状体に血液を供給し，感覚情報の中継に重要です．
後交通動脈：後大脳動脈を内頸動脈に接続し，Willis動脈輪の一部を形成します．
内頸動脈：脳に血液を供給する主要な動脈で，後交通動脈に接続します．
視床灰白隆起動脈（極動脈）：視床の前部に血液を供給します．

● 神経ネットワーク
さまざまな皮質領域，特に高次認知機能と感覚統合に関与する前頭葉と頭頂葉から入力を受け取ります．ほかにも，脳弓を介して海馬層から入力を受け取ります．これは記憶と空間ナビゲーションに重要です．主な出力は，帯状回，特に後部帯状回であり，感情処理，記憶の検索，および空間定位に関与します．海馬系への出力は，記憶と空間ナビゲーションの調節に寄与します．

● 病態像
記憶障害，感情障害，認知障害，感覚統合の問題などに関連します．

● 画像読解ポイント：詳しくは動画ご参照．

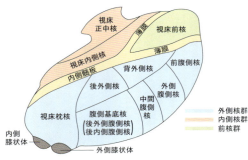

図5　右側視床における各視床核

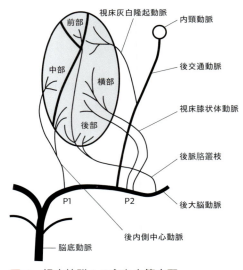

図6　視床核群への主な血管支配

〔Carrera E, et al：Thalamic infarcts and hemorrhages. In：Caplan LR, et al（eds）：Stroke syndromes, 3rd ed. pp387-396, Cambridge University Press, Cambridge, 2012 より〕

観察ポイント

- **短期記憶の喪失は？**：患者が最近の会話，指示，スタッフや家族の名前を頻繁に忘れていることに気づく場合があります．
- **感情の混乱は？**：突然の気分の変動，説明できないイライラ，または患者が異常に無関心または感情的に平坦に見えることが含まれる場合があります．
- **環境認識に問題は？**：複数の段階をふんだ指示に従うことが難しい場合や，慣れた病院環境で見当識障害が発生する場合は，認知的問題を示している可能性があります．
- **刺激に対する反応は？**：タッチや音に反応しない，忙しい環境に圧倒されるなど，感覚刺激に適切に反応することが難しい場合は，感覚統合の問題がある可能性があります．

臨床へのヒント─感覚過敏への対応を中心に

感覚処理の改善を実践的な手段を用いて，患者の自立性を向上させることが重要です．

①**サングラス**：まぶしさや明るさを軽減し，屋外や明るい空間をより利用しやすくします．
②**耳栓やノイズキャンセリング機能**：騒音に敏感な人にとって非常に貴重です．耳栓は環境音の音量を下げることができますが，ノイズキャンセリング機能はホワイトノイズを流して心を落ち着かせる効果もあります．
③**腹圧ベルト**：固有受容感覚からの刺激によって，感覚過敏を落ち着かせます．
④**触覚ツール**：おもちゃ，質感のある素材は，集中力を維持し，不適切な状況での感覚探索行動を軽減するのに役立つ適切な感覚刺激を行います．
⑤**照明の調整**：調光スイッチを設置したり，ワット数の低い電球を使用したり，自然光を利用したりすることで，明るい照明や蛍光灯に敏感な人を助けることができます．
⑥**安心スペースの確保**：家庭，学校，職場の特定のエリアを患者が安心できるスペースとして確保し，聴覚情報が過剰になった場合に個人が避難できる環境を提供します．
⑦**整理整頓されたスペース**：整理整頓されたスペースを維持すると，視覚的な気が散るのが減り，集中力と落ち着きが向上します．
⑧**感覚に優しい家具と装飾**：滑らかな質感の家具を使用し，間仕切りや柔らかいラグなどの要素を組み込むと，より感覚に優しい環境を作り出すことができます．
⑨**コミュニケーションスキル**：自分の感覚的ニーズを教師，雇用主，友人，家族に効果的に伝える方法のトレーニングは大切です．
⑩**法的権利の啓発**：特に障害のある個人を保護する法律に基づいて配慮が提供される教育環境や職場環境において，個人の法的権利(ハラスメントの防止など)について教育します．

エビデンス：研究では，自閉スペクトラム症の子どもたちのマルチユーザーインターフェースの必要性を強調し，発達に有益な触覚体験を無視する仮想現実(VR)に懸念を示しています[20]．

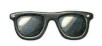

間脳 視床
thalamus

前腹側核

前腹側核は運動機能に関与し，特に大脳基底核からの情報を中継します[21,22]．

● 部位
前腹側核は視床の腹側核群にあり，前方および内側に位置します．

● 血液供給
主に後大脳動脈の視床膝状体動脈と後内側中心動脈から供給されます．

● 神経ネットワーク
前腹側核は大脳基底核と小脳から入力を受け，主に運動前野と前頭前野に出力を行っています．これらの結合は，運動機能における役割を示唆しています．Xiao Dらの研究では前腹側核と前頭葉の各領域の関係を解説しています(図7)[23]．

● 病態像
前腹側核に関連する特異的な症候群はよく定義されていません．しかし，前腹側核が運動制御に関与していることから，この領域の損傷は運動障害(姿勢制御や順序立てなど)を引き起こす可能性があります．

● 画像読解ポイント：詳しくは動画ご参照．

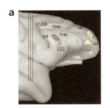
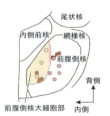
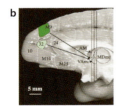
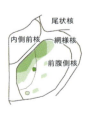
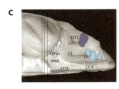
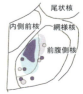

図7　前腹側核(VA)と前頭葉との関連

a：外側前頭前野(lPF)と前腹側核．lPFは，意思決定，計画，作業記憶などの複雑な認知行動に関与しています．lPFと前腹側核の間の接続は，認知制御と感覚情報と遂行機能の統合にとって重要です．前腹側核は中継局として機能し，lPFからほかの脳領域への情報の流れを調整します．研究では，これらのつながりが競合する行動反応の選択と抑制をサポートし，適応行動を促進することが示唆されています．

b：内側前頭前野(mPF)と前腹側核．mPFは，感情の制御，自己言及処理，不確実性のもとでの意思決定に関連しています．mPFと前腹側核の間の接続は，感情の処理と，意思決定の感情的側面と認知的側面の統合にとって重要です．前腹側核はmPFからの入力を受け取り，大脳辺縁系構造と相互作用することで感情反応に影響を与え，感情の調節に寄与している可能性があります．

c：前頭眼窩野(OF)と前腹側核．OFは，報酬の処理，意思決定，および期待される結果に関する感覚刺激の評価において重要な役割を果たします．OFと前腹側核の間の接続は，報酬に基づく学習のための調整と，その偶発的な変化に基づいた行動の適応にとって重要です．前腹側核は，OFとのつながりを通じて，賞罰の評価と，期待される結果に基づく意思決定の指導に関与しています．

〔Xiao D, et al : Circuits through prefrontal cortex, basal ganglia, and ventral anterior nucleus map pathways beyond motor control. Thalamus & Related Systems 2 : 325-343, 2004 より〕

観察ポイント

- **指先や両手作業での協調性は？**：靴ひもを結ぶ，楽器を演奏する，針に糸を通すなど，複雑で協調性を求められる作業が困難となります．
- **動作開始・停止の困難性は？**：歩行に不自然さが出現したり，動作の開始や停止が困難になるなど，歩行パターンが変化することがあります．
- **固縮や動作緩慢の出現は？**：筋緊張が亢進し，こわばりや固縮，動作緩慢が生じる可能性があります．このような状態は，筋が過度に緊張してリラックスすることが難しく，例えば上肢を曲げ伸ばしする際に遅延や不自然に見えることがあります．
- **安静時振戦の出現は？**：筋が安静にしているときに生じる振戦を確認します．

臨床へのヒント―振戦の管理を中心に

①**有酸素運動**：ウォーキング，水泳，サイクリングなどの有酸素運動を定期的に取り入れましょう．これらの活動は心血管全体の健康を改善します．

②**レジスタンストレーニング**：筋を強化し，運動制御を改善するためにレジスタンストレーニングを実施します．軽い負荷またはレジスタンスバンドを使用します．

③**高負荷運動**：自発的なペースよりわずかに速い速度で患者がペダルをこぐ必要があるエルゴメーターなども有効です．

④**自主的な運動**：太極拳，ヨガ，ピラティスなどは，バランスやメンタルに有効です．

⑤**課題指向トレーニング**：日常の活動を模倣した課題を含んだトレーニング演習を組み込みます．このアプローチは，振戦を軽減するとともに機能的能力を向上させるのに役立ちます．

⑥**バランスと協調性のエクササイズ**：片足で立つ，タンデム歩行，バランスボールのエクササイズなどは，転倒のリスクが軽減され，間接的に振戦の管理に役立つ可能性があります．

⑦**ストレッチと柔軟性のトレーニング**：定期的なストレッチは柔軟性を改善し，筋の硬直を軽減し，可動域を広げることができ，振戦に有益である可能性があります．

エビデンス：いくつかの研究で，有酸素運動やバランス訓練などが振戦の管理に効果的であることが報告されています[24,25]．

新人さんはここに注意！

視床の機能への無理解：視床は多様な脳領域から情報を受け取る重要な部位です．無動や動作緩慢の症状に対して，ストレッチ，感覚の識別などの介入だけでは機能回復には不十分です．目標や介入の説明，視覚や聴覚，体性感覚の重みづけなど工夫しましょう．

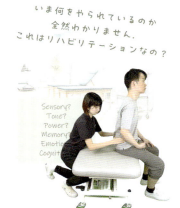

間脳 視床
thalamus

外側腹側核
外側腹側核は運動機能に関与し，特に小脳からの情報を中継します[26]．

部位
外側腹側核は視床の腹側核群の一部で，脳の内側に位置します．前腹側核のすぐ内側にあります．

血液供給
主に後大脳動脈の視床膝状体動脈から供給され，内側・外側後脈絡叢枝も一部寄与することがあります．

神経ネットワーク
外側腹側核は運動信号の伝達において重要な役割を果たしています．外側腹側核は小脳と淡蒼球から入力を受け，主に一次運動野と運動前野に出力を送ります．これらの結合は，運動活動の調整と計画に寄与します（図8）[27]．

病態像
外側腹側核の損傷は，通常，特異的な症候群とは関連しません．しかし，運動制御に関与していることから，この部位の損傷は，協調運動や運動計画の問題を含む運動機能障害の一因となる可能性があります．

画像読解ポイント：詳しくは動画ご参照．

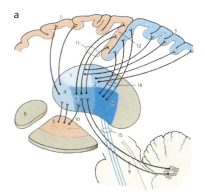 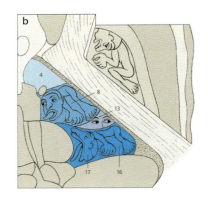 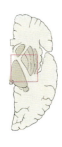

図8　外側腹側核への投射線維（a）と水平断における体部位局在（b）
外側腹側核（VL）（a の 8）の最も重要な求心性入力は，交差した上小脳小節からの線維です（a の 9）．外側腹側核の前部には淡蒼球（視床筋膜）からの線維が終末しています（a の 10）．求心性線維（a の 11）は中心前回の皮質につながっています（a の 12）．外側腹側核の体部位表現（b の 8）はこの系で明らかで，核の外側部分は脚の領域に，中間部分は体幹と腕の領域に，内側部分は頭の領域に接続されています．このように，視床核と皮質領域は対応する局所的な細分化を示しています．小脳からの情報（体の姿勢，協調性，筋緊張）は外側腹側核を介して運動皮質に達し，小脳はこのようにして随意運動に影響を与えます．
〔Ventral nuclear group-Dorsal thalamus. BrainKart.com　https://www.brainkart.com/article/Ventral-Nuclear-Group---Dorsal-Thalamus_14845/　accessed 2024.05.16 より〕

観察ポイント

☑ **細かな動作における不器用さは？**：箸を使って食材をつかむのが難しい，または靴のひもを結ぶ際に均等な強さで結ぶことができないなどを観察します．

☑ **コップまでの距離判断は？**：物体の位置や距離を正確に判断することへの困難さが観察されます．コップに水を注ぐ場面では，目測と実際の位置にズレが生じ，意図しない位置に水が注がれたり，過多となりこぼれたりすることがあります．

☑ **動作実行時のふるえは？**：目的の動作を実行する際に，不自然なふるえが出現します．鍵を鍵穴に挿入する際，手のふるえで鍵がうまく入らない，時間がかかるなどです．

☑ **急速な交互運動が可能か？**：急な動作変更やタイミングが求められる場面での反応が鈍くなることがあります．ボールをキャッチする際など，瞬時の方向変更や手の動きが遅れ，取り損ねる可能性が高まります．

☑ **会話のタイミングやリズムに変化は？**：声帯や舌，口腔内の筋の協調性が乱れるため，歌のリズムが取りにくい，または1つの単語を発声するのに時間がかかるなど，会話が難しくなることが考えられます．

臨床へのヒント[28, 29]

①**急速な交互運動の訓練**：太鼓の早叩きやカードの迅速な裏返しは，判断力と反応速度を向上させる訓練となります．ゆっくりから始めて徐々にスピードを上げ，神経と筋の連携を強化します．タイピングや楽器演奏は手指の敏捷性を高めます．簡単なゲームも日常動作の効率化に役立ちます．

②**発話の変化に対する訓練**：発話のスピードをコントロールする訓練では，単語や音節をはっきりとゆっくり発声する技術訓練が可能です．呼吸訓練を通じて発話時のコントロールを向上させることで，より明瞭な発話が可能になります．

③**日常生活での振戦への対応**：重りつき食器や蓋つきコップ，ストローの使用は，飲食時の振戦によるこぼれを防ぎます．

エビデンス：研究では，小脳失調症患者の言語能力の向上に対する2週間の集中的な協調運動トレーニングの効果を調査しています．研究には10人の患者が参加し，トレーニング直後に発話の軽度の向上が，4週間の追跡調査でも患者の90％で持続的な向上がみられる結果でした[28]．

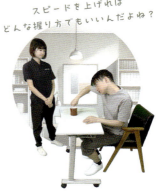

新人さんはここに注意！

速度と複雑さの管理不足：治療やトレーニングの速度や複雑さを急に上げると，筋と神経の適切な調整が妨げられ，治療効果が低下する可能性があります．メカニズムとして，神経筋経路の強化に不可欠な神経可塑性と運動単位の動員のプロセスが混乱する可能性があります．

間脳　視床
thalamus

◆ 視床の外側腹側核と小脳における運動制御と認知制御

Prevosto Vらは，小脳と視床の外側腹側核に焦点を当て，運動制御と認知制御について報告しています（図9）[30]．外側腹側核は運動制御と感覚統合において重要な役割を果たし，小脳，大脳基底核，大脳皮質の運動野と感覚野の間の重要な中継点として機能します．

①外側腹側核の神経ネットワーク

- **運動制御と調整**：外側腹側核は主に運動制御に関与します．小脳と大脳基底核から入力を受け取り，これらの信号を統合してから一次運動野（M1）と運動前野に投射します．この統合は，自発的な動きの調整，タイミング，遂行にとって非常に重要です．
- **小脳との連絡**：外側腹側核は深部の小脳核（歯状核など）からの主要な情報の入力を受けます．これは，スムーズで調和のとれた動きを保証します．
- **運動学習**：外側腹側核は，運動野からフィードバックを受け取り，それを小脳信号と統合することにより，時間の経過とともに運動スキルの適応と最適化に貢献します．

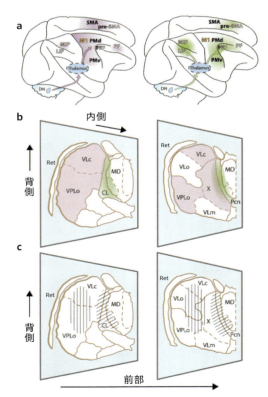

図9　運動視床に関連する小脳皮質経路

小脳が視床を介して大脳皮質にどのように接続するかを示しています．

a：アカゲザルの脳の側面図．視床を通る小脳皮質経路を示しています．視床の小脳領域は，外側領域（運動機能に関連する）と中央領域（認知機能に関連する）に区別され，矢印は小脳からさまざまな皮質領域への情報の流れの方向を示しています．入力の強度は色のグラデーションで示され，特定の皮質領域が一次運動野（●），非一次運動野（●），および連合野を表わすように色分けされ略称が記入されています．

b：古典的な解剖学的参考文献に従って視床核の輪郭が描かれた，側方前方から見た視床の2つの代表的な切片です．この図は視床内の小脳領域を強調しており，運動関連領域を紫色（●），認知関連領域を緑色（●）で示しています．明確にするために，関連する核のみに略称が記入されています．

c：bと同じ切片ですが，視床内のエフェクター関連機能に焦点を当てています．この図では，腕と目の動きに関連する領域のおおよその位置を斜線を使用して，視床内の体部位局所組織の感覚を示しています．

DN：歯状核，MIP：頭頂間溝内側部，LIP：頭頂間溝外側部，M1：一次運動野，PMd：背側運動前野，PMv：腹側運動前野，FEF：前頭眼野，PF：前頭前野，SMA：補足運動野，pre-SMA：前補足運動野，VLo：外側腹側核の吻側部，VPLo：後外側腹側核（前方），MD：背内側核，VLc：外側腹側核の尾側部，X：X核，CL：外側中心核，Pcn：中心傍核，Ret：網様核，VLm：外側腹側核の内側部．

〔Prevosto V, et al：Cognitive control of movement via the cerebellar-recipient thalamus. Front Syst Neurosci 7：56, 2013 より〕

🌢 テニスに例えると

①運動関連領域

- **一次運動野（M1）と補足運動野（SMA）**：サーブから繊細なボレーに至るまで，テニスショットの実行は，特定のニューロンが特定の筋の動きに対応する外側腹側核で開始されます．それは視床，特に小脳と大脳基底核からの情報を中継する外側腹側核から強力な入力を受け取ります．SMAを含む運動前野は，これらの動きを実行する前の計画に関与し，現在のプレイ状態と意図したショットに関する情報を統合します．

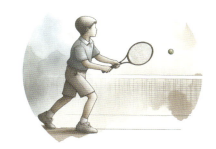

- **小脳**：運動調整と正確さにとって重要な小脳は，テニスプレイヤーの動きの力，タイミング，正確さを調整します．これにより，ラケットのスイングが滑らかになり，プレイヤーが素早く複雑な一連のプレイを通してバランスと姿勢を維持できるようになります．

- **大脳基底核**：随意運動の制御と手続き学習に関与する大脳基底核は，プレイヤーがよく練習した動きをスムーズかつ自動的に実行できるようにサポートし，空いた認知リソースを試合の戦略的側面に解放します．

②認知関連領域

- **前頭前野（PF）**：戦略的計画と意思決定に関与するPFにより，プレイヤーは相手の動きを予測し，ショットの選択を決定し，相手の弱点を突く戦術を選択することができます．

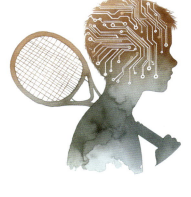

- **頭頂連合野**：頭頂連合野，とくにMIPとLIPは，ボールの軌道，速度，スピンを追跡し，それに応じてプレイヤーの位置と動きを調整するために重要な感覚情報を統合します．

- **前頭眼野（FEF）およびpre-SMA**：これらの領域は眼球運動を制御し，高次の認知機能に関与します．テニスでは，注意を集中させ，ボールの軌道を予測し，次のショットに備えて身体を準備することに貢献し，認知的な予測と運動の準備を統合します．

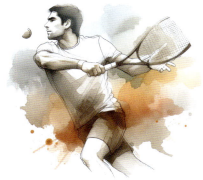

7 間脳 視床
thalamus

| 後外側核 | 後外側核は感覚統合，特に高次の視覚および体性感覚の処理に関与します[31]． |

● 部位
後外側核は視床の背側，後方，内側膝状体の外側に位置しています．この核は視床網様核の一部であり，特に視覚系と体性感覚系に関連する感覚情報の統合に関与しています．

● 血液供給
主に脳底動脈の枝である後大脳動脈からで，後大脳動脈から分岐して後外側核に供給される特定の小動脈には，視床膝状体動脈または内側・外側後脈絡叢枝が含まれます．

● 神経ネットワーク
上丘：上丘からの接続は視覚および目の動きに関連した情報の伝達に重要です．
大脳皮質領域：特に視覚および体性感覚の処理に関与する皮質領域から入力を受けます．
ほかの視床核：ほかの視床核とさまざまな感覚様式の情報を統合します．
頭頂皮質：出力先であり，感覚情報と組み合わせた統合に不可欠です．
視覚野：視覚野とのつながりは，視覚情報の処理と調節における役割を示唆しています．
皮質下領域：皮質下領域へ出力し，より広範な感覚運動統合に関係します．

● 病態像
感覚処理障害や視覚−空間処理異常が生じる可能性があります．

● 画像読解ポイント（図10）[32]：詳しくは動画ご参照．

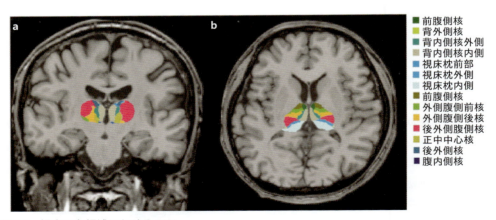

図10　視床の各領域におけるMRI
a：冠状断，**b**：水平断．
写真の水平断では，後外側核は確認が難しく冠状断で上方に位置することがわかります．後外側核は，通常，内側膝状体の外側にみられます．聴覚経路の一部である内側膝状体は，有用な目印として機能します．後外側核は，視床の最大の核である視床枕核に隣接して見られることがよくあります．本章で解説を割愛した部位は以下の通りです．
①背内側核外側（MDl）：意思決定や情動に関与．
②背内側核内側（MDm）：注意やプランニングに関与．
〔Park KM, et al：Alterations of the thalamic nuclei volumes and intrinsic thalamic network in patients with restless legs syndrome. Sci Rep 13：4415, 2023 より一部改変〕

🔴 観察ポイント

☑ **人や物品に対する認識に困難を感じていないか？**：患者が視覚情報の解釈に困難を感じているか，物品や人を認識するのに問題が生じていないかどうかを確認します．

☑ **温度変化などへの反応は？**：患者が温度（冷房をつけっぱなしでいても寒さを感じないなど）や触覚（ソフトタッチに反応しないなど）に対して反応を示すかどうか，観察します．

☑ **巧緻動作の協調性と運動技能は？**：後外側核と頭頂葉皮質の接続に問題がある可能性があるため，患者の協調性と運動技能に注意します．食事などの作業を行っているときに，協調性のない動きや食器操作の困難さを示す可能性があります．

☑ **名前や曜日の記憶障害は？**：家族の名前や曜日を覚えるのが困難であったり，日常生活の簡単な指示に従うことが困難な場合があります．

🔵 臨床へのヒント―視空間認知障害への対応を中心に[33, 34]

①**予測可能な環境づくり**：物体が常に同じ場所に配置されるようにすることで，混乱を減らし，患者がより簡単に移動できるようにします．

②**日課としての習慣づけ**：視覚-空間認知エクササイズを日常的な活動に組み込むことで，エクササイズを別の作業としてではなく，患者の1日の不可欠な部分とします．

③**環境の改善**：家具の配置や日用品の設置など，視覚-空間的な計画と実行を必要とするテーブルセッティングなどの活動に参加するように患者に促します（皿を並べ，次に食器を並べる，など）．それぞれのステップで空間的な関係に焦点を当てながら患者を指導します．

④**その他の活動**
- **ガーデニング**：植物の配置を計画するガーデニングは，空間計画の練習になります．
- **アート＆クラフト**：特定の空間配置に物品を並べる活動に参加します．
- **アプリケーションとゲーム**：空間計画や認識を促すゲームを活用しましょう．

📖 **エビデンス**：研究では，Alzheimer（アルツハイマー）病患者の前庭機能と視空間認知障害の関係を調査しています[33]．その結果，早期スクリーニング，診断，リハビリテーション計画には定期的な前庭機能検査と視空間検査が有効だとわかっています．

🟢 新人さんはここに注意！

記録と再評価の不備：新人セラピストは，詳細な記録を保持するのに苦労したり，継続的な評価に基づいて治療計画を調整できなかったりする可能性があります．効果的な治療には，進行状況の正確な記録と継続的な治療計画の評価が不可欠であり，これらはエビデンスに基づく実践（evidence-based practice）の中核です．

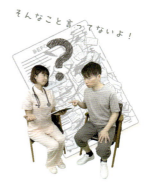

7 間脳　視床
thalamus

● 自己中心座標系 vs 物体中心座標系

自己中心座標系（egocentric）と物体中心座標系（allocentric）は，脳が私たちの環境とそれに対する関係についての空間情報を処理し，解釈するための2つの基本的な方法です（図11）[33]．両者の関係を図12[35]に示します．広範な脳領域が関与しており，後外側核のような視覚と体性感覚に関連する領域に損傷を受けると，障害が出現する可能性があります．

①自己中心座標系

自己を中心としており，例えば，「左」「右」「私の前」「私の後ろ」といった方向はすべて自己中心的な空間関係です．

- **神経ネットワーク**：主に頭頂葉，特に右半球が関与しており，感覚運動処理と密接に関連しています．多くの場合，where 経路と呼ばれる視覚処理の背側経路は，一次視覚野から始まり，後頭連合野に投射し，観察者との相対的な空間的位置と動きの処理において重要な役割を果たします．
- **病態像**：体の向きや位置に基づく空間移動や，物体操作が困難になります．

②物体中心座標系

観察者の現在の位置や視点とは独立して物体間の空間関係を処理します．部屋の家具の配置や都市の地図など，環境のレイアウトを脳内で表現できるようになり，実際の位置とは関係なく操作することができます．

- **神経ネットワーク**：海馬や周囲の皮質領域を含む側頭葉内側部に大きく依存しています．これらの領域は，長期的な空間記憶と環境の認知マップの構築にとって重要です．what 経路，つまり視覚処理の腹側経路は，物体とその特徴の認識に寄与し，詳細な物体中心座標を構築するために不可欠です．

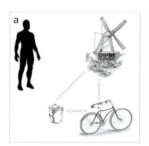
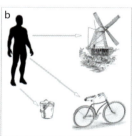

図11　自己中心座標系と物体中心座標系の違い
a：物体中心座標系，b：自己中心座標系．
〔Huang Y, et al：Research progress on vestibular dysfunction and visual-spatial cognition in patients with Alzheimer's disease. Front Aging Neurosci 15：1153918, 2023 より〕

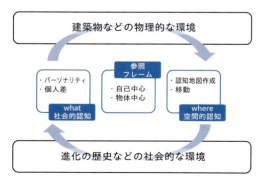

図12　自己と物体の関係
この関係性の中心は，個人が環境を認識し，ナビゲートするためのコンパスとして機能する，自己中心および物体中心座標系の概念です．それぞれに基づいて where 経路と what 経路があり，その認知を拡大していくと進化理論や建築構造環境など，より広範な概念と交差します．こうした関係性は，自己と物体の理解が，私たちが住む空間的および社会的構造に影響を及ぼし，また影響を受けるという相互作用を示唆しています．
〔Proulx MJ, et al：Where am I? Who am I? The relation between spatial cognition, social cognition and individual differences in the built environment. Front Psychol 7：fpsyg.2016.00064, 2016 より〕

♦ 座標系ごとの観察ポイントは

①病室または病棟内でのナビゲーション

- **自己中心座標系**：テーブルの上の水の入ったグラスに手を伸ばしたり，ベッドのまわりで車椅子を動かしたりするなど，患者が自分の位置に基づいて周囲を移動できるかどうかを観察します．
- **物体中心座標系**：患者が自分自身は動かずに，ベッドに対するテレビ台の位置など，固定物や目印に言及しながら部屋や病棟のレイアウトを理解して説明できるかどうか観察します．

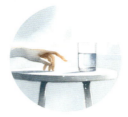
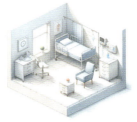

自己中心座標系　　　　物体中心座標系

②身のまわりの活動

- **自己中心座標系**：服を着る，髪をとかすなど，空間における自分の体の意識を必要とするパーソナルケア作業をどのように管理しているのか観察します．これらの活動の難しさやぎこちなさは，自己中心的な空間処理の困難を示している可能性があります．
- **物体中心座標系**：ベッドサイドのテーブルや引き出しの中で自分の持ち物をどのように整理しているかを観察します．これには，患者の位置とは関係なく，物体間の空間的関係を理解する必要があります．

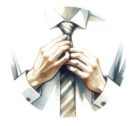
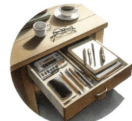

自己中心座標系　　　　物体中心座標系

③他者との交流

- **自己中心座標系**：見舞いに来る人やベッドに近づいてくる医療従事者と関わるために，患者が自分の位置や向きをどのように調整するか（話しかけてくる人のほうを向くなど）に注意を払います．
- **物体中心座標系**：障害があると見舞いに来る人や看護師などの表情を識別しにくくなります．顔の表情はそれぞれのパーツの細かな配列を読み取る必要があり，物体中心座標系への関連性が強くなります．

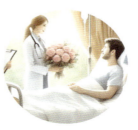
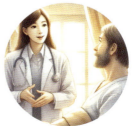

自己中心座標系　　　　物体中心座標系

間脳 視床
thalamus

動画解説

| 後外側腹側核 | 後外側腹側核（VPL）は四肢と体幹からの感覚を受け取り，触覚と固有受容感覚に関する情報を伝達します[36, 37]． |

● 部位
VPLは視床の腹側基底核群の下位核で，視床の腹側部に位置します．

● 血液供給
主に後大脳動脈の枝，特に視床膝状体動脈または内側・外側後脈絡叢枝の供給を受けます．

● 神経ネットワーク
VPLは，身体からの体性感覚情報の重要な中継所として機能します（図13）[38]．VPLは主に脊髄視床路と内側毛帯から感覚入力を受け，痛み，体温，触覚，体性感覚に関する情報を身体から伝達されます．また，これらの感覚信号を頭頂葉の中心後回にある一次体性感覚皮質に伝達します．

● 画像読解ポイント：詳しくは動画ご参照．

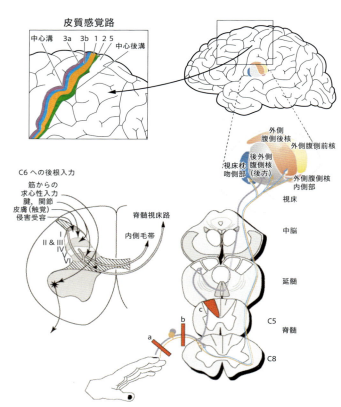

図13 手からの体性感覚路
末梢神経(a)，後根(b)，中心後角(c)の損傷によって一次求心性ニューロン集団が切断される3つのレベルを示しています．挿入図は，異なる一次求心性神経亜集団の終末分布を示しています．マカクザルとヒトでは，一次体性感覚野(S1)は3a, 3b, 1, 2 の4つの領域からなります．触覚と固有受容に不可欠な一次体性感覚路は，体内の受容体から始まり，脳の一次体性感覚野まで広がります．正確な感覚マッピングのために体部位再現がなされています．損傷しても，このシステムは顕著な可塑性を示し，皮質レベルと皮質下レベルの両方で再構成します．この再構成は，損傷後の即時の変化から長期的な適応まで段階的に起こり，時間の経過とともに脳の適応能力を示します．
一次体性感覚路は，手をはじめとする体のさまざまな部分にある感覚受容器(機械受容器，温度受容器，侵害受容器)から始まります．これらの受容体は，後根を介して脊髄，次に脳幹，視床を経て，最終的に脳の一次体性感覚野(S1)に到達します．
〔Darian-Smith C：Somatosensory plasticity. In：Binder MD, et al(eds)：Encyclopedia of neuroscience. pp99-110, Springer, 2008 より〕

🔴 観察ポイント

- ✅ **触られた場所の特定は？**：身体のどの部分が触れられたのかを即座に識別するのが困難です．特定の部位に軽い感触を得ても，特定するのに時間がかかることがあります．
- ✅ **閉眼での身体認識に問題は？**：身体の位置や手足の位置を直感的に認識するのが難しく，目で直接認識をする必要があります．目を閉じた状態で指示された手や足の動きを正確に行うのが非常に難しくなります．
- ✅ **感覚の低下やしびれによる動作の困難性は？**：患者は特に手や指に感覚低下やしびれを感じており，このために持ち物を感じ取れずに頻繁に落としています．
- ✅ **暗い場所でのバランス感覚に障害は？**：立位や歩行が難しくなることがあります．特に暗い場所ではバランスをとるのが困難で，視覚的な代償を必要とします．
- ✅ **痛みを適切に感じ取れているか？**：痛みの感覚が鈍く，怪我や傷にすぐに気づかないことがあります．明らかに痛むべき状況でも，その痛みを感じることができません．

🔵 臨床へのヒント

①**触覚弁別の訓練**：単純な活動から始め，触覚の識別能力が向上するにつれて課題の難易度を上げていきます．日常的なセルフマッサージやローションの塗布も推奨されます．

②**感覚刺激の練習**：綿球，羽毛，絹，紙やすりなどの異なる素材を使用して患者の体のさまざまな部位に触れ，どの素材でどの部位が触れられたかを特定します．

③**日常生活活動と感覚の認識**：入浴や着替えの際，患者は使用する布地の感触や水の温度，石鹸の肌触りなどの感覚に注意を向けることが勧められます．

④**ボディスキャンの実践**：目を閉じて身体のさまざまな部位に意識を集中し，その部位がどのように感じるかを確認します．

📖 **エビデンス**：研究では，脳卒中後の視床症候群を患う45～65歳の患者30名を対象に，感覚統合トレーニングが痛みと姿勢の安定性に及ぼす影響を調査しています．従来の理学療法群と，感覚統合トレーニングを行いやすい機能評価運動装置導入群に分類し，結果は後者の痛みの大幅な軽減と安定性の向上につながりました[39]．

🟢 新人さんはここに注意！

個々の感覚体験への配慮不足：患者1人ひとりが感じる感覚や痛みの程度は異なります．感覚障害や手術後の過敏症のため，通常の接触でも強い刺激と感じる患者がいます．個人差を正確に把握するために**個別の感覚閾値評価**が推奨されます．さまざまな素材の物質を軽く触れさせ，それぞれに対する感覚の反応を詳細に記録しましょう．

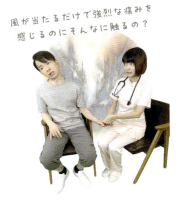

視床
thalamus

● 後外側腹側核（VPL）損傷に伴う身体失認

　視覚や体性感覚の障害により身体の一部や全体が通常よりも大きく（macrosomatognosia）あるいは小さく感じられること（microsomatognosia）があります．これらは不思議の国のアリス症候群（AIWS：Alice in Wonderland syndrome）と呼ばれ，その症例について ElTarhouni AH ら[40]が報告しています．この症例は身体の一部が拡大したように見える特徴（巨大失認）をもっていましたが，この症候群では多くの場合，感覚障害も伴っています．

　症例である45歳の男性は，右視床，特に後外側腹側核に虚血性病変が生じた後，左上半身が影響を受け，長期にわたり疑似妄想状態に陥りました．

①事例紹介（図14～16）[40]

　患者の巨大失認は，左上半身の感覚障害と関連が示唆されました．

　詳細なトラクトグラフィーにより，病変（右視床後外側腹側核）と右楔前部，右後頭葉，頭頂葉，上頭頂小葉，右一次体性感覚野，程度は低いが右一次運動野などの領域間に関連性があることが明らかになりました．神経リハビリテーションにより，時間の経過とともに患者の症状は改善し，自宅に戻り，部分的に仕事の再開が可能となりました．

②結論

　この研究は，右視床後外側腹側核病変が巨大失認において重要な役割を果たしている可能性を示唆しています．この領域内の神経処理と感覚入力の統合が不十分であることが，この状態の背後にあるメカニズムである可能性があると提案されています．

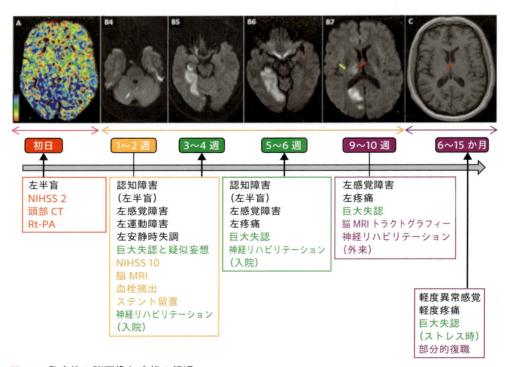

図14　発症後の脳画像と症状の経過

〔ElTarhouni AH, et al：The right thalamic ventral posterolateral nucleus seems to be determinant for macrosomatognosia：a case report. BMC Neurol 20：393, 2020 より一部改変〕

患者の追跡期間は脳卒中後15か月に及びましたが、これは長期的な管理と、症状の進行と回復ペースに基づいたリハビリテーション計画の継続的な適応の重要性を示しています。巨大失認の治療は通常、根底にある神経学的状態に対処することに焦点を当てます。これには、患者が症状を管理し、生活の質を向上させるための投薬、療法、リハビリテーション戦略が求められます。1回1回のリハビリテーション場面の観察や治療効果を記録しつつ、1週間、1か月など、長期的な個別戦略で臨むことが大切です。

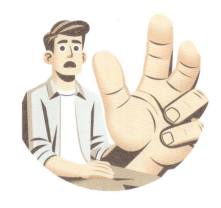

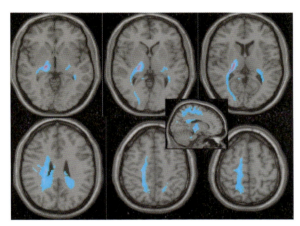

図15　右視床病変の他部位との接続
目的：MRIスキャンに基づくprobabilistic tractographyと呼ばれる技術を使用し、右視床病変が脳のほかの部分とどのように接続されているかを示しています。
結果：右視床の病変は、右後頭葉、頭頂葉および上頭頂小葉、一次運動野、エピソード記憶や自己処理などのさまざまな複雑な機能に関連する右楔前部とのより深いつながりが認められます。
〔ElTarhouni AH, et al：The right thalamic ventral posterolateral nucleus seems to be determinant for macrosomatognosia：a case report. BMC Neurol 20：393, 2020 より〕

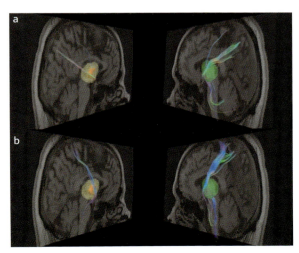

図16　線維路の接続の詳細
右視床病変と2つの領域〔楔前部(a)および上頭頂小葉(b)〕の間の接続をより具体的に示しています。
方法：deterministic tractographyを使用します。
結果：脳の影響を受けていない側(右側)と比較して、視床病変からこれらの領域に至る線維路の数が大幅に減少しています。楔前部までの線維路の約80％の減少、および上頭頂小葉までの90％の減少が観察されました。この減少は、これらの接続が脳卒中によって破壊されたことを示唆しており、これにより、体の大きさの認識の変化（巨大失認）など、患者の神経学的症状の一部が説明できる可能性があります。
〔ElTarhouni AH, et al：The right thalamic ventral posterolateral nucleus seems to be determinant for macrosomatognosia：a case report. BMC Neurol 20：393, 2020 より〕

7 間脳 視床
thalamus

| 後内側腹側核 | 後内側腹側核（VPM）は頭部からの感覚を受け取り，触覚と体性感覚に関する情報を伝達します[41]． |

● 部位
VPMは視床の腹側基底核群の下位核で，視床の腹側，やや内側後方に位置します．

● 血液供給
VPMは後大脳動脈の分枝，特に視床膝状体動脈または内側・外側後脈絡叢枝の供給を受けます．

● 神経ネットワーク
VPMは顔面周囲からの体性感覚情報の重要な中継地です（詳細は図17）[42]．

● 病態像
VPMの損傷は，体性感覚情報を顔面から大脳皮質に中継する役割を果たすことから，感覚の喪失や中枢性疼痛につながる可能性があります．感覚情報の欠如により，顔面や口腔の運動が不正確になることがあります．例えば，話す際の口の動きがぎこちなくなることがあります．顔面周囲の感覚障害により，心理的な不快感や焦燥感が生じやすくなります．

● 画像読解ポイント：詳しくは動画ご参照．

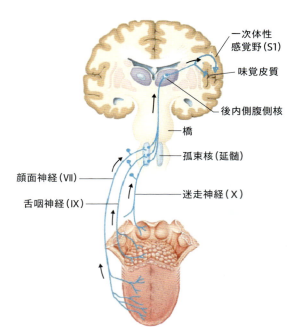

図17　味覚伝導路

三叉神経ネットワーク：頭部に関する体性感覚入力の場合，内側毛帯路や脊髄視床路の感覚情報が三叉神経（Ⅴ）経路によって中継され，VPMに投射される前に脳幹の三叉神経核でシナプスを形成します．VPMは，網様体などのほかの場所からのマイナーな入力も受け取り，VPMの活動と感覚入力に対する応答性を調節します．VPMからの主な出力は，頭頂葉の中心後回に位置する一次体性感覚野（S1）です．

VPM味覚神経ネットワーク：頭部などの体性感覚入力に限定されず，味覚信号も含めた，さまざまな種類の感覚情報の処理にVPMは関与します．顔面神経（Ⅶ）は，舌の前2/3から味覚を伝えます．舌咽神経（Ⅸ）は，舌の後1/3から味覚を伝えます．迷走神経（Ⅹ）は，喉頭蓋および下咽頭の周囲の領域から味覚を伝えます．舌からの信号は延髄の孤束核に投射され，VPMを介して島皮質の前頭弁蓋とよばれる一次味覚野に出力されます．
〔Gustatory_pathway. Fandom https://brain-for-ai.fandom.com/wiki/Gustatory_pathway accessed 2024.05.16 より〕

観察ポイント

- **食事中の顔や口元の感覚は？**：食べ物を口に入れる位置，咀嚼のコントロール，コップやスプーンが口に対してどの位置にあるのかを把握することが困難な場合があります．
- **不自然な表情になっていないか？**：VPM は顔の筋を特定の位置に動かす能力に関与しているため，表情をつくることが困難になる可能性があります．
- **洗顔や歯磨きで困難を感じていないか？**：歯を磨く，化粧をする，髭を剃る，顔を洗うなど，顔の動きや触覚を必要とする作業が苦手となる可能性があります．
- **水などの温度差に適切に反応可能か？**：熱いシャワーや冷たい風に気づかないなど，顔との温度差に反応しないことがあります．
- **ろれつが回らなくなっていないか？**：感覚の変化は，患者の明瞭な会話能力にも影響を及ぼすことがあります．ろれつが回らず，不明瞭な話し方になることもあります．

臨床へのヒント―口腔内訓練を中心に

活動の例	目的
小さなゴムやプラスチック製の物を噛む	顎の筋の強化と安定性向上
唇を閉じたり，丸めたり，突き出したりする	唇の筋のコントロールと柔軟性向上
舌を上げたり，広げたり，引っ込めたり，振ったり，押したりする	舌の動きの正確性と力強さ向上
ストローで濃厚な液体を吸う	口腔内の協調性と吸引力向上
ゴム製のおもちゃや物を噛む	咀嚼能力の向上と顎の筋強化
笛，シャボン玉，ボールを吹く	唇と呼吸の協調性向上
口の中を優しくマッサージする	口腔内筋のリラクセーションと血流促進
口の中を専用のブラシでブラッシングする	口腔衛生の向上と感覚刺激
氷や冷たいパックを顔の筋に当てる	炎症の軽減と筋のリラクセーション
頬を膨らませてから空気をゆっくり出す	頬の筋のコントロール向上
口笛の練習をする	唇の筋の精度と協調性向上

エビデンス：研究では，小児の構音障害の治療における音声以外の口腔訓練について，人気があるもののその効果に関するエビデンス不足を指摘しています．現在の研究では，直接的な会話活動を伴う治療の効果がより実証されています．また，言語に基づく活動の文脈内に非言語口腔訓練を組み込むことが奨励されています[43]．

新人さんはここに注意！

感覚過敏への性急な対処：患者は初期には衣服やタオルとの軽い接触にも過敏に反応することがあります．治療を始める際には非常に柔らかい生地を使用し，患者の耐性が徐々に高まるにつれて，通常の質感の素材へと段階的に移行することを検討してください．系統的脱感作法として徐々に慣らしていきましょう．

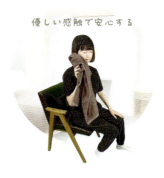

優しい感触で安心する

間脳 視床
thalamus

● 感覚，知覚，認知の違いは？（図18，表2）[44]

①感覚（sensory）

感覚とは，感覚器官を通じて環境刺激を検出し，符号化する最初のプロセスを指します．これには，環境からの物理エネルギー（光波，音波，化学分子など）を，脳が解釈できる神経信号に変換することが含まれます．例えば，視覚では，網膜の光受容細胞が，光を神経系によって処理できる電気信号に変換します．感覚は，私たちの感覚が外部環境から収集する生の未解釈のデータです．この分野の研究では，感覚受容体のメカニズム，感覚器官から脳への神経経路，および脳の一次体性感覚野を研究するものなどがあります．

- 例：角氷に触れると，皮膚の冷感受容器（温受容器）が温度の変化を感知します．これらの受容体は，物理的刺激を電気信号（活動電位）に変換し，それが感覚ニューロンに沿って脊髄，脳，特に寒さの感覚が処理される体性感覚野まで伝わります．ほかにも，目に入って網膜を刺激する光は感覚の一部になります．

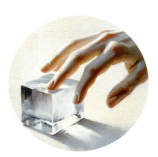

- 観察：接触，温度変化，痛みなどのさまざまな感覚刺激に対する反応を監視できます．例えば，患者の麻痺側と非麻痺側の両方の腕や脚にそっと触れ，接触を感知する能力を観察することで，感覚障害に関する情報を得ることができます．

②知覚（perception）

知覚は，脳が感覚情報を解釈し，それに意味と文脈を与えるプロセスです．これには，感覚入力の選択，編成，解釈などの複雑な一連のプロセスが含まれます．知覚により，私たちは物体，顔，場所，環境その他の要素を認識し，それらを意識的な経験に統合することができます．知覚とは，経験，記憶，期待によって形成された生の感覚データを脳が解釈することです．知覚の研究では，脳が感覚情報をどのように統合するか，注意の役割，事前の知識と文脈が解釈にどのように影響するかなどを研究します．

- 例：運転中に赤い三角形を見て，それを「一時停止の標識」と認識したとします．そのとき，目（感覚器官）は形と色を認識し，脳は（知覚のプロセスを通じて）それが一時停止の標識であり，取るべき行動を示すものであると理解しています．

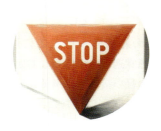

- 観察：共通の物体，馴染みのある人々（家族や定期的な介護者など）の顔，空間内での方向を認識し解釈する患者の能力に注目します．これは，患者に自分の部屋にある物体を特定するように依頼したり，毎日やり取りする個人を認識したりするのと同じくらい簡単です．視覚的および空間的認識の観点から患者が感覚データをどの程度うまく解釈しているかを評価するのに役立ちます．

③認知（cognition）

認知には，思考，経験，感覚を通じて知識と理解を獲得する高次のプロセスが含まれます．これには，記憶，注意，言語，問題解決，意思決定などのプロセスが含まれます．認知とは，思考と推論における解釈された感覚情報の処理と使用に関するものです．認知には，経験と感覚入力による知識の獲得と理解につながる複雑な精神プロセスが含まれます．認知神経科学では，脳の機能が認知プロセスの基礎をどのように支えているかを研究します．

- **例**：空に暗い雲が見えたら，傘を持っていきます．そのとき，雲を見て（感覚），雨が降る可能性がある兆候であると認識し（知覚），過去の経験と気象パターンに関する知識に基づいて，濡れないように傘を持つことを決定しています（認知）．
- **観察**：何を着るか，何を食べるかを選択するなど，日常の活動について意思決定をする患者の能力や，最小限の援助で個人衛生の手順を管理するなどの単純な問題を解決する能力を観察することで，患者の認知機能についての洞察が得られます．この観察は，計画，意思決定，問題解決などの実行機能に焦点を当てた，より広範な認知能力に関連しています．

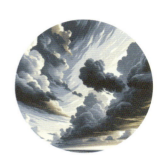

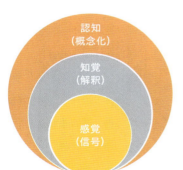

図18　感覚・知覚・認知のイメージ化
感覚：これはプロセスの初期段階であり，感覚器官が環境から信号を受け取ります．
知覚：このレベルでは，脳は生の感覚入力を整理し，解釈し，理解します．
認知：これはプロセスの最高レベルであり，解釈された情報が思考，推論，問題解決，意思決定などの高次の機能に使用されます．

表2　感覚・知覚・認知の違い

項目	感覚	知覚	認知
領域	感覚器官（例：目，耳，皮膚）	一次感覚野（例：視覚野，聴覚野）	前頭前野，海馬，扁桃体
経路	感覚経路〔例：視神経（視覚），聴神経（聴覚）〕	視床皮質経路（感覚情報を特定の皮質領域に接続する経路）	皮質間経路（異なる皮質領域間の接続），辺縁系経路
ネットワーク	感覚器官内の局所的な神経回路（例：目の網膜回路）	感覚情報を統合する連合野（例：顔認識のための紡錘状回）	記憶に関わる神経ネットワーク（例：海馬前頭前野ネットワーク），意思決定（例：前頭頭頂ネットワーク），問題解決に関わるネットワーク

7 間脳　視床
thalamus

| 外側膝状体 | 外側膝状体(LGN)は目の網膜から受け取った視覚情報の一次中継地として機能します[45]. |

● 部位
LGNは視床の一部で，腹側後方，内側膝状体の近くに位置し，内包後脚に隣接しています(図19, 20)[46, 47].

● 血液供給
LGNは主に後大脳動脈の枝である前脈絡叢枝から供給されます．

● 神経ネットワーク
LGNは視覚経路における重要な中継地です．視神経および視覚路を介して網膜神経節細胞からの入力を受けます．LGNはこれらの入力を処理し，その情報を視放線を介して後頭葉の一次視覚野(V1またはBrodmann領域では17野)に送ります．

● 病態像
LGNの損傷は視覚障害，特に対側の同名半盲(両眼の同じ視野の消失)を引き起こすことがあります．LGNが視覚知覚に関与していることから，LGNの損傷はある種の視覚失認を引き起こす可能性があります．

● 画像読解ポイント：詳しくは動画ご参照．

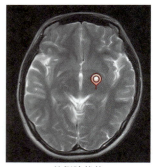

外側膝状体

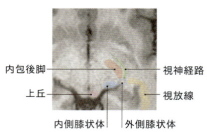

図19　外側膝状体と周囲構造
〔Lateral geniculate nucleus. Radiopaedia, 2024 https://radiopaedia.org/articles/lateral-geniculate-nucleus-1 accessed 2024.05.20 より〕

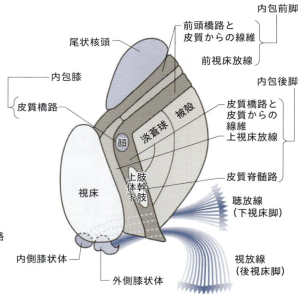

図20　内包における外側膝状体
〔The thalamus and hypothalamus. Clinical Gate, 2015 https://clinicalgate.com/the-thalamus-and-hypothalamus/ accessed 2024.05.20 より〕

🔴 観察ポイント

- ☑ **文章読解や物体識別に苦労していないか？**：文字を読むことに苦労したり，物体や人物の識別困難を訴える場合があります．視野の焦点を合わせるために目を細める動作や，対象物を顔の近くに持ってくる行動がみられることがあります．
- ☑ **奥行きを適切に判断しているか？**：家具にぶつかったり，距離を誤って判断したり，コップに飲み物を注ぐような奥行き知覚を必要とする作業が困難となります．
- ☑ **物品や人の見落としは？**：両眼の視野が半分ずつ欠ける同名半盲が出現し，左右どちらかの物品や人に気がつかない場合があります．
- ☑ **明暗環境の視力調節は可能か？**：暗い環境から明るい環境へ移動するとき，あるいはその逆の場合に，視力の調節が困難になることがあります．

🔵 臨床へのヒント[48]

①**視覚走査訓練**：視覚走査訓練は，患者が目を動かして視覚情報を効率的にとらえる能力を強化するための技法です．目を動かして特定の物体や画像を追跡する訓練や，一連の視覚的なタスクを通じて注意力を鍛える活動を行います．この訓練は，視覚的注意とスキャニング能力の向上を目的としています．

応用：生活空間の整理整頓により，視覚的ストレスを減少させることができます．

②**光線過敏症の適応訓練**：光線過敏症の患者は，明るさの異なる環境に慣れることが難しいことがあります．この訓練では，監視下でさまざまな明るさの環境に徐々に患者を慣れさせることで，目の適応能力を高めます．段階的に光の強度を変えて，日常生活での光の変化に対する対応力を向上させます．

応用：光線過敏症の患者は，日常生活での光量の調整が不可欠です．サングラスの使用や調光機能つきの照明，カーテンの使用により，適切な光量を保つよう助言します．

📖 **エビデンス**：研究では，33人の患者を対象とした左半側空間無視に対する3つの治療法，すなわち視覚走査訓練（VST），四肢活性化訓練（LAT），およびプリズム適応（PA）の有効性を評価しました．その結果，3つの治療法すべてが日常活動における対人空間評価の向上を示し，その効果は治療後少なくとも2週間持続することが示されました．治療法間に有意差は見つからず，VST，LAT，およびPAはいずれも左側空間無視のリハビリテーションに効果的な選択肢であることが示唆されました．

🟢 新人さんはここに注意！

快適さと光レベル管理の確認不足：光への適応訓練を行う際には，患者の快適さと反応を常に確認することが重要です．不快感や皮膚症状を防ぐため，患者がさまざまな光条件に適応できるよう，適切な保護眼鏡を推奨しましょう．

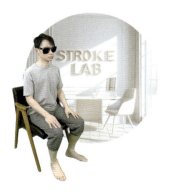

7 間脳 視床
thalamus

💧 パーソナルスペースの違いは？

視覚認識において重要な，パーソナルスペース，ペリパーソナルスペース，およびエクストラパーソナルスペースを紹介します．主に神経科学と心理学において，個人の周囲のさまざまなゾーンまたはエリアを説明するために使用される用語です．

①パーソナルスペース

個人の身体を取り囲む直接の空間を指し，個人のプライバシー感覚や個人的な境界線と密接に結びついています．

- **観察**：髪や歯を磨くとき，または着替えをするときなど，患者が体の片側を無視していないかどうかに注意します．顔の片側だけひげを剃ったり化粧をしたり，服を着るときに片袖を常に放置したりすることもあります．
- **関連領域**：扁桃体，前頭前野，頭頂葉など

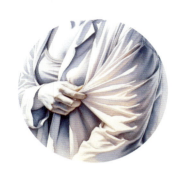

②ペリパーソナルスペース

腕の届く範囲にある身体のすぐ周囲の空間です．ここは，物体との相互作用や即時的な身体活動が発生する場所であり，物体にリーチする，つかむ，操作するなどの調整された動作が含まれます．

- **観察**：食器やベッドサイドテーブル上の物品をどのように取り扱うかに注意を払ってください．皿の片側からのみ食べ物を食べたり，片側に置かれたコップの水を無視したりすることがあります．ナースコール，本，食器などの物品に手を伸ばすように指示された際，手の届く範囲にある物体に気づくことや，それに向かって動きを調整することができるかを観察します．
- **関連領域**：頭頂葉，後頭葉，運動前野と一次運動野，頭頂間溝の腹側，大脳基底核など

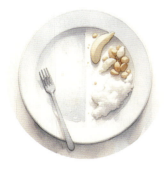

③エクストラパーソナルスペース

人のすぐ手の届かない領域を指します．この空間をナビゲートするには，移動が必要です．

- **観察**：患者が病棟や部屋を移動する能力を観察します．特に，トイレに行くときや窓やドアに向かって移動するときなど，患者がすぐに手の届かないところを移動しているときに観察します．片側で物体やドア枠にぶつかったり，片側から近づいてくる人に向きを変えなかったりすることがあります．
- **関連領域**：背側経路（どこに経路），海馬と嗅内皮質，前頭眼野，上側頭溝など

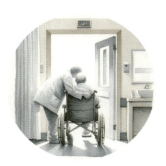

236

💧 視覚失認の種類は？

Barton JJS[49]は，視覚失認を以下の2つに大きく分類しています．

①全般性視覚失認

全体的に物体の視覚的認識が失われます．

- 形態失認：外側後頭複合体（LOC）の障害

明るさやコントラスト，動きなどの基本的な視覚的特性は認識できますが，物体の形態や2つの図形の違いなどの基本的な形を見分けることは困難です．例えば，家の図面を見ても，それを線や色としてしか認識せず，家としては認識しません．

- 統合失認：頭頂葉，後頭葉の障害

基本的な形は認識できますが，それらを統合して実際の物体のより複雑な構造を認識することはできません．例えば，車の車輪，窓，ドアを別々に認識することができますが，頭の中でそれらを組み合わせて車として認識することができません．

- 変換失認：頭頂皮質後部の障害

通常とは異なる視点から示された物体を認識することができません．物体の3次元構造の視点に依存しない表現の問題ともいわれています．例えば，椅子がどのようなものであるかはわかっていても，椅子が逆さまになっている状態だと椅子と認識できません．

- 連合失認：物体失認は紡錘状回，腹側経路（what経路）の障害

見たものを知識と結びつけることができません．これには，物体の外観（構造的表現）や物体に関する一般的な事実（その機能や見つかる場所など）に関する知識のいずれかが関係しています．例えば，リンゴの色と形を説明できるものの，実際のリンゴを見たときにそれがリンゴであるとは認識できない，またはそれが食べられるものであることはわかりません．

②選択的視覚失認

特定のカテゴリー（例えば，顔，場所，単語など）の認識に障害がありますが，基本的な形や物体の知覚は通常保存されています．

- 相貌失認：側頭葉の紡錘状回顔面領域（FFA）の障害

以前に学習した顔を覚えていると認識する能力が失われます．顔の知覚や記憶は保持されていますが，それらを結びつけることができない連合型，顔の違いを見分けられない知覚型，特定の顔を思い出せない記憶喪失型があります．

- 純粋失読：左後頭側頭境界の障害

語彙の読みが獲得的に困難になります．重度の場合は，すべての語彙が読めなくなり，文字や数字，音楽記号や地図記号などのほかの視覚的シンボルにまで及ぶことがあります．軽度の場合は，文字ごとの読みが遅くなります．

- 地誌失認：海馬，頭頂葉，脳梁膨大後部皮質などの障害

熟知した環境での方向感覚の喪失がみられます．街並失認（知っているはずの建物や風景などを認識できない），地誌的記憶障害（これらの目印を地図に配置できない），道順障害（自分の向いている方向を認識できない）など，さまざまな原因があります．

7 間脳 視床
thalamus

> **内側膝状体** 内側膝状体（MGN）は聴覚情報の中継地として機能します．音波はまず内耳の蝸牛で神経信号に変換され，蝸牛核，上オリーブ核，下丘などを通過し，MGNに送られます[50]．

● 部位
MGNは視床の一部で，腹側後方，外側膝状体の後方および側方に位置し，内包後脚付近に位置します．

● 血液供給
MGNは主に後大脳動脈の枝である視床膝状体動脈と内側・外側後脈絡叢枝からの供給が主となります．

● 経路
MGNは聴覚経路の重要な部分です．MGNは中脳の下丘から入力を受け，この聴覚情報を処理し，上側頭回にある一次聴覚野に送られます（詳細は後述）．一次聴覚野では，音の高さや音量や音色の基本的な処理を行い，二次聴覚野以降は，時間特性（リズムやタイミングなど），音源の空間的手がかりと位置特定，連合野や多感覚領域との広範な接続を担います（図21）[50]．

● 病態像
MGNの損傷は聴覚障害を引き起こします．これには，音の定位や弁別の困難，片耳の難聴，あるいは中枢性難聴が含まれます．

● 画像読解ポイント：詳しくは動画ご参照．

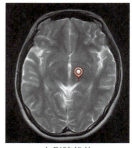

内側膝状体

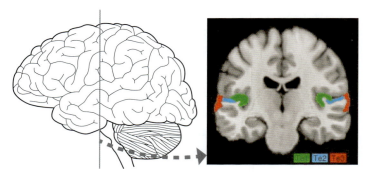

図21 聴覚野の詳細
下側頭葉前半部（TE野）のうち，Te1は，Heschl（ヘシュル）回（横側頭回）に位置し，一次聴覚野（A1）と関連づけられることがよくあります．Te1は通常，音の高さや音量などの基本的な聴覚処理に関与します．Te2以降は二次聴覚野，聴覚連合野に関連し，複雑な音のパターン，音声，音楽など，音のより複雑な側面の処理に関与しており，聴覚情報とほかの感覚様式の統合にも関与している可能性があります．Teは解剖学的分類で用いられる用語です．一次・二次・三次聴覚野は機能学的分類となります．
〔Primary Auditory Cortex. ScienceDirect　https://www.sciencedirect.com/topics/medicine-and-dentistry/primary-auditory-cortex accessed 2024.05.16 より一部改変〕

観察ポイント

- **声のする方向を向けるか？**：音の発生源を特定するのに苦労することが多々観察されます．病棟で看護師が話している声が聞こえたとしても，その声がどの方向から聞こえてくるのかを正確に特定できないことがあります．また，自宅のアラーム音が鳴ったとき，音がどこから出ているのかすぐにはわからない場合があります．
- **騒がしい場所でも音の聞き分けは可能か？**：騒がしい環境，例えばカフェや駅などで，異なる種類の音を正確に聞き分けることや，他者の言葉を明瞭に理解するのが難しくなることがあります．
- **音量や音程を適切に認識可能か？**：音が異常に大きく感じられたり小さく感じられたり，あるいは特定の音程やトーンを知覚できなくなったりします．
- **指示理解に遅れは生じていないか？**：人からの指示を正確に理解するのが難しくなることがあります．例えば，簡単な「こちらに来てください」という指示にも従うのが遅れる，あるいは誤った行動をとる場面がみられる場合，聴覚の処理に関連する問題の可能性が考えられます．
- **声のボリュームは調整可能か？**：異常に大きな声，小さな声で話すなどを観察します．

臨床へのヒント

① **音の定位訓練**：目を閉じた状態で音の方向を識別する訓練は，非常に役に立ちます．鈴の音や人の声といったさまざまな音を用いて練習することが推奨されます．日常生活のなかで，鳴っている電話の場所を探すなど，音の位置を感じる活動を行うことで，訓練の効果をより感じることができます．

② **聴覚識別訓練**：似ている音の単語を区別する訓練や，異なる種類の音を正確に識別する訓練は有効です．患者には，さまざまな環境での会話に参加してもらう，またさまざまな楽器を用いた音楽を聴いて，それぞれの音を識別してもらうことも効果的です．

③ **聴覚知覚の変化**：音楽療法や音響療法を活用し，異なる音量や音程，音色を聴くことで，聴覚の再学習や適応を助けることができます．自宅でさまざまな音楽や音を聴く際に，心地よい音量に調整することも，効果的な訓練となります．

新人さんはここに注意！

視覚的手がかりの活用の欠如：日常生活で音源の位置を把握する際には，視覚的手がかりを活用することが重要です．例えば，周囲の人が音がする方向を見ていることに注意を払ってみましょう．**視線追従**は，他者の注意の向かう先を認識し，それに基づいて自身の注意を調節するプロセスです．音源の位置を特定する際に，視覚的手がかりを活用することは，聴覚情報だけに依存するよりも，正確な位置特定を可能にします．

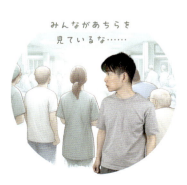

視床
thalamus

🜄 聴覚路を具体的に

Mangold SAら[51]の研究報告をもとに，上行性・下行性聴覚路を解説します（図22）[51]。

- **外耳**：音波は耳介（外耳）から入り，外耳道を通って鼓膜に伝わります。
- **中耳**：鼓膜からの振動は3つの耳小骨（ツチ骨，キヌタ骨，アブミ骨）に伝達され，機械的エネルギーが増幅されて前庭窓に伝達されます。
- **内耳**：前庭窓の動きにより蝸牛内に流体の波が生じ，コルチ器の有毛細胞が刺激されます。これらの有毛細胞は，機械的振動を電気信号に変換します。
- **聴神経**：電気信号は聴神経〔内耳神経（Ⅷ）の一部〕によって蝸牛から脳幹まで伝わります。
- **脳幹**：信号は脳幹に到達すると，蝸牛神経核，上オリーブ複合体（音の定位に重要），外側毛帯核など，いくつかの核を通過します。
- **中脳**：この経路は，聴覚処理の重要な中心である中脳の下丘まで続いています。
- **視床**：信号は中脳から視床の内側膝状体（MGN）に中継され，そこでさらなる処理が行われて大脳皮質に中継されます。
- **一次聴覚皮質**：最後に，信号は側頭葉，特にHeschl（ヘシュル）回に位置する一次聴覚野に到達します。ここでは，音の高さ，音量，音色などの音の基本的な属性が処理され，音の意識的な認識につながります。

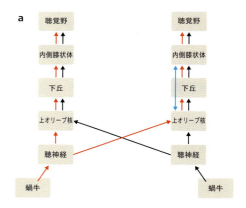
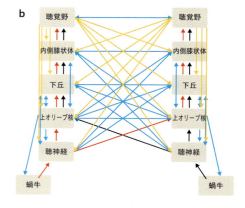

図22　上行性聴覚路と下行性聴覚路

a：上行性聴覚路
右図は，音の情報がどのように耳で収集され，さまざまな領域（蝸牛，聴神経，上オリーブ核，下丘，内側膝状体，聴覚野）を通って脳の一次聴覚野まで伝達されるかを示しています。上行路は，音の高さ，音量，位置などを含む音の初期処理に重要です。

b：上行性聴覚路と下行性聴覚路の組み合わせ
上行性聴覚路（赤と黒の矢印）：これらの矢印は，音の情報が耳から聴覚皮質まで上昇する経路を表しています。2色の使用は，空間内で音の位置を特定するために不可欠な，両耳からの音の処理（両耳聴覚）を示しています。
下行性聴覚路（黄と青の矢印）：下行性聴覚路は，信号が皮質から耳まで移動していることを示します。オレンジ色の矢印は，注意や期待などの認知要素に基づいて聴覚処理を調節する皮質信号を表しています。蝸牛の感度や中耳を通じた音情報の伝達に影響を与えることによって，聴覚入力を洗練するのに役立つ脳幹からの信号を表しています。
交差する矢印（青の矢印）は，異なる聴覚中枢間の複雑な相互接続を示しており，ネットワークの双方向および多感覚統合の性質を強調しています。これには交差が含まれ，両耳の聴覚と音の定位に重要です。

〔Mangold SA, et al：Neuroanatomy, cortical primary auditory area. In：StatPearls[Internet]．StatPearls Publishing, Treasure Island(FL)，2024 https://pubmed.ncbi.nlm.nih.gov/32119408/ accessed 2024.05.16 より〕

💧 視床出血後，視覚障害に比べて聴覚障害が問題とされづらいのはなぜ？[52]

脳卒中後の急性期や回復期場面において，聴覚障害を抱えている症例が存在し，慢性期以降で問題が浮き彫りになることもあります．発見されにくい理由を以下に挙げます．

①核の大きさと位置

外側膝状体（LGN）は内側膝状体（MGN）よりも大きく，明瞭であるため，視床出血の際に損傷を受けやすい可能性があります．つまり，視覚の問題が生じやすい傾向があります．

②皮質領域の範囲

視覚情報処理は脳の大部分，特に後頭葉を占めています．それに比べ，上側頭回における聴覚皮質の領域は小さいので損傷を受けにくい可能性があります．

③機能的代償

聴覚路にはいくつかの冗長性があります．MGN は重要な中継点ですが，一次聴覚野に到達するまでに複数の経路と核があり，ある程度代償される可能性があります．

④欠損の性質

視床出血後の視覚障害は，多くの場合，より明瞭でわかりやすいです．例えば，半盲（視野の半分が見えなくなる）はすぐにわかります．対照的に，微妙な聴覚障害は，特に急性期ではほかの神経学的障害にまぎれてしまい，すぐにはわからないことがあります．非障害側の耳で代償ができるため，当事者も医療従事者も気づいていない可能性があります．脳卒中後の聴覚評価に関する臨床ガイドラインは十分に確立されておらず，退院前に患者の聴覚をスクリーニングする必要性が示唆されています[52]．

💧 聴覚障害を見落とさないようにするためには？

☑ 基本的なスクリーニング

最初のスクリーニング方法として，ベッドサイドでの簡単な聴力検査を利用します．これには，ささやき声テスト，指こすりテスト，音叉の使用などが含まれます．これらの検査は包括的なものではありませんが，さらなる調査が必要な潜在的な聴覚障害をすぐに示すことができます．

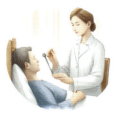

☑ より高度な聴覚評価

初期スクリーニングにおいて陽性となった患者，または主観的な聴力の訴えがある場合，純音聴力検査，語音聴力検査，さらに必要に応じて，聴覚経路をより徹底的に評価するための聴性脳幹反応（ABR）や耳音響放射（OAE）などのより高度な検査が含まれる必要があります．

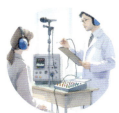

☑ スクリーニングのタイミング

聴覚の問題を早期に発見すると，リハビリテーションにおける回復の戦略に大きな影響を与える可能性があるため，医師を含む他職種と協力しながら，可能な限り早期に実施します．

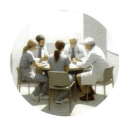

7 間脳　視床
thalamus

| 視床枕核 | 視床枕核は言語と注意，睡眠などに関与します[53]． |

● 部位
視床核のなかで最も大きく，視床の後部で，内側・外側膝状体の上に位置します．

● 血液供給
後大脳動脈の分枝の内側・外側後脈絡叢枝と視床膝状体動脈から主に供給されています．

● 神経ネットワーク
視床枕核は大脳皮質に相互結合しています(図23)[54]．視覚処理経路において重要な役割を担っており，注意，視覚知覚，空間的定位に関与しています．視床枕核はBroca（ブローカ）野との強い接続の報告もあり，失語症への示唆も報告されています(図24)[55]．

● 病態像
視空間認知障害，注意障害，さらにはBálint（バリント）症候群（視野を全体として認識することのほか，視覚世界の対象物を指差したり見たりすることや，ある対象物から別の対象物へと自発的に眼球を動かすことができないことを特徴とする障害）の要素が含まれます．

● 画像読解ポイント：詳しくは動画ご参照．

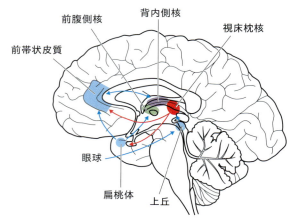

図23　視床枕核と周囲の接続
視床枕核は情動に関連した情報を皮質下経路を介して扁桃体に伝達します．複雑な視覚刺激が網膜から外側膝状体，そして一次視覚野（図示せず）へと伝わるのに対し，その他の視覚刺激（青矢印）は大脳辺縁系への皮質下感覚入力の一部として網膜から上丘，そして視床枕核と伝わります．これらの刺激は，視床枕核，扁桃体，および前帯状皮質，背内側核，前腹側核を含むほかの辺縁系構造を活性化します．視床枕核の障害（赤矢印）は，そこからの出力を亢進させ，大脳辺縁系の過度な活性化をもたらす可能性があります．
〔Young KA, et al：5HTTLPR polymorphism and enlargement of the pulvinar：unlocking the backdoor to the limbic system. Biol Psychiatry 61：813-818, 2007 より一部改変〕

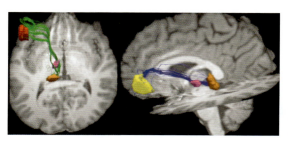

図24　Broca野と視床の接続
Broca野の一部である下前頭回の弁蓋部（赤）と三角部（黄色），そして前腹側核（桃色）と視床枕核（オレンジ色）の間の接続を示しています．
緑色の経路は主に大脳皮質から視床への信号伝達（皮質視床路）に関与しており，言語生成や運動機能に重要です．
青色の経路は視床から大脳皮質への信号伝達（視床皮質路）に関与しており，言語理解や感覚情報の処理に関連している可能性があります．
〔Bohsali AA, et al：Broca's area-thalamic connectivity. Brain Lang 141：80-88, 2015 より〕

観察ポイント

☑ **同じ質問を繰り返していないか？**：日常の会話のなかで繰り返し同じ質問をする，または話の内容に応じた適切な単語や文を思いつくのが難しくなります．

☑ **会話に集中可能か？**：会話中に話の内容をすぐに忘れる，または指示されたことを何度も確認するような状態がみられます．また，持続的な注意を必要とするレポートの作成や読書が苦手になることがあります．

☑ **位置判断に誤りはないか？**：部屋のなかでの物品の位置や自分の位置を正確に判断できず，テーブルに置かれたグラスに手を伸ばす際にグラスを倒してしまったり，ドアにぶつかってしまったりすることがあります．

☑ **寝つきが悪くないか？**：睡眠の質が低下するため，寝つきが悪くなる，夜中に何度も目が覚める，または日中に無意識に居眠りする，といった症状がみられます．

臨床へのヒント

①患者にコミュニケーションを促すための方法

- **対話の促進**：家族や友人，スタッフとの日常の会話を増やすよう促しましょう．
- **音読**：毎日，好きな本や新聞を声に出して読むことで，言語能力を活性化させます．
- **書く**：日記，短い手紙を書くことで，思考を整理し，言語表現能力を向上させます．
- **歌う**：歌を歌うことで，言葉のリズムやメロディを体験し，言語の楽しさを実感します．
- **言語学習アプリ**：失語症リハビリトレーニングアプリを使用して，新しい言語やフレーズを学びます．

②注意欠陥への対処法

- **認知訓練**：セラピストと一緒に，集中力を必要とする課題を行い，注意力を鍛えます．
- **日常生活訓練**：読書，料理，園芸などの活動に取り組み，持続的な注意力を養成します．

③睡眠障害への対処法

- **最適な睡眠環境の整備**：部屋の明るさや温度を適切に調整し，静かな環境を確保します．香りのよいアロマやリラックスできる音楽も役立ちます．
- **定期的な睡眠スケジュール**：毎日同じ時間に起きたり寝る習慣をつけることで，体のリズムを整えます．
- **睡眠衛生の維持**：就寝前のカフェイン摂取，スマートフォンやテレビの視聴を控えてもらいます．

新人さんはここに注意！

睡眠前の配慮不足：脳卒中後に視覚や認知に障害を抱える患者は，画面を見ることが特に難しくなる可能性があります．訓練を行う場合は時間帯に配慮しましょう．特に就寝前に電子機器の画面に向きあうとメラトニン分泌の抑制による睡眠リズムの妨げにつながります．

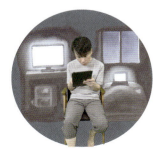

7 間脳　視床
thalamus

> **髄板内核**　髄板内核は覚醒，痛みの知覚，感覚情報の統合に関与します[56]．

● 部位
髄板内核は，視床の深部に位置し，内側髄板の中に分散している核のグループです．これらの核には，正中中心核(CeM)や束傍核(Pf)などが含まれます．

● 血液供給
視床のほかの部分と同様に，髄板内核は主に後大脳動脈の枝，特に後内側中心動脈と視床貫通動脈，視床膝状体動脈，内側・外側後脈絡叢枝から供給されています．

● 神経ネットワーク
髄板内核は脳全体に広く分布しています．脳幹，脊髄，大脳基底核など複数の情報源から入力を受けます．また，大脳皮質の広い領域に投射され，感覚情報の統合と皮質活動の調節に関与していると考えられています．上行性網様体賦活系の一部であり，覚醒と意識システムにおいて特に重要です．

● 病態像
覚醒と意識における役割を考えると，髄板内核の損傷は意識障害や注意障害につながる可能性があります．損傷の程度や部位によって，症状はごく軽度な認知障害から昏睡などの重篤な状態までさまざまです．

● 画像読解ポイント（図 25）[57]：詳しくは動画ご参照．

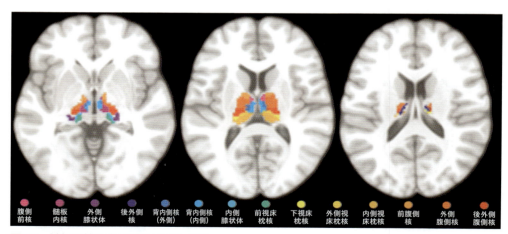

図 25　髄板内核を含むほかの核の MRI

〔Wang S, et al：More than just static: Dynamic functional connectivity changes of the thalamic nuclei to cortex in Parkinson's disease with freezing of gait. Front Neurol 12：735999, 2021 より〕

観察ポイント
- **呼びかけに対する反応は？**：髄板内核は意識と覚醒の維持に不可欠であるため，覚醒度の低下や刺激に対する反応の鈍さ，睡眠覚醒周期の変動などを観察します．
- **食事や服薬スケジュールの混乱は？**：繰り返し同じ質問をする，日常生活活動の途中で何をしているのか忘れる，食事や服薬スケジュールの取り違いを観察します．
- **痛みに対する反応が鈍感になっていないか？**：注射などの典型的な痛みを伴う刺激に対して反応が鈍くなったり，原因不明の不快感を訴えていないかなどを観察します．
- **手足の震えやこわばりの出現は？**：手足のふるえ，筋のこわばりや緊張，突然の動きの制御の失敗や，意図しない動きの出現などが出現することもあります．

臨床へのヒント[58,59]
①**日常覚醒プログラム**：日中は部屋の照明を明るくして，患者が自然光を十分に受けることができるようにします．音楽やラジオ番組を流すことで，患者の聴覚を刺激することも効果的です．家族や友人とのビデオ通話を取り入れることもおすすめです．
②**認知集中向上セッション**：注意力を向上させるため，毎日の日常作業や趣味活動のなかで，例えばパズルや簡単なゲームを取り入れることが効果的です．また，予定やタスクを書き留めるノートやアプリの使用を奨励しましょう．
③**痛み管理＆感覚調整**：適切な痛み止めの処方やリラクセーションや深呼吸の技法，冷やす・温めるといった基本的な痛みの緩和方法を指導することも大切です．
④**動き再構築エクササイズ**：患者の運動能力に応じたストレッチや筋力トレーニングを日常に取り入れることを推奨します．

エビデンス：脳卒中後の視床痛は脳卒中生存者の 2.7～25％が罹患しており，薬物療法や侵襲的介入にもかかわらず，痛みや過敏症を効果的に管理できないことがよくあります．この状態の病因には，中枢のアンバランス，脱抑制，感作，視床の変化，および局所的な炎症が関与している可能性があります．治療法には，抗うつ薬，抗痙攣薬，オピオイド鎮痛薬，ラモトリギンなどがあります．経頭蓋磁気刺激療法や経頭蓋直流電気刺激療法，深部脳刺激療法などの非薬理学的介入は，抵抗性の症例，特に視床以外の領域を標的とする場合に有望です[58]．

新人さんはここに注意！
痛み評価における自己申告の過信：手術後や神経疾患をもつ患者は痛みの感覚が変わることがあるため，自己申告のみでは正確な状態を把握できないことがあります．行動的指標と呼ばれる落ち着きのなさや顔の表情の観察に加え，心拍数，血圧，皮膚の導電率の変化など生理的指標も意識した介入が重要です．

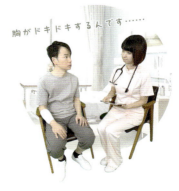

7 間脳 視床
thalamus

● 視床性疼痛症候群とほかの類似疾患の違いは？

中枢性脳卒中後疼痛（CPSP）は臨床場面で多く遭遇しますが，Dydyk AMら[60]は以下の症状と区別して確認すべきと述べています．ほかの論文情報も交えて解説します[58]．

①視床性疼痛症候群（thalamic pain syndrome；TPS）

この症状は視床出血による脳卒中後に発生し，触覚過敏症や熱過敏症などの感覚障害を特徴とし，多くの場合，脳卒中に罹患した反対側半分に痛みを引き起こします．手がかりは，脳卒中の病歴，冷温刺激の解釈の誤りなどの臨床検査所見，視床病変の画像証拠が含まれます．痛みは継続的または断続的な場合があり，接触や温度変化によって悪化することが多く，異痛症や痛覚過敏が含まれる場合もあります．

- **観察**：日常的なケア活動中の身体的接触や温度変化に対する患者の反応を観察します．例えば，TPS患者は，入浴やベッドリネンの交換に伴う軽い接触に対して，異痛症または痛覚過敏を示す過度な痛みを伴う反応を示す可能性があります．

②中枢性疼痛症候群（centralized pain syndrome）

これは中枢神経系に由来する痛みの総称であり，TPSはその特定のサブタイプです．集中性の痛みは，視床だけでなくさまざまな中枢性病変から発生する可能性があり，異なる臨床症状を呈する場合があります．

- **観察**：サブタイプを広く含む概念ですが，看護師は周辺の損傷や状態と一致しない痛みの訴えを聞くことがあるかもしれません．例えば，患者が，目に見える傷害や局所的な問題とは関係のない広範囲またはびまん性の痛みを訴える場合があり，これは中枢性疼痛の原因を示唆している可能性があります．

③慢性疼痛症候群（chronic pain syndrome）

これは，12週間を超えて続くあらゆる痛みを含む広い用語であり，TPSのような中枢神経系の病変に必ずしも関連しているわけではない多様な状態が含まれる場合があります．慢性疼痛症候群には，TPSにみられる視床病変とその対側性の疼痛分布がありません．

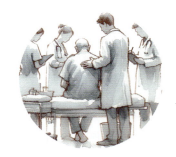

- **観察**：この状態は，患者が長期間にわたって一貫して痛みを報告することで観察され，その痛みの典型的な回復期間を超えています．医療スタッフは，特定の活動や時間帯に関係なく，患者が頻繁に鎮痛薬を要求したり，不快感を表明したりしていることに気づく場合があります．

④複合性局所疼痛症候群（complex regional pain syndrome；CRPS）

CRPSは，通常，引き金となる出来事の後に起こり，その出来事とは不相応な痛みを特徴とします．これは，感覚，運動，自律神経の異常を伴う四肢に関係しており，必ずしも誘発事象に従うわけではなく，痛みを引き起こす中枢病変を伴うTPSとは区別されます．

- **観察**：CRPSを示す可能性のある，皮膚の色，温度，または四肢の腫れの局所的な変化に気づくことがあります．これらの変化は，日常的な動作中，またはリハビリやケア中に患肢に触れたり動かしたりしたときに，より顕著になる可能性があります．

⑤脊髄空洞症（syringomyelia）

この症状は脊髄内の空洞の発生を伴い，主に脊椎領域に痛みと感覚障害を引き起こします．これは，TPS の大脳性や視床出血による脳卒中後の明確な感覚障害とは対照的です．

- **観察**：感覚検査に対する患者の反応を観察していると，脊椎の特定の領域に沿った温痛覚感覚の相違に気づくことがあります．例えば，皮膚の評価中，または温湿布または冷湿布を適用している場合，患者は温度を正確に認識できない可能性があります．

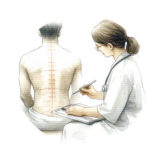

⑥延髄外側症候群（lateral medullary infarction）

Wallenberg（ワレンベルグ）症候群としても知られるこの症状は，延髄の外側部分の障害により，嚥下困難，嗄声，めまい，バランスの崩れ，しびれなどの症状を示しますが，これらは TPS の典型的な特徴ではありません．

- **観察**：食事中または薬を服用する際の患者の嚥下困難（嚥下障害）が重要となる可能性があります．この症状は，嗄声やめまいなどのほかの兆候と組み合わされて，この状態を示唆している可能性があります．

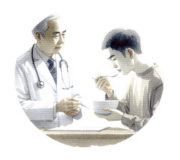

⑦多発性硬化症（multiple sclerosis；MS）

MS は中枢神経系の脱髄により中枢性の痛みを引き起こす可能性がありますが，通常，視覚障害，筋力低下，調整障害などのほかの神経学的欠損を伴い，TPS と区別するのに役立ちます．

- **観察**：視覚，筋制御，または調整に影響を与える断続的な神経症状を観察することがあります．例えば，患者は，視界がぼやけたり，書字，道具使用時のような細かい運動が困難になったりする時期があるかもしれません．

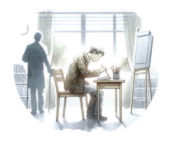

⑧特発性末梢神経障害（idiopathic peripheral neuropathy）

これは末梢神経への損傷を伴い，手袋靴下型の分布でうずき，しびれ，痛みなどの症状を示します．TPS のように中枢ではなく末梢です．

- **観察**：この症状は，四肢のうずきやしびれを訴える患者の報告によって観察される場合があります．患者が軽い接触を感じにくいとき，または症状を説明するときにこれに気づくことがあります．

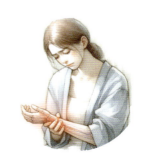

7 間脳　視床
thalamus

| 視床網様核 | 視床網様核はほかの視床核の活動を調節し，意識と睡眠に関与します[61]． |

● 部位
視床網様核は，視床を外側から取り囲む薄い神経細胞層です．

● 血液供給
視床のほかの部分と同様に，視床網様核は主に後大脳動脈の枝の視床膝状体動脈と視床貫通動脈，内側・外側後脈絡叢枝を通じて供給されています．

● 経路
求心性入力：視床網様核は身体や外部環境から直接感覚入力がない特徴があります．代わりに一次求心性入力はほかの視床核（MD：背内側核など）および大脳皮質（PF：前頭前野など）から入力されます．

遠心性出力：ほかの視床核とは異なり，網様核は大脳皮質に投射しません．主な出力は，入力を受け取る視床核（背内側核など）への抑制性GABA作動性投射です．網様核は視床活動の調整役として機能し，ほかの視床核への抑制出力を通じて大脳皮質の覚醒と注意に影響を与えます（図26）[61]．視床と大脳皮質の入出力を図27[62]に示します．

● 病態像
視床網様核の損傷は，睡眠と意識に関与することから，睡眠障害，注意欠陥障害，さらには統合失調スペクトラム症のような疾患も含まれます．

● 画像読解ポイント：詳しくは動画ご参照．

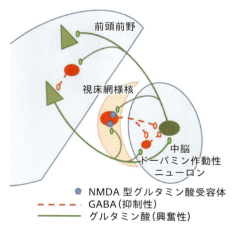

図26　視床網様核との接続
GABAの役割は，神経活動を阻害または弱めることです．グルタミン酸は，脊椎動物の神経系に最も豊富に存在する興奮性神経伝達物質です．
（Pinault D：The thalamic reticular nucleus：structure, function and concept. Brain Res Brain Res Rev 46：1-31, 2004 より）

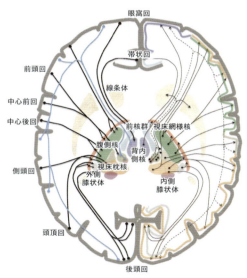

図27　視床と大脳皮質との接続
（Ward LM：The thalamus：gateway to the mind. Wiley Interdiscip Rev Cogn Sci 4：609-622, 2013 より）

観察ポイント

- **過度の眠気や夜中の目覚めはないか？**：患者の日常の睡眠パターンが変わることにより，過度の眠気や入眠困難，睡眠中の中途覚醒が頻繁になるなどの症状が現れます．
- **気が逸れやすくないか？**：患者が他者と会話中や作業をしているときでも，容易にほかの物事に注意が移る場合があります．背景で流れるテレビの音声や廊下を通る人への過度な関心などを観察してください．
- **現在の状況を判断しているか？**：患者の意識が時折混乱することや，自分が今どこにいるのか，何時であるのかといった基本的な情報の認識に困難を感じることがあります．
- **幻覚や錯覚の出現は？**：不安や恐怖を表明することが増えたり，実際には存在しないものを見聞きする幻覚が現れたりします．

臨床へのヒント

①**睡眠パターンの調整**：規則正しい睡眠スケジュールを守ること，睡眠環境を快適で障害のないものにすること，カフェインや就寝間際の刺激的な活動を避けることなど，よい睡眠衛生習慣について患者を教育を行う必要があります．必要であれば，睡眠の専門家に相談することも有益です．

②**意識レベルの変化**：患者の意識レベルが変動する場合，安全を確保するために詳細なモニタリングと医療管理が必要です．また，患者の認知機能を維持し向上させるために，日常生活に関連する認知タスクや簡単な活動を定期的に行うことが効果的です．

③**心理的変化**：心理的変化が著しい場合，心理士や精神科医などの精神保健の専門家に紹介する必要があります．さらに，患者のケアや治療セッションに本人の家族や友人，パートナーに参加してもらいましょう．

エビデンス：最近の研究により，視床網様核についての理解が大幅に深まり，その複雑な機能組織が明らかになりました．視床網様核は，覚醒から睡眠への移行を管理するうえで重要であり，感覚および運動視床核にわたるボトムアップおよびトップダウンの両方のプロセスを含む，多様な注意メカニズムに関与しています[63]．

新人さんはここに注意！

睡眠妨害要因への対策不足：睡眠の履歴を詳しく聴き取ること，および患者に睡眠衛生の重要性を教えることは，病院でのケアの重要な部分です．医療機器の騒音，ほかの患者からの生活音，明るい廊下の光など，病棟の一般的な問題が患者の睡眠を妨げることがあります．介入には，ノイズキャンセリング機能のようなサウンドマスキング装置の利用，夜間照明の減光，安眠できる環境の設定などが含まれます．

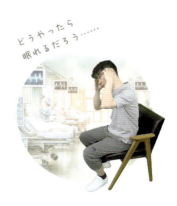

7 間脳 視床
thalamus

● 意識障害の最前線は？

　Edlow BLら[64]は，重度の脳損傷による意識障害患者の意識回復の検出，予測に関して，過去20年間で大幅な進歩がみられたと報告しています．高度な神経画像技術と電気生理学的技術により，意識回復の根底にある生物学的メカニズムに関する新たな洞察が行われています（図28）．言葉による指示に反応して脳の活動が認められる一方，実際に行動を起こす兆候が認められない状態，いわゆる隠されてしまった意識，認知的運動解離（CMD）が意識障害患者の最大15〜20％に存在し，集中治療室でCMDが検出されれば，受傷後1年の機能回復を予測できることを示唆しています．以下に詳しく解説します．

①神経伝達の回復

- **興奮性神経伝達**：回復プロセスには，損傷により中断された興奮性神経伝達経路の再活性化が含まれます．これには，ニューロン間のコミュニケーションに重要なシナプス活動の回復が含まれます．
- **グルタミン酸の神経ネットワーク**：グルタミン酸は脳内の主要な興奮性神経伝達物質です．回復には，グルタミン酸レベルとその受容体の機能の正常化が含まれ，これによりニューロン間のコミュニケーションが促進されます．

②意識障害の回復に必須な脳内ネットワーク

- **上行性覚醒ネットワーク（AAN）**：このネットワークは脳幹に由来し，覚醒と覚醒を維持するために重要です．これには，青斑核，背側縫線核，脚橋被蓋核，腹側被蓋野などの構造が含まれます．AANは視床と前脳基底部に投射し，さらに大脳皮質に投射して，意識に必要な覚醒状態を促進します．
- **視床皮質ネットワーク**：これらのネットワークには，視床と大脳皮質の間の接続が含まれます．視床は，感覚信号と運動信号（嗅覚信号を除く）の中継および統合センターとして機能し，認知機能と意識において重要な役割を果たします．視床皮質の接続は，感覚情報の意識的な処理と認知プロセスの統合に不可欠です．
- **前頭頭頂ネットワーク（FPN）**：このネットワークには前頭葉と頭頂葉の領域が含まれており，注意，作業記憶，意思決定などの高度な認知機能に関連しています．FPNは実行機能と意識的な認識にとって重要であり，その活動は意識的な認識と相関しています．
- **デフォルトモードネットワーク（DMN）**：脳が休息していて外部環境に集中していないときにアクティブになります．これには，内側前頭前野，帯状皮質後部／楔前部，および角回が含まれます．DMNは，自己言及的な思考，記憶，意識の側面に関連づけられています．DMN接続の障害は意識障害患者でよく観察され，その回復は意識の回復と関係しています．
- **サリエンスネットワーク（SN）**：このネットワークには帯状皮質前部と島皮質が含まれており，顕著な刺激の検出とフィルタリングに関与しています．それはDMNとFPNの間の切り替えにおいて重要な役割を果たし，関連する外部刺激または内部思考との関わりを促進し，適応的な行動と意識にとって重要です．

- **視床中央部・線条体ネットワーク**：視床中央部は，大脳皮質および大脳基底核との広範なつながりがあり，意識および認知機能の調節において重要な役割を果たしています．大脳基底核の一部である線条体は，運動制御，報酬，認知に関与しています．視床中枢部と線条体ネットワーク間の相互作用は，目標に向けた行動と意識の維持にとって重要です．

意識の回復には通常，これらのネットワーク内およびネットワーク間の接続と機能の回復が含まれます．回復の程度は，損傷の程度，ネットワーク活動の回復，およびこれらの重要な脳領域間の効果的な通信の再確立によって異なります．リハビリテーションや治療的介入は，多くの場合，これらのネットワークの機能と接続性を強化して，意識障害患者の回復を促進することを目的としています．意識障害への治療としては，薬理学的にはアマンタジン，メチルフェニデートなどの有効性や，深部脳刺激療法（DBS）で，視床皮質または上行性覚醒ネットワークのほかの構成要素を標的とする方法も述べられています．

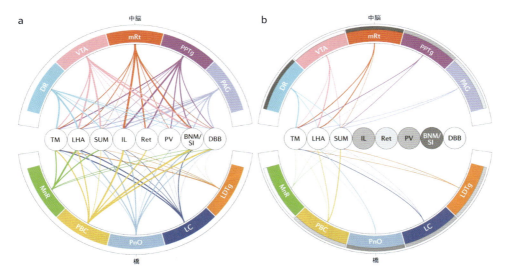

図28 コネクトグラムによる表現
異なる脳領域間の接続を表すための円形レイアウト（コネクトグラム）です．
a．健常者：コネクトグラムは脳幹核とその視床および皮質標的との間の多数の接続を示し，健康で機能的な上行性覚醒ネットワークを示しています．
b．患者：コネクトグラムは，特に上行性覚醒ネットワークの主要な要素に関係する接続の顕著な減少を示します．この視覚的表現は，脳幹核と，意識にとって重要な視床および皮質領域との間が断絶されていることを意味しています．
DR：背側縫線核，VTA：腹側被蓋野，mRt：中脳網様体系，PPTg：脚橋被蓋核，PAG：中脳水道周囲灰白質，TM：隆起乳頭体核，LHA：視床下部外側野，SUM：乳頭体上核，IL：髄板内核，Ret：網様核，PV：視床室傍核，BNM/SI：マイネルト基底核/無名質，DBB：ブローカ対角帯，MnR：正中縫線核，PBC：結合腕傍核，PnO：橋網様体吻側部，LC：青斑核，LDTg：背外側被蓋核．
〔Edlow BL, et al：Recovery from disorders of consciousness：mechanisms, prognosis and emerging therapies. Nat Rev Neurol 17：135-156, 2021 より〕

7 間脳 視床下部 *hypothalamus*

文献は ➡ 261 頁

● 部位
視床下部は視床の下に位置し，脳の第三脳室の床を形成しています．視床下部は間脳の一部であり，下垂体茎と呼ばれる小さな茎を介して下垂体とつながっています．視床下部は3つの領域(前部，中間部，後部)に分けられます．

● 血液供給
視床下部には，主に前大脳動脈，後交通動脈，後大脳動脈などのWillis(ウィリス)動脈輪から豊富な血液が供給されています．

● 神経ネットワーク
重要なものとしては，前部に下垂体後葉ホルモンを合成する視索上核および室傍核，概日リズム形成に関わる視交叉上核，中間部に副腎皮質刺激ホルモン(ACTH)分泌に関わる視床下部-下垂体-副腎(HPA)系，性腺刺激ホルモン(GnRH)放出に関わる視床下部-下垂体-生殖腺(HPG)系，甲状腺刺激ホルモン(TSH)放出に関わる視床下部-下垂体-甲状腺(HPT)系，後部に大脳辺縁系との記憶関連の連結に関わる乳頭体部があります．

● 病態像
下垂体機能低下症：視床下部の機能不全は下垂体ホルモンの産生低下につながり，疲労，脱力感，体重減少，性欲減退などの症状を引き起こします．

尿崩症：視床下部の損傷によってバソプレシン(抗利尿ホルモン)の産生が不十分となり，過剰な口渇や排尿につながることがあります．

視床下部過誤腫：思春期早発症，痙攣発作，行動異常などを起こすことがあります．

視床下部の機能障害の結果として，睡眠障害，食欲障害，体温調節障害が起こることもあります．

● 画像読解ポイント(図1)[1]：詳しくは動画ご参照．

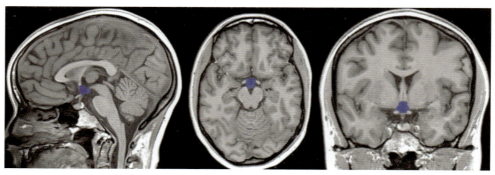

図1 下垂体のMRI
〔Mueller C, et al：Advances in MRI-based anatomy of the human hypothalamus and effects of the hypothalamic neuropeptide oxytocin on brain BOLD signals. In：Grinevich V, et al(eds)：Neuroanatomy of neuroendocrine systems. Pp41-75, springer, 2021 より〕

> **ランドマーク** 視床下部は中央に位置し，第三脳室の壁の一部として描出されます．また，視床下部のすぐ前方には視交叉があります．下垂体は視床下部と下垂体茎でつながっています．

| ホメオスタシス調節 | 視床下部は体内のホメオスタシス（恒常性）を主に制御します．体温，液体バランス，血圧などの生理パラメータを調節し，一定の範囲内で維持されるように作用します[2]． |

観察ポイント

☑ **安定した体温維持が可能か？**：外的要因や感染症が原因ではない体温の異常な変動が発生し，安定した体温を維持することが難しくなります．

☑ **体液バランスに異常は？**：異常に大量の水を飲んだり，過度に排尿したりする場合は，視床下部の機能に問題がある可能性があります．

☑ **血圧に異常な変動は出現していないか？**：明確な理由もなく血圧が異常に高かったり低かったりする場合は，血圧調整機能に問題がある可能性があります．

☑ **食欲と体重のコントロールは？**：食欲の変化や意図しない体重の著しい増減がある場合は，空腹感や満腹感の調整機能に問題が生じている可能性があります．

臨床へのヒント[3]

①**体温調節**：快適で安定した室温を保つことは重要です．患者が暑がりすぎたり，寒がりすぎたりしないように注意する必要があります．簡単に着脱できる薄手の衣服の重ね着が有効です．

②**体液バランスへの配慮**：定期的に水分補給を促すことが有益です．ただし，過剰摂取を避けるため，水分摂取量も注意深く管理する必要があります．排尿回数の増加に対応するため，トイレの訪問や介助を適時に行います．

③**血圧の調節**：血圧の急激な変化を避けるため，リハビリテーション活動はペースを保ちながら徐々に行います．運動前，運動中，運動後の定期的な血圧測定が重要です．血圧の異常な低下や急上昇があれば，活動を一時中断し，医療スタッフに連絡しましょう．

④**食欲と体重管理**：少量ながらも栄養豊富な食事を規則正しく摂ることは，体重管理に役立ち，リハビリテーションに必要なエネルギーを供給します．栄養士に相談することが有益な場合があります．

新人さんはここに注意！

体液バランスと過剰摂取のリスク：水分摂取量と尿量の適切なモニタリングが欠如すると，体液バランスの乱れが生じるリスクがあります．適切な**体液モニタリング**は，患者の水分摂取量と排泄量を日常的に追跡し，体内の水分バランスを維持するために重要です．医療提供者は，特に入院患者や重症患者の水分状態を定期的に評価し，必要に応じて水分摂取の調整を行う必要があります．

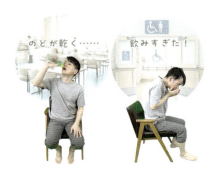

7 間脳 視床下部
hypothalamus

> **内分泌制御**　視床下部は内分泌系の中枢として下垂体を制御しています．視床下部が生成・分泌するホルモンが，下垂体のホルモン分泌を促進または抑制します．この相互作用によって，体内の成長，代謝，生殖などが適切に調節されます[4]．

🔴 観察ポイント

- ☑ **外見に変化は生じていないか？**：患者の体重，筋量，体脂肪分布の著しい変化は，内分泌制御の問題の可能性があるため，目視検査や体重チェックが大切です．
- ☑ **疲労感や不安の訴えは？**：睡眠の必要性の増加や十分な休息にもかかわらず持続する疲労，抑うつ，不安は内分泌制御に問題が生じている可能性があります．
- ☑ **皮膚の乾燥や髪の抜け毛は？**：皮膚の乾燥や菲薄化，髪のもろさや薄毛，発汗の異常な増加として内分泌制御の問題が現れる可能性があります．定期的なスキンケアが変化に気づくきっかけとなります．
- ☑ **生殖機能の反応は？**：女性では月経周期の規則性の変化，男性では勃起不全や性欲減退が出現します．

💧 臨床へのヒント

①**身体の外観の変化**：筋量を保ちながら健康的な体重を管理するために，適切な運動量の確保を推奨します．栄養士との連携により，患者のカロリー必要量にあわせたバランスのよい食事の提供が重要です．
②**休息のタイミング**：運動中に十分な休憩を取り入れることで疲労を軽減します．
③**スキンケアの習慣**：スキンケアの習慣をADLのなかに取り入れることが可能です．
④**生殖機能に関する症状**：これらの症状は身体的なリハビリテーションに直接影響しませんが，治療への意欲や取り組みへの影響が考えられます．懸念を真摯に受け止め，安心感を提供し，正確な情報を教えることが大切です．

📖 **エビデンス**：論文では，視床下部の室傍核について，特にホメオスタシスを維持し環境変化に適応するための神経内分泌反応と自律神経反応を調整する役割に焦点を当てています．この研究では，ホルモン分泌（コルチゾール，甲状腺ホルモン，プロラクチン，メラトニンなど），血漿グルコース濃度，摂食に対するインスリン反応など，さまざまな生理学的プロセスの概日リズムの調節における室傍核の関与を調査しています[5]．

🟢 新人さんはここに注意！

休息時間と疲労の過小評価：休息の必要性を軽視し，患者の疲労度を適切に評価せずにリハビリテーションを進めることがあります．休息と回復の時間は，身体的な疲労の回復だけでなく，心理的な安心と生理的な修復にも不可欠です．

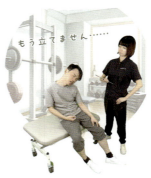

| 自律神経制御 | 視床下部は自律神経系を調節し，交感神経系と副交感神経系の両方を制御します．心拍数，消化，呼吸率，瞳孔反応，性的興奮などの多くの活動を調節します[6]． |

🔴 観察ポイント

☑ **心拍数に異常は？**：心拍数が異常に速くなったり，遅くなったりする，または特定の原因なしに急に変わる場合，これは運動時やストレス時を除いて，自律神経機能障害の兆候である可能性があります．

☑ **消化不良で食欲に変化は？**：腹部膨満感，腸の消化音，食欲の確認を行います．

☑ **呼吸苦は生じていないか？**：患者の呼吸数を観察し，異常に高いか低いか，または患者が呼吸に苦しんでいるようであれば問題が生じている可能性があります．睡眠パターンや概日リズムの確認も重要です．

☑ **瞳孔反応と生殖機能は？**：光量の変化なしに瞳孔が開いたり縮んだりするような瞳孔反応の変化は，自律神経失調を示すことがあります．性的興奮や生殖機能の変化も認められることもあります．

🔵 臨床へのヒント

① **心拍数の確認**：心拍数が適切でない場合，すなわち異常に高い，または低い場合，エクササイズの強度を調整するか，患者に休憩をとるよう指示する必要があります．

② **消化への配慮**：栄養士の協力を得て，消化によい食事計画を考慮することは有効です．また，消化のピーク時のリハビリテーション実施は避けたりします．

③ **呼吸数の調節**：患者が呼吸のリズムをコントロールし，特に運動中に安定させるのに役立ちます．覚醒のよいタイミングでの運動や睡眠リズムをつくることも大切です．

④ **瞳孔反応と生殖機能**：視覚に関連するリハビリテーション作業を適切に調整する必要があります．また，生殖機能の問題は患者の心の健康に影響を及ぼす可能性があるため，必要に応じて専門医への紹介を検討するべきです．

📖 **エビデンス**：近年の研究で摂食症においては，視床下部のほか，島皮質，前頭眼窩野，腹側線条体，帯状皮質前部，背側線条体，前頭前野，側頭葉および頭頂葉などの関係性が示唆されています[7]．

🟢 新人さんはここに注意！

食事と運動計画の誤ったタイミング：患者の消化を考慮せず，食後すぐに負荷の大きい運動セッションを予定してしまうことがあります．その結果，患者に不快感や逆流などの消化器系の問題を引き起こす可能性があります．食事と運動は，適切に計画されるべきです．

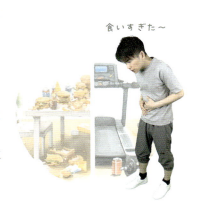

松果体 *pineal body*

文献は ➡ 261 頁

● 部位と構造

松果体は，視床上部にある小さな内分泌腺で，両半球の間にある脳の中央付近に位置しています．その大きさは，よく小さな米粒（人間で5~8mm）に例えられます．小さな松ぼっくりのような形をしており（これが名前の由来），2つの視床体が結合する溝の中にあります．

● 血液供給

松果体は豊富な血液供給源をもっており，後大脳動脈の分枝である内側・外側後脈絡叢枝から血液を受けています．松果体は体内で最も灌流が盛んな臓器のひとつで，単位重量あたりの血流量が最も多い臓器のひとつです．

● 神経ネットワーク

松果体は視床上部の一部で，内分泌系の構成要素です．松果体は主に，光の不在に反応してセロトニンからメラトニンというホルモンを産生する役割を担っています[1]．メラトニンの産生と放出は，目に光が当たることで大きな影響を受けます．視床下部の視交叉上核は，目の網膜を通して照度に関する情報を受け取るため，このプロセスで重要な役割を果たしています．信号は視交叉上核から脊髄に送られ，交感神経系を経由して上頸神経節へ，そこから松果体へ送られます．

● 病態像

松果体に関連する疾患は比較的まれですが，重大な影響を及ぼすことがあります．これらには，松果体嚢胞，松果体腫瘍（松果体芽細胞腫など），およびメラトニン産生に関連する可能性のある特定の睡眠障害が含まれます．また，松果体の機能不全は季節性感情症（SAD）の一因となることもあります．

● 画像読解ポイント（図1）[2]：詳しくは動画ご参照．

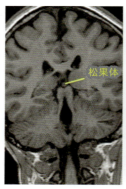
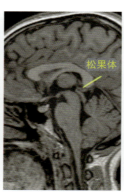
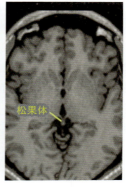

図1 松果体のMRI
〔Hassib M：Estimation of pineal gland volume for normal adult Sudanese using MRI. International Journal of Science and Research（IJSR）7：1200-1205, 2018 より一部改変〕

松果体は第三脳室のすぐ上後方，四丘体槽の直上に位置します．T1強調画像では，松果体は通常，脳の灰白質と同様の信号強度をもつ小さな丸い構造として確認できます．

観察ポイント

☑ **昼夜逆転は起こっていないか？**：松果体は，メラトニンというホルモンの分泌を通して，私たちの睡眠覚醒サイクルを調節します．メラトニンは，夜間に増えることで，私たちを眠くさせます．したがって，松果体の機能が不調の場合，メラトニンの分泌が不均等になり，結果として不眠，昼夜逆転などの問題が生じる可能性があります．

☑ **気分と行動の変化は？**：松果体が調節するメラトニンは，気分や感情のバランスにも影響を与えます．光の量や日照時間の変動はメラトニンの産生を変化させ，これが**季節性感情症（SAD）**という症状の一因と考えられています．SADは，特に冬の短い日照時間でよくみられる抑うつ状態です．

☑ **視覚に問題は生じていないか？**：松果体は脳の中心部に位置しており，この部分で腫瘍などの異常が生じると，近くの視覚経路を圧迫することがあります．この圧迫が原因で，複視や焦点が合わなくなるといった視覚の問題が発生することがあります．

臨床へのヒント[3]

①**規則正しい生活のためのスケジュール調整**：睡眠と覚醒のリズムを安定させるために，定まったスケジュールの維持は不可欠です．日常の習慣やルーチンが治療的に作用し，体内時計の調整に寄与します．これは，治療セッションや食事，休憩，その他の活動を日々同じ時刻に実施することで達成できます．

②**メラトニン分泌のための光療法**：松果体に関連するメラトニンの分泌に問題があると考えられる場合，光療法が有効なオプションとなりえます．昼間に十分な自然光を浴びることで，概日リズム調整の助けとなります．

③**気分日誌の推奨**：日常の気分や感情の変化を記録する気分日誌の作成を推奨します．これにより気分の変動や特定のパターンが確認でき，治療や医学的対応の最適化が可能となります．

📖 **エビデンス**：研究では，夜勤ICU看護師への明るい光への曝露の影響を評価しています．看護師は標準的な病院の照明と比較して明るい光（1,500〜2,000ルクス）にさらされました．その結果，スタンフォード眠気尺度によれば，**明るい光は眠気を有意に軽減するが，精神運動におけるミスも増加する**ことが示されました[3]．

🟢 新人さんはここに注意！

光療法の適切な時間帯の誤解：長時間の明るい光への曝露は不快感や頭痛を引き起こす可能性があります．概日リズムを整えるには早朝などに自然光を浴びることが効果的であるという理解が必要です．自然光を取り入れた環境で機能的な訓練（歩行訓練など）を慎重に計画し，実施することが求められます．

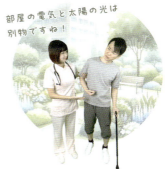
部屋の電気と太陽の光は別物ですね！

引用文献

視床 ➡ 206頁

1) 金子唯史：脳卒中の機能回復—動画で学ぶ自主トレーニング．p56，医学書院，2023
2) Percheron G：Thalamus. ScienceDirect, 2004
   https://www.sciencedirect.com/topics/psychology/thalamus accessed 2024.05.16
3) Cramer SC, et al：Harnessing neuroplasticity for clinical applications. Brain 134：1591-1609, 2011
4) Pop IV, et al：Structure of long-range direct and indirect spinocerebellar pathways as well as local spinal circuits mediating proprioception. J Neurosci 42：581-600, 2022
5) Lee HK：Metaplasticity framework for cross-modal synaptic plasticity in adults. Front Synaptic Neurosci 14：1087042, 2023
6) Appelbaum LG, et al：Synaptic plasticity and mental health：methods, challenges and opportunities. Neuropsychopharmacology 48：113-120, 2023
7) Kumar A, et al：Adult neurogenesis in humans：A review of basic concepts, history, current research, and clinical implications. Innov Clin Neurosci 16：30-37, 2019
8) Cai B, et al：A direct spino-cortical circuit bypassing the thalamus modulates nociception. Cell Res 33：775-789, 2023
9) Wasner G, et al：Residual spinothalamic tract pathways predict development of central pain after spinal cord injury. Brain 131：2387-2400, 2008
10) Papez JW：A proposed mechanism of emotion. 1937. J Neuropsychiatry Clin Neurosci 7：103-112, 1995
11) Chen Z, et al：Volumetric abnormalities of thalamic subnuclei in medication-overuse headache. J Headache Pain 18：82, 2017
12) Cogné M, et al：Are visual cues helpful for virtual spatial navigation and spatial memory in patients with mild cognitive impairment or Alzheimer's disease? Neuropsychology 32：385-400, 2018
13) Piras F, et al：Evidence-based practice recommendations for memory rehabilitation. Eur J Phys Rehabil Med 47：149-175, 2011
14) Alelú-Paz R, et al：The mediodorsal thalamic nucleus and schizophrenia. J Psychiatry Neurosci 33：489-498, 2008
15) Parnaudeau S, et al：The mediodorsal thalamus：An essential partner of the prefrontal cortex for cognition. Biol Psychiatry 83：648-656, 2018
16) Najdenovska E, et al：Comparison of MRI-based automated segmentation methods and functional neurosurgery targeting with direct visualization of the ventro-intermediate thalamic nucleus at 7T. Sci Rep 9：1119, 2019
17) Mair RG, et al：Where actions meet outcomes：Medial prefrontal cortex, central thalamus, and the basal ganglia. Front Behav Neurosci 16：928610, 2022
18) Bezdudnaya T, et al：Laterodorsal nucleus of the thalamus：A processor of somatosensory inputs. J Comp Neurol 507：1979-1989, 2008
19) Carrera E, et al：Thalamic infarcts and hemorrhages. In：Caplan LR, et al（eds）：Stroke syndromes, 3rd ed. pp387-396, Cambridge University Press, Cambridge, 2012

20) Cañete R, et al：Assistive technology to improve collaboration in children with ASD：State-of-the-art and future challenges in the smart products sector. Sensors (Basel) 22：8321, 2022
21) Scheibel ME, et al：The organization of the ventral anterior nucleus of the thalamus. A Golgi study. Brain Res 1：250-268, 1966
22) Papavassiliou E, et al：Thalamic deep brain stimulation for essential tremor：Relation of lead location to outcome. Neurosurgery 62 (Suppl 2)：884-894, 2008
23) Xiao D, et al：Circuits through prefrontal cortex, basal ganglia, and ventral anterior nucleus map pathways beyond motor control. Thalamus & Related Systems 2：325-343, 2004
24) Farashi S, et al：Effect of exercise on Parkinson's disease tremor：A meta-analysis study. Tremor Other Hyperkinet Mov (NY) 11：15, 2021
25) Radder DLM, et al：Physiotherapy in Parkinson's disease：A meta-analysis of present treatment modalities. Neurorehabil Neural Repair 34：871-880, 2020
26) Tlamsa AP, et al：Organization and morphology of thalamocortical neurons of mouse ventral lateral thalamus. Somatosens Mot Res 27：34-43, 2010
27) Ventral nuclear group-Dorsal thalamus. BrainKart.com https://www.brainkart.com/article/Ventral-Nuclear-Group---Dorsal-Thalamus_14845/ accessed 2024.05.16
28) Tykalova T, et al：Speech changes after coordinative training in patients with cerebellar ataxia：A pilot study. Neurol Sci 37：293-296, 2016
29) Ilg W, et al：Consensus paper：Management of degenerative cerebellar disorders. Cerebellum 13：248-268, 2014
30) Prevosto V, et al：Cognitive control of movement via the cerebellar-recipient thalamus. Front Syst Neurosci 7：56, 2013
31) Kondo S, et al：Response selectivity of the lateral posterior nucleus axons projecting to the mouse primary visual cortex. Front Neural Circuits 16：825735, 2022
32) Park KM, et al：Alterations of the thalamic nuclei volumes and intrinsic thalamic network in patients with restless legs syndrome. Sci Rep 13：4415, 2023
33) Huang Y, et al：Research progress on vestibular dysfunction and visual-spatial cognition in patients with Alzheimer's disease. Front Aging Neurosci 15：1153918, 2023
34) Possin KL：Visual spatial cognition in neurodegenerative disease. Neurocase 16：466-487, 2010
35) Proulx MJ, et al：Where am I? Who am I? The relation between spatial cognition, social cognition and individual differences in the built environment. Front Psychol 7：fpsyg. 2016.00064, 2016
36) Ramachandran VS, et al：Synaesthesia in phantom limbs induced with mirrors. Proc Biol Sci 263：377-386, 1996
37) Bornschlegl M, et al：Importance of the projection from the sensory to the motor cortex for recovery of motor function following partial thalamic lesion in the monkey. Brain Res 437：121-130, 1987
38) Darian-Smith C：Somatosensory plasticity. In：Binder MD, et al (eds)：Encyclopedia of neuroscience. pp99-110, Springer, 2008
39) Wadee AN, et al：Influence of sensory integration training on sensory motor functions in patients with thalamic syndrome. Physiotherapy Quarterly 30：69-78, 2022
40) ElTarhouni AH, et al：The right thalamic ventral posterolateral nucleus seems to be determinant for macrosomatognosia：a case report. BMC Neurol 20：393, 2020

41) Rausell E, et al：Histochemical and immunocytochemical compartments of the thalamic VPM nucleus in monkeys and their relationship to the representational map. J Neurosci 11：210-225, 1991

42) Gustatory_pathway. Fandom
https://brain-for-ai.fandom.com/wiki/Gustatory_pathway accessed 2024.05.16

43) Alhaidary A：Treatment of speech sound disorders in children：Nonspeech oral exercises. Int J Pediatr Adolesc Med 8：1-4, 2021

44) Panchanathan S, et al：Enriched human-centered multimedia computing through inspirations from disabilities and deficit-centered computing solutions. In：HCC'08：Proceedings of the 3rd ACM international workshop on Human-centered computing. pp35-42, 2008

45) Weyand TG：The multifunctional lateral geniculate nucleus. Rev Neurosci 27：135-157, 2016

46) Lateral geniculate nucleus. Radiopaedia, 2024
https://radiopaedia.org/articles/lateral-geniculate-nucleus-1 accessed 2024.05.20

47) The thalamus and hypothalamus. Clinical Gate, 2015
https://clinicalgate.com/the-thalamus-and-hypothalamus/accessed 2024.05.20

48) Priftis K, et al：Visual scanning training, limb activation treatment, and prism adaptation for rehabilitating left neglect：Who is the winner? Front Hum Neurosci 7：360, 2013

49) Barton JJS：Visual agnosias. MedLink, 2022
https://www.medlink.com/articles/visual-agnosias accessed 2024.05.16

50) Primary Auditory Cortex. ScienceDirect
https://www.sciencedirect.com/topics/medicine-and-dentistry/primary-auditory-cortex accessed 2024.05.16

51) Mangold SA, et al：Neuroanatomy, cortical primary auditory area. In：StatPearls [Internet]. StatPearls Publishing, Treasure Island (FL), 2024
https://pubmed.ncbi.nlm.nih.gov/32119408/accessed 2024.05.16

52) Bamiou DE：Hearing disorders in stroke. Handb Clin Neurol 129：633-647, 2015

53) Arend I, et al：Spatial and temporal deficits are regionally dissociable in patients with pulvinar lesions. Brain 131：2140-2152, 2008

54) Young KA, et al：5HTTLPR polymorphism and enlargement of the pulvinar：unlocking the backdoor to the limbic system. Biol Psychiatry 61：813-818, 2007

55) Bohsali AA, et al：Broca's area-thalamic connectivity. Brain Lang 141：80-88, 2015

56) Van der Werf YD, et al：The intralaminar and midline nuclei of the thalamus. Anatomical and functional evidence for participation in processes of arousal and awareness. Brain Res Brain Res Rev 39：107-140, 2002

57) Wang S, et al：More than just static：Dynamic functional connectivity changes of the thalamic nuclei to cortex in Parkinson's disease with freezing of gait. Front Neurol 12：735999, 2021

58) Ri S：The management of poststroke thalamic pain：Update in clinical practice. Diagnostics (Basel) 12：1439, 2022

59) Wilton LM：Thalamic pain syndrome. J Neurosci Nurs 21：362-365, 1989

60) Dydyk AM, et al：Thalamic pain syndrome. In：StatPearls [Internet]. StatPearls Publishing, Treasure Island (FL), 2024
https://pubmed.ncbi.nlm.nih.gov/32119377/ accessed 2024.05.16

61) Pinault D：The thalamic reticular nucleus：structure, function and concept. Brain Res Brain Res Rev 46：1-31, 2004

62) Ward LM：The thalamus：gateway to the mind. Wiley Interdiscip Rev Cogn Sci 4：609-622, 2013
63) Crabtree JW：Functional diversity of thalamic reticular subnetworks. Front Syst Neurosci 12：41, 2018
64) Edlow BL, et al：Recovery from disorders of consciousness：mechanisms, prognosis and emerging therapies. Nat Rev Neurol 17：135-156, 2021

視床下部 ➡ 252頁

1) Mueller C, et al：Advances in MRI-based anatomy of the human hypothalamus and effects of the hypothalamic neuropeptide oxytocin on brain BOLD signals. In：Grinevich V, et al (eds)：Neuroanatomy of neuroendocrine systems. pp41-75, springer, 2021
2) Williams G, et al：The hypothalamus and the control of energy homeostasis：different circuits, different purposes. Physiol Behav 74：683-701, 2001
3) Hall R, et al：The hypothalamic regulatory hormones and their clinical applications. Adv Clin Chem 18：173-212, 1976
4) Sanchez Jimenez JG, et al：Hypothalamic dysfunction. In：StatPearls [Internet]. StatPearls Publishing, Treasure Island (FL), 2024
5) Kalsbeek A, et al：Organization of the neuroendocrine and autonomic hypothalamic paraventricular nucleus. Handb Clin Neurol 180：45-63, 2021
6) Jung HW, et al：Cardiac autonomic dysfunction is associated with hypothalamic damage in patients with childhood-onset craniopharyngioma. PLoS One 16：e0246789, 2021
7) Frank GKW, et al：The Neurobiology of eating disorders. Child Adolesc Psychiatr Clin N Am 28：629-640, 2019

松果体 ➡ 256頁

1) Reiter RJ：Melatonin：clinical relevance. Best Pract Res Clin Endocrinol Metab 17：273-285, 2003
2) Hassib M：Estimation of pineal gland volume for normal adult Sudanese using MRI. International Journal of Science and Research (IJSR) 7：1200-1205, 2018
3) Griepentrog JE, et al：Bright environmental light improves the sleepiness of nightshift ICU nurses. Crit Care 22：295, 2018

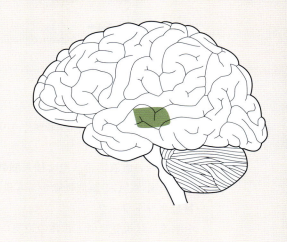

8 中脳

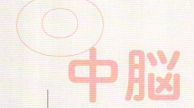

中脳蓋 mesencephalic tectum

文献は → 292 頁

● 部位
中脳蓋は中脳の後方上部(背側)，中脳水道の直上に位置します．

● 血液供給
中脳蓋への血液供給は主に後大脳動脈(PCA)の枝である四丘体動脈によって提供され，上小脳動脈(SCA)と脳底動脈からも供給されます．

● 神経ネットワーク
中脳蓋には視覚反射と物体の追視に関与する上丘と，聴覚路の一部である下丘があります(図1)[1,2]．上丘は網膜から直接入力を受け，視床の外側膝状核と連絡し，また網膜と脊髄に情報を送って眼球と頭の動きを制御します．下丘は，聴覚野からの入力と同様に，聴覚路のいくつかの末梢の脳幹核からの入力を受け取ります．

● 病態像
中脳蓋の損傷はParinaud(パリノー)症候群(中脳背側症候群とも呼ばれる)の原因となります．これは眼球運動と瞳孔の機能異常の障害であり，眼球を上方に動かすことができない，輻輳眼振，陥没眼振，瞳孔の対光-近見乖離〔対光反射(−)，近見反応(＋)〕などの症状があります．進行性核上性麻痺(PSP)でも，上丘を含む脳のさまざまな部分で重大な神経変性が発生します．PSPでは，垂直方向の眼球運動，特に下方を見ることに特有の困難があり，これは上丘およびそれに関連する経路の機能不全または変性に起因すると考えられます．この特定の症状は，PSPの初期兆候(2〜3年経過後の症状)であることが多く，Parkinson(パーキンソン)病などのほかの神経変性疾患と区別するのに役立ちます．

● 画像読解ポイント：詳しくは動画ご参照．

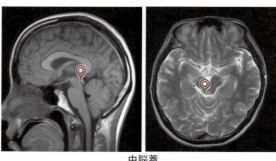

中脳蓋

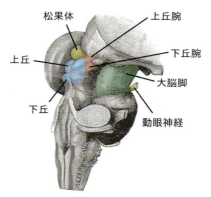

図1 中脳の外観
〔Peters L：The Midbrain. TeachMeAnatomy, 2023 https://teachmeanatomy.info/neuroanatomy/brainstem/midbrain accessed 2024.05.16 より一部改変〕

> **ランドマーク** 中脳蓋は水平断で中脳の後方にある小さな領域として観察できます．4つの"こぶ"または凸部(上2つ，下2つ)から，この領域は"四丘体"と呼ばれ，一般的なMRIで観察することができます．

🩸 観察ポイント

- ☑ **動くものを目で追える？**：動くものを目で追うことが困難であったり，視覚刺激に素早く反応できなかったりするなど，視覚と運動の協調に困難をきたす場合があります．
- ☑ **声かけに対する反応は？**：聴覚や聴覚反射に問題を示す可能性があり，音の定位が困難になったり，重度の場合には難聴になったりすることがあります．
- ☑ **反射スピードに異常は？**：感覚情報に対する反射の調整に関与しているため，視覚刺激や聴覚刺激に対する反射が異常に遅いか，協調していないかを観察します．
- ☑ **身体の傾きに異常は？**：バランスと姿勢の問題を引き起こすことがあります．

💧 臨床へのヒント[3,4]

① **視覚訓練**：眼球運動と視覚的注意の改善に役立ちます．視野を横切って移動する物体を追視したり，異なる場所に置かれた物体を素早く識別してリーチしたりするなどの活動が含まれます．

② **聴覚訓練**：音の発生源を特定したり，さまざまな音を聞き分けたりするなどの聴覚訓練は大切です．オーディオブックや音楽を聴いたり，会話をしたり，周囲のさまざまな音を聞き分けるように促します．

③ **反射訓練**：予期しない視覚的，聴覚的刺激に反応する能力を養い，バランスを崩したときの素早い修正動作を練習します．キャッチボールや即座の反応を必要とするゲームは，反射神経の向上に役立ちます．また，片足立ちやつま先立ちなどのバランスを必要とする作業で，姿勢の改善を促します．

📖 **エビデンス**：研究では[3]，Parkinson病患者のバランスとステッピング反応を向上するうえで，研究室での反応性ステップトレーニングと自宅での自発的ステップトレーニングを組み合わせる効果を調査しました．12週間後，介入グループは顕著な向上を示し，テスト中に転倒する回数が減り，足踏み課題での反応が速くなり，ステッピングテストの成績が向上しました．ただし，**比較グループ間で毎日の転倒には有意な差はありませんでした**．

🟢 新人さんはここに注意！

視覚の段階的アプローチの欠如：視覚走査訓練では，ゆっくりと動く高コントラストの物体を追視するなどの単純な課題から始める必要があります．熟練度が上がるにつれて，タスクの複雑さが徐々に増し，より速い動き，より低いコントラスト，または複数のオブジェクトが導入されます．これにより**選択的注意やマルチモーダル視覚処理**の能力が訓練されます．

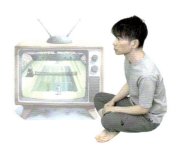

中脳蓋
mesencephalic tectum

● 視覚障害をスクリーニングできる評価表は？

視覚機能質問票（Visual Function Questionnaire；VFQ）は米国国立眼研究所（NEI）によって開発され，活動，社会的交流，精神的幸福の観点から視覚障害が人の生活に及ぼす影響を測定するために使用される一連の質問票です（表1）[5]．以下は著者が翻訳したもので正式な評価表ではありません．直接サイトを参照ください．

表1 視覚機能質問票（VFQ）

項目	質問内容
1	一般的に，あなたの全体的な健康状態はどうですか？
2	現在，両目を使った視力（メガネやコンタクトレンズを使用している場合はそれを含む）はどうですか？
3	あなたの視力について困っている時間はどの程度ありますか？
4	目やその周辺で痛みや不快感（例えば，ひりひり感，かゆみ，痛みなど）を感じることはどの程度ありますか？
5	新聞を読む際にどの程度の困難がありますか？
6	料理，裁縫，家の修理，手工具の使用など，近くをよく見なければならない作業や趣味をする際にどの程度の困難がありますか？
7	混雑した棚の中のものを見つけるのにどの程度の困難がありますか？
8	街の標識や店の名前を読むのにどの程度の困難がありますか？
9	薄暗い場所や夜に階段や段差を下る際にどの程度の困難がありますか？
10	歩行している際に横の物を認識するのにどの程度の困難がありますか？
11	あなたが言ったことに対する人々の反応を見るのにどの程度の困難がありますか？
12	自分の服を選んだり，合わせたりするのにどの程度の困難がありますか？
13	人の家を訪問したり，パーティーやレストランで人と交流したりするのにどの程度の困難がありますか？
14	映画，演劇，スポーツイベントを見に行くのにどの程度の困難がありますか？
15	現在，たまにでも車を運転していますか？
15a	運転していない場合：運転したことがない，または運転をやめたのかどちらですか？
15b	運転をやめた場合：それは主に視力の問題，ほかの理由，または視力とほかの理由の両方によるものですか？
15c	現在運転している場合：昼間，慣れた場所で運転する際にどの程度の困難がありますか？
16	現在運転している場合：夜間運転する際にどの程度の困難がありますか？
16a	悪天候，ラッシュアワー，高速道路，都市部の交通など，困難な条件下で運転する際にどの程度の困難がありますか？
17	視力が原因で，やりたいことを十分に達成できないと感じることはどの程度ありますか？
18	視力が原因で，仕事やほかの活動を長く続けられないことはどの程度ありますか？
19	目のまわりの痛みや不快感（例えば，ひりひり感，かゆみ，痛みなど）が，やりたいことをするのをどの程度妨げていますか？
20	視力が原因でほとんどの時間を家にいることになりますか？
21	視力が原因で多くの時間をイライラして過ごしますか？
22	視力が原因で，自分がしたいことができなくなってきていますか？
23	視力が原因で，他人が言うことに過度に依存しなければならないことがありますか？
24	視力が原因で他人の助けを多く必要としますか？
25	視力が原因で，自分自身や他人に恥ずかしい思いをさせることを心配しますか？

〔Visual Function Questionnaire 25. National Eye Institute https://www.nei.nih.gov/learn-about-eye-health/outreach-resources/outreach-materials/visual-function-questionnaire- 25 accessed 2024.05.16 より一部改変〕

● 聴覚障害をスクリーニングできる評価表は？

アムステルダム聴覚障害およびハンディキャップ評価（Amsterdam Inventory for Auditory Disability and Handicap；AIADH）は，聴覚障害が個人の日常生活に及ぼす影響を評価するために開発されたアンケートです（表2）[6]．難聴によって引き起こされる障害とハンディキャップの両方を測定するように設計されています．以下は著者が翻訳したもので正式な評価表ではありません．直接サイトを参照ください．

表2　アムステルダム聴覚障害およびハンディキャップ評価（AIADH）

項目	質問内容
1	混雑した店で店員の言うことを理解できますか？
2	静かな部屋で誰かと会話を続けられますか？
3	外にいるとき，車がどの方向から来るかすぐに聞き分けられますか？
4	車が通り過ぎるのを聞いて判断できますか？
5	家族の声を聞き分けられますか？
6	音楽や歌のメロディを認識できますか？
7	混雑した場所で誰かと会話を続けられますか？
8	静かな部屋で電話で会話を続けられますか？
9	会議中に質問がどの方向からされたか聞き分けられますか？
10	誰かが後ろから近づいてくるのを聞き取れますか？
11	テレビの司会者を声で認識できますか？
12	歌の歌詞を理解できますか？
13	バスや車内で誰かと簡単に会話を続けられますか？
14	テレビのニュースキャスターの発言を理解できますか？
15	通りで誰かに呼ばれたとき，すぐに正しい方向を向けますか？
16	家の中の音（水の流れ，掃除機，洗濯機など）を聞き取れますか？
17	車とバスの音を区別できますか？
18	まわりが気にならない音量でも音楽が自分には大きすぎると感じますか？
19	夕食時に数人での会話を理解できますか？
20	ラジオのニュースキャスターの発言を理解できますか？
21	静かな家の中でどの角度から誰かが話しかけているか聞き分けられますか？
22	自宅の呼び鈴を聞き取れますか？
23	男性と女性の声を区別できますか？
24	音楽や歌のリズムを聞き取れますか？
25	騒がしい通りで誰かと会話を続けられますか？
26	人の声のイントネーションや抑揚を区別できますか？
27	車のクラクションがどの方向から鳴っているか聞き分けられますか？
28	外で鳥が鳴いているのを聞き取れますか？
29	異なる楽器を認識し区別できますか？
30	音楽や歌を聞いているとき，音楽やメロディの部分を聞き逃しますか？

〔Fuente A, et al：Adaptation of the Amsterdam inventory for auditory disability and handicap into Spanish. Disabil Rehabil 34：2076-2084, 2012 より〕

中脳被蓋 mesencephalic tegmentum

中脳

文献は ➡ 292 頁

● 部位
中脳被蓋は脳幹の一部です．脳幹の腹側と中脳の中脳水道の間に位置し，第四脳室の下から橋と延髄に続いています．中脳は 3 つの領域で構成され，最も腹側領域が大脳脚となります（図2）[1]．

● 血液供給
主に後大脳動脈（PCA）と上小脳動脈，脳底動脈の枝から供給されます．後大脳動脈は視床貫通動脈などを通じて，赤核，黒質，運眼神経核などに血液を供給します．上小脳動脈は，被蓋の一部を含む中脳の上部に血液を供給します．

● 神経ネットワーク
中脳被蓋には多くの重要な構造と経路があります．これらには，動眼神経および滑車神経核，網様体，黒質，中脳水道周囲灰白質，赤核などが含まれます．また，重要な感覚経路である内側毛帯路と脊髄視床路の一部，および重要な運動経路である皮質脊髄路と皮質核路，覚醒に影響を与える中心被蓋路があります．

● 病態像
中脳被蓋で赤核や皮質脊髄路の損傷があると，対側の片麻痺のような運動障害を引き起こします．同様に，赤核や動眼神経に影響を及ぼす被蓋野に病変があると，Benedikt（ベネディクト）症候群が起こり，対側の振戦や同側の動眼神経麻痺などの症状を引き起こします．

● 画像読解ポイント：詳しくは動画ご参照．

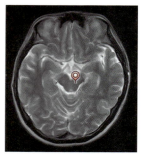

中脳被蓋
MRIでは中脳水道と黒質と大脳脚の間に高密度の領域として現れます．

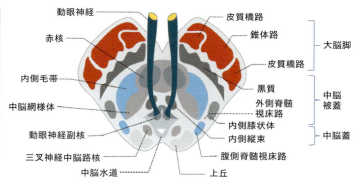

図2 水平断における中脳のシェーマ
〔Midbrain. BRAIN MADE SIMPLE, 2019 https://brainmadesimple.com/midbrain/ accessed 2024.05.16 より一部改変〕

 ランドマーク　被蓋は中脳の「床」であり，中脳水道と中脳蓋の腹側，上丘の下に位置します．そこには，赤核，黒質，網様体など，運動機能，報酬系，覚醒に不可欠なさまざまな構造が存在します．

観察ポイント

✅ **固縮が日常生活に影響を与えているのか？**：固縮，無動，振戦など，運動協調における困難がみられることがあります．歩行や手を伸ばすなどの日常生活活動や，特定の運動中に評価が可能です．

✅ **疼痛管理は行われているか？**：痛みに対して過敏になったり，慢性的な痛みのコントロールが難しくなったり，通常は痛みを伴わない刺激に反応したりするかなどを確認します．

✅ **会話中に適切な理解や記憶は可能か？**：錯乱，記憶障害，理解困難などの認知機能の大きな変化が，患者との会話中や，患者が認知的努力を必要とする作業を行っているときに観察されることがあります．

✅ **無気力や無関心に陥っていないか？**：社会的交流や余暇活動中に，異常に無気力であったり，無関心であったり，気分変化であったりなどを観察することができます．

臨床へのヒント[2,3]

①**疼痛の管理**：疼痛のコントロールにはマインドフルネスを基盤としたストレス軽減法やリラクセーション法，心の中での具体的なイメージを用いる誘導イメージ法などの手法が有効です．疼痛を和らげるために，音楽を楽しむ，読書，趣味に夢中になるなど，心をリラックスさせる活動を患者に促します．

②**脳領域間の結合**：頭を使う日常活動，例えばクロスワードパズルを解く，読書，新しい料理のレシピを試す，家計簿をつけるなどの活動が，脳の活性化に役立ちます．

③**コミュニケーションの活用**：訓練や社会交流を含め，会話の修正や機会を増やすことは大切です．最近ではブレインコンピューターインターフェイス(BCI)などを用いたコミュニケーション治療の報告も出てきており[2]，今後は人工知能(AI)やアプリケーションなどを用いた会話の機会や練習なども認知症予防や機能改善に期待できます．

📖 **エビデンス**：研究では，認知症患者とその介護者のコミュニケーションと社会的相互作用の強化におけるテクノロジーの役割を調査しています[3]．タブレットコンピューター，ソーシャルロボット，コンピューターシステムなどのテクノロジーは，さまざまな方法で役立つことがわかっています．

🟢 新人さんはここに注意！

認知課題時の休憩不足：休憩なしに多くの認知課題を患者に与えすぎると，認知疲労や不満につながります．休憩を取り入れない認知課題の連続は，**神経資源の枯渇**とも関連しています．実践的には，認知課題と休息の間に「認知負荷」と「無負荷」のバランスをとることが不可欠です．

腹側被蓋野 ventral tegmental area

8 中脳

文献は ➡ 292 頁

● 部位
腹側被蓋野(VTA)は，中脳の腹側部分，黒質の後方，大脳脚の内側に位置しています．

● 血液供給
主に後大脳動脈(PCA)，後交通動脈を介して行われます．上小脳動脈からの分枝もVTAの血管新生に寄与している可能性があります．

● 神経ネットワーク
中脳辺縁系神経ネットワーク：VTAから始まり，主に腹側線条体の側坐核に投射します．この経路は，報酬系，モチベーション，快感の生成にとって重要です．行動の強化と依存症の発症に大きく関係しています[1]．

中脳皮質神経ネットワーク：VTAから始まりますが，前頭前野のさまざまな部分に投射されます．この経路は，認知制御，意思決定の調整に関与しています．

黒質線条体経路(間接的関与)：VTAは主に黒質に関連していますが，この経路内で間接的に接続され，背側線条体(尾状核および被殻)に投射することがあります．この経路は主に動作と運動計画の調整に関与します．

海馬VTAループ：海馬から入力を受け取り，またドーパミン作動性投射を送り返してフィードバックループを形成します．このループは学習と記憶のプロセス，特にエピソード記憶の符号化と固定に関与します．

扁桃体VTAループ：VTAは扁桃体と相互作用し，入力を受信して扁桃体に投射します．この回路は報酬処理の感情的側面に関与しており，感情的反応と報酬刺激または嫌悪刺激の関連づけに重要です．

● 病態像
気分症や統合失調スペクトラム症，依存症や社会的機能不全，Parkinson(パーキンソン)病や認知機能障害など多岐の病態に関連してきます．

● 画像読解ポイント(図3)[2]：詳しくは動画ご参照．

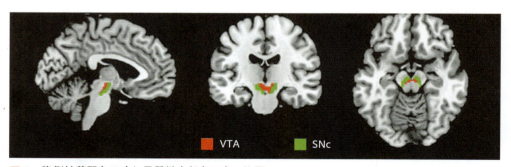

図3 腹側被蓋野(VTA)と黒質緻密部(SNc)の位置
〔Peterson AC, et al : The effects of age, from young to middle adulthood, and gender on resting state functional connectivity of the dopaminergic midbrain. Front Hum Neurosci 11：52, 2017 より〕

> **ランドマーク** VTAは中脳水道の前方に位置し，被蓋内に存在します．黒質はVTAを囲むように前内方から後外方にかけて伸びています．

観察ポイント

☑ **モチベーションと報酬反応の変化は？**：リハビリテーションのメリットを理解しているにもかかわらず，参加することに関心や動機が著しく欠如している場合は，VTA に関連する問題があることを示している可能性があります．

☑ **感情表現が不適切になっていないか？**：状況にあわない，または病前の患者にはそぐわないように思われる予期せぬ泣き，イライラ，または笑いの発作を観察します．

☑ **指示の理解や判断力が低下していないか？**：日常の複数段階の指示に従うのに苦労している，または目的を理解しているにもかかわらず補助器具を適切に使用していないかなどを確認します．

☑ **社会的交流は減少していないか？**：以前は社交的だった患者でも，現在は１人でいることを好んだり，会話を避けたり，グループ療法セッションに参加しなかったりする場合，社交に興味が低下している可能性があります．

臨床へのヒント―社会的交流を中心に

①**グループでの料理**：患者が一緒に活動し，コミュニケーションをとり，食事を共有して最高潮に盛り上がることは，やりがいがあり，グループ活動に参加するための優れた方法です．個々の身体能力や食事のニーズにあわせて調整することもできます．

②**スポーツの活用**：バレーボール，ヨガなどのスポーツは，チームワーク，コミュニケーション，身体活動を促進するのに最適です．これらのスポーツは，包括性を確保し，社交的で楽しい側面に焦点を当てるように調整できます．

③**文化感謝デー**：さまざまな国の食べ物，音楽，ダンス，伝統を体験する特別な日を設けて，多様な文化を祝います．

エビデンス：慢性脳卒中リハビリテーションにおける脳の報酬系の重要な部分である VTA の役割を調査した研究では，運動課題中の分析により，特に小脳との VTA 接続がより強力であることが判明しました．これらの発見は，患者の関与と回復の成果を高めるために，自己報酬プロセスをリハビリテーション戦略に統合することの重要性を示しています[3]．

新人さんはここに注意！

社会的交流の機会を提供しない：リハビリテーションにのみ焦点を当て，患者の孤立した生活状態まで考慮しない場合，社会的引きこもりに陥ってしまうという問題を見落とす可能性があります．リハビリテーション施設やプログラムは，社会的インクルージョンを促進するべきです．これには，グループセラピー，社会的スキルトレーニング，コミュニティイベントへの参加などが含まれます．

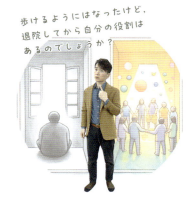

中脳水道 cerebral aqueduct

● 部位
中脳に位置する中脳水道は，第三脳室（間脳に位置）と第四脳室（小脳の前方，橋および延髄の上部の後方に位置）の間の導管として機能します．

● 供給
中脳水道を囲む中脳の領域への血液供給は，主に後大脳動脈の枝（特に中脳への分枝）から供給されます．

● 神経ネットワーク
中脳水道の機能は髄液が第三脳室と第四脳室の間を流れるようにすることです．髄液は側脳室，第三脳室および第四脳室の脈絡叢で産生され，脳室系を循環し，最終的にはくも膜顆粒を通して静脈系に吸収されます．

● 病態像
中脳水道狭窄症では中脳水道の狭窄または閉塞により髄液が貯留し，非交通性水頭症を引き起こします[1]．MRIでは第三脳室（側脳室を含む）の拡張がみられ，第四脳室は正常か小さくなります．症状としては，頭蓋内圧の上昇，頭痛，吐き気，嘔吐，乳頭浮腫による視覚障害，乳幼児の発達遅延，尿失禁などがあります．頭蓋内圧の上昇の症状は，より重度の場合は，意識の変化や昏睡を引き起こす可能性があり，脳室腹腔シャント術や内視鏡的第三脳室底開窓術などの外科的介入が実施される場合があります．

● 画像読解ポイント：詳しくは動画ご参照．

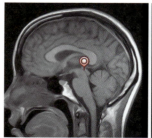
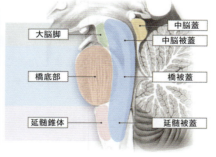

中脳水道

中脳水道は，T2強調画像上では細長い流れの空隙として描出され，髄液の流れを表します．

> **ランドマーク**　中脳被蓋と中脳蓋の間にある細い導管で，比較的容易に区別できます．T2強調画像は，水に高いコントラストを提供するため，中脳水道を視覚化するのに特に役立ちます．

観察ポイント

- ☑ **頭痛の出現は？**：朝に頭痛が最も強く発生し，頻繁に鎮痛薬を求めます．
- ☑ **極度の眠気に襲われていないか？**：極度の眠気や無気力を感じ，日常の活動に集中するのが困難になることがあります．
- ☑ **新しい情報の学習は可能か？**：新しい情報を覚えづらく，最近の出来事を忘れやすくなります．
- ☑ **不器用になっていないか？**：患者は足元が不安定に感じられ，ふらつきながら歩行することがあります．また，日常の動作や手を使う作業が不器用になることもあります．
- ☑ **二重視や視界のかすみの原因は？**：物品が二重に見えたり，視界がかすんで見えたりすることがあります．特に，**日没様眼運動**と呼ばれる症状では，患者の視線が下向きになり，上を向くのが困難になります．
- ☑ **尿失禁は？**：全く失禁したことがない患者に急に生じる場合は注意が必要です．

臨床へのヒント[2]

①**頭痛対応**：バイオフィードバックとリラクセーションテクニックを用いることで，体の信号を認識し，それに応じて反応を調整することで頭痛の重症度を軽減することができます．日常生活の習慣として，一定の睡眠スケジュールを確保し，十分な水分補給を行うこと，頭痛の誘因となる要因を避けることが重要です．

②**休息の確保**：1日の中で適切な休息時間を確保することで，疲労を効果的に管理することができます．日常生活のなかで十分な休息が確保されるように，患者のライフスタイルの調整や計画的なアプローチが求められます．

エビデンス：頭痛治療のためのバイオフィードバックには，リラクセーションのような一般的なテクニックと，主に片頭痛である特定の頭痛病態生理学を対象としたテクニックがあり，両者を分類した調査があります．メタ分析では，バイオフィードバックが片頭痛と緊張型頭痛の両方に効果的であることが示されています．

新人さんはここに注意！

頭痛管理への理解不足：頭痛の強さの増加やめまいの発症を注意深く観察する必要があり，状態によっては運動を変更する必要があります．頭痛治療に使用される一部の薬は，運動中にめまいや頭痛などの症状を引き起こしたり，悪化させたりする可能性があります．運動計画を策定する際には，頭痛の種類（例えば，緊張型頭痛，片頭痛，群発頭痛など），過去の運動経験，現在使用している薬剤，および患者の一般的な健康状態を詳細に評価することが重要です．

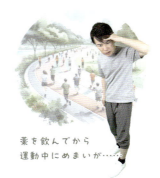

薬を飲んでから運動中にめまいが……

中脳水道周囲灰白質 *periaqueductal gray*

● 部位
中脳水道周囲灰白質（PAG）は，中脳の被蓋内の中脳水道の周囲に位置する灰白質の円筒状構造です．第三脳室の尾端から第四脳室の上部まで伸びており，実質的に中脳の長さに及びます．

● 血液供給（図1）[1]
脳幹の大部分と同様，主に脳底動脈の枝から供給されます．特定の動脈には，上小脳動脈や後大脳動脈などの長い回旋枝が含まれます．

● 神経ネットワーク（図2）[2]
PAGは複雑に結合しています．前頭葉，視床下部，扁桃体など脳のさまざまな部位から入力されます．痛みの調節に関与する延髄縫線核と吻側延髄腹内側部に投射し，脊髄への下行性接続もあります．PAGは，下行性疼痛経路の中継路として作用し，内因性疼痛調節機構において重要な役割を果たしています．

● 病態像
PAGの機能障害や病変は，痛覚，防衛行動，自律神経機能に変化を引き起こす可能性があります．また，PAGの機能障害は慢性疼痛状態や疼痛反応の変化を引き起こす可能性があります．

● 画像読解ポイント（図3）[3]：詳しくは動画ご参照．

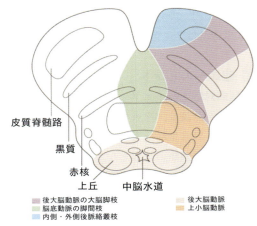

図1　水平断における中脳のシェーマ
〔Mattle HP, et al：Basilar artery occlusion. Lancet Neurol 10：1002-1014, 2011 より一部改変〕

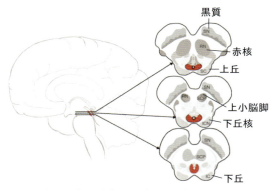

図2　中脳上部・中部・下部スライス
〔Ezra M, et al：Connectivity-based segmentation of the periaqueductal gray matter in human with brainstem optimized diffusion MRI. Hum Brain Mapp 36：3459-3471, 2015 より〕

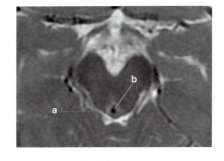

図3　中脳水道周囲のMRI
a：PAG，b：中脳水道．
〔Campos A：Periaqueductal grey matter. Radiopaedia, 2024 https://radiopaedia.org/articles/periaqueductal-grey-matter-1?lang=us accessed 2024.05.16 より〕

ランドマーク　PAGは中脳水道を取り囲むように位置します．T2強調画像は，PAGと中脳水道に高いコントラストを提供するため，PAGの位置を特定するのに優れている場合があります．

観察ポイント

☑ **痛みの原因や変化の理解は？**：訴える痛みに変化や矛盾がある場合や，患者の身体状態と一致しない場合には問題がある可能性があります．患者が痛みに対して過敏になったり，痛みがどこから来ているのかを特定するのが難しくなったりすることがあります．

☑ **予期せぬ出来事への反応は？**：脅威を感じたときに異常な反応を示すことがあります．突然の動きや物音に対する過剰反応や，無害な刺激に対する不適切な反応として現れる可能性があります．物品を落としたり突然大きな音を立てたりするなど予期せぬ出来事があった際にどう反応するかを観察することができます．

☑ **恐怖感や不安感の高まりは？**：例えば日常生活の変化や見慣れない人や環境に対して反応するときなどに観察が可能です．

臨床へのヒント

①**曝露療法（exposure therapy）**：恐れている物品や状況に徐々に接触させることで，その恐怖や不安を和らげることを目的としています．見慣れない環境や人に対する恐怖を克服するために，まずはその環境や人に短時間だけ接触してもらいます．

②**リラクセーションテクニック**：恐怖や不安が高まると，自律神経が乱れやすくなります．リラクセーションテクニックを用いることで，自律神経の乱れを整えることが可能となります．深呼吸や筋弛緩法などのリラクセーションテクニックを学び，日常生活のなかで実践します．

エビデンス：ランダム化比較試験では，退役軍人を対象とした心的外傷後ストレス症（PTSD）および軽度の外傷性脳損傷に対する動作支援型マルチモーダル記憶脱感作・再固定化（3MDR）療法を評価しました．結果は，3MDRがPTSD症状を大幅に軽減し，眼球運動の項目が統計的に有意な改善につながったことを示しており，これらの発見は，特にPTSDと外傷性脳損傷を患いがちな退役軍人にとって効果的な治療法であると示唆しています[4]．

新人さんはここに注意！

恐怖と不安を増幅させるリスクへの未理解：曝露療法は，段階的かつ制御された曝露を行う療法です．恐怖や不安が過度に高まる状況にいきなり追い込んではなりません．圧倒的に恐ろしいと感じる状況を強制することは逆効果となる可能性があり，恐怖を悪化させ，治療の妨げになる可能性があります．治療同意のプロセスを通じて，患者が治療計画について十分に理解し，その進行に同意していることを確認することが重要です．

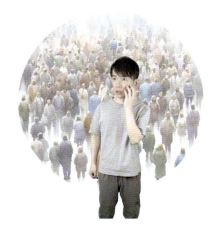

中脳 赤核 *red nucleus*

文献は ➡ 293 頁

● 部位
赤核は中脳の吻側部，上丘の高さで中脳実質の深部に位置します．

● 血液供給
赤核への血液供給は主に脳底動脈，特に後大脳動脈の枝からなされます．

● 神経ネットワーク
赤核は主に大脳皮質と小脳から入力を受けます[1]．

主な出力経路は，赤核から脊髄に下行する赤核脊髄路です．赤核脊髄路の役割は①運動機能の調節（特に遠位部），②屈筋の促進，③伸筋の抑制，④予期しない環境刺激への反応，⑤皮質脊髄路との相互作用と代償，です．また，視床や網様体など脳のほかの領域にも出力を送っています．

● 病態像
Benedikt（ベネディクト）症候群は赤核と隣接する動眼神経線維の病変に起因する中脳症候群です．臨床症状としては，赤核病変による対側の不随意運動（振戦，舞踏病，アテトーシス）および同側の動眼神経麻痺があります．

● 画像読解ポイント（図1）[2]：詳しくは動画ご参照．

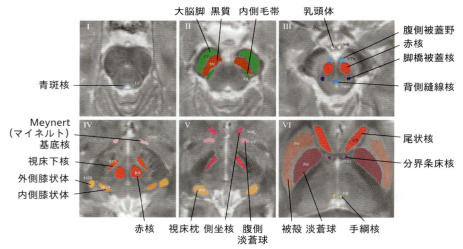

図1　脳幹の各構造体

Ⅰ～Ⅵは水平断の位置を示す．MRIでは，赤核は中脳内に楕円形の構造として，特にT2強調画像で識別可能です．鉄の含有量が多いため，T2強調画像では低信号として描出されます．Wilson（ウィルソン）病のような特定の病態では，赤核の信号が増加することがあります．

〔Schneider TM, et al：Multiparametric MRI for characterization of the basal ganglia and the midbrain. Front Neurosci 15：661504, 2021 より〕

 ランドマーク　水平面では中脳水道の前側方に位置します．また，黒質の背側，腹側被蓋野の後方に位置します．T2強調画像において，赤核は含有する鉄により，高信号の（明るい）領域として観察できます．

観察ポイント

- **不自然な動きの出現は？**：日常生活で，手足の不自然な動きやふるえがみられることがあります．ノートに書字をする際，ペンをしっかり把持するのが難しく，文字を書くのに時間がかかる，コップを持ち上げるときに手がふるえる場面が観察されます．
- **歩行に躊躇している様子は？**：病棟歩行時やリハビリの歩行訓練中に，不安定になる動きや，歩行を躊躇する場面が観察されます．部屋の中での歩行時に足元を何度も確認したり，立ち止まるときにバランスを保とうと手を使ったりすることがあります．
- **力不足を感じていないか？**：大きな筋を使った動作での困難がみられることがあります．荷物を持ち上げる際に力が入らなかったり，不安定な様子が観察されます．
- **無意識的な自動運動の喪失は？**：通常気にせずに行っている動作が，意識しないとできないことがあります．椅子にどのように座ればよいかを考えたり，階段を降りるときに一段ごとに慎重になったりするなどが見受けられます．

臨床へのヒント[3,4]

① **協調動作の促進**：文字の書き方や衣服のボタンの取り扱い，食器の使い方など，これらの簡単なタスクから始め，徐々に難易度を上げていくことで，患者は日常的な協調性を再び取り戻すことが期待されます．

② **粗大運動能力の改善**：機能的トレーニングでは，大筋群の強化や協調性を重視し，立ち上がりやレッグリフト，レジスタンスバンド，階段昇降などが効果的です．

③ **日常生活での意識的な練習**：例えば，歩行中に腕を意識的に振ることや，立ち座りの際に姿勢を正しく保つような練習を取り入れることで動きが正確になります．

エビデンス：レビューでは，感覚運動統合と運動制御に重要な皮質脊髄路（CST）と赤核脊髄路（RST）を調査しています．これまでの進化に則り，CSTは新しい動作の学習に重点が置かれ，RSTは自動化された動作をサポートしています．これらは並行して機能するだけでなく，特に中枢神経系損傷後の運動回復において相補的でもあり，進化の観点から原始的な脊椎動物から現代の哺乳類に至るまで追いかけても，RSTの運動機能におけるその永続的な重要性がわかっています[3]．

新人さんはここに注意！

意識をさせすぎる：腕を振る練習を日常で意識することは大切ですが，体幹の可動性低下や反張膝が強いと，腕を振っても前に推進することが難しい場合があります．治療計画では，統合的アプローチを採用し，単に腕を振る動作だけでなく，体幹の強化，膝の安定化など，全体的な身体機能の改善を目指すべきです．

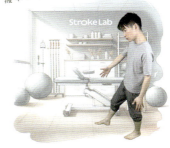

腕を振れといわれたけど，身体が前になかなか進みませんし，疲れます．

脳神経核 III・IV

8 中脳

文献は➡293頁

● 部位（図1）[1]
動眼神経核（III）と滑車神経核（IV）は中脳に位置します．動眼神経核は中脳の吻側で中脳水道の近くにあり，一方，滑車神経核は同じく中脳水道の近くで中脳の尾側に位置します．

● 血液供給
これらの脳神経核を含む中脳への血液供給は，主に脳底動脈，特に後大脳動脈の分枝によって行われます．

● 神経ネットワーク（図2）
動眼神経は，瞳孔の収縮と調節だけでなく，眼球運動をつかさどる眼筋のほとんどを支配しています[2,3]．

● 病態像
動眼神経の損傷は動眼神経麻痺を引き起こし，眼瞼下垂（眼瞼下垂症），瞳孔散大（散瞳症），眼球の外方偏位（斜視症）を呈します．滑車神経の損傷は滑車神経麻痺につながる可能性があり，下を見たり，内側を見たりすることが困難になります（図3）[4]．

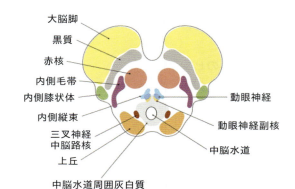

図1 上丘レベルの水平断における中脳のシェーマ
〔Abkur TM：Trochlear nerve palsy. Pract Neurol 17：474-475, 2017 より一部改変〕

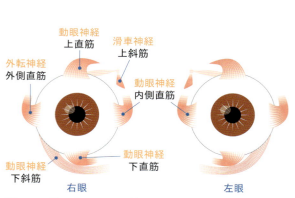

図2 眼筋の作用とその神経支配

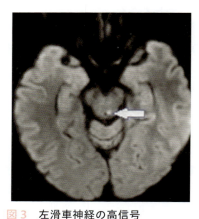

図3 左滑車神経の高信号
〔Freddi TAL：The trochlear nerve：Anatomy and pathology. Semin Ultrasound CT MR 43：400-402, 2022 より〕

> **ランドマーク** 動眼神経核は中脳の上部，中脳水道のちょうど腹側（前方）にあります．また，赤核と上丘の中間に位置しています．滑車神経核は下丘の高さに位置します．

🟠 観察ポイント

☑ **アイコンタクトは可能か？**：人は他者とのコミュニケーション時に眼球運動を自然と行っており，この動きを観察することで，相手が正常にアイコンタクトを保っているか，物体や人の動きを追跡しているかなどが観察可能です．

☑ **瞳孔の大きさと反応性は？**：瞳孔は環境の明るさに応じて拡張や収縮を繰り返します．照明がオン・オフされるときや，明るい場所から薄暗い場所へ移動する際などに，瞳孔の反応性を観察できます．

☑ **まぶたの異常下垂の兆候は？**：まぶたは，目を保護する役割や視界を確保する役割を持っています．片方または両方のまぶたが異常に下がってしまう場合，眼瞼下垂の可能性が考えられます．

☑ **複視の出現は？**：読書やテレビ視聴時，さらには日常生活のなかで物体が重複して見えます．症状を軽減させるため片目を閉じたり，覆ったりする行動が観察されます．

💧 臨床へのヒント

①**眼球運動トレーニング**：目で図形をなぞることや，動いているものを追いかけること，バランスボードやコンピュータープログラムを使った運動などがあります．

②**瞳孔の反応性への配慮**：眼科医による定期的な検診は有益です．極端な光条件から目を保護することは非常に重要です．明るい場所ではサングラスを使用します．

③**休息と睡眠**：休息と睡眠をとることで，眼瞼下垂を悪化させる疲労を防げます．

④**複視の管理**：眼科専門医の指導による視覚療法は，複視の管理に役立ちます．眼球運動，プリズム眼鏡の使用，かみ合わせの調整(咬合療法)が目の疲労軽減につながります．

📖 **エビデンス**：研究では，脳卒中直後の患者における視覚障害の顕著さを指摘しています．脳卒中後の中央値3日以内に早期視覚スクリーニングを受けた1,033人の患者のうち，73％が，中心視力の障害，眼球運動の異常，視野喪失，視覚不注意，視知覚障害など，なんらかの視覚上の問題を経験していることが明らかになりました．これらの結果は，早期介入を促進し，回復プロセスをサポートするために，迅速な視覚評価の重要性を強調しています[5]．

🟢 新人さんはここに注意！

専門性の理解と知識不足：瞳孔反応やまぶたの動きなどの評価は，一般的にセラピストの分野ではないものの，患者の異変に気づく知識を身につけておく必要があります．専門領域間の知識の横断性を意識した研鑽が大切です．

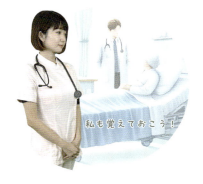

脳神経核Ⅲ・Ⅳ

🟢 眼球運動麻痺を詳しく

Rowe Fら[6]の脳卒中後の眼球運動脳神経麻痺（OMCNP）に関する研究は，有病率，関連疾患，およびこれらの疾患の治療アプローチについて以下のとおり報告しています．眼球運動の検査と解釈を図4[7]に示します．

- **有病率と種類**：視覚関連症状を伴う脳卒中患者のコホート研究の10%にOMCNPが存在することが判明し，最も一般的な種類の麻痺は外転神経麻痺であり，次いで動眼神経麻痺，滑車神経麻痺でした．この分布は，外転神経が頭蓋内にある距離と血液供給路が長いため，脳卒中関連の損傷に対して特に脆弱であることを示唆しています．
- **関連症状**：OMCNPは，輻輳不全，眼振，眼球運動失行などのほかの眼球運動障害と同時に発生することがよくあります．
- **治療アプローチ**：プリズム眼鏡の使用は，脳神経麻痺の頻繁な症状である複視を軽減するための一般的なアプローチです．眼帯などのオクルージョンで片目を覆うことは，複視を管理し，視覚的な不快感を軽減するために使用されるもう1つの方法です．眼筋エクササイズやボツリヌス療法，外科的介入なども重要です．
- **回復と予後**：追跡調査の結果，患者の22.5%で完全に回復し，43%で部分的な回復がみられたことが示されました．しかし，**患者の33%では回復がみられず**，脳卒中後のOMCNPの予後がさまざまであることが浮き彫りになりました．

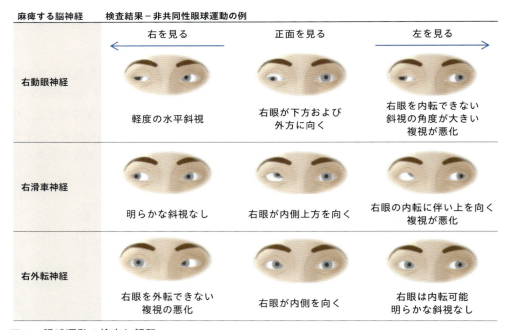

図4 眼球運動の検査と解釈
〔Lin A, et al：Diplopia evaluation and management. emDocs, 2019
https://www.emdocs.net/diplopia-evaluation-and-management/ accessed 2024.05.16 より一部改変〕

🔵 転倒対策の世界標準は？（表1）

視覚障害などは転倒リスクに直結します．2022年にMontero-Odasso Mら[8]は，高齢者の転倒予防と管理に関する世界的なガイドラインにて，転倒予防の重要性を強調する包括的な取り組みを報告しています．以下に4つのポイントを挙げます．

①予測（Predictive）

既存の情報を使用して，個人の転倒および転倒に関連した怪我のリスクを評価することが含まれます．例えば，高齢者が過去1年間に複数回転倒していることに気づいた場合は，リスクが高いことを示している可能性があります．これは，住宅の改修や，より安全な解決策が必要であることを示唆しています．

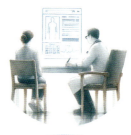

②予防（Preventative）

個人の機能的能力の維持または向上を目指しながら，転倒や関連する怪我を予防することを目的とした行動に焦点を当てます．例として，バランス能力を高めることで知られる太極拳のクラスに参加することが挙げられます．

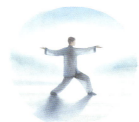

③個別化（Personalized）

予測された転倒の危険因子と，認知状態などのその他の関連する臨床情報を使用して，各個人にカスタマイズされた転倒予防計画を作成することが含まれます．例えば，視力の悪さが転倒の原因になっている人がいる場合は，家の中に適切な視覚補助具と照明を確保する必要があります．

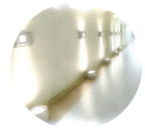

④参加型（Participatory）

患者と介護者やその他の関係者と協力して介入の目標と計画を作成することが含まれます．この共同プロセスでは，個人の優先順位，価値観，介護者のサポートなどの利用可能なリソースが考慮されます．例えば，浴室に手すりを設置したり，家具を再配置したりしてわかりやすい動線を準備することについて本人や家族と話し合うことなどです．

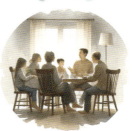

表1 転倒対策の違い

項目	メリット	デメリット
予測	早期に高リスクの個人を識別	すべてのリスク要因をとらえられない可能性
予防	一般的なリスクに対処	個々のニーズに合わない可能性
個別化	個々のニーズに合わせている	詳細な評価が必要
参加型	関与と協力による相乗効果を促進	時間がかかる可能性

大脳脚 cerebral peduncle

文献は ➡ 293頁

● 部位
中脳の最も腹側（前方および下方）に位置し，大脳皮質から橋および脊髄に運動信号を運ぶ皮質脊髄路や制御に関与する皮質核路を含む大きな線維の束で構成されています（図1）[1]．

● 血液供給
主に後大脳動脈（PCA）の枝である後内側中心動脈や内側・外側後頭動脈から供給され，程度は低いですが上小脳動脈（SCA）も特に背部と尾部領域に供給します．

● 神経ネットワーク
皮質脊髄路：この経路は一次運動野，運動前野，補足運動野から始まります．自発的な筋の制御に不可欠な運動信号を皮質から脊髄に伝えます．皮質脊髄路の線維は大脳脚を通って下行し，特に大脳脚の基部の中央1/3に集中しています．

皮質核路（皮質延髄路）：皮質脊髄路と同様に，皮質核路も大脳皮質の運動野から始まり，脳幹（延髄領域）で終わります．脳神経核を支配し，顔面，頭部，頸部の動きを制御します．

皮質橋路：これらの線維は，前頭葉，頭頂葉，側頭葉，後頭葉などのさまざまな皮質領域に由来し，橋核に投射，運動の調整に関与します．

上行性感覚経路：身体から視床に感覚情報を伝え，感覚野に投射する上行性感覚線維も脊髄視床路に近い領域で一部含まれています．

● 画像読解ポイント（図2）[2]：詳しくは動画ご参照．

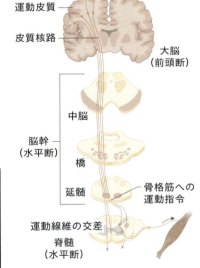
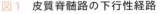
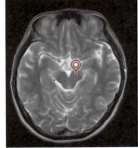

図1 皮質脊髄路の下行性経路
〔Spinal neuronal pathways. Pharmacy180.com https://www.pharmacy180.com/article/spinal-neuronal-pathways-3555/accessed 2024.05.16 より一部改変〕

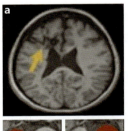
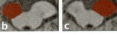

図2 右脳梗塞後の同側大脳脚のワーラー変性
a：梗塞の発生場所，**b**：同側の大脳脚（1.21 cm³），**c**：対側の大脳脚（1.65 cm³）．変性により同側の萎縮が起こっています．
〔van Niftrik CHB, et al：Investigating the association of wallerian degeneration and diaschisis after ischemic stroke With BOLD cerebrovascular reactivity. Front Physiol 12：645157, 2021 より一部改変〕

> **ランドマーク** 大脳脚は中脳の腹側，黒質の前方に位置し，橋の基部まで伸びています．T1およびT2強調画像では，大脳脚の形状と含まれる白質線維のコントラストによって，周囲の構造と区別できます．

観察ポイント

☑ **自発的な動作に困難を感じていないか？**：物品を把持する，腕を持ち上げる，字を書く，脚を動かすなどの自発的な動作を実行する能力を観察します．これらの動作が困難な場合は，随意筋制御に関与する皮質脊髄路の障害を示している可能性があります．

☑ **表情や言語に変化は？**：皮質核路は脳神経核と関与しているため，顔の対称性，笑顔，しかめっ面，まばたき，嚥下の不十分さや言語の不明瞭さが観察されます．

☑ **協調性が欠如した動作になっていないか？**：動きの協調性や計画における皮質橋路の役割は，細かい運動能力と調整を必要とする課題で観察できます．不器用さ，協調性の欠如，または失調性歩行は，これらの経路に問題があることを示す可能性があります．

☑ **認知や感情面は？**：認知および感情の調節に大脳脚は関与しているため，気分，行動，または認知能力に重大な変化が生じる可能性があります．ドーパミン作動性経路は，中脳-辺縁系-大脳皮質経路と同様に，報酬とモチベーションに関与しており，患者の感情状態や関与に影響を与える可能性があります．

臨床へのヒント―機器を中心に[3-6]

治療法/デバイス	説明
経頭蓋磁気刺激療法（TMS）	非侵襲的な方法で，磁場を使用して脳内の神経細胞を刺激し，皮質の可塑性と神経ネットワークの再構成を促進します．
経頭蓋直流電気刺激療法（tDCS）	一定の微弱な電流を脳に流し，神経細胞の活動を調節して，運動学習と回復を促進します．
ロボット支援療法	ロボットデバイスを使用して，特定の運動活動を補助し，調整可能な抵抗とサポートを提供することで，集中的で反復的なトレーニングを可能にします．
機能的電気刺激療法（FES）	低周波の電気刺激を麻痺した筋や弱った筋に適用して機能を改善し，筋を再訓練します．
仮想現実（VR）および拡張現実（AR）トレーニング	VRおよびAR技術を利用して，模擬的につくられた実生活同様のタスクに能動的に参加できる環境を作り出します．
ブレインコンピューターインターフェース（BCI）	脳の活動を外部機器の信号に変換し，コンピューター，義肢，またはほかの補助デバイスを直接脳で制御できるシステムです．
ニューロフィードバック訓練	脳活動のリアルタイム表示を使用して，自己の脳機能の制御方法を教えることで，神経接続性と機能を向上させる可能性があります．
幹細胞療法	損傷した神経組織の再生と機能の回復を促進するために，間葉系幹細胞や神経幹細胞などの幹細胞を損傷部位に移植します．

新人さんはここに注意！

徒手療法やロボット療法など一部の技術への固執：皮質脊髄路損傷後のリハビリテーションは患者の条件に応じて柔軟に変更する必要があります．自主トレーニングや電気刺激など，治療法の多様化を意識して柔軟に対応する必要があります．

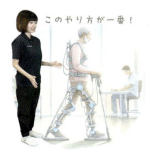

中脳 大脳脚
cerebral peduncle

◆ 皮質脊髄路が損傷するとどのような代償メカニズムが生じるのでしょうか？

中脳の大脳脚を通過する皮質脊髄路の損傷は，脳卒中などに多くみられる症状です．損傷後の回復のためには以下のシステムが重要になります[7,8]．

①運動システムの冗長性（redundancy）

運動システムには固有の冗長性があり，同様の動きを制御できる複数の経路があります．皮質脊髄路（CST）が損傷すると，赤核脊髄路，前庭脊髄路，網様体脊髄路および視蓋脊髄路などのほかの下行性運動経路が，特に近位筋の運動制御における役割を引き継いだり強化したりする可能性があります．一方で遠位筋の代償には限界があります．

②皮質の再構成（reorganization）

脳は顕著な神経可塑性を示し，損傷後の皮質の再構成を可能にします．損傷領域に隣接する領域は機能変化を起こし，損傷領域の機能を引き継ぐことがあります．このプロセスは，集中的なリハビリテーションによって促進され，多くの場合，運動学習や経験依存の可塑性と関連しています．

③半球間での代償

片側性CST損傷の場合，影響を受けていない半球が欠損を補うことができます．この代償には，損傷側の動きを制御するために，直接または脳梁などの交連による接続を介して，損傷側の半球とその同側への投射の活性化が増加することが含まれます．

④皮質下および脊髄のメカニズム

大脳基底核や小脳などの皮質下構造は，運動時のバランス維持，運動出力の調整において重要な役割を果たしています．それらは，CST損傷後の運動要求の変化に適応することができ，失われた脊髄上行性入力を補うために脊髄回路に影響を与えることができます．

脊髄の可塑性もCST損傷後の回復に寄与します．中枢パターン発生器（CPG）やニューロン間ネットワークなどの固有の脊髄回路は，新しい活動パターンに適応することができ，一部の運動機能，特に歩行などのリズミカルな動きの回復に役立ちます．

⑤新しいシナプス接続の発芽と形成

損傷後，無傷のニューロンから軸索の枝が発芽し，新しいシナプス接続が形成されることがあります．これは皮質と残りの運動経路の両方で発生する可能性があり，運動機能を補助できる新しい回路を確立する可能性があります．

⑥感覚フィードバックの使用の強化

CST損傷後は，運動制御における感覚フィードバックへの依存度が高まる可能性があります．これには，動きをガイドするための視覚，固有受容感覚，触覚入力の高度な使用が含まれ，通常はCSTによって媒介される正確な運動制御の損失を補うことができます．

🔸 皮質脊髄路損傷後の下行性経路の代償はどこが担う？

①赤核脊髄路

中脳の赤核から発生します．主に上肢の遠位筋の制御に関与し，程度は低いですが下肢にも関与します．

CST損傷後，赤核脊髄路は，特に上肢を含む動きにおける細かい運動制御の喪失を部分的に補うことができます．ただし，指の細かい動きに対する能力はCSTに比べて限られています．

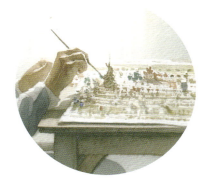

②前庭脊髄路

脳幹の前庭神経核から発生します．伸筋を制御し，前庭からの入力に応じて頭部と体幹の位置の調整を容易にすることにより，姿勢とバランスを維持するうえで重要な役割を果たします．正常にCST機能が働かなくなったあと，前庭脊髄路の代償により身体が安定し，歩行できるかもしれませんが，ぎこちない歩き方や協調性のない歩き方を示す場合があります．前庭脊髄路の代償的な活性化は，例えば，転倒しそうになる際，素早く下肢を伸展させ体幹を支える能力にみられます．

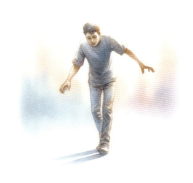

③網様体脊髄路

脳幹の網様体から発生します．脊髄運動ニューロンの活動を促進または阻害することにより，随意運動と反射活動に影響を与えます．この経路は近位筋と体軸筋の制御を強化し，粗大運動と姿勢制御に貢献します．また，脊髄反射弓の興奮性を調節する役割も果たしており，間接的に遠位部の運動制御や痙縮に影響を与えている可能性があります．

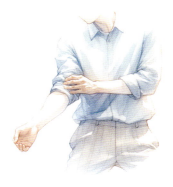

④視蓋脊髄路

中脳の上丘から発生します．主に，特に視覚刺激への反応における頭部と眼球の動きの調整に関与します．視蓋脊髄路は四肢の制御に大きく寄与しているわけではありませんが，頭部と眼球を関心のある物体に向けるのを助けることで代償機構をサポートすることができ，これは四肢の運動制御が低下した場合に動きを誘導するのに役立ちます．

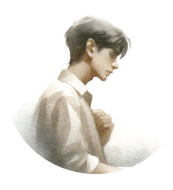

8 中脳 脚橋被蓋核 pedunculopontine tegmental nucleus

文献は ➡ 294 頁

● 部位（図1, 2）[1, 2]

脚橋被蓋核（PPTg）は，中脳と橋の間の接合部の脳幹の被蓋領域内に位置しています．これは網様体の一部であり，中脳橋接合部の近くに位置し，中脳網様体の尾側に位置します．

● 血液供給

主に脳底動脈の枝，特に傍正中橋枝と回旋橋枝から供給されます．

● 神経ネットワーク

PPTgの出力は，主に視床，基底核，脊髄，小脳，特に深部の小脳核に投射を送っています[3]．一方，入力は，主に基底核，特に黒質と淡蒼球からが多く，小脳からも投射されています．PPTgが歩行や姿勢制御の開始や調節により深く関与しているのに対し，小脳は運動の微調整，バランスの維持，協調性の確保に重要な役割を担っています．網様体形成の調節に関与し，覚醒，注意，移動に関連しています．

● 症候群

覚醒と歩行への関与を考えると，PPTgの病変や機能不全は，Parkinson（パーキンソン）病（PD）などの運動障害の一因となる可能性があります．PPTgの変性は，PD患者における歩行のすくみ足と関連しています．いくつかの研究では，PPTgを標的とした深部脳刺激療法（DBS）は，PDにおける歩行障害の治療法として検討されてきました．

● 画像読解ポイント：詳しくは動画ご参照．

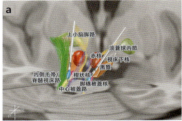

図1　楔状核のMRトラクトグラフィーに基づくターゲティング
a：前頭断，**b**：矢状断．
〔Chang SJ, et al：MR tractography-based targeting and physiological identification of the cuneiform nucleus for directional DBS in a Parkinson's disease patient with levodopa-resistant freezing of gait. Front Hum Neurosci 15：676755, 2021 より一部改変〕

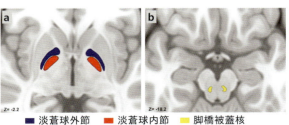

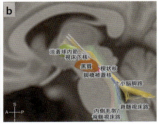

図2　International Consortium for Brain Mapping（ICBM）のテンプレートに重ねた淡蒼球（a）と脚橋被蓋核（b）
〔Bertino S, et al：Anatomical characterization of the human structural connectivity between the pedunculopontine nucleus and globus pallidus via multi-shell multi-tissue tractography. Medicina (Kaunas) 56：452, 2020 より一部改変〕

> **ランドマーク**　PPTgは中脳の下部と橋の上部の間で中脳網様体の尾側を形成し，上小脳脚を取り囲み，黒質の後方に位置します．

観察ポイント

- **歩行パターンに変化は？**：歩行時に交差したり，すくみ足，ためらいなどの歩行パターンの変化を示すことがあります．歩行を開始するために頻繁に注意を促したり，合図を必要としたり，あるいは歩行の途中で突然立ち止まるように見えることもあります．
- **覚醒レベルの低下は？**：覚醒レベルが低下し，通常よりも眠そうであったり，反応が鈍かったりすることがあります．投薬，食事時の患者の覚醒度を確認します．
- **持続的な姿勢維持は可能か？**：直立姿勢を保つことが困難になります．患者は片側に傾いたり，不安定に見えるなど，姿勢を調節することが困難になったりします．
- **咀嚼に横を見ることが可能か？**：特定の反射性眼球運動に関与しています．患者は，特に横を見ようとするとき（側方注視），眼球運動が遅くなったり，制限されたりすることがあります．日常活動時に，患者の眼球運動の質と速度を観察します．

臨床へのヒント—すくみ足へのアイデアを中心に[4]

① **視覚的手がかり**：床に印をつけることで，望ましい歩幅を誘導し，色や形で特定の動作を指示することが可能です．また，レーザーポインターを歩行補助具に組み込むことで，床に線を投影し歩行中のすくみを克服するのに役立ちます．鏡は，姿勢や歩行の即時修正に寄与するフィードバックを提供します．

② **聴覚的な手がかり**：メトロノームやビートが重要な役割を果たします．これらは患者の快適な歩行速度に合わせて調整可能で，ステップパターンや静止エクササイズを誘導するのに適しています．リズミカルな音楽は歩行ペースに合わせることができ，リハビリテーションが進むにつれてさまざまなテンポの曲が課題となります．

エビデンス：レビューでは，PDにおけるPPTgの役割について論じており，大脳基底核やほかの脳領域との接続を介した運動や姿勢制御への関与に焦点を当てています．PDにおいてGABA作動性大脳基底核出力の異常な増加が中脳歩行誘発野を混乱させ，歩行障害を引き起こす仕組みを解説しています．また，PPTgのDBSがこれらの機能不全経路を調節することでPDの重篤な症状の一部を軽減し，それによって患者の生活の質を改善できることにも注目しています[5]．

新人さんはここに注意！

一貫性のない合図の適用：訓練中の合図が一貫してないと，混乱が生じ，リハビリテーションの効果が低下する可能性があります．認知的斉合性理論に基づき，トレーニング中に使用する合図を標準化し，言語的合図，視覚的合図，触覚的合図など，患者のニーズや特性に合わせた方法を選択しましょう．

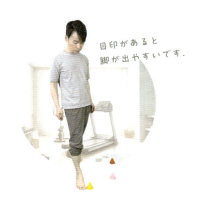

目印があると脚が出やすいです．

楔状核 cuneiform nucleus

文献は→294頁

● 部位(図1)[1]
楔状核(CnF)は，中脳水道周囲灰白質の側面に位置しています．

● 血液供給
主に後大脳動脈の分枝，特に後内側中心動脈からの血液供給です．

● 神経ネットワーク
楔状核は，隣接する中脳水道周囲灰白質とともに，内因性オピオイド系による疼痛の調節に関与します．脊髄にも投射しており，下行性の疼痛調節に影響を及ぼすと考えられています．楔状核と隣接する部位は，随意運動の開始と調節に重要な構造である大脳基底核とつながっています．大脳基底核は複雑な回路をもち，視床から運動皮質への出力に影響を与えます．この中脳領域からの下行性投射は脊髄運動ニューロンにもつながっており，歩行や運動活動を直接調節しています(図2)[2]．

● 画像読解ポイント[1]：詳しくは動画ご参照．

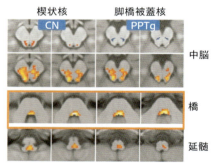

図1　歩行速度変化中の脳幹の活性化
1 Hz，1.5 Hz，2 Hz で足首の背屈と底屈を交互に行う動作で T1MRI 画像に投影された脳幹の活性化を示しています．特に楔状核は高速の逃避反応に関与し，脚橋被蓋核は遅い探索的な歩行に関与することが確認されました．
〔Wei P, et al：Functional MRI reveals locomotion-control neural circuits in human brainstem. Brain Sci 10：757, 2020 より〕

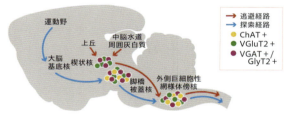

図2　速度に関する二峰性回路の機能的特徴
グルタミン酸作動性ニューロン(●紫色)：これらのニューロンは，ゆっくりとしたペースの探索的な運動行動の開始に関与しています．青色の矢印(→)で示されているように，運動野，大脳基底核からの入力によって刺激される可能性があります．
コリン作動性ニューロン(●黄色)：これらのニューロンは，運動の開始には直接関与していませんが，運動やその他の生理学的機能の調節に役割を果たしている可能性があります．
抑制性ニューロン(●緑色)：運動制御におけるその特定の役割はこの概要では詳しく説明されていませんが，**脚橋被蓋核(PPTg)** は出力の調節に寄与している可能性があります．赤色の矢印(→)は，上丘や中脳水道周囲灰白質などの中脳領域が逃避反応を素早く開始することができ，それが**楔状核(CnF)**，延髄の**外側巨細胞性網様体傍核(LPGi)** を介して脊髄に伝達され，高速実行の運動プログラムを促進することを示しています．延髄のこの部分は，PPTg と CnF の両方から信号を受け取ります．素早い逃避反応において重要な役割を果たしますが，遅い動作にも関与します．
〔Gatto G, et al：Locomotion control：Brainstem circuits satisfy the need for speed. Curr Biol 28：R256-R259, 2018 より〕

楔状核は中脳被蓋の側面で，中脳水道の外側・やや背側，PPTg の背側に位置します．

観察ポイント

☑ **歩き始めはスムーズか？**：患者の歩行パターンを観察します．歩き始めの困難さ，足のふるえ，ふらつきが出現します．中脳構造は歩行障害，特に歩き始めの困難や安定した歩行を維持するうえで重要です．

☑ **適切に痛みの報告は可能か？**：患者の疼痛報告を評価します．疼痛知覚の変化や疼痛刺激に対する異常反応があるか観察を行います．痛みの知覚の変化は，楔状核の関与を示唆しているかもしれません．

☑ **刺激に対する驚きの反応は？**：突然の物音や動きに対する患者の反応への過敏さや鈍さを観察します．中脳は刺激に対する原始的反応に関与しています．

臨床へのヒント─驚愕反応に対するバランス訓練を中心に[3]

①**環境への慣れ**：静かな部屋から騒音のある廊下に移動する，徒手もゆっくりと触れることから始めて，大きな音や急な動きに移行します．片足立ち，凹凸のある路面での歩行，仮想現実（VR）機器など，バランス感覚を刺激し，強化する運動も徐々に取り入れます．

②**日課の確立**：予測可能な時間帯に予測不可能な刺激を受ける日課を確立するように患者に促します．これには，ラジオを短時間聴く，テレビを見る，軽い屋外活動を行うなどの活動が含まれます．

③**日常生活の安全確保**：バランス低下に対して家庭で安全な環境をつくる方法を教えてあげましょう．例えば，通路に物品が散乱していないこと，滑り止めのマットを使用すること，浴室などに手すりを設置することです．

エビデンス：研究では，Parkinson（パーキンソン）病（PD）患者におけるレボドパ抵抗性のすくみ足を治療するための新しい標的として，楔状核（CnF）の深部脳刺激療法（DBS）を検討しています．術中のテストでは，CnFの低頻度刺激が脚の筋活動を誘発し，すくみ足を減少させるが，高頻度刺激はジスキネジアを引き起こし，これはDBSの刺激量を調整することで軽減できることが示されました．これは，CnFがPDにおけるすくみ足を管理するための有望な新しいターゲットである可能性があることを示唆しています[4]．

新人さんはここに注意！

明確な指示とデモンストレーションの不足：各訓練では，明確で段階的な指示を提供します．視覚的デモンストレーションは，模倣学習を促進し，患者が見た動作を模倣することで新しいスキルを習得する手助けをします．このプロセスは，患者が理論だけでなく，実際の動作を目で見て学ぶことができるため，認知的負荷を軽減します．認知的負荷理論に基づくと，学習材料の複雑性や量が過多だと処理能力を超えてしまい，学習効果が低下します．

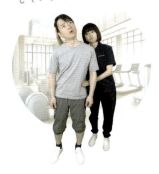

いきなり知らない環境に連れてこられてびっくりしています．

楔状核
cuneiform nucleus

中脳

🟢 歩行に関連する領域はどこ？

①一次運動野
自発的な運動の実行に直接的に関与し，歩行を開始するための信号を送ります．
- 観察：身体の反対側に弱化や麻痺の明らかな兆候が現れる可能性があります．
- 📖 エビデンス：Neuroscience, 2nd ed[5]では，歩行を含む随意運動の開始における一次運動野の関与と，ほかの運動野や感覚野の接続について説明しています．

②補足運動野，運動前野
動作の計画や複雑な動きの調整に関与します．
- 観察：物品にリーチしたり，座位から立位へと移行するなど，複雑な動作を計画して開始することが困難です．器具の使用，着替えなど，動きの連続性や適応を評価します．
- 📖 エビデンス：Nachev Pら[6]の論文では，動作の計画と実行におけるこれらの領域の役割について説明し，複雑な運動課題におけるそれらの重要性を強調しています．

③視床下部歩行誘発野（SLR）
基底核や運動領域とのつながりを通じて，歩行を含む運動の開始や調節に関与します．
- 観察：歩き始めのためらいや困難，歩行パターンの変化，すくみ足を評価します．
- 📖 エビデンス：Takakusaki K[7]は，SLRを刺激すると，中脳歩行誘発野（MLR）に重大な損傷があった後でも運動を誘発されることを報告しています．

④小脳歩行誘発野（CLR）
スムーズな歩行や走行に貢献し，動作を調整してバランス維持に関与します．
- 観察：歩行中の調整の欠如，バランス維持の困難，または不規則で粗大な動きがみられます．バランステスト，協調運動，路面や傾斜で患者の歩行を評価します．
- 📖 エビデンス：Yoshida Jら[8]は，小脳皮質からの入力を受け取る深部の小脳核の運動の実行と計画への関与について言及しています．

⑤中脳歩行誘発野（MLR）
歩行を開始し制御します．下位脳幹や脊髄中枢に信号を送り，歩行動作を生み出します．
- 観察：移動や自発運動を開始できない，または異常な歩行リズム，歩行の指示に対する反応，または歩行補助訓練中の反応を評価します．
- 📖 エビデンス：Masini Dら[9]の研究では，これらのニューロンの標的を絞った活性化が移動を大幅に促進することが判明し，移動が障害されるパーキンソニズムのような症状への潜在的な治療戦略を示唆しています．

⑥ MLR内の脚橋被蓋核（PPTg）
歩行と姿勢の制御に関与し，歩行の開始と維持に役立ち，基底核などと接続しています．
- 観察：歩行の開始，直立姿勢の維持に困難はないか，または足を引きずりながら歩むなどの課題はないか確認します．方向転換中，または障害物を通過中に評価します．
- 📖 エビデンス：Mori Fら[10]はPPTgのMLRへの関与として主要な機能である移動への貢献とともに，歩行と走行におけるその役割について細かく報告しています．

⑦ MLR 内の楔状核

MLR 内の PPTg と協力して歩行を促進することがあります．

- 観察：歩行から座位へ移行する際など，変化する環境や作業に歩行を適応させることが困難です．さまざまな病棟環境や活動における歩行パターンの適応性を評価します．
- エビデンス：Caggiano V ら[11]の研究では，楔状核と PPN の両方のグルタミン酸作動性ニューロンが運動の制御に関与しており，環境の変化や課題に応じた歩行パターンの調節や運動の適応性に関与していることが示されています．

⑧ 赤核

調和と四肢の動きに役立ちます．自発運動の制御に関与し，小脳や脊髄に関係します．

- 観察：四肢の調整障害，特に歩行中の腕振りの障害を評価します．
- エビデンス：Rizzi G ら[12]の研究では，赤核の損傷により前肢と後肢の両方の運動と運動調整が著しく損なわれる可能性があると述べています．

⑨ 青斑核

ストレスや恐怖への生理的反応に関与します．

- 観察：動きや姿勢に影響を与える不安やストレス反応の増加への反応を評価します．
- エビデンス：Suárez-Pereira I ら[13]の研究では，脊髄，前頭前野，扁桃体などへの青斑核の作用がストレスや痛みに対する体の反応に広範な影響を与えると示されています．

⑩ 黒質

基底核系の一部であり，運動制御に重要な役割を果たします．この領域のニューロンの変性は，歩行と機動性に影響を与える Parkinson 病と関連しています．

- 観察：動きの滑らかさと制御に影響を与える固縮，振戦，動作緩慢さを評価します．
- エビデンス：Sonne J ら[14]は，黒質がドーパミンの生成に不可欠で，運動制御，認知機能，感情に影響を与えること，レボドパなどの治療法によりドーパミンを補うことで症状を管理できること，それらの重要性について解説しています．

⑪ 中枢パターン発生器（CPG）

脳の入力がなくても，歩行などのリズミカルな動作を生成できるネットワークです．

- 観察：不随意な脚の動きや，トレッドミル歩行に対する反応を評価します．
- エビデンス：MacKay-Lyons M[15]の論文では，成猫の胸椎を完全に切断した後でも，トレッドミル上で後肢の交互の協調運動を達成できる研究を紹介しており，運動パターンの生成における脊髄の自律性が示されています．

⑫ 前庭神経核

前庭系からの入力を受け取り，動きの間のバランス，姿勢，頭と体の安定を維持するうえで重要な役割を果たします．

- 観察：特に頭の位置を変えたりするときなどに，めまい，回転性めまい，平衡感覚の問題がないか，バランステスト，頭の動きのテストを行い，反応を評価します．
- エビデンス：Hernandez E ら[16]は，これらの核が，頭が動く際に，鮮明な視界を確保する前庭動眼反射（VOR）や，バランスと姿勢を維持するための脊柱，頸部，四肢の姿勢筋の調節などの重要なプロセスに関与していると述べています．

> 引用文献

中脳蓋 ➡ 264 頁

1) Isa T, et al：The tectum/superior colliculus as the vertebrate solution for spatial sensory integration and action. Curr Biol 31：R741-R762, 2021

2) Peters L：The Midbrain. TeachMeAnatomy, 2023
https://teachmeanatomy.info/neuroanatomy/brainstem/midbrain accessed 2024.05.16

3) Pelicioni PHS, et al：Combined reactive and volitional step training improves balance recovery and stepping reaction time in people with Parkinson's disease：A randomised controlled trial. Neurorehabil Neural Repair 37：694-704, 2023

4) Lai CH, et al：Effects of interactive video-game based system exercise on the balance of the elderly. Gait Posture 37：511-515, 2013

5) Visual Function Questionnaire 25. National Eye Institute
https://www.nei.nih.gov/learn-about-eye-health/outreach-resources/outreach-materials/visual-function-questionnaire-25 accessed 2024.05.16

6) Fuente A, et al：Adaptation of the Amsterdam inventory for auditory disability and handicap into Spanish. Disabil Rehabil 34：2076-2084, 2012

中脳被蓋 ➡ 268 頁

1) Midbrain. BRAIN MADE SIMPLE, 2019
https://brainmadesimple.com/midbrain/ accessed 2024.05.16

2) Mane R, et al：Poststroke motor, cognitive and speech rehabilitation with brain-computer interface：A perspective review. Stroke Vasc Neurol 7：541-549, 2022

3) Hoel V, et al：Technology-driven solutions to prompt conversation, aid communication and support interaction for people with dementia and their caregivers：A systematic literature review. BMC Geriatr 21：157, 2021

腹側被蓋野 ➡ 270 頁

1) Lammel S, et al：Input-specific control of reward and aversion in the ventral tegmental area. Nature 491：212-217, 2012

2) Peterson AC, et al：The effects of age, from young to middle adulthood, and gender on resting state functional connectivity of the dopaminergic midbrain. Front Hum Neurosci 11：52, 2017

3) Astrakas LG, et al：The role of ventral tegmental area in chronic stroke rehabilitation：An exploratory study. Front Neurol 14：1270783, 2023

中脳水道 ➡ 272 頁

1) Paulson D, et al：Aqueductal developmental venous anomaly as an unusual cause of congenital hydrocephalus：A case report and review of the literature. J Med Case Rep 6：7, 2012

2) Andrasik F：Biofeedback in headache：An overview of approaches and evidence. Cleve Clin J Med 77 Suppl 3：S72-S76, 2010

中脳水道周囲灰白質 ➡ 274 頁

1) Mattle HP, et al：Basilar artery occlusion. Lancet Neurol 10：1002-1014, 2011
2) Ezra M, et al：Connectivity-based segmentation of the periaqueductal gray matter in human with brainstem optimized diffusion MRI. Hum Brain Mapp 36：3459-3471, 2015
3) Campos A：Periaqueductal grey matter. Radiopaedia, 2024
   https://radiopaedia.org/articles/periaqueductal-grey-matter-1?lang=us accessed 2024.05.16
4) Roy MJ, et al：Randomized controlled trial of motion-assisted exposure therapy for posttraumatic stress disorder after mild traumatic brain injury, with and without an eye movement task. Front Virtual Real 3：1005774, 2022

赤核 ➡ 276 頁

1) Basile GA, et al：Red nucleus structure and function：from anatomy to clinical neurosciences. Brain Struct Funct 226：69-91, 2021
2) Schneider TM, et al：Multiparametric MRI for characterization of the basal ganglia and the midbrain. Front Neurosci 15：661504, 2021
3) Olivares-Moreno R, et al：Corticospinal vs rubrospinal revisited：An evolutionary perspective for sensorimotor integration. Front Neurosci 15：686481, 2021
4) Williams PT, et al：Motor cortex activity organizes the developing rubrospinal system. J Neurosci 35：13363-13374, 2015

脳神経核 III・IV ➡ 278 頁

1) Abkur TM：Trochlear nerve palsy. Pract Neurol 17：474-475, 2017
2) Corrêa DG, et al：The oculomotor nerve：Anatomy and pathology. Semin Ultrasound CT MR 43：389-399, 2022
3) Freddi TAL：The trochlear nerve：Anatomy and pathology. Semin Ultrasound CT MR 43：400-402, 2022
4) Sharma R：Trochlear nucleus. Radiopaedia, 2024
   https://radiopaedia.org/articles/trochlear-nucleus/ accessed 2024.05.16
5) Rowe FJ, et al：High incidence and prevalence of visual problems after acute stroke：An epidemiology study with implications for service delivery. PLoS One 14：e0213035, 2019
6) Rowe F, et al：Prevalence of ocular motor cranial nerve palsy and associations following stroke. Eye (Lond) 25：881-887, 2011
7) Lin A, et al：Diplopia evaluation and management. emDocs, 2019
   https://www.emdocs.net/diplopia-evaluation-and-management/ accessed 2024.05.16
8) Montero-Odasso M, et al：World guidelines for falls prevention and management for older adults：A global initiative. Age Ageing 51：afac205, 2022

大脳脚 ➡ 282 頁

1) Spinal neuronal pathways. Pharmacy180.com
   https://www.pharmacy180.com/article/spinal-neuronal-pathways-3555/accessed 2024.05.16
2) van Niftrik CHB, et al：Investigating the association of wallerian degeneration and diaschisis

after ischemic stroke With BOLD cerebrovascular reactivity. Front Physiol 12：645157, 2021

3) Jannati A, et al：Assessing the mechanisms of brain plasticity by transcranial magnetic stimulation. Neuropsychopharmacology 48：191-208, 2023

4) Nie L, et al：Directional induction of neural stem cells, a new therapy for neurodegenerative diseases and ischemic stroke. Cell Death Discov 9：215, 2023

5) Peksa J, et al：State-of-the-art on brain-computer interface Technology. Sensors (Basel) 23：6001, 2023

6) Sitaram R, et al：Author correction：Closed-loop brain training：The science of neurofeedback. Nat Rev Neurosci 20：314, 2019

7) Milosevic M, et al：Cortical re-organization after traumatic brain injury elicited using functional electrical stimulation therapy：A case report. Front Neurosci 15：693861, 2021

8) Raineteau O, et al：Plasticity of motor systems after incomplete spinal cord injury. Nat Rev Neurosci 2：263-273, 2001

脚橋被蓋核 ➡ 286 頁

1) Chang SJ, et al：MR tractography-based targeting and physiological identification of the cuneiform nucleus for directional DBS in a Parkinson's disease patient with levodopa-resistant freezing of gait. Front Hum Neurosci 15：676755, 2021

2) Bertino S, et al：Anatomical characterization of the human structural connectivity between the pedunculopontine nucleus and globus pallidus via multi-shell multi-tissue tractography. Medicina (Kaunas) 56：452, 2020

3) Vitale F, et al：Neurophysiology of the pedunculopontine tegmental nucleus. Neurobiol Dis 128：19-30, 2019

4) Alam M, et al：Deep brain stimulation of the pedunculopontine tegmental nucleus modulates neuronal hyperactivity and enhanced beta oscillatory activity of the subthalamic nucleus in the rat 6-hydroxydopamine model. Exp Neurol 233：233-242, 2012

5) French IT, et al：A review of the pedunculopontine nucleus in Parkinson's disease. Front Aging Neurosci 10：99, 2018

楔状核 ➡ 288 頁

1) Wei P, et al：Functional MRI reveals locomotion-control neural circuits in human brainstem. Brain Sci 10：757, 2020

2) Gatto G, et al：Locomotion control：Brainstem circuits satisfy the need for speed. Curr Biol 28：R256-R259, 2018

3) Yeo SS, et al：EEG-based analysis of various sensory stimulation effects to reduce visually induced motion sickness in virtual reality. Sci Rep 12：18043, 2022

4) Chang SJ, et al：MR tractography-based targeting and physiological identification of the cuneiform nucleus for directional DBS in a Parkinson's disease patient with levodopa-resistant freezing of gait. Front Hum Neurosci 15：676755, 2021

5) The primary motor cortex：Upper motor neurons that initiate complex voluntary movements. In：Purves D, et al (eds)：Neuroscience, 2nd edition. Sinauer Associates, Sunderland (MA), 2001

6) Nachev P, et al：Functional role of the supplementary and pre-supplementary motor areas.

Nat Rev Neurosci 9 : 856-869, 2008

7) Takakusaki K : Functional neuroanatomy for posture and gait control. J Mov Disord 10 : 1-17, 2017
8) Yoshida J, et al : Cerebellar contributions to the basal ganglia influence motor coordination, reward processing, and movement vigor. J Neurosci 42 : 8406-8415, 2022
9) Masini D, et al : Targeted activation of midbrain neurons restores locomotor function in mouse models of parkinsonism. Nat Commun 13 : 504, 2022
10) Mori F, et al : The Pedunculopontine tegmental nucleus as a motor and cognitive interface between the cerebellum and basal Ganglia. Front Neuroanat 10 : 109, 2016
11) Caggiano V, et al : Midbrain circuits that set locomotor speed and gait selection. Nature 553 : 455-460, 2018
12) Rizzi G, et al : Excitatory rubral cells encode the acquisition of novel complex motor tasks. Nat Commun 10 : 2241, 2019
13) Suárez-Pereira I, et al : The role of the locus coeruleus in pain and associated stress-related disorders. Biol Psychiatry 91 : 786-797, 2022
14) Sonne J, et al : Neuroanatomy, substantia nigra. In : StatPearls [Internet]. StatPearls Publishing, Treasure Island (FL), 2024
15) MacKay-Lyons M : Central pattern generation of locomotion : A review of the evidence. Phys Ther 82 : 69-83, 2002
16) Hernandez E, et al : Neuroanatomy, nucleus vestibular. In : StatPearls [Internet]. StatPearls Publishing, Treasure Island (FL), 2024

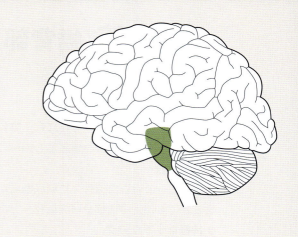

9 橋

橋被蓋（橋背部） pontine tegmentum

文献は ➡ 314 頁

● 部位
橋の背側部は橋被蓋とも呼ばれ，脳幹の一部である橋の後方，第四脳室の前に位置します．内側毛帯の腹側縁が橋底部との境になっています．

● 血液供給
橋被蓋への血液供給は主に脳底動脈からで，脳底動脈は腹側表面を走りますが，背側の橋被蓋にも傍正中橋枝や回旋橋枝，上小脳動脈と前下小脳動脈も寄与しています．

● 神経ネットワーク
内側毛帯路や視床脊髄路のような上行性の感覚路が主に通ります〔脊髄視床路は主に中央外側部，内側毛帯路はやや中央寄りですが，橋では線維がかなり横行します（図1）[1]〕．橋被蓋には三叉神経（Ⅴ），外転神経（Ⅵ），顔面神経（Ⅶ），内耳神経（Ⅷ）の核も存在します．ほかにも，脚橋被蓋核，外側毛帯，縫線核，橋被蓋網様核などが存在します[2]．橋網様体系は橋底部に多く存在しますが，橋被蓋にも一部存在します．

● 病態像
上記ネットワーク損傷による症状は，感覚障害や眼球，顔面，咀嚼，聴覚障害など多岐に渡ります[2]．自律神経失調や運動失調，気分症，疼痛障害が生じます．ロックドイン症候群（閉じ込め症候群）では橋底部を中心に，橋被蓋部にも関係します．

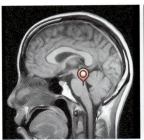
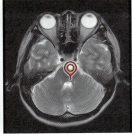

橋被蓋

● 画像読解ポイント：詳しくは動画ご参照．

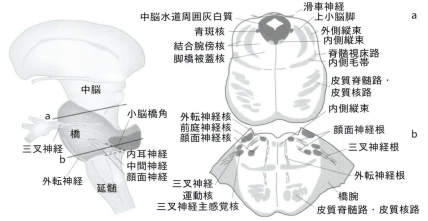

図1　橋のシェーマ
〔Pons. ScienceDirect　https://www.sciencedirect.com/topics/agricultural-and-biological-sciences/pons accessed 2024.05.16 より一部改変〕

> **ランドマーク**　橋被蓋は橋の背側に位置する部分です．橋被蓋の背側には第四脳室がありますが，橋のすぐ上で中脳水道は第四脳室に流入するため，中脳水道から第四脳室の移行部の確認は，橋被蓋の上端を特定するのに役立ちます．

観察ポイント

- ☑ **眼球運動の不規則性は？**：患者が人や物品を目で追えるか観察します．障害があると，焦点が合わない，不規則な眼球運動，人や物品を追うことの困難さとして現れます．
- ☑ **笑顔の非対称性は？**：顔の片側の麻痺や脱力の兆候を観察することがあります．障害があると，口や眼瞼の下垂，まばたきの困難さ，笑ったり顔をしかめたりするときの非対称性として現れます．
- ☑ **むせやすさの出現は？**：食事場面での咀嚼能力を観察します．咀嚼が困難であったり，何度もむせたりする場合は，咀嚼に関係する筋に問題がある可能性があります．
- ☑ **顔のしびれや感覚消失は？**：顔のしびれ，ピリピリ感，感覚の消失を訴えることがあります．顔のさまざまな部分を軽く触って，感覚があるかどうか確認を行います．

臨床へのヒント[3]

① **読書と視覚トラッキング**：定期的に本を読むことで，患者の目の運動を刺激することができます．さらに，高速で動くスポーツの観戦やTVゲームをすることで，視覚追跡の練習を楽しみながらできます．

② **顔の表情のトレーニング**：鏡を使ってさまざまな表情をつくる練習は，顔の筋の柔軟性と筋力を上げるのに役立ちます．特定の音楽や動画を見ながら，それにあわせて表情を変える練習も効果的です．

③ **咀嚼のトレーニング**：食事時には，軟らかい食べ物から始め，徐々に硬さを増していくことで，咀嚼筋のトレーニングができます．ガムは窒息の危険もあるため，適切なものを選ぶ必要があります．

④ **顔の感覚の強化**：顔にさまざまな感触や温度を感じることで，感覚を鍛えることができます．顔を洗うときや，外の風を感じるときなどの瞬間を利用してください．

📖 **エビデンス**：研究では，脳卒中患者の中枢性顔面麻痺に対する口腔筋機能療法（MFT）の効果を調査しました．この治療を受けた人は表情筋の動作に顕著な改善を示し，さらに精神状態の改善，特にベック抑うつ質問票（BDI-Ⅱ）によって測定されたうつ病の軽減は，表情筋の可動性の向上と密接に相関していました．この研究は，口腔顔面療法が顔の動きと精神的健康に有益である可能性を示唆しています[4]．

新人さんはここに注意！

顔面筋エクササイズのリスクの見逃し：顔面筋の弱化，硬化，あるいは損傷をもつ患者に対し，強度を徐々に上げることなくただちに激しい顔の運動を行うよう勧めることは避けるべきです．このような方法は筋の過剰な緊張を引き起こし，状態を悪化させる可能性があります．

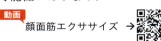
動画　顔面筋エクササイズ →

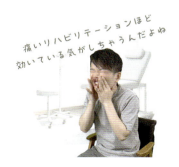
痛いリハビリテーションほど効いている気がしちゃうんだよね

橋底部（橋腹部） basilar pons

文献は ➡ 314 頁

● 部位
橋底部は，橋被蓋の腹側に位置し（図1）[1]，脳幹の脳底溝を生み出す膨らんだ輪郭を特徴とする橋の前部分を指します．この領域には，皮質脊髄路，横橋線維などの重要な神経経路が存在します．

● 血液供給
主に脳底動脈の傍正中橋枝と回旋橋枝を介して行われます．これらの枝は橋を貫通して，皮質脊髄路および皮質核路，橋核などの深部構造に栄養を供給します．

● 神経ネットワーク
縦橋線維：皮質脊髄路や皮質核路などの下行路が主な経路で，皮質から脊髄および脳神経核に運動信号を伝えます．皮質核路は三叉神経核，外転神経核，顔面神経核などのさまざまな核で終わります．

皮質橋路：これらの線維は大脳皮質から始まり，橋に下行し橋核で終わります．前頭葉，頭頂葉，側頭葉からの皮質橋路は運動制御に関与し，運動の意図を大脳皮質から小脳に伝える経路の一部です[2]．

橋小脳路：線維は橋核でシナプス形成した後，正中線を横切り，中小脳脚を通って小脳に入ります．小脳は，動きの調整と微調整に重要です．

横橋線維：これらは橋の正中線を横切り，対側の中小脳脚を形成する橋核の軸索です．それらは橋の前面にみられ，橋に特徴的な外観を与えます．

橋網様体脊髄路：橋網様体に由来するこの経路は，脊髄との接続を通じて随意運動と反射運動に影響を与え，姿勢制御に大きく寄与します．

自律神経神経ネットワーク：橋には，覚醒や睡眠，呼吸リズムの調節を助ける中枢が含まれています．橋呼吸ニューロン群（PRG）は，呼吸の速度とパターンに影響を与えます．

● 画像読解ポイント：詳しくは動画ご参照．

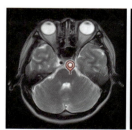
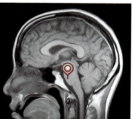

橋底部

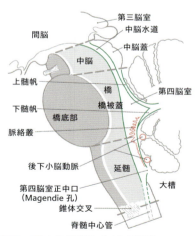

図1 正中矢状断における脳幹のシェーマ

〔Haines DE, et al : An Overview of the Brainstem. iKNOWLEGDE, 2015 https://clinicalgate.com/an-overview-of-the-brainstem/ accessed 2024.05.16 より一部改変〕

 ランドマーク 橋底部は橋被蓋とともに橋を形成します．橋底部の後方は内側毛帯が境界となります．T2強調画像で区別しやすい場合があります．

観察ポイント

☑ **簡単な作業の実行能力は？**：コップを持ったり，字を書いたり，歩いたりといった簡単な作業や運動ができるかどうかを観察します．困難な場合は，下行性運動経路（皮質脊髄路など）の障害の可能性があります．

☑ **発話の明瞭度は？**：不明瞭な話し方，咀嚼困難，顔の表情の非対称性などが出現する可能性があります．簡易的な評価として患者に微笑んでもらうか，簡単な文章を話してもらいます．

☑ **細かい作業の協調性は？**：橋は大脳と小脳の間で情報を伝達する役割も担っているため，シャツのボタンを留めるなど，正確さが要求される作業が困難となる場合があります．

☑ **食事中の咳込みは？**：飲食中に咳込んだり，むせたりする嚥下障害を確認します．

臨床へのヒント―ロックイン症候群などへの介入を中心に

① **コミュニケーション機器**：目の動きは障害を受けないことが多いため，視線追跡が有効になっている補助代替コミュニケーション（AAC）デバイスはコミュニケーション手段となります．これらのデバイスは目の動きを追跡して画面上の文字やフレーズを選択し，ほかの人とのコミュニケーションを可能にします（例：スマートフォンアプリのMessay，携帯型眼電図測定装置のニューロノードなど）．

② **環境制御ユニット**：重度の身体障害があっても環境を制御できるように設計されたシステムです．視線追跡などのさまざまな入力方法で操作でき，照明，テレビ，電話，その他の電子機器を制御して患者の独立性を維持できます．アクセシビリティはiPadを含め進化が著しいです．

③ **呼吸器ケア**：呼吸器合併症を予防するために，呼吸機能を注意深く観察することが不可欠です．これには，人工呼吸器の使用，分泌物の管理，定期的な評価が含まれます．

④ **刺激と社会的交流**：感覚の刺激（音楽，家族の存在など）は，認知的・感情的な健康に有益です．社会的交流に参加することは，精神的健康にとって不可欠です．

📖 **エビデンス**：橋底部の運動機能のマッピングを確立することを目的とした研究により，純粋な運動片麻痺などの主要な運動障害は広範な病変によって引き起こされるものの，失調性片麻痺や構音障害，巧緻性障害などの特定の症候群はより小さく，より局所的な梗塞によって引き起こされることがわかっています．また，**これらの領域の混乱が，運動無視や強制笑いなどの高次脳機能障害を引き起こす可能性が**あることを示唆しています[1]．

新人さんはここに注意！

過剰なデバイスの提供：家庭用機器を操作するための複雑な機器を患者に一度に案内することは避けましょう．多くの機能があると混乱し，操作が難しくなる可能性があります．

橋底部（橋腹部）
basilar pons

🟢 姿勢制御に関連する領域はどこですか？

①大脳皮質

- 運動野：姿勢の調整に必要な運動を含む，自発的な運動の計画，実行に関与します．
- 補足運動野と運動前野：体の両側を含む運動の調整だけでなく，複雑な運動や姿勢維持の計画に関与しています．
- 体性感覚野：筋や関節からの固有受容感覚のフィードバックなど，姿勢やバランスの維持に重要な体性感覚情報を処理します．

📖 **エビデンス**：Rizzolatti G ら[3]による研究では，運動野と運動前野の組織による運動制御への関与を調査し，これらの領域が姿勢の調整を含む自発的な動きの計画，開始，実行にどのように関与しているかを説明しています．この研究は，運動システムの基本的な機能単位として，特定の感覚運動変換に特化した，ばらばらの頭頂葉と前頭葉を結ぶ回路の概念にもふれています．また，サルの補足運動野本来の領域としても知られる F3 野に関連した姿勢制御について，近位肢と遠位肢の両方の動きを含む全体的な運動制御にも関連することを述べています．

②大脳基底核

運動制御，筋緊張，学習した動作の実行の調節に関与します．大脳基底核は，運動野と脳幹の活動を調節することにより，姿勢の調整と制御に貢献します．

📖 **エビデンス**：Mink JW[4]の総説では，大脳基底核が筋緊張の調節や，姿勢の維持に必要な運動を含む随意運動の制御にどのように関与しているかについて詳しく説明し，望ましい姿勢や動きを促進しながら，不適切な姿勢や動きを抑制する大脳基底核の機能を整理しています．

③視床

大脳皮質への感覚信号と運動信号の中継局として機能します．姿勢制御に不可欠な感覚情報の統合に関与しています．

📖 **エビデンス**：Sherman SM[5]は，視床を単なる中継局としてとらえる従来の見方に異議を唱えています．この論文は，視床核が選択的注意と大脳皮質への情報の流れの調節にいかに関与し，動きや姿勢の調整に貢献しているかを強調しています．

④視床下部と大脳辺縁系

姿勢制御には直接関与していませんが，感情やホルモンの反応を通じて間接的に脳幹と脊髄の制御機構に影響を及ぼし，筋緊張や姿勢に影響を与える可能性があります．

📖 **エビデンス**：Dum RP ら[6]は前頭葉の運動野に関する論文で，視床下部などの構造を含む大脳辺縁系が感情やストレス関連の反応を通じて運動制御にどのように影響するかについても触れています．この論文は，運動制御をより広い文脈でとらえ，身体の動きや姿勢の調整に対する感情的および動機づけの状態の影響について言及しています．

⑤脳幹
- 橋網様体脊髄路：橋網様体に由来するこの経路は，抗重力筋を制御する運動ニューロンに興奮性の影響を及ぼし，直立姿勢の維持と移動の補助に重要な役割を果たします．

📖 **エビデンス**：Schepens Bら[7]は，猫のリーチ中の姿勢と動きの統合における橋網様体脊髄路の役割を調査しています．彼らは，電気生理学的記録と病変研究を使用して，この経路が四肢と体幹の筋の調整にどのように寄与しているかを実証しました．彼らの研究結果は，橋網様体脊髄路が，抗重力筋を活性化して姿勢を維持すると同時に手足の動きを容易にすることで，リーチなどの目標動作中に身体を安定させる役割を果たしていることを示唆しています．

- 延髄網様体脊髄路：延髄網様体に由来するこの経路は，脊髄運動ニューロンを抑制または興奮させ，筋緊張や反射に影響を与え，それによって姿勢に影響を与える可能性があります．例えば，リラクセーション中は筋の緊張を低下させることができますが，動作中はバランスと姿勢を維持するために筋の反応性を高めることができます．

📖 **エビデンス**：Bawa Pら[8]は，被験者の経頭蓋磁気刺激療法に対する体幹上部筋の両側反応を調査し，延髄網様体脊髄路を含む下行路の影響について解説を試みています．これらの経路が姿勢の維持に不可欠な体幹筋の緊張と反射の調節に寄与しています．

⑥前庭系
- 前庭神経核：脳幹に位置するこれらの核は，内耳の前庭系から入力を受け取り，前庭脊髄路を介して脊髄を含むさまざまな領域に投射し，バランスと姿勢の維持を助けます．

📖 **エビデンス**：Cullen KE[9]は，前庭系，特に脳幹内の前庭神経核が自己運動と空間方向の情報をどう符号化するか，その概要を呈示しています．この論文では，これらの核における前庭路，視覚路，および固有受容感覚入力のマルチモーダルな統合と，それらが眼球運動，頭の位置，姿勢の制御にどのように関与するかについて説明しています．

- 前庭小脳：前庭小脳は，前庭情報を処理し，平衡を維持するために姿勢の筋を調整する上で重要な役割を果たします．

📖 **エビデンス**：Yakusheva TAら[10]は，内部表象での動きの符号化における小脳，特に後小脳虫部の役割に焦点を当てています．彼らは，この領域のPurkinje（プルキンエ）細胞が前庭刺激に反応することを実証し，小脳が前庭情報を統合してバランスと姿勢を維持するメカニズムを示唆しています．この研究は，小脳が頭部と体幹の位置の変化をどのように処理して調整し，安定した姿勢と平衡に貢献するかについての洞察を報告しています．

⑦小脳

運動の調整，バランス，動きの微調整において重要な役割を果たします．小脳は脊髄（固有受容感覚），前庭系，大脳皮質から求心性入力を受け取り，姿勢の安定性を維持するために運動皮質と脳幹に修正フィードバックを送ります．

📖 **エビデンス**：Apps Rら[11]は，小脳皮質組織に関する仮説を提案し，運動調整とバランスにおける小脳機能を理解するための一貫した枠組みを提案しています．この論文では，小脳がどのように感覚と運動を統合して動きを微調整し，姿勢を維持するかについて議論し，誤差修正と適応学習における小脳の役割について報告しています．

橋核 pontine nuclei

文献は➡314頁

● 部位(図1)[1]
橋核は橋内の，主に橋腹側から中央部に位置するニューロンの集合体です．大脳皮質からの入力を受け取り，小脳に情報を伝達する中継地点です．

● 血液供給
主に脳底動脈の枝によって供給されます．これらの枝には，傍正中橋枝(橋の中央部分に血液を供給)，回旋橋枝(橋の外側部分に血液を供給)，および前下小脳動脈や上小脳動脈などの分枝が含まれます．

● 神経ネットワーク
皮質橋路：これらの経路は，前頭葉，頭頂葉，側頭葉，後頭葉などの大脳皮質の広範囲の領域に由来します．これらの領域からの線維は内包で収束し，中脳の大脳脚を通って下行し，橋核に到達します．

橋小脳路，横橋線維：橋底部(➡300頁)参照．

フィードバックループ：小脳は，深部の小脳核を介して大脳皮質にフィードバックを送り，視床に投射したあと，大脳皮質に戻ります．このフィードバックループは，運動指示を微調整し，運動の学習と適応を確実にするために重要です[2]．

認知および感情のプロセスへの関与：橋核は，運動制御を超えて，前頭前野および大脳辺縁系との接続を通じて，認知および感情のプロセスにも役割を果たしていると考えられています．

● 画像読解ポイント：詳しくは動画ご参照．

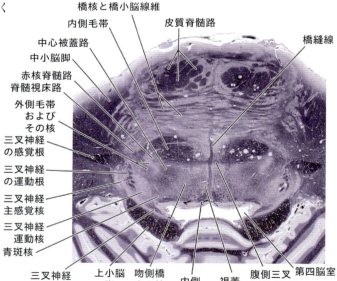

図1 水平断における橋下部
〔Vlašković T, et al：Anatomic and MRI bases for pontine infarctions with patients presentation. J Stroke Cerebrovasc Dis 31：106613, 2022 より〕

ランドマーク 橋核は，橋の腹側部に埋め込まれた神経細胞の集合体です．また，中小脳脚は橋核を介して小脳に接続するため，中小脳脚の同定は胸郭の同定に役立つ可能性があります．

観察ポイント

☑ **細かい動作が困難になっていないか？**：食器を使っての食事や，ボタンを留める，字を書くなどの細かい動作が困難になることが考えられます．

☑ **環境適応の速度は？**：不均一な地面を歩行する際の調整や，環境の変化に対する適応に時間がかかることがあります．何度も練習しても上達しづらい状態が出現します．

☑ **運動失調の出現は？**：大股で不安定な歩き方をしたり，飲み物をコップに注ぐ際の動作が難しくなったりします．

☑ **言葉の不明瞭さは？**：言葉を発する際の筋の動きに問題が生じ，はっきりとした発音が難しくなることがあります．不明瞭な発話や，話す速度の低下が認められます．

臨床へのヒント―運動イメージトレーニングを中心に[3, 4]

①**リラクセーション**：集中力を高めるために，深呼吸や筋弛緩が効果的です．

②**イメージトレーニング**：一連の動作の正確さに注意しながら，動きの感触，必要なバランス，さらには周囲の環境まで想像するよう促します．

③**一人称視点**：外部の視点から自分自身を見るのではなく，あたかも実行しているかのように，一人称視点で活動をイメージするように指示し，具体的な感覚を高めます．

④**詳細な感覚を組み込んだイメージ**：イメージに感覚の詳細を含めることを奨励します．これは，動きを感じ，関連する音（足音やボールの跳ね返りなど）を聞き，ターゲットや物体が接触している特定の色や形をイメージすることさえも意味します．イメージトレーニングを身体的練習の前段階として使用し，その後すぐにイメージされたタスクを実行します．

エビデンス：研究では，四肢の動きの3Dイメージが運動イメージ（MI）中の運動皮質の活性化をどのように強化し，運動リハビリテーションのためのブレインコンピューターインターフェイス（BCI）プロトコルを改善できる可能性があるかを調査しています．上肢と下肢の動きをリアルに3Dイメージすると，2Dイメージと比較して，感覚運動野でより顕著な事象関連脱同期（ERD）が発生することがわかりました．BCIを使用したMIトレーニングとリハビリテーションにおいて3Dイメージがより効果的である可能性があることが示唆されました[3]．

新人さんはここに注意！

下半身だけのリハビリテーション：バランスや移動能力を向上させるためには，下半身のみに焦点を当てることは不適切です．体幹と上半身も重要な役割を果たすため，これらを含めた全身を対象とした総合的なリハビリテーションプログラムが効果的です．同様に上肢機能向上のためには体幹や下肢の機能向上が不可欠です．

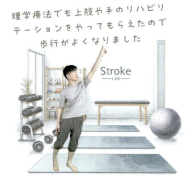

脳神経核 Ⅴ・Ⅵ・Ⅶ・Ⅷ

橋

文献は ➡ 315 頁

①三叉神経（Ⅴ）

三叉神経は顔面の感覚と咬筋の運動制御の役割を担っています[1]．この神経は3つの主要な枝（眼神経，上顎神経，下顎神経）をもち，顔面の広範囲にわたる感覚情報を脳に伝達します．三叉神経の核は**中脳，橋，延髄**に位置し，それぞれが異なる機能をもっています．

- **運動**：主に咀嚼筋を神経支配します．障害されると，顎の筋力低下や麻痺が生じ，咀嚼が困難になり，咬むと受傷側からの力が加わるため，顎が受傷側に偏位します．
- **感覚**：顔，鼻腔，眼，口腔の感覚を提供します．障害されると，顔の片側の感覚の喪失や低下が生じます．例えば，患側の顔の触覚，温度，痛みを感じなくなることがあります．

②外転神経（Ⅵ）

外転神経は，眼球を外側に動かす外側直筋を制御します[2]．この神経核は橋に位置しており，眼球運動を調整するために重要な役割を果たします．

- **運動**：外側直筋を支配します．障害されると，受傷側の横を見たときの複視が生じます．患側の眼球が外側に正しく移動しないため，両目で見える像が一致しません．

③顔面神経（Ⅶ）

- **運動**：顔の表情筋の制御を行います[1]．障害されると，片側の顔面脱力または麻痺〔Bell（ベル）麻痺様の外観〕が生じます．これは，目を閉じることができない，片側の口が垂れ下がる，表情をつくるのが難しいなどの症状として現れます．
- **感覚**：舌の前方2/3からの味覚を担います．
- **副交感神経**：顎下腺，舌下腺，および涙腺に分泌運動線維を供給します．障害されると，口渇（唾液分泌の減少による）またはドライアイ（涙液分泌の減少による）になります．

④内耳神経（Ⅷ）

内耳神経は，聴覚と平衡感覚を役割を担います[3]．この神経は内耳からの情報を脳に伝え，聴覚情報を扱う蝸牛神経と，平衡感覚に関連する前庭神経に分かれています．これらの核は脳幹の橋と延髄の間に位置します．

- **蝸牛**：聴覚を担当します．障害されると，片耳の難聴または耳鳴りが生じます．
- **前庭**：平衡感覚を担当します．障害されると，めまい，ふらつきが生じます．部屋が回転しているように感じたり，一方向に引っ張られるように感じたりします．

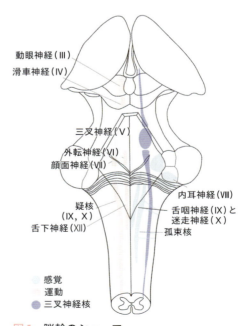

図1 脳幹のシェーマ

 ランドマーク：三叉神経の感覚・運動機能の大部分が橋被蓋に位置します．中脳路核や脊髄路核は中脳や延髄にも伸びています．

観察ポイント

☑ **顔の感覚と動きは？**（三叉神経，顔面神経）：患者の表情や動き，咀嚼や会話の能力を観察しましょう．患者に微笑む，眉を上げる，頬を膨らませるなどの動作をさせて，顔面の脱力感や非対称性の確認を行います．また，指を用いて顔の各部位を軽く触れ，感覚の変化を確認します．

☑ **眼球の追従運動は？**（外転神経）：指を左右，上下に動かして眼球の追従運動を観察します．固定した点を見つめ視線を動かさないように指示し，ほかの方向に動く物体を追ってもらい，眼の動きの協調性を確認します．

☑ **音への反応は？**（内耳神経）：日常の音，例えばアラームやドアのノック音に患者がどのように反応するかを観察しましょう．耳の前後で異なる高さの音を鳴らして左右の耳の反応を確認したり，言葉を数語伝えてそれを繰り返させることで，難聴の確認をします．

☑ **平衡感覚は？**（内耳神経）：椅子からの立ち上がりや直線上の歩行動作を観察します．閉眼での片脚立位バランステストや，歩行時の歩幅や直線性を確認します．

臨床へのヒント—前庭リハビリテーションの習慣化を中心に[4]

ステップ1：初期評価
- **総合的に評価する**：前庭疾患を専門とする医療提供者による詳細な評価から始めます．これには，病歴，症状，めまいを引き起こす特定の動作や状況も含まれます．

ステップ2：カスタマイズされた運動計画
- **個別のプログラムを作成する**：評価に基づいて，理学療法士または作業療法士がカスタマイズした一連のエクササイズを作成します．具体的には，目の動きの制御，バランスの再学習トレーニング，ストレッチ，筋力強化のためのエクササイズがあります．

ステップ3：習慣化演習
- **ゆっくりと始める**：めまいを引き起こす動きや視覚刺激を選択します．過剰な不快感を避けるために，軽度または中程度の難易度から始めてください．

ステップ4：進行状況の監視
- **症状日記を使用する**：症状，運動パフォーマンス，状態の変化を詳細に記録します．

ステップ5：日常活動への組み込み
例えば，ウォーキング，目と手の調整のためのボールキャッチ，またはバランスと動きを伴うスポーツなど，前庭系の回復をサポートする活動に参加します．

新人さんはここに注意！

頭部運動の過剰な指示：前庭動眼反射（VOR）訓練を効果的に実施せず，患者に頭を早く動かしすぎたりするよう指示すると，運動誘発性めまいや頸部の緊張を引き起こす可能性があります．「ゆっくりとしたペースで頭を動かしてください」などの繊細な誘導が大切です．

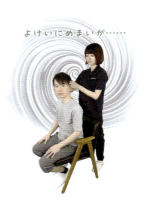

縫線核 *raphe nucleus*

文献は➡315頁

● 部位（図1, 2）[1, 2]

縫線核は，主に正中線に沿って脳幹に位置する一連の核です．これらの核は，中脳，橋，延髄という脳幹の3か所すべてに存在します．背側縫線核は，縫線核のなかで最も吻側（前方という意味）にあり，中脳と橋にあります．脳内最大のセロトニン産生中枢であり，そのセロトニン作動性軸索は大脳皮質，海馬，基底核を含む前脳の多くの部位に投射します．正中縫線核は橋に位置し，背側縫線核と同様に，正中縫線核もセロトニン作動性投射を脳のさまざまな部位に送っており，学習と記憶に関与する海馬の活動の調節にも関与しています．尾側縫線核は，脳幹の尾側（または後方，背中側），主に延髄に位置するいくつかの核を包括しています．延髄の尾側縫線核は特に痛みと覚醒への関与が示唆されています．

● 血液供給

中脳は，後大脳動脈と上小脳動脈の枝から血液の供給を受けます．橋と延髄内は脳底動脈の橋枝，椎骨動脈の枝である前・後脊髄動脈から供給されます．

● 神経ネットワーク

縫線核は，特に気分，食欲，睡眠の調節に関与[3]する神経伝達物質であるセロトニンの産生と放出における役割で最も注目されています．縫線核は脳全体にセロトニン作動性のニューロンを送り，前頭葉，大脳辺縁系，大脳基底核，視床や脊髄まで多くの神経回路に影響を及ぼしています．デフォルトモードネットワークや自律神経系，疼痛調整，報酬処理，概日リズムなどのネットワークにも多く関与します．

● 画像読解ポイント：詳しくは動画ご参照．

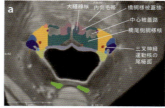
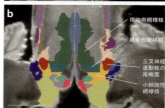
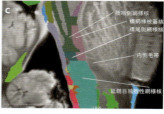

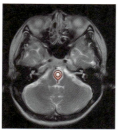
縫線核

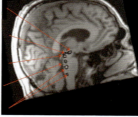

図1　縫線核分布図
〔Fazio P, et al：Mapping the distribution of serotonin transporter in the human brainstem with high-resolution PET：Validation using postmortem autoradiography data. Neuroimage 133：313-320, 2016 より〕

図2　橋のMRI
a：水平断，b：前頭断，c：矢状断
〔http://fibratlas.univ-tours.fr/mediawiki/index.php/Reticulotegmental_nucleus#Input accessed 2023.10.09 より〕

> **ランドマーク**　縫線核は，中脳，橋，延髄を含む脳幹の中心軸に沿って存在します．中脳では，中脳水道周囲灰白質の近くに，橋・延髄では第四脳室の前面に位置します．

観察ポイント

☑ **気分の調整は？**：笑顔がみられた患者が，突然無表情になる，または楽しんでいた趣味を急にやめるなどの行動変化がみられる場合，これは気分の調節に問題がある可能性が示唆されます．

☑ **睡眠覚醒サイクルは？**：以前は22時には寝ていたのに，最近では深夜2時や3時まで起きている場合や，夜中に頻繁にトイレへ行く，昼間の仮眠が多いなどの変化があれば，睡眠覚醒サイクルの乱れを示唆している可能性が高まります．

☑ **過度な疲労感の出現は？**：以前は朝から活動的だった患者が，最近では常に「疲れている」と訴えるようになった場合，これは体調の異変を示唆する可能性が考えられます．

☑ **食欲と体重の変化は？**：患者が1週間で3キロ以上の体重変動を経験する，または以前は好きだった食事に対して「食べたくない」という反応を示していないか確認します．

臨床へのヒント[4,5]

①**睡眠の質の確保**：日中の長時間の仮眠や，就寝時間直前の刺激的な活動は避けるべきであり，リラックスできる習慣，例えば深呼吸エクササイズなどで，4-7-8呼吸法などのテクニックを用いることは，ストレスを軽減し，睡眠に向けて体を準備することにつながります．この呼吸法は，4秒間息を吸い，7秒間息を止め，8秒間ゆっくりと吐き出す流れを繰り返すものです．ほかにも心を落ち着かせる内容の読書が推奨されます．

②**疲労の管理**：日中の活動と休息のバランスをとるために，負担を軽減する手技や戦略的なタスク管理が非常に役立ちます．また，軽い身体活動と適切な休息確保も重要で，良好な睡眠衛生の維持も疲労管理の鍵となります．

③**食への意識づけ**：食事やおやつの時間を規則正しくし，食事の準備に患者を積極的に関与させることで食への関心を高められます．さらに，食材の選び方や調理方法を意識し，食事の摂取量やカロリーを記録する日記をつけることで体重管理が促されます．

📖 **エビデンス**：研究では，背側縫線核におけるセロトニン作動性ニューロンの役割と，それらが睡眠と不安に及ぼす影響を示しています．背側縫線核ニューロンの活性化による不安やストレスの軽減により良質な睡眠が促進される可能性があることも示唆しています[4]．

新人さんはここに注意！

包括的な健康管理の欠如：細かなテクニックよりも離床や生活環境調整を進めるほうが有効なケースも多々あります．身体的・精神的な健康状態を把握し，必要であればほかの分野の医療職にも関与してもらいます．

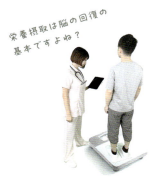

⑨ 橋　青斑核 *locus coeruleus*

文献は → 315 頁

● **部位**(図1)[1]

青斑核は、第四脳室の側方、橋上部の吻側に位置します。それは三叉神経線維の背側、上小脳脚の内側に位置します。この配置により、青斑核が戦略的な領域に配置され、脊髄、脳幹、小脳、視床、視床下部、大脳基底核、扁桃体、大脳皮質を含む脳全体に広範囲に投射することが可能になります。

● **血液供給**

青斑核への血液供給は、主に後大脳動脈および上小脳動脈からの分枝によって提供されます。青斑核の血管系を含む脳幹の血管系は、豊富な吻合を特徴とし、虚血性損傷に対してある程度の保護を提供します。

● **神経ネットワーク**

脳全体に投射し、覚醒および睡眠覚醒の調節に関与しています[2]。また、ノルアドレナリンの脳内合成の主要部位でもあり、注意力や集中力、ストレスに対する反応、睡眠覚醒サイクルに重要な役割を果たす神経伝達物質です。

● **病態像**

青斑核の機能障害または変性は、多くの神経疾患および精神疾患と関連しています。Alzheimer（アルツハイマー）病、不安症、Parkinson（パーキンソン）病、うつ病などの疾患に関与しています。

● **画像読解ポイント**：詳しくは動画ご参照.

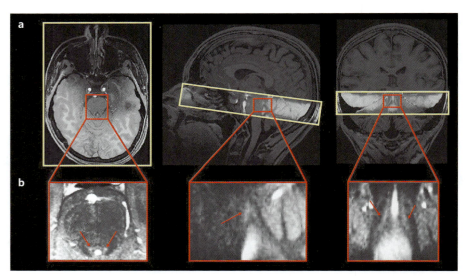

図1　T1強調画像上で見やすいように調整された青斑核(a)、拡大画像上の青斑核コントラスト(b)
〔Berger A, et al：Structural and functional characterization of the locus coeruleus in young and late middle-aged individuals. Front Neuroimaging 2：1207844, 2023 より〕

ランドマーク　橋上部（中脳水道が第四脳室に開口する場所）において、第四脳室の前側方近くに位置します。

観察ポイント

☑ **ストレスやパニックに対する反応は？**：環境の変化や特定の状況で呼吸が速くなる，心拍数が上昇する，落ち着かなくなる，過度に興奮する，あるいは簡単に驚くような反応は，ストレスやパニックの明らかな兆候です．

☑ **注意散漫や記憶障害の兆候は？**：患者が日常生活や会話中に集中を保持できるか，指示や情報をしっかりと記憶しているかを観察します．もし会話についていけない，新しい情報をすぐに忘れる場合，注意力や記憶に何らかの問題がある可能性が高まります．

☑ **入眠困難や異常な眠気の出現は？**：入眠に困難を感じる，夜中に目が覚めてしまう，昼間に異常な眠気を感じる，また，一定のリズムで睡眠をとれないといった症状があれば，睡眠覚醒サイクルに課題が存在する可能性があります．

臨床へのヒント[3,4]

① **ストレス対処の訓練**：患者にストレスやパニックを引き起こす原因を特定するよう指導を行います．緊張やパニックを感じたときには，深く呼吸をして，一時的にその場から離れることや，リラックスできるイメージや思考に集中する技術を取り入れましょう．

② **睡眠衛生の強化**：規則正しい睡眠スケジュールを確立すること，就寝前にカフェインやその他の刺激物の摂取を避けること，リラックスできる睡眠環境を整えるためのルーチンを作成することが重要です．

③ **質のよい睡眠のための生活習慣**：患者には規則正しい睡眠・覚醒サイクルの維持を奨励します．日中は自然光を十分に取り入れ，夜は静かで暗く涼しい環境での睡眠を心がけましょう．定期的な運動も睡眠の質を向上させる要因となります．

エビデンス：研究では，単一の原因による急性ストレスが若いラットの青斑核のニューロンと不安様行動にどのような影響を与えるかを調べています．身体的拘束や捕食者の臭気による急性ストレスにさらされると，青斑核ニューロン機能に即時かつ持続的な変化が生じ，ストレス直後およびストレス後1週間の両方で不安様行動の増加が観察されました．急性ストレスが青斑核に長期にわたる適応を引き起こし，潜在的に不安レベルに影響を与え，ストレス関連障害の発症に寄与する可能性を示唆しています[4]．

新人さんはここに注意！

リラックス法の個人差への無理解：患者によっては特定のリラックス法が効果的であったり，逆にそれがストレスを引き起こす場合もあります．これは，個人の好み，過去の経験，および感情的な反応の個体差に起因します．穏やかな音楽が不安や過去のトラウマを思い起こさせる可能性もあるので注意しましょう．

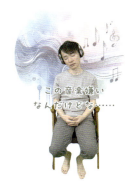

橋 結合腕傍核 *parabrachial nuclei*

文献は → 315 頁

● 部位
結合腕傍核(PBN)は橋の背側に位置し，特に内臓機能や味覚機能に関連した感覚情報の処理において重要な役割を果たしています．それは中脳と橋の間の接合部に位置し，内側・外側からなる小さな核で構成されています．

● 血液供給
脳幹の大部分と同様に，主に脳底動脈の枝を介して供給されます．特定の血液供給は脳幹の複雑な血管新生により変化する可能性がありますが，回旋橋枝や上小脳動脈などの枝がこの領域の血管新生に寄与しています．

● 神経ネットワーク
内臓感覚神経ネットワーク：内臓求心性線維を受ける孤束核(NST)から重要な入力を受け取ります．

痛みの調節と侵害受容神経ネットワーク[1]：脊髄-結合腕傍核-扁桃体経路における重要な中継地であり，痛みの調節に関与します．

味覚神経ネットワーク：味覚核(NSTの吻側)から味の情報を受け取り，それを島皮質や前頭眼窩野などの味の知覚と識別に関与する高次皮質領域に伝達します．

呼吸，心血管の調節：PBNは，孤束核および視床下部とのつながりを通じて関与します．

体温調節：視索前野と視床下部に情報を中継し，体温調節経路に関与します．

エネルギー恒常性と摂食行動：PBNは視床下部や，ほかの大脳辺縁系と関与します．

睡眠覚醒制御：睡眠覚醒サイクルに関与する視床下部やほかの脳幹核と関与します．

感情反応とストレス反応：扁桃体，視床下部を通じて，感覚と内臓入力を統合します．

● 画像読解のポイント：詳しくは動画ご参照(図1)[2]．

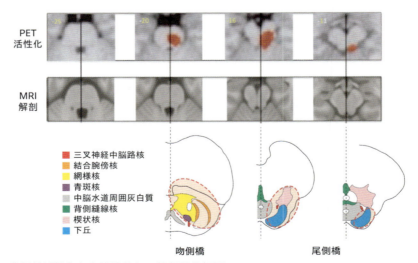

図1　背側橋活性化と各構造体との解剖学的相関
〔Borsook D, et al：The enigma of the dorsolateral pons as a migraine generator. Cephalalgia 32：803-812, 2012 より〕

 橋の背側，第四脳室の側面近く，上小脳脚の近くに位置します．ただし，そのサイズやMRIの解像度の問題により直接視認するのは困難な場合があります．

観察ポイント

☑ **呼吸苦やチアノーゼの出現は？**：息苦しさ，不規則な呼吸や頻呼吸の発生時には，すぐに酸素供給装置を確認し，必要に応じた調整をします．また，異常な心拍数（頻脈，徐脈）や，酸素不足を示す唇や顔の色の変化（チアノーゼ）がみられた場合，早急に医師や看護師に報告するようにします．

☑ **味覚に変化は？**：患者との会話のなかで食事に関する感想を聞き取ります．食べ物の味が薄いとか，いつもと違うと感じた場合には，味覚テストを行って確認します．また，食事の内容や調味料の使用を見直すことで，感覚処理に対策を講じることが可能です．

☑ **痛みへの非言語的な反応は？**：痛みの非言語的兆候を積極的に探るため，日常のケアや移動時に特に注意深く患者の様子を観察します．顔のひきつりや身体の特定の部位を守ろうとする逃避反応，興奮の増大やひきこもりなどがみられた場合には，疼痛管理のためのアプローチや薬物療法を再評価し，改善策の検討が求められます．

臨床へのヒント[3]

① **呼吸機能と心血管系機能の調節**：肺機能や心臓の健康を増進するための訓練として，深呼吸や患者の能力に合わせた段階的な運動の提供を行います．日常生活では定期的なウォーキングや適度な身体活動を行うように勧めます．

② **味覚の処理**：食事の意義を向上させるために，食感の変更や風味の強い食品の取り入れを行います．日常生活の訓練としては，患者に食事制限の範囲内でさまざまな味や食感を探求するように勧めましょう．

③ **疼痛の管理**：患者に適切なボディメカニクスやリラクセーション法を指導し，疼痛を和らげるためのホットパックやコールドパックの使用を提案します．日常生活の対応策として，疼痛原因を避けるための環境調整や，適切な休息を促します．

エビデンス：レビューでは，恒常性を維持し生存し続けるために，痛み，味覚，体温調節，その他の自律機能に関連する感覚情報を処理する結合腕傍核（PBN）の役割について議論しています．なかでも内受容信号と外受容信号の両方を統合する脳幹の重要な感覚中継器としての機能を取り上げ，脅威への曝露を最小限に抑え，学習された回避行動につなげられるかを詳しく調べています[3]．

新人さんはここに注意！

食事と健康の配慮不足：患者の食事制限，アレルギー，特定の健康状態の適切な理解につながるリハビリテーション栄養の知識も学んでいきましょう．

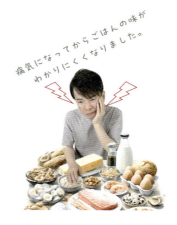

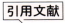

> 引用文献

橋被蓋（橋背部） ➡ 298 頁

1) Pons. ScienceDirect
   https://www.sciencedirect.com/topics/agricultural-and-biological-sciences/pons accessed 2024.05.16

2) Chen ZK, et al：Whole-Brain Neural Connectivity to Lateral Pontine Tegmentum GABAergic Neurons in Mice. Front Neurosci 13：375, 2019

3) Mercante B, et al：Cognitive Functions following Trigeminal Neuromodulation. Biomedicines 11：2392, 2023

4) Konecny P, et al：Facial paresis after stroke and its impact on patients' facial movement and mental status. J Rehabil Med 43：73-75, 2011

橋底部（橋腹部） ➡ 300 頁

1) Haines DE, et al：An Overview of the Brainstem. iKNOWLEGDE, 2015
   https://clinicalgate.com/an-overview-of-the-brainstem/ accessed 2024.05.16

2) Schmahmann JD, et al：The human basis pontis：motor syndromes and topographic organization. Brain 127：1269-1291, 2004

3) Rizzolatti G, et al：The organization of the cortical motor system：new concepts. Electroencephalogr Clin Neurophysiol 106：283-296, 1998

4) Mink JW：The basal ganglia：focused selection and inhibition of competing motor programs. Prog Neurobiol 50：381-425, 1996

5) Sherman SM：The thalamus is more than just a relay. Curr Opin Neurobiol 17：417-422, 2007

6) Dum RP, et al：Motor areas in the frontal lobe of the primate. Physiol Behav 77：677-682, 2002

7) Schepens B, et al：Strategies for the integration of posture and movement during reaching in the cat. J Neurophysiol 90：3066-3086, 2003

8) Bawa P, et al：Bilateral responses of upper limb muscles to transcranial magnetic stimulation in human subjects. Exp Brain Res 158：385-390, 2004

9) Cullen KE：The vestibular system：multimodal integration and encoding of self-motion for motor control. Trends Neurosci 35：185-196, 2012

10) Yakusheva TA, et al：Purkinje cells in posterior cerebellar vermis encode motion in an inertial reference frame. Neuron 54：973-985, 2007

11) Apps R, et al：Cerebellar cortical organization：a one-map hypothesis. Nat Rev Neurosci 10：670-681, 2009

橋核 ➡ 304 頁

1) Vlašković T, et al：Anatomic and MRI bases for pontine infarctions with patients presentation. J Stroke Cerebrovasc Dis 31：106613, 2022

2) Kratochwil CF, et al：The Long Journey of Pontine Nuclei Neurons：From Rhombic Lip to Cortico-Ponto-Cerebellar Circuitry. Front Neural Circuits 11：33, 2017

3) Sollfrank T, et al：3D visualization of movements can amplify motor cortex activation during

subsequent motor imagery. Front Hum Neurosci 9：463, 2015
4) Marsden J, et al：Cerebellar ataxia：pathophysiology and rehabilitation. Clin Rehabil 25：195-216, 2011

脳神経核 V・VI・VII・VIII ➡ 306 頁

1) Sanders RD：The Trigeminal(V) and Facial(VII) Cranial Nerves：Head and Face Sensation and Movement. Psychiatry (Edgmont) 7：13-16, 2010
2) Thomas C, et al：Cranial nerve VI palsy (Abducens nerve). Dis Mon 67：101133, 2021
3) Landau ME, et al：Vestibulocochlear nerve. Semin Neurol 29：66-73, 2009
4) Han BI, et al：Vestibular rehabilitation therapy：review of indications, mechanisms, and key exercises. J Clin Neurol 7：184-196, 2011

縫線核 ➡ 308 頁

1) Fazio P, et al：Mapping the distribution of serotonin transporter in the human brainstem with high-resolution PET：Validation using postmortem autoradiography data. Neuroimage 133：313-320, 2016
2) http://fibratlas.univ-tours.fr/mediawiki/index.php/Reticulotegmental_nucleus#Input accessed 2023.10.09
3) Hornung JP：The human raphe nuclei and the serotonergic system. J Chem Neuroanat 26：331-343, 2003
4) Venner A, et al：Selective activation of serotoninergic dorsal raphe neurons facilitates sleep through anxiolysis. Sleep 43：zsz231, 2020
5) Smit M, et al：Relationships between Serotonin Transporter Binding in the Raphe Nuclei, Basal Ganglia, and Hippocampus with Clinical Symptoms in Cervical Dystonia：A [11]DASB Positron Emission Tomography Study. Front Neurol 9：88, 2018

青斑核 ➡ 310 頁

1) Berger A, et al：Structural and functional characterization of the locus coeruleus in young and late middle-aged individuals. Front Neuroimaging 2：1207844, 2023
2) Benarroch EE：Locus coeruleus. Cell Tissue Res 373：221-232, 2018
3) Osorio-Forero A, et al：When the Locus Coeruleus Speaks Up in Sleep：Recent Insights, Emerging Perspectives. Int J Mol Sci 23：5028, 2022
4) Borodovitsyna O, et al：Acute Stress Persistently Alters Locus Coeruleus Function and Anxiety-like Behavior in Adolescent Rats. Neuroscience 373：7-19, 2018

結合腕傍核 ➡ 312 頁

1) Chiang MC, et al：Parabrachial Complex：A Hub for Pain and Aversion. J Neurosci 39：8225-8230, 2019
2) Borsook D, et al：The enigma of the dorsolateral pons as a migraine generator. Cephalalgia 32：803-812, 2012
3) Chiang MC, et al：Parabrachial Complex：A Hub for Pain and Aversion. J Neurosci 39：8225-8230, 2019

10 延髄

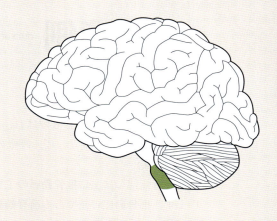

10 延髄

延髄背側 *dorsal medulla*

文献は ➡ 336 頁

● 部位
延髄背側は延髄後面とも呼ばれ，脳幹の第四脳室に隣接しています．呼吸中枢(背側呼吸ニューロン群)があり(図1)[1]，呼吸のリズムをコントロールするうえで重要です．

● 血液供給
延髄背側部には主に椎骨動脈の主要枝である後下小脳動脈(PICA)から血液が供給されています．椎骨動脈の枝である前脊髄動脈や脳底動脈の枝からも供給されます．

● 神経ネットワーク
延髄の背側部の後索内側毛帯路は感覚に重要な経路で，延髄背側の薄束核と楔状束核が中継点です(内側毛帯路は最初は延髄下部の背側に位置しますが，延髄を通って中脳まで上昇するにつれて，より腹側および内側に移動します)．孤束核は，舌咽神経と迷走神経から血圧，酸素，二酸化炭素濃度に関する情報を受け取っています[2]．また，自律神経系に関連する背側呼吸ニューロン群や疑核があり，呼吸に関与する筋(横隔膜，肋間筋など)に信号を送り，呼吸リズムの調節や心拍などに重要です(図2)[3]．疑核と迷走神経背側核は，心臓，肺，胃腸管を支配する副交感神経遠心路を生じさせ，自律機能を調整します．

● 画像読解ポイント：詳しくは動画ご参照．

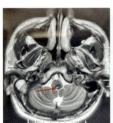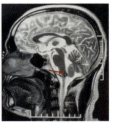

図1 難治性のしゃっくりに悩まされた延髄背側の海綿状血管腫患者の MRI

背側呼吸ニューロン群(DRG)は，呼吸数を設定および維持することによって吸気を開始するためにきわめて重要です．主に孤束核に位置し，呼吸リズムを適応させるために腹側呼吸群の出力を調節します．

腹側呼吸ニューロン群(VRG)は延髄の腹外側に位置し，特に呼吸需要の増加時に吸気と呼気の両方に関与するニューロンで構成されます．その機能は DRG によって補完され，橋呼吸グループからのフィードバックによって調節されます．

橋呼吸ニューロン群には，吸気を制限することで呼吸パターンを微調整する**呼吸調節中枢(pneumotaxic center)**と，長時間の吸入を促す**持続性吸息中枢(apneustic center)**が含まれます．

〔Puppala S, et al：Dorsal medullary cavernous hemangioma presenting as obstinate hiccups and its surgical treatment：Illustrative case. J Neurosurg Case Lessons 5：CASE22336, 2023 より〕

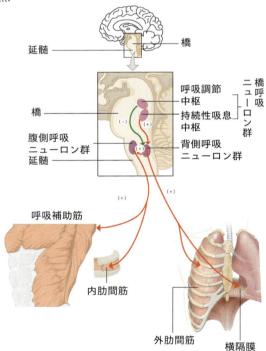

図2 呼吸中枢における呼吸器グループとその関係

〔Anatomy and physiology introduction. OpenStax https://openstax.org/books/anatomy-and-physiology/pages/1-introduction accessed 2024.05.16 より一部改変〕

> **ランドマーク** 延髄背側は第四脳室の底部を形成しており，この脳室が重要な基準点となります．T2 強調画像は，脳脊髄液(CSF)で満たされた第四脳室に対する背側髄質の構造の輪郭を描出するのに有用です．

観察ポイント

- **呼吸数は？**：成人の正常な呼吸数は1分間に12〜20回です．呼吸が早くて浅い，あるいは非常に遅くて深い呼吸は，問題の兆候である可能性があります．
- **呼吸パターンに変化は？**：一時的な呼吸停止やCheyne-Stokes（チェーン-ストークス）呼吸などの不規則なパターンは，延髄背側に関連する問題の指標となります．努力呼吸として，呼吸補助筋を過剰に用いたり，鼻孔が開いていたりする場合には，呼吸苦の兆候である可能性があります．
- **会話が持続的に可能か？**：文章を最後まで読み上げることが困難であったり，会話が途切れたり息切れが出現する場合には，呼吸に問題がある可能性があります．
- **チアノーゼの出現は？**：唇や指先が青く変色するチアノーゼは血液中の酸素濃度が低下しているサインであり，呼吸障害と関連している可能性があります．
- **睡眠中の呼吸は？**：いびき，無呼吸は，睡眠時無呼吸症候群の可能性があります．

臨床へのヒント[4]

①**呼吸法**：口すぼめ呼吸や横隔膜呼吸（腹式呼吸）の練習を，毎日の朝晩に行うことで，日常生活における呼吸の質を向上させることが期待できます．

②**言語聴覚療法**：呼吸困難をもつ患者が会話中に苦しむ場合，言語聴覚療法が有効です．患者に会話中にも呼吸をスムーズに維持する方法を指導します．

③**酸素効率の改善**：チアノーゼの症状が重度の場合，酸素療法が推奨されることがあります．加えて，酸素供給を向上させる運動や，規則的な動きを伴う深呼吸の実践も推奨されます．

④**咳や喘鳴の抑制**：打診により振動を与える手技が気道の確保として用いられます．日常生活においては，適切な水分摂取や加湿器などを設置による湿度の維持が，気道の湿潤を保ち，喘鳴や咳を抑制するのに有効です．

エビデンス：レビューでは，口すぼめ呼吸と横隔膜呼吸を組み合わせることが慢性閉塞性肺疾患（COPD）患者の肺機能と運動能力に及ぼす影響を調査しました．結果，1秒間の努力呼気量（FEV_1），努力肺活量（FVC），FEV_1/FVC比，および6分間の歩行テストでの走行距離に大幅な改善が観察されました．この研究結果は，口すぼめ呼吸と横隔膜呼吸を組み合わせることでCOPD患者の肺機能と運動能力の両方を効果的に強化できることを示唆しています．

新人さんはここに注意！

呼吸筋トレーニングの見落とし：胸部や腹部の呼吸筋強化のための運動を取り入れていない場合は取り入れましょう．また，運動中に患者の呼吸も観察しましょう．

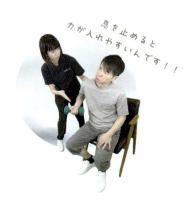

延髄背側
dorsal medulla

🜂 **呼吸中枢をもう少し詳しく解説して！**[5)]

呼吸中枢への感覚入力は，呼吸パターンを調整するために非常に重要です．機械受容器や化学受容器を含む胸部神経受容体は，肺容積，気道の伸展，刺激物の存在に関する情報を提供します．これらの受容体は，迷走神経を介して，肺の仕組みの変化や有害物質の存在に応じて呼吸の数と深さを調節を行います．

頸動脈小体および大動脈小体に位置する**末梢化学受容体**は，酸素分圧，炭酸ガス分圧，および水素イオンの血中濃度に反応を示します．それらは，脳神経を介して呼吸中枢に信号を送ることにより，特に低酸素血症の状況下で呼吸駆動を調整する際に重要な役割を果たします．

延髄の腹側表面に位置する**中枢化学受容体**は，主に，動脈血のCO_2濃度を反映する脳脊髄液のpHの変化に反応します．CO_2の血中濃度に基づいて呼吸の深さと速度を調整することで，体の酸塩基平衡を維持する要因となります．

呼吸リズムと呼吸運動は，これらのさまざまな受容体からの感覚入力に対して統合された反応の結果であり，脳の呼吸中枢の神経群によって調節されます．この統合された反応により，身体の代謝要求を満たすように呼吸が調整され，恒常性が維持されます．

睡眠中，特に**レム睡眠**では，呼吸パターンと呼吸制御システムの応答性に大きな変化が起こります．これらの変化には，不規則な呼吸，呼吸補助筋の活動低下による横隔膜呼吸への依存，血液ガスレベルの変化に対する感受性の低下などが含まれており，呼吸器疾患の既往をもつ人にとっては負担になります．

🜂 **呼吸運動の評価は？**

呼吸運動の評価には，病歴聴取，臨床検査，肺機能検査，動脈血液ガス検査，胸部X線検査などのさまざまな検査を通じて，異常な換気量または血液ガスレベルをもつ患者を評価することが含まれます．低酸素換気応答および高炭酸ガス換気応答などのより特殊な検査は，主に研究または複数の疾患に悩む患者を対象としています．

病態生理学的に，身体は低酸素血症と高炭酸ガス血症に対して異なる反応を示します．低酸素血症では，労力を最小限に抑えるために速く浅い呼吸が行われますが，高炭酸ガス血症では，CO_2を効率的に除去するためにゆっくりと深い呼吸が行われます．これらの反応は，呼吸器疾患を理解するために非常に重要です．

臨床現場では，呼吸パターンの変化は喘息などの症状で顕著であり，発作により低酸素によって呼吸数が増加します．COPDは慢性的な空気の滞留と高炭酸ガス血症を特徴とし，深くゆっくりとした呼吸パターンを引き起こします．肥満性低換気症候群では，過剰な体重が特に睡眠中の呼吸に影響を及ぼし，低換気と高炭酸ガス血症を引き起こします．

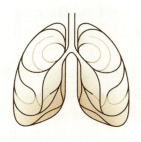

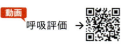

💧 中枢パターン発生器に関連する領域はどこですか？

中枢パターン発生器(CPG)は，脳や脊髄を含む中枢神経系(CNS)に位置する神経ネットワークです．これらのネットワークは，特定のタイミング情報を伝える感覚入力や上位中枢からの入力を必要とせずに，リズミカルなパターンの出力を生成できます．CPGは，歩行，呼吸，水泳，咀嚼などのさまざまなリズミカルな運動活動を制御するための基礎となっています．延髄では，嚥下，咳，くしゃみ，嘔吐に関与するCPGは背側または腹側のいずれかにのみ存在するわけではなく，状況に応じて背側と腹側の両方を含む延髄内のさまざまな場所に分布しています．以下のように特定の機能と神経回路が関係します．

- **嚥下**：背側の孤束核および腹側の疑核を含む複数の核が関与します．これらの核の統合により，嚥下の複雑な調整が可能になります．
- **咳とくしゃみ**：これらの反射は，延髄の背側と腹側の両方が関与するネットワークによって媒介されます．背側延髄の背側呼吸ニューロン群は，咳やくしゃみに不可欠な呼吸リズムの生成に役割を果たしています．
- **嘔吐**：嘔吐反射には，後部領域(第四脳室近くの背側面)，孤束核，および嘔吐の運動面を調整する腹側領域を含む多くの領域が関与します．

それ以外のCPGの存在や機能は次のとおりです．

- **橋**：橋には，呼吸を調節するために延髄背側・腹側呼吸ニューロン群と連携して機能する橋呼吸ニューロン群など，呼吸リズムの生成に関与するCPGが含まれています．
- **中脳**：中脳には，移動と目の動きに関連するCPGが機能しています．例えば，中脳歩行誘発野(MLR)は，歩行と運動の開始と制御に関与しています．
- **脊髄**：脊髄には，さまざまなリズミカルな運動活動，特に移動運動(歩行や水泳など)や屈曲反射などの反射に関与するCPGが多数含まれています．

CPGは中枢神経系全体に分布しており，それらが統合されてリズミカルで反射的な動きを呼び起こしています．それらの正確な位置と関与する神経回路の特定は，研究対象の機能と種類に応じて大きく異なります(図3)[6]．

- **固有受容感覚入力，深部感覚入力**：筋や関節から入力され，位置や動きの感覚をCPGに伝えます．歩行の場合，脚の固有受容感覚センサーは，CPGに各動作の角度と力を通知します．
- **皮膚感覚入力**：足底感覚や空気の温度など，身体の外側から入力されます．この情報は，CPGが患者が移動している環境を理解し，それに応じて動きを調整するのに役立ちます．

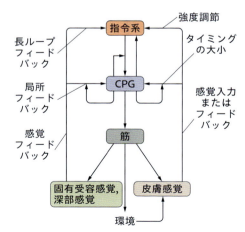

図3 CPG回路への感覚入力

〔Stein W：Sensory input to central pattern generators. In：Jaeger D, et al：Encyclopedia of computational neuroscience, 2nd edition. pp3082-3090, Springer, 2022 より一部改変〕

10 延髄 延髄腹側 ventral medulla

文献は ➡ 336 頁

● 部位
　延髄腹側は延髄前面とも呼ばれ，ここには心拍数や血圧の調節など，自律神経機能の重要な中枢があります（図1）[1]．注目すべき構造としては，下行性運動路を含む延髄錐体や，運動調整に関与するオリーブ核などがあります（図2）[2]．

● 血液供給
　延髄は椎骨動脈，より詳細には前脊髄動脈から主要な血液供給を受けており，椎骨動脈は延髄の内側部分を灌流しています．椎骨動脈の枝である外側延髄枝は，下オリーブ核を含む延髄腹側の外側部分に血液を供給します．傍正中橋枝は前下小脳動脈（AICA）から生じ，内側毛帯など延髄の傍正中部位に供給します．

● 神経ネットワーク
　延髄腹側には，心拍数と血圧の調節を担う自律神経系の主要な構成要素があります[3]．心肺ネットワークとして機能する腹側延髄には，血圧と呼吸リズムの調節に重要な，**吻側延髄腹外側部（RVLM）** と **尾側延髄腹側外側部（CVLM）** が含まれています．RVLM は「昇圧領域」と呼ばれることが多く，脊髄に投射して交感神経系を調節し，心拍数や血管抵抗に影響を与える交感神経節前ニューロンが含まれています．CVLM は，RVLM の活性を調節するように作用します．孤束核は舌咽神経と迷走神経から内臓感覚情報を受け取り，心拍数，血圧，消化に影響を与える反射に関与しています．ほかにも，脊髄視床路や錐体内を通る主要な運動経路である **皮質脊髄路**，舌下神経核や疑核，オリーブ核，網様体系などが存在します．

● 画像読解ポイント：詳しくは動画ご参照．

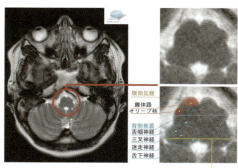

図1　水平断における延髄腹側
延髄被蓋は延髄背側とは異なり，もう少し腹側寄りの領域まで含まれています．
〔Sciacca S, et al : Midbrain, pons, and medulla : Anatomy and syndromes. RadioGraphics, 39 : 1110-1125, 2019 https://pubs.rsna.org/doi/full/10.1148/rg.2019180126 accessed 2024.05.16 より〕

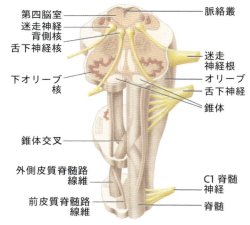

図2　延髄横断面と前表面
〔Medulla oblongata. Health Jade, 2019 https://healthjade.net/medulla-oblongata/ accessed 2024.05.16 より〕

ランドマーク　延髄背側を除いたそれより前方にある部分で，一般的にはオリーブ核や腹側表面にある2つの隆起である錐体を含む部位です．

観察ポイント

- **脈拍数は？**：成人の正常な安静時心拍数は1分間に60〜100回であり，この範囲から著しく逸脱し明らかな原因がない場合は，延髄腹側に問題がある可能性があります．
- **顔色に変化は？**：血圧の変化が患者の顔色に影響を与えることがあります．血圧が高い場合には顔が赤くなる顔面紅潮が起こり，血圧が低いと顔面蒼白になります．
- **呼吸数は？**：呼吸数は延髄背側によって制御されますが，延髄腹側が間接的に問題となる場合があります．
- **胸部の苦痛や不快の兆候は？**：胸部に持続的な不快感を覚えたり，発汗過多のような苦痛の兆候を示す場合には，心拍数や血圧の調節に問題がある可能性があります．
- **患者の意識レベルは？**：錯乱，眠気などの変化は心拍数や血圧調節も関連します．
- **手足に浮腫の出現は？**：手や足の浮腫は血液循環の悪化を示しています．

臨床へのヒント[4,5]

① **運動前，運動中，運動後のバイタルサインのモニタリング**：運動の前後だけでなく，実際の運動中も脈拍，血圧，呼吸数を定期的に確認することは，患者の健康状態を維持し，安全に運動を行うために不可欠です．運動の強度が患者に適切か判断可能です．

② **セルフモニタリングのための教育と訓練**：患者やその家族に，顔色の変化や呼吸困難，胸の不快感などの症状を早期に気づくことの重要性を教育することは，早期発見や緊急事態への迅速対応に役立ちます．

③ **十分な水分補給と栄養補給の促進**：適切な水分と栄養の摂取は，バイタルサインの安定化や身体機能の維持に直接関係しています．脱水や栄養不足が起こると，心拍数や血圧の異常を引き起こす可能性があるため，患者が十分な水分とバランスのよい食事を摂取していることを確認し，促進することが重要です．

エビデンス：レビューでは，スポーツや日常生活におけるバイタルサインをチェックするためのウェアラブルセンサーの最新の進歩について述べています．これは，新型コロナウイルス感染症のパンデミックによって促進された健康モニタリングへの関心の高まりを示しています．身体動作，心拍数，生化学マーカーに関連する心電図，脳波計，筋電図などの信号を監視するさまざまなデバイスは有益です[4]．

新人さんはここに注意！

バイタルサインを適切にモニタリングしない：運動セッションの前，中，後に患者のバイタルサインを観察することを忘れないようにしましょう．激しい運動後に血圧や脈拍を測定するのを忘れると，苦痛の兆候を見逃してしまいます．

心機能評価

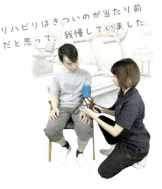

10 延髄 下オリーブ核 inferior olivary nucleus

文献は ➡ 336 頁

部位
下オリーブ核（ION）は延髄の下部，錐体から分離するオリーブ前溝のちょうど背側に位置しています．錐体の外側および三叉神経の脊髄路の内側にみられます．IONは折りたたまれた袋に似た独特の複雑な形状をしています．

血液供給
主に椎骨動脈の枝である後下小脳動脈と前脊髄動脈から供給されます．脳底動脈や椎骨動脈の一部の枝からも供給されます．

神経ネットワーク（図1）[1]
IONはオリーブ小脳路の主要な構成要素であり，IONからの情報は登上線維を介して小脳に送られます．IONは大脳皮質，赤核，脊髄，前庭系など多くの領域から入力を受けます．運動の調節と協調において重要な役割を果たします[2,3]．

病態像
症候群として，下オリーブ核肥大（図2）[4]があり，小脳歯状核，反対側の赤核，赤核と同じ側のION〔この3核を結んだ形がGuillain-Mollaret（ギラン-モラレ）三角〕の病変に関連する，シナプス神経変性症です（図3）[5]．臨床的には，口蓋振戦，動揺視，Holmes（ホルムズ）振戦がみられることがあります．ほか，失調や測定障害，運動学習障害などが生じる可能性があります．

画像読解ポイント：詳しくは動画ご参照．

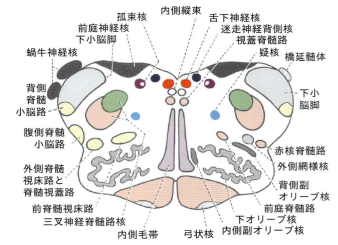

図1 オリーブレベルの水平断における延髄のシェーマ
〔Medulla-Internal Structure of Brainstem. BrainKart.com https://www.brainkart.com/article/Medulla---Internal-Structure-of-Brainstem_18970/ accessed 2024.05.16〕

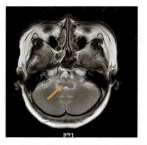

図2 脳幹梗塞に起因する信号強度増加と両側下オリーブ核（ION）肥大がみられる患者
〔Wang YL, et al：A meta-analysis of case studies and clinical characteristics of hypertrophic olivary degeneration secondary to brainstem infarction. J Integr Neurosci 19：507-511, 2020〕

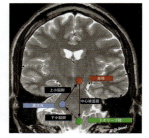

図3 Guillain-Mollaret三角
〔https://radiopaedia.org/articles/triangle-of-Guillain-and-Mollaret accessed 2023.10.09 より〕

> **ランドマーク** オリーブ核は，延髄の前外側表面にある膨隆部で，その中に下オリーブ核が存在します．延髄錐体から見て後外側，内側毛帯から見て外側に位置します．

観察ポイント

- **食べこぼしが増えていないか？**：食事時にスプーンやフォークを安定して持つのが難しく，測定障害が出現し，食べ物をこぼすことが多い場合，下オリーブ核やその関連経路に問題がある可能性が考えられます．
- **聞き取りにくい言葉やむせ込みの出現は？**：喉の筋がうまく調整できないため，言葉が不明瞭となったり，飲み物でむせたりするなど発声や嚥下が困難になることがあります．
- **振戦と眼振の出現は？**：口蓋がリズミカルに動く「口蓋振戦」や，何かに焦点を合わせることが困難で目が不規則に動く「眼振」が見られる場合，下オリーブ核肥大の可能性が考えられます．
- **運動技能の学習は？**：リハビリテーションを繰り返しても歩行のバランスを取り戻せなかったりすることがあります．

臨床へのヒント

①**運動学習**：編み物やガーデニング，楽器の演奏などの細かい運動技能を必要とする趣味は，運動の精度を向上させるために有効です．患者には，毎日少しずつ手先の動きを鍛えるための編み物の練習や認知訓練を取り入れます．

②**発話訓練**：何気ない会話や音読，歌唱は優れた発声練習となります．患者には，毎日定められた時間に高音と低音の声で歌を歌う，またはお気に入りの本を音読することを勧めます．またスマートフォンアプリ（「Nemo日本語」など日本語による発音で動くもの）を利用して，発話の質を高めるトレーニングを自宅で行うことも助けとなります．

③**嚥下訓練**：特定の嚥下運動を行うことや，食事の内容や硬さを調整すること，さらに飲食時の体位を適切に変更することなどを含んでいます．食事前に嚥下運動を繰り返して準備することや，適切な姿勢での飲食を心がけるよう指導します．

エビデンス：論文では，患者が遠くから親しい人に呼びかけたときの声の変化を評価することにより，脳幹梗塞を診断するアプローチが紹介されています．この方法は，従来の神経学的検査では異常が検出されなかったものの，**友人が患者の声がいつもより低く聞こえることに気づき，MRI検査と脳幹梗塞の確認につながったケースから生まれました．脳幹梗塞の初期の微妙な症状を把握するうえで大切な視点といえます**[6]．

新人さんはここに注意！

摂食と移動時の安全対策の不備：口蓋振戦や眼振を呈する患者は，食事や移動時に障害を抱えることがあり，それにより窒息や転倒のリスクが増加する可能性があります．これらのリスクを考慮し，適切に管理することが求められます．

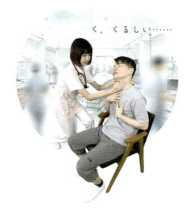

孤束核 *solitary nucleus*

10 延髄　文献は → 337 頁

● 部位
孤束核は延髄の背側に位置します．内側に位置し，縦方向に伸びており，延髄における求心性線維の経路の重要な部分を形成しています（図1）[1]．

● 血液供給
孤束核への血液供給は主に椎骨動脈の分枝である後下小脳動脈（PICA）から供給されます．ほかにも延髄内側部に供給する前脊髄動脈や椎骨動脈からの小さな枝，正中延髄枝などが一部供給する場合があります．

● 神経ネットワーク（→ 298 頁の図1 参照）
味覚：孤束核の前部で味覚情報を入力します．顔面神経（Ⅶ）は，舌の前方2/3から味覚を孤束核へ伝達します[2]．舌咽神経（Ⅸ）は，舌の後部1/3から味覚情報を伝えます．迷走神経（Ⅹ）は，喉頭蓋と舌根からの味覚情報（のどごしや嚥下反射など）を伝えます．

内臓感覚：孤束核の後部は内臓感覚全般を担っています．舌咽神経（Ⅸ）は，頸動脈洞や頸動脈小体からの圧受容（血圧）や化学受容（血液ガス）などの感覚を孤束核へ伝えます[3]．迷走神経（Ⅹ）は，大動脈弓（圧受容器）および大動脈小体（化学受容器），胸部および腹部内臓（満腹感や腸の膨張感など），外耳道など広範囲からの感覚情報を伝えます．孤束核は，視床下部，視床後内側腹側核，結合腕傍核など，さまざまな部位に遠心性の信号を送ります．

● 病態像
孤束核の領域に病変や損傷が生じると，味覚障害，嚥下障害，心血管系，呼吸器系および消化管障害など自律神経機能障害が生じます．

● 画像読解ポイント：詳しくは動画ご参照．

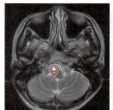

孤束核

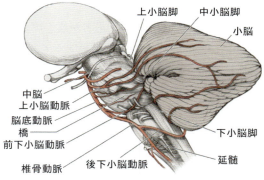

図1　脳幹のシェーマ
〔Lordanova R, et al：Neuroanatomy, medulla oblongata. 2023. In：StatPearls[Internet]. StatPearls Publishing, Treasure Island (FL), 2024 より〕

> **ランドマーク**　孤束核は，第四脳室に近い延髄背側に位置します．後外側には前庭神経核があります．

観察ポイント

☑ **突然の心拍数や血圧の変化は？**：突然，散歩中に急激に心拍数が上昇したり，安静時の血圧が不規則に変動したりすると，自律神経の反応が原因である可能性が高まります．食後に突然胃が痛くなる，特定の食物を避けるようになるなど，食習慣の変化も自律神経の問題を示唆することがあります．

☑ **食事のスピードに変化は？**：嚥下の動作や消化系の活動に関与する部分であり，この核の機能に異常が生じると，食べ物や飲み物を飲み込む際に詰まったり，食べ物が喉に詰まる感じがするなどの嚥下障害の症状が現れることがあります．

☑ **味覚の変化は？**：顔面神経（Ⅶ）は舌の前方2/3の味覚を支配し，舌咽神経（Ⅸ）は舌の後方1/3の味覚を支配しており，突然の味覚の変化や味覚の喪失は孤束核の問題を示す可能性があります．

臨床へのヒント

①**血圧のモニタリング教育**：患者の血圧の変動を管理するために，ゆっくりとした制御された動きを行ったり，急な体位の変換を避けるようなエクササイズをお勧めします．家庭での心拍数や血圧の測定方法を患者やその介護者に伝え，異常な心拍数や血圧の値が出た場合の対応や，いつ専門医に相談するべきかを案内します．

②**嚥下訓練**：異なる硬さの食べ物や飲み物を摂取する際の方法や，口と喉の動きの練習を指導します．これにより，患者が安全に食事や飲み物を摂取することができるようになります．特別な食器やコップの使用，食事時の姿勢の変更などの方法を提案します．

③**味覚への協業**：リハビリテーションのなかで味覚の変化に直接的に対処することは難しいですが，患者や栄養士と協力し，患者が美味しく，かつ栄養価が高い食べ物を選べるようにサポートします．

エビデンス：論文では，脳卒中を早期に発見するために，FASTの略語〔F-face dropping（顔の垂れ下がり），A-arm weakness（腕の弱化），S-speech disorder（言語障害），T-time to call 9-1-1（救急サービスに電話するまでの時間）〕を使用することを強調しています[4]．

新人さんはここに注意！

不適切な緊急対応：血圧測定において異常値が観測された場合の適切な対処法を理解していないと，患者は緊急事態に対応できないリスクがあります．高血圧を示す数値が出た場合，患者は自己判断で対応を選択し，これが放置や不適切な安静を選ぶことにつながる可能性があります．医療職が患者に対して緊急事態の認識，適切な初期対応，そして専門的な医療介入を求める手順をきちんと伝えることが不可欠です．

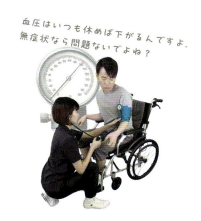

疑核 ambiguus nucleus

10 延髄　文献は → 337 頁

● 部位
疑核は下オリーブ核の背内側に位置し，第四脳室の腹側に位置します．外転神経核のレベルから上部頸椎まで頭尾方向に長く存在します．

● 血液供給
椎骨動脈の枝，特に後下小脳動脈と前脊髄動脈から血液供給を受けています．

● 神経ネットワーク
疑核は，舌咽神経（IX），迷走神経（X）および副神経（XI）を介して，嚥下および発声に不可欠な咽頭，喉頭および軟口蓋の筋の運動神経支配を行います[1]．また，迷走神経を介して心臓への副交感神経支配も行っています[2]．疑核は，内臓からの感覚情報を処理する孤束核から求心性入力を受けます．この統合により，血圧調節や呼吸駆動に関与する圧受容器反射や化学受容器反射などの内臓機能の反射制御が可能になります（図1）[3]．

● 病態像
疑核の機能障害や損傷は，嚥下障害（嚥下困難），発声障害（嗄声），心拍数の変動，自律神経障害，呼吸器系の変化などを引き起こします．特に，嚥下困難，嗄声などの一連の症状を特徴とする延髄外側症候群〔またはWallenberg（ワレンベルグ）症候群〕はその代表といえます．

● 画像読解ポイント（図2）[4]：詳しくは動画ご参照．

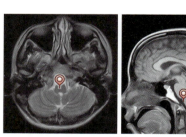

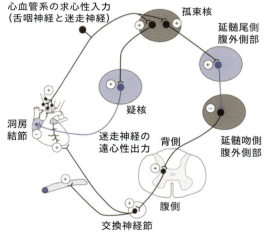

図1　心拍数と血圧を制御する中枢経路
心筋および圧受容器求心性線維は，舌咽神経（IX）と迷走神経（X）を経由して，延髄の孤束核の細胞で終止します．これらの細胞は，迷走神経背側核とともに，右迷走神経を介して洞房結節に抑制性接続を送る疑核に興奮性接続を送ります．孤束核の細胞はまた，CVLM（尾側延髄腹外側部）の細胞を興奮させ，RVLM（吻側延髄腹外側部）の細胞を抑制し，胸髄の交感神経節前ニューロンの興奮を低下させます．
〔Feher J : Quantitative human physiology : An introduction, second edition. Elsevier, 2017 より〕

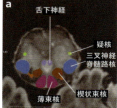

図2　疑核のMRI
a：水平断，b：矢状断．
〔http://fibratlas.univ-tours.fr/mediawiki/index.php/Ambiguus_nucleus accessed 2023.10.09 より〕

ランドマーク　疑核は延髄のやや背側で，三叉神経脊髄路の内側，内側毛帯の後端の外側，孤束核の前方に位置します．が位置する領②域を描出できない可能性があります．

328

🩸 観察ポイント

☑ 苦手な食べ物や飲み物は？：食事中に苦しそうにしていたり，喉が詰まったり，咳き込んだり，あるいは特定の種類の物を避けたりする兆候がないかを観察します．

☑ 声質の変化は？：喉頭の筋は発声に関与し，その神経支配に問題が生じると，発声障害や声質の変化が起こる可能性があります．これには嗄声，緊張した声などが含まれます．会話中に息苦しさを感じたり，声に無理があるように感じることがあります．

☑ 心拍数の変化は？：原因不明の心拍数の変化を示唆することがあります．心拍数や血圧の家庭用モニターを使用している人は，常に不規則な数値を示したり，数値が標準的な範囲から大きく外れていることはないか観察する必要があります．

💧 臨床へのヒント

①声帯閉鎖を改善するエクササイズ
- **ハミング**：ゆっくり実施し声帯の振動を感じることで，声帯を閉じる力を強化できます．
- **グリッサンド**：低音から高音，またはその逆へスムーズに移行しつつ発声します．

②発声のための呼吸サポート
- **横隔膜呼吸**：腹部を使って深く呼吸することで，多くの空気を取り込み，発声時のサポートを強化します．
- **吸気と呼気**：深く吸った後，口を小さくしてゆっくりと息を吐き出すことで，呼吸調整を高めます．

③音程やボリュームの調整
- **音階の練習**：五度階段（5つの音階のなかを1つずつ上がったり下がったりすること）や複数のオクターヴ（同じ音の高いバージョンや低いバージョンを歌うこと）を使って，声の範囲を広げます．
- **ダイナミクスの変化**：さまざまなボリュームでの発声を練習して，声の強弱を学びます．

④日常の声のケア：水分を十分に取り，喉を乾燥させないことが重要です．また，タバコや過度のカフェインの摂取は避けます．

📖 **エビデンス**：レビューでは，脳卒中後の構音障害に対する言語リハビリテーションの有効性を検証して言語聴覚療法のメリットを強調しています[5]．

🌱 新人さんはここに注意！

言語障害の継続的な監視不足：言語障害の効果的な治療にあたっては，適切なフォローアップを行わないと，治療法の調整が欠如し，その結果，発声問題が長期化するリスクがあります．

前の病院では言葉は伝わっているからと，言語訓練は処方されませんでした．たしかに話せるんですけど，つかれてくると声がでなくなるんです．

延髄錐体 pyramids

文献は ➡ 337 頁

● 部位
　延髄錐体とは，脳幹の一領域である延髄の腹側に位置する2つの細長い膨らみのことです．大脳皮質から脊髄への運動信号の主要経路である**皮質脊髄路**や**皮質核路**を含みます．

● 血液供給
　延髄錐体への血液供給は，主に椎骨動脈の分枝である前脊髄動脈から行われます．この動脈は，延髄錐体を含む延髄の内側に供給されます．

● 神経ネットワーク
　延髄錐体には下行性の皮質脊髄路が通ります．この経路は大脳皮質に起始し，脳幹を下行して脊髄に至ります．延髄錐体のレベルでは，**これらの線維の約75～90%が錐体交叉します**（図1）[1]．交差した線維は，外側皮質脊髄路として脊髄を下行します．残りの10%ほどの線維は交差せず，脊髄内を同側性に下行し続け，前皮質脊髄路を形成します．しかし，**この経路の線維も最終的に脊髄分節の標的レベルで交差します**．この交差によって，脳の各半球が身体の反対側を制御することになります．前皮質脊髄路は主に，体幹や四肢の上部などの体軸筋や近位筋を制御します．これとは対称的に，外側皮質脊髄路は四肢遠位筋の微細な制御に関与します．
　一方，皮質核路の線維は，標的となる脳神経核に応じて，脳幹内のさまざまなレベルで交差します．**多くの皮質核線維は脳神経の両側運動核にシナプス形成し**，これは各核が両方の大脳半球から入力を受け取ることを意味します．しかし，一部の筋，特に顔の表情に関与する筋（顔面神経）は，より複雑な神経支配パターンをもっています．上部の顔面筋は両側の皮質入力を受け取りますが，下部の顔面筋は主に対側の皮質によって神経支配されます．皮質核路はいくつかの脳神経，特に運動機能をもつ脳神経に影響を与えます．例えば，咀嚼筋を支配する三叉神経や表情筋を支配する顔面神経のほか，口蓋，咽頭，喉頭の筋を支配する迷走神経，頸部と肩の一部の筋を支配する副神経，舌の筋を支配する舌下神経，咽頭である程度の運動機能を支配する舌咽神経です．

● 病態像
　延髄錐体または延髄錐体内の皮質脊髄路の損傷により，運動障害が生じることがあり，典型的には身体の対側（反対側）の脱力または麻痺として現れます[2]．

● 画像読解ポイント：詳しくは動画ご参照．

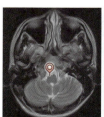
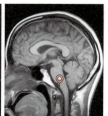

延髄錐体

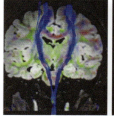
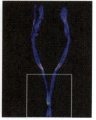

図1　MRI DTI トラクトグラフィー
〔Brandão P, et al：Congenital mirror movements：Lack of decussation of pyramids. Brain 137：e292, 2014〕

延髄錐体は延髄の腹側表面にある2つの隆起です．オリーブ核の前内側に位置します．

観察ポイント

☑ **脱力や麻痺の出現は？**：運動障害は，主に錐体部の損傷に関連しており，反対側の脱力や麻痺を伴うことが多くなります．患手や足の動き，持ち上げる能力，また歩行の際の動きや姿勢の変化を観察しましょう．

☑ **痙縮の出現は？**：痙縮は筋の過度な緊張や反射の亢進を示します．この際，筋の硬直やこわばり，異常な姿勢や運動困難を示す可能性があります．観察すべきは，患者が特定の動作をする際の筋の反応です．

☑ **反射検査の結果は？**：膝関節反射などの深部腱反射の亢進は，指標となります．

☑ **Babinski（バビンスキー）徴候は？**：Babinski 徴候の検査は，足底を軽くなぞることで行われます．正常な反応としては，母趾が屈曲しますが，Babinski 陽性の場合，母趾が伸展し，ほかの指が開く反応を示します．

臨床へのヒント

①**ポジショニングとハンドリング**：患者や介護者に適切な体位変換やハンドリングの技術を教育することは，痙縮の管理に大変有効です．拘縮などの二次的な合併症のリスクを低減させることができます．

②**自宅の環境整備**：患者の安全と利便性を考慮し，手すりを設置する，便座の高さを調節するなどの改修を行うことで，より自立して日常生活を送れます．

③**関節可動域訓練の重要性**：痙縮の進行を抑え，関節の可動域を維持するためには，定期的な関節可動域訓練が欠かせません．これには患者自身が能動的に関節を動かす能動的訓練と，セラピストが患者の関節を動かす受動的訓練の両方が含まれます．

エビデンス：レビューでは，脳卒中やその他の神経学的症状に続発する痙縮の管理について説明しています．また，上位運動ニューロン症候群の複雑さと患者の個性により，強力なランダム化対照試験データ化が難しいとも報告しています．治療としては，薬物療法の効果は限られ，ボツリヌス毒素の筋内注射が一般的な治療選択肢となっています[3]．

新人さんはここに注意！

住居改修における適切性の欠如：患者の家庭環境の全体像を無視すると，実用性に欠ける改修を施すことがあります．不必要な手すりを取りつけることが，住宅内の移動を阻害し，患者の日常的な動きを制限する可能性があります．このような過度な改修は，患者の自立性を損ない，依存性を増大させ，学習された無力感につながりかねません．

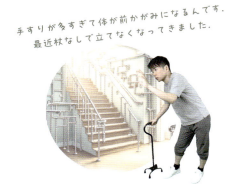

手すりが多すぎて体が前かがみになるんです．最近杖なしで立てなくなってきました．

10 延髄 薄束核/楔状束核 gracile nucleus/cuneate nucleus

文献は ➡ 337 頁

● 部位
薄束核と楔状束核は脳幹の延髄背側にあり，薄束核は内側に位置し，楔状束核は外側に位置します．

● 血液供給
主に椎骨動脈の枝，特に後下小脳動脈(PICA)から供給されます．

● 神経ネットワーク
脊髄後索から感覚入力を受けます．薄束核は下半身から触覚と固有受容感覚(身体部位の相対的位置の感覚)の入力を受け，楔状束核は上半身(T6レベルより上)から同様の入力を受けます[1]．これらの核でシナプスが形成された後，感覚情報は内側毛帯を介して視床後外側腹側核(VPL)に伝達されます．

● 病態像
これらの核やその経路が損傷すると，病変部より下側の身体の同じ側の微細な触覚，振動，固有感覚を失うことがあります．感覚性運動失調(sensory ataxia)は，筋力低下による調整の喪失ではなく，固有受容感覚フィードバックの喪失が特徴です．患者は足の幅を広くして歩くワイドベース歩行を示し，特に視覚的な誘導が利用できない場合(暗闇での歩行など)，細かい運動制御を必要とする作業に困難を感じる可能性があります．

● 画像読解ポイント(図1)[2]：詳しくは動画ご参照．

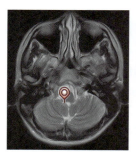

薄束核/楔状束核

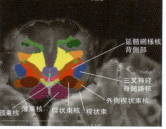

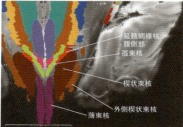

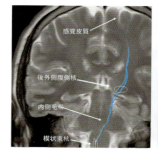

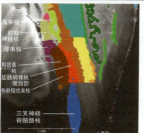

図1 薄束核/楔状束核のMRI
〔http://fibratlas.univ-tours.fr/mediawiki/index.php/Cuneate_nucleus accessed 2023.10.09 より〕

> **ランドマーク** 薄束核は延髄の背側表面，かつ，内側に位置しており，楔状束核からみて内側にあります．

観察ポイント

☑ **力加減は？**：微細な触覚の識別が困難になったり，物体を触る際の感覚や立体認知に苦労します．物の質感の識別や，物をつかむ際の力加減のコントロールが難しくなることが考えられます．また，振動を感知することが困難な場合もあります．

☑ **目で確認せず作業は可能か？**：自分の身体の部位が空間のどこにあるのかを，目で見ずに把握することが困難な場合があります．コップの水に手を伸ばすなど，本来ならば手足を見ず行える作業の場面で観察されます．

☑ **失調の出現は？**：体性感覚に影響を受けると，運動失調の兆候を示すことがあります．歩行時やバランスをとろうとしているときに観察されます．

☑ **つまずきに対する反応は？**：深部腱反射が変化することがあり，物を持ち上げようと苦労したり，歩行中に予期せずつまずいたりしたときに異常な反応として出現します．

臨床へのヒント[3]

①**感覚再教育**：感覚障害を有する患者が感覚を再認識するように訓練を行います．

- **触覚刺激の使用**
  さまざまな素材(例：コットン，ウール，ゴム，紙やすり)を触って感じてもらいます．
  患者が目を閉じて，手や足にこれらの素材を当てて，なんの素材かを識別します．

- **振動刺激**
  振動を発する機器やツールを使用して，患者の感覚を刺激します．
  患者が振動の強度や位置を識別できるようになるまで繰り返します．

- **障害物の認識**
  患者が目を閉じて，さまざまな物体(ボール，ブロック，鍵)を識別します．

②**視覚的代償**：感覚障害を補完するために，視覚を最大限に活用します．

- **環境の整理**
  家具や障害物が動かないように調整します．
  明るい照明を使用して，部屋を明るく調整します．

- **視覚的合図の使用**
  物品の把持や歩行時などの動作時に，目で確認するように習慣化します．
  物品の位置や形を明確に識別できるように，色や形の異なる物を使用します．

- **鏡の使用**
  視覚的なフィードバックのため，鏡で動作を確認します．

新人さんはここに注意！

視覚的代償の過度な依存：視覚的代償は治療上重要ですが，これに過度に依存すると，ほかの代償機構の回復が妨げられるおそれがあります．これは感覚モダリティの不均衡を引き起こす可能性があります．

動画 姿勢制御 →

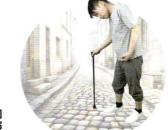

前を向けといわれても，怖いから下を見るんです．

10 延髄 脳神経核 IX・X・XI・XII

文献は ➡ 337 頁

脳神経核の解剖を図1¹⁾に示します．

舌咽神経（IX）

迷走神経のすぐ前方の延髄から発生します．頸静脈孔を通って頭蓋骨から出ます．

- **感覚**：舌の奥，扁桃腺，咽頭，中耳の感覚神経支配を担当します．舌の後1/3での味の感覚，頸動脈小体および頸動脈洞と副鼻腔の化学・圧受容器を介した血液ガスと血圧レベルの監視が含まれます．
- **運動**：嚥下と発語に関与する茎突咽頭筋に運動神経支配を行います．
- **副交感神経**：耳下腺からの唾液の分泌において副交感神経の役割もあります．

迷走神経（X）

頸静脈孔を通って頭蓋骨を通過し，頸部，胸部，腹部まで下行します．

- **感覚**：耳の皮膚，外耳道の一部，喉の粘膜の感覚神経支配を担当します．また，胸部および腹部臓器からの感覚入力も行います．心臓，肺，消化器系の自律神経調節に重要な役割を果たしています．
- **運動**：嚥下と発語に重要な喉と軟口蓋の筋に運動線維の神経信号を伝達します．
- **副交感神経**：副交感神経系の主要な構成要素であり，心臓，肺，消化器系の平滑筋や腺を制御します．心拍数，胃腸の運動性，消化液の分泌などの重要な機能を調節します．

副神経（XI）

副神経には延髄にある疑核を運動神経核とする延髄根と，第2頸椎から第5頸椎の前角外側にある副神経核を運動神経核とする脊髄根があり，これら2つは結合し，頸静脈孔を通って頭蓋骨から出ます．その後，前者はさらに分かれて内枝となり，迷走神経と合流し反回神経の一部となって咽頭や喉頭部の筋群を，後者は外枝となり胸鎖乳突筋と僧帽筋を支配しています．

- **運動**：胸鎖乳突筋と僧帽筋に運動神経を供給し，頭部の回旋と肩の運動を可能にします．

舌下神経（XII）

延髄の舌下神経核から起こります．舌下神経管を通って頭蓋骨を出て，舌根に移動します．

- **運動**：口蓋舌筋（迷走神経によって神経支配される）を除く，舌の内在筋（舌の形状を変える）および外在筋のほとんど（舌の位置を変える）を支配します．発語，嚥下，咀嚼時の食物の操作に重要です．

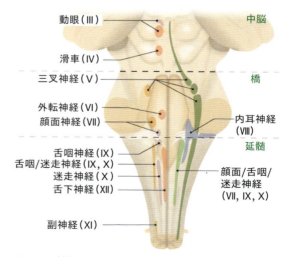

図1 脳神経のシェーマ
〔https://radiopaedia.org/articles/nucleus-ambiguous accessed 2023.10.09 より〕

観察ポイント

- ☑ **嚥下と会話は？（舌咽神経と迷走神経）**：食事中に患者の嚥下能力を観察することができます．飲み込みにくい，咳き込む，声がしゃがれるなどの症状があれば，これらの神経に障害がある可能性があります．嗄声や声の変化は迷走神経の問題を示唆します．
- ☑ **肩や頸部の動きは？（副神経）**：患者が服を着たり，上半身の運動をしたりしているときに，肩が下垂していないか，片側の腕が上がりにくくなっていないかを観察します．また頸部を左右に向けるように促し，片側のわずかな抵抗に逆らって頸部を回旋するのに苦労しているか観察を行います．
- ☑ **舌の動きは？（舌下神経）**：患者の会話中または食事中に，舌の動きに非対称性がないか観察します．患者が誤って片側の舌を噛んでしまうと訴える場合，舌下神経に問題がある可能性があります．舌の逸脱や筋の衰えも確認します．

臨床へのヒント

① 舌神経（IX）と迷走神経（X）[2,3]
- 嚥下訓練：努力性嚥下法，Mendelsohn（メンデルゾーン）法，舌根部を強化する運動などがあります．
- 呼吸法：迷走神経は副交感神経に関与するため，深呼吸は迷走神経刺激に役立ちます．

② 副神経（XI）
- 頸部と肩周囲の強化：抵抗バンドを使用してわずかな抵抗を与え，頸部を回旋したり肩をすくめたりします．
- 関節可動域訓練：柔軟性を維持するために，頸部のストレッチや肩回しを行います．
- 更衣：腕を頭上や体全体に動かす必要のあるシャツやジャケットを着るように促します．

③ 舌下神経（XII）
- 舌の強化：舌圧子や頬に舌を押し当て，その圧力に抵抗するように患者に促します．
- 舌の運動：舌を突き出したり左右に動かしたりする運動は，舌の巧緻性を向上させます．
- 口腔衛生活動：歯磨きやマウスウォッシュを積極的に行うように促します．

エビデンス：症例報告では，副神経損傷後の癒着性関節包炎のまれな例を取り上げています．患者は神経筋電気刺激療法を含む理学療法を受け，5か月以内に筋機能がほぼ完全に回復しました．複雑な症例の管理における**正確な診断とオーダーメイドの理学療法の重要性**を強調しています[2]．

新人さんはここに注意！

口腔衛生の管理不足：不適切な口腔衛生は，口内で有害な細菌の増殖を促進し，肺炎のリスクを高める可能性があります．職種に関係なく，一定レベルの口腔内評価・管理能力は備えておくべきです．

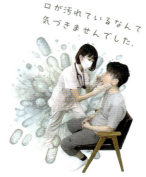
口が汚れているなんて気づきませんでした．

10 延髄

> 引用文献

延髄背側 ➡ 318頁

1) Puppala S, et al：Dorsal medullary cavernous hemangioma presenting as obstinate hiccups and its surgical treatment：Illustrative case. J Neurosurg Case Lessons 5：CASE22336, 2023
2) Bolser DC, et al：Role of the dorsal medulla in the neurogenesis of airway protection. Pulm Pharmacol Ther 35：105-110, 2015
3) Anatomy and physiology introduction. OpenStax
https://openstax.org/books/anatomy-and-physiology/pages/1-introduction accessed 2024.05.16
4) Yang Y, et al：The effects of pursed lip breathing combined with diaphragmatic breathing on pulmonary function and exercise capacity in patients with COPD：A systematic review and meta-analysis. Physiother Theory Pract 38：847-857, 2022
5) Brinkman JE, et al：Physiology, respiratory drive. In：StatPearls [Internet]. StatPearls Publishing, Treasure Island (FL), 2023
6) Stein W：Sensory input to central pattern generators. In：Jaeger D, et al：Encyclopedia of computational neuroscience, 2nd edition. pp3082-3090, Springer, 2022

延髄腹側 ➡ 322頁

1) Sciacca S, et al：Midbrain, pons, and medulla：Anatomy and syndromes. RadioGraphics, 39：1110-1125, 2019
https://pubs.rsna.org/doi/full/10.1148/rg.2019180126 accessed 2024.05.16
2) Medulla oblongata. Health Jade, 2019
https://healthjade.net/medulla-oblongata/ accessed 2024.05.16
3) Sved AF, et al：Brainstem mechanisms of hypertension：Role of the rostral ventrolateral medulla. Curr Hypertens Rep 5：262-268, 2003
4) Sun W, et al：A review of recent advances in vital signals monitoring of sports and health via flexible wearable sensors. Sensors (Basel) 22：7784, 2022
5) Haveman ME, et al：Continuous monitoring of vital signs with wearable sensors during daily life activities：Validation study. JMIR Form Res 6：e30863, 2022

下オリーブ核 ➡ 324頁

1) Medulla-Internal Structure of Brainstem. BrainKart.com
https://www.brainkart.com/article/Medulla---Internal-Structure-of-Brainstem_18970/ accessed 2024.05.16
2) Desclin JC：Histological evidence supporting the inferior olive as the major source of cerebellar climbing fibers in the rat. Brain Res 77：365-384, 1974
3) Schweighofer N, et al：Role of the olivo-cerebellar complex in motor learning and control. Front Neural Circuits 7：94, 2013
4) Wang YL, et al：A meta-analysis of case studies and clinical characteristics of hypertrophic olivary degeneration secondary to brainstem infarction. J Integr Neurosci 19：507-511, 2020
5) https://radiopaedia.org/articles/triangle-of-Guillain-and-Mollaret accessed 2023.10.09
6) Ohshiro Y：A new neurological screening approach for diagnosing brainstem infarction using the calling method and familiar voices. Medicina (Kaunas) 59：1344, 2023

孤束核 ➡ 326 頁

1) Lordanova R, et al：Neuroanatomy, medulla oblongata. 2023. In：StatPearls[Internet]. StatPearls Publishing, Treasure Island(FL), 2024
2) Jean A：[The nucleus tractus solitarius：neuroanatomic, neurochemical and functional aspects]. Arch Int Physiol Biochim Biophys 99：A3-A52, 1991
3) Potts JT：Neural circuits controlling cardiorespiratory responses：baroreceptor and somatic afferents in the nucleus tractus solitarius. Clin Exp Pharmacol Physiol 29：103-111, 2002
4) Gowda SN, et al：Brainstem stroke. In：StatPearls[Internet]. StatPearls Publishing, Treasure Island(FL), 2024

疑核 ➡ 328 頁

1) Lang IM：Brain stem control of the phases of swallowing. Dysphagia 24：333-348, 2009
2) Palma JA, et al：Neural control of the heart：Recent concepts and clinical correlations. Neurology 83：261-271, 2014
3) Feher J：Quantitative human physiology：An introduction, second edition. Elsevier, 2017
4) http://fibratlas.univ-tours.fr/mediawiki/index.php/Ambiguus_nucleus accessed 2023.10.09
5) Chiaramonte R, et al：Dysarthria and stroke. The effectiveness of speech rehabilitation. A systematic review and meta-analysis of the studies. Eur J Phys Rehabil Med 57：24-43, 2021

延髄錐体 ➡ 330 頁

1) Brandão P, et al：Congenital mirror movements：Lack of decussation of pyramids. Brain 137：e292, 2014
2) Jagiella WM, et al：Bilateral infarction of the medullary pyramids in humans. Neurology 39：21-24, 1989
3) Graham LA：Management of spasticity revisited. Age Ageing 42：435-441, 2013

薄束核/楔状束核 ➡ 332 頁

1) Al-Chalabi M, et al：Neuroanatomy, posterior column(dorsal column). In：StatPearls[Internet]. StatPearls Publishing, Treasure Island(FL), 2023
2) http://fibratlas.univ-tours.fr/mediawiki/index.php/Cuneate_nucleus accessed 2023.10.09
3) Lloyd-Esenkaya T, et al：Multisensory inclusive design with sensory substitution. Cogn Res Princ Implic 5：37, 2020

脳神経核 IX・X・XI・XII ➡ 334 頁

1) https://radiopaedia.org/articles/nucleus-ambiguous accessed 2023.10.09
2) Laska T, et al：Physical therapy for spinal accessory nerve injury complicated by adhesive capsulitis. Phys Ther 81：936-944, 2001
3) Walker HK：Cranial nerves IX and X：The glossopharyngeal and vagus nerves. In：Walker HK, et al(eds)：Clinical methods：The history, physical, and laboratory examinations, 3rd ed. Butterworths, Boston, 1990

11 小脳

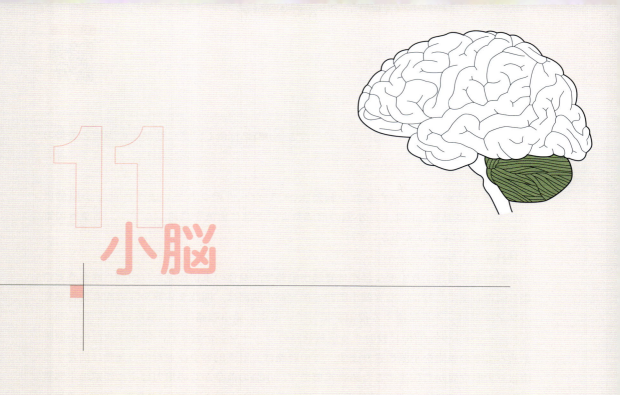

11 小脳 前葉 anterior lobe

文献は ➡ 364 頁

● 部位
小脳の前葉は，小脳の上部，第一裂の前方(吻側)に位置し，主に筋緊張の調節と姿勢の調整[1]を担当しています．

● 血液供給
主に脳底動脈から分岐する上小脳動脈(SCA)から供給されています．前下小脳動脈(AICA)も脳底動脈に由来し，小脳の前部および下部に血液を供給しますが，前葉への寄与は一般に SCA よりも小さいです．

● 神経ネットワーク
小脳前葉に関連する主要な経路は脊髄小脳路で，身体の末梢部分から小脳へ固有感覚情報を伝達します．特に，前脊髄小脳路と後脊髄小脳路は，四肢と体幹からの固有受容感覚のフィードバックを伝達する役割を担っています．橋小脳路は，大脳皮質から橋核(橋にあるニューロンの集合体)に投射する皮質橋路のニューロンが含まれ，橋核は次に中小脳脚を通ってその軸索を小脳に送ります．この経路は，計画的および進行中の運動に関連する情報を大脳皮質から伝達するために重要です．小脳の前葉からの出力は主に深部の小脳核に向けられ，そこから遠心性経路が中枢神経系のさまざまな部分(運動野，脳幹，脊髄など)に投射します．

● 病態像
運動失調(特に歩行)，構音障害(不明瞭な発話)，筋緊張低下，平衡感覚の障害などがあります．

● 画像読解のポイント：詳しくは動画ご参照．

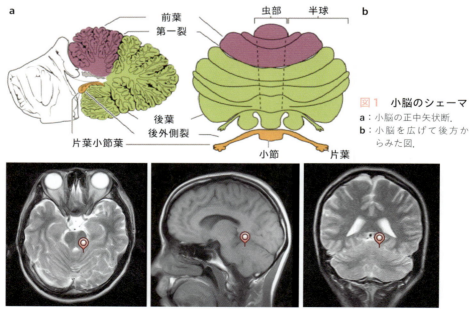

図1 小脳のシェーマ
a：小脳の正中矢状断．
b：小脳を広げて後方からみた図．

前葉

ランドマーク 第一裂は，前葉と後葉の境界を示し，前葉はこの裂の前方に位置します．

観察ポイント

☑ **精密な作業時の動きは？**：全身の調整と協調的な作業を担当します．この部位の障害は，上肢をリーチしたり，靴ひもを結んだりや刃物を扱ったりするときなど，精密さを必要とする作業中に不規則な動きを示し，運動機能の障害を引き起こす可能性があります．

☑ **筋緊張低下の兆候は？**：患者の体位変換，動作介助，リハビリテーションなどの日常的なケア活動中に，筋緊張の評価を行います．筋緊張低下では，筋が弛緩しているように感じたり，予想よりも抵抗感が弱かったりします．

☑ **大股で歩いていないか？**：患者が歩行できる状態であれば，観察を行います．歩行失調やふらつきがあり，大股でふらふらと歩いたりバランスをとろうと足と足の幅を広げたりする（ワイドベース歩行）ようであれば，問題を起こしている可能性があります．

☑ **患者の訴えの原因は？**：バランスが崩れている，または微細な運動技能を必要とする作業が難しい場合には，前葉の問題を示唆している可能性があります．

臨床へのヒント

①**代償戦略指導**：協調運動障害のある患者には，日常生活を容易にするための戦略の指導が大切です．食事中に起こる振戦や協調運動の不具合を軽減するために，重さのある大きめの食器を使用することを勧めます．

②**関節可動域訓練**：定期的な関節可動域訓練は，筋緊張と柔軟性の維持に役立ちます．当初はセラピストが他動で補助する必要がありますが，自主トレを上手く活用しましょう．

③**患者教育**：患者自身が自分の状態を理解し，その対処法を知ることは非常に重要です．そのため，歩行障害を上手にコントロールするための方法，例えば動きをよりゆっくりと慎重にすることなどを，しっかりと伝えることが大切です．床上動作訓練で転倒への対策も指導します．

エビデンス：レビューでは，調整，運動学習，バランスにおける小脳の機能を詳しく調べ，小脳の損傷にあわせたバランストレーニングや補助器具の使用などのリハビリテーションについて検討し，その成果を向上させる理論主導のアプローチを提案しています[2]．

新人さんはここに注意！

食器の選択と患者の能力の無視：運動失調をもつ患者に対して，重い食器が握力をサポートし，食事をとりやすくする効果がある一方，その重さが逆に負担となり，食事の際に不便を感じさせるかもしれません．重い食器の提供は1つの選択肢にすぎず，失調の対策に用いられる上肢への重錘負荷も視野に入れ，慎重に進める必要があります．

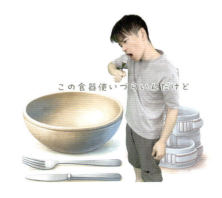

11 小脳　前葉
anterior lobe

🍃 小脳回路を詳しく解説して！（図1）[3]

　小脳回路は，運動制御の調整と微調整，さらには一部の認知機能において重要な役割を果たす複雑なネットワークです．小脳の構造は高度に組織化され，いくつかの層で構成されており，各層にはその全体的な機能に寄与する特定の種類のニューロンが含まれています．

Purkinje（プルキンエ）細胞：これらの細胞は，そのサイズが大きく，興奮性入力を伝える平行線維に垂直な単一平面内に広範囲に広がる精巧な樹状突起により，小脳で最も目立つニューロンです．Purkinje細胞は抑制性GABA作動性であり，小脳皮質の唯一の出力として機能し，その軸索を深部の小脳核に送ります．Purkinje細胞による信号の統合は，運動指令のタイミングと精度にとって不可欠です．

顆粒細胞：これらは脳内で最も小さく，最も数の多いニューロンであり，小脳の顆粒層に密に詰め込まれています．それらは小さいサイズにもかかわらず，苔状線維から興奮性入力を受け取り，これらの入力を軸索である平行線維を通してPurkinje細胞に受け渡すことにより，小脳の機能においてきわめて重要な役割を果たしています．各顆粒細胞の軸索は分子層まで上昇し，そこで分岐してPurkinje細胞の樹状面と垂直に伸びます．このユニークな配置により，1本の平行線維が最大数百のPurkinje細胞と相互連絡することが可能になり，情報の広範な伝達が容易になります．

● 介在ニューロン

　小脳皮質には，次のような数種類の介在ニューロンが含まれています．

Golgi（ゴルジ）細胞：これらの細胞は抑制性であり，顆粒層に存在します．それらは平行線維と苔状線維から入力を受け取り，顆粒細胞にフィードバックを与え，その出力を調節します．

バスケット細胞（籠細胞）：分子層の深部に位置するバスケット細胞は，Purkinje細胞の細胞体および軸索近位部とのシナプス接続を形成する抑制性ニューロンです．それらは，Purkinje細胞の活性を調節し，その結果，小脳皮質の出力を調節するうえで重要な役割を果たします．

星状細胞：分子層の浅部に位置する星状細胞は，Purkinje細胞の樹状突起にシナプスを形成する抑制性ニューロンです．それらはPurkinje細胞応答の微調整に貢献します．

● 入力系

　これらは小脳の2つの主要な求心性線維系です．

苔状線維：脊髄，前庭神経核，橋核などのさまざまな発生源に由来する苔状線維は，小脳に入り，顆粒層で広範囲に分岐します．それらは顆粒細胞およびいくつかの介在ニューロンと興奮性シナプスを形成し，小脳皮質回路を開始します．

登上線維：ほぼ下オリーブ核からのみ生じ，Purkinje細胞の樹状突起上に直接強力な興奮性シナプスを形成します．それぞれの登上線維は単一のPurkinje細胞のまわりを包み，それらの間の相互作用は小脳のエラー修正機能と学習機能にとって重要です．

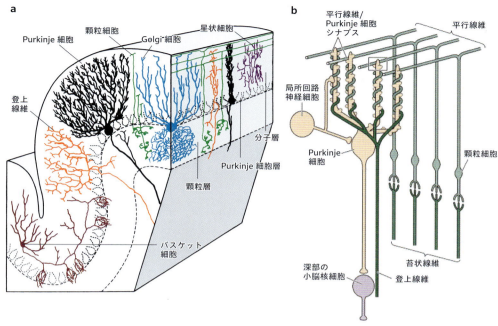

図1　小脳のニューロンと回路
a：小脳皮質のニューロンの種類，**b**：平行線維やほかのニューロンからPurkinje細胞への収束入力．
〔**a**：藤田尚男，他(原著)，岩永俊彦，他(改訂)：標準組織学 各論，第6版，p501，医学書院，2022より一部改変，**b**：Purves D, et al(eds)：Neuroscience, 2nd edition. Sinauer Associates, Sunderland(MA)，2001より〕

● 長期増強と長期抑圧の違い

長期増強(LTE，LTPとも)と長期抑圧(LTS，LTDとも)の両方を含む小脳内の長期シナプス可塑性は，運動学習，調整，および運動指令の微調整のためのメカニズムです．

正確な動きのための運動指令の強化(LTE)

スケートで複雑なスピンやジャンプを練習する際，最初は，バランスを維持したり，望ましいフォームを達成したりするのに苦労します．時間の経過とともに，楽に，より正確にジャンプを実行できる正確なパフォーマンスが実現します．このプロセスは，長期増強(LTE)における小脳の役割に似ており，特定のシナプス接続が強化されて特定の運動パターンの効率が向上します．

不必要または間違った運動指令の排除(LTS)

不必要に上肢を振り回したり，不正確な着地姿勢の癖がついた場合，小脳の役割は，これらの不必要または誤った運動指令を特定して排除することです．時間が経つにつれて，小脳はこれらの非効率な運動パターンの抑制を促進し，より洗練された技術につなげます．小脳機能のこの側面は長期抑圧(LTS)に似ており，効果の低いシナプス接続が弱まるか排除され，運動コマンドが合理化されてパフォーマンスが向上します．

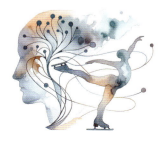

後葉 posterior lobe

文献は➡364頁

部位
後葉は小脳のなかで最も大きい部分です．第一裂の後方に位置し，後外側裂まで伸びています．この領域は感覚情報と運動情報の統合に重要であり[1]，随意運動と運動学習の調整に重要な役割を果たします．

血液供給
後葉への血液供給は，主に後下小脳動脈(PICA)と上小脳動脈(SCA)です．

神経ネットワーク
後葉への主な入力は前葉と同様，大脳皮質から小脳へ情報を伝達する橋小脳路からです．この入力は中小脳脚を経由して伝達されます．小脳奥深くにある歯状核はまず視床に，視床から大脳皮質に投射します．これによりフィードバックループが完成し，運動動作が洗練されます．ほかにも，小脳視床路，小脳辺縁系ループ，オリーブ小脳路，前庭小脳路の接続など多岐に渡ります．図1[2]は小脳全般における入出力をまとめたものです．小脳は，(1)前庭，(2)視覚，(3)固有受容および体性感覚，(4)運動の遠心性コピー信号を含む複数のシステムからの感覚入力（緑色■）を統合します．小脳の出力ニューロンは，視床，海馬，上丘に上行投射を送り，小脳を空間ナビゲーションと自発的な運動制御を仲介する多数の皮質領域（赤色■）に接続します．

病態像
小脳後葉の損傷や病変は，例えば，物に触れたり，標的を指差したりする際に，測定過大や過小する測定障害があります．ほかにも，随意運動時に顕著になる振戦（企図振戦）や急激な変換運動ができない拮抗運動反復障害，複雑な協調運動が困難となります．小脳性認知情動症候群(CCAS)が出現する可能性もあります．

画像読解のポイント：詳しくは動画ご参照．

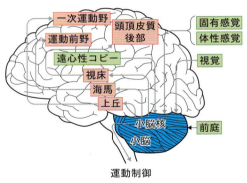

図1 小脳の主な入出力
〔Baumann O, et al：Consensus paper：The role of the cerebellum in perceptual processes. Cerebellum 14：197-220, 2015 より一部改変〕

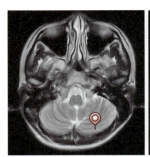
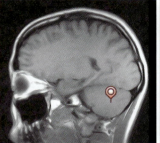
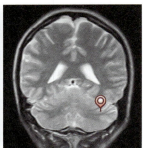

後葉

ランドマーク：前葉と同様に，第一裂を境界線としてその後方に位置します．

観察ポイント

- **計画作成時の混乱は？**：患者が複数の指示に従うのが困難であったり，1日のスケジュールの計画に混乱しているようであれば，問題解決，計画，整理などの実行機能に問題を及ぼしている可能性があります．
- **物の位置や距離の判断は？**：患者が部屋の中を移動するのに苦労したり，物に手を伸ばすときに距離を誤って判断したりしている場合には，空間認知の困難さを示している可能性があります．
- **怒りや自傷の行動は？**：些細なことに過剰に反応し怒りっぽくなる，社交性が低下する，急に自傷行為や攻撃的な行動に走るといった，患者の気分や行動の変化に気づくことがあります．
- **指示内容の理解度は？**：適切な言葉を探すのに苦労したり，まとまりのない文章をつくったり，複雑な指示を理解するのに苦労したりします．

臨床へのヒント[3]

①**認知療法**：問題解決課題では，日常的なシチュエーションを通じて，どのようにその問題を克服するかを検討してもらいます．記憶ゲームでは，カードを使ってペアを見つけるなどの活動が有効です．計画や構成が必要な活動としては，日常のスケジュールの作成や料理のレシピ内の手順の並び替えなどが考えられます．

- **課題の単純化（応用）**：料理の手順を「野菜を切る→炒める→調味料を加える」と一気に説明するのではなく，「ピーマンを洗う→ピーマンを半分に切る→種を取り除く」などの具体的なステップに分けて説明し実施します．

②**空間認知エクササイズ**：距離の推定には，2つの物体の間の距離を視認してから，実際に測定して確認する活動があります．また，物体の配置では，部屋のなかにある物を特定の位置に配置して，後にその配置を覚えて再現するエクササイズが有効です．ナビゲーションの課題としては，地図を使用して特定の目的地までのルートを計画する活動が挙げられます．

- **安全な環境（応用）**：部屋のなかに散乱した物や滑りやすい床材などの障害物を避けることが必要です．

③**言語聴覚療法**：写真やイラストを使用して関連する言葉やフレーズを思い出してもらう練習や，簡単な物語を作成してそれを再話してもらう活動が考えられます．

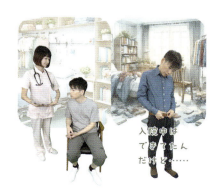

新人さんはここに注意！

日常生活への移行時の配慮不足：問題解決能力を実生活に適用することは，病室など管理された環境での実践よりも難しくなるため，生活場面での評価が必要です．

片葉小節葉 flocculonodular lobe

● 部位
片葉小節葉は，前葉，後葉と並ぶ小脳の3大区画の1つで，2種類の小葉から構成されています．片葉は側方に位置し，前庭小脳路を介して前庭系とつながっています．小節は内側にあって，虫部と接触しています．

● 血液供給（図1）[1]
主に後下小脳動脈（PICA）により供給され，程度は低いですが前下小脳動脈（AICA）によっても供給されます．PICAは，片葉小節葉を含む小脳の下部の後方に血液を供給します．小脳扁桃のまわりを包み込み，小脳下部表面を覆うように伸びて，片葉と隣接する小脳皮質に血液を供給します．

AICAは，小脳の下前方部に血液を供給します．特に片葉に隣接する領域および中小脳脚に向かう片葉小節葉の血液供給に寄与する可能性があります．

● 神経ネットワーク
主要な経路は前庭小脳路となります．前庭小脳路は，平衡感覚と空間認識に重要な前庭器官（三半規管，卵形嚢，球形嚢）からの入力を受け取ります．片葉小節葉は前庭神経核に出力し，脊髄を介して姿勢調節に，脳神経を介して眼球運動に影響を与えます[2]．

● 病態像
めまいや嘔吐，眼球運動障害（サッケードの困難）などの前庭障害が生じます．

● 画像読解のポイント：詳しくは動画ご参照．

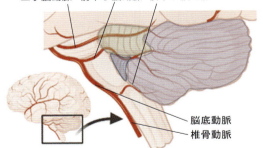

図1 片葉小節葉と動脈の模式図
〔Muller Ewald VA, et al：Neuropsychiatric outcomes following strokes involving the cerebellum：A retrospective cohort study. Front Neurosci 17：1203488, 2023 より〕

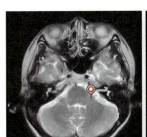 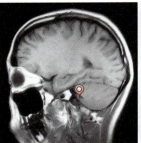 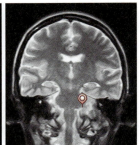

片葉小節葉

> **ランドマーク** 片葉は正中線の両側，第四脳室の両側に位置する2つの小さな丸い小葉状構造で，小節は片葉の中央部分の虫部の前方に位置します．

🔻 観察ポイント

- ✅ **起立動作における困難さは？**：立ち上がり時の動揺や歩行時のつまずきに注意を払う必要があります．特に，ベッドや椅子からの起立時にこの問題が顕著に現れることが多くあります．
- ✅ **対話中の眼球の動きは？**：眼球が痙攣したように動いたり動揺したりする眼振は，患者との対話中や，患者が物や人に注意を向けている際に観察されることがあります．
- ✅ **日常動作における運動失調は？**：筋の自発的な調整の欠如は，コップをつかむ，靴ひもを結ぶ，または階段昇降などの動作で観察されることがあります．
- ✅ **めまいの兆候は？**：歩行中に家具につかまったり，吐き気を感じたりするなど，めまいやふらつきの兆候が出現しているか観察を行います．

💧 臨床へのヒント[3, 4]

①**動作の速度に注意**：めまいを抱える患者は，特に座っている状態から立ち上がるときや視線の方向を変える際にはゆっくりとした動作を心がけることが重要です．素早い動作や急な動きは，めまいの症状を悪化させる可能性があります．

②**安全な体勢や動作の指導**：めまいを引き起こす可能性がある姿勢や動作を避けることが大切です．首を急に回す，上を向くなどが挙げられます．これらの動作を避ける，または適切な方法で行うように指導します．

③**感情への対処法の習得**：めまいの際にパニックや不安を感じることがあるので，呼吸法や気をそらす技術など，その場での対処法を学ぶことが重要です．

④**専門的な治療**：前庭リハビリテーションのような専門的な療法が有効な場合があります．前庭系信号の認識を強化し，目や固有感覚との調整を助けるエクササイズを通じて，脳を再教育する療法です．

📖 **エビデンス**：研究では，ウェアラブルロボット「curara®」による脊髄小脳変性症による運動失調患者の歩行能力を2週間にわたって評価し，10メートルの歩行時間や6分間の歩行距離などで大幅な向上がみられ，curara®がセラピスト支援下トレーニングと同様に歩行能力を強化できる可能性が実証されました．ただし，1か月を超える長期的な影響はまだ未確定です[4]．

🟢 新人さんはここに注意！

めまい治療における動作速度の過度な制限：速い動きがめまいを引き起こすことがありますが，過度に遅い動きは患者の回復や機能的な動きの向上を妨げる可能性があります．めまいの誘発因子，患者の生活機能における影響，および潜在的な神経可塑性の領域を特定し，これらの要因に基づいた治療計画を策定することが重要です．

動画 めまい →

小脳 虫部 *vermis*

文献は ➡ 364 頁

● 部位
虫部は小脳の正中，両小脳半球の間に位置します．複数の小葉からなり，小脳の前部（第一裂の前方）から後部まで伸びています．

● 血液供給
主に上小脳動脈（SCA）と後下小脳動脈（PICA）の枝からで，前下小脳動脈（AICA）も一部寄与します．SCA は主に虫部の上部を供給します．PICA は主に虫部の下後方部分，AICA は虫部の下前方部分に供給します．

● 神経ネットワーク
脊髄小脳路は，体性感覚情報を伝達する重要な役割を担っています．脊髄小脳路は固有感覚情報の伝達に重要な役割を果たしています．脊髄小脳からの出力は，深部の小脳核の 1 つである室頂核を介して，下行性運動系に影響を与え，体幹筋および近位筋の活動に影響を与えます．

神経ネットワークとして，**小脳視床路**において虫部は，深部小脳核（特に室頂核）を通って視床に接続し，その後，運動野および運動前野領域に接続します．この回路は，動きと運動計画の調整に重要です．**小脳網様体路**における虫部は，網様体に影響を与え，自律機能の制御と動きの調整，特に姿勢や歩行に関連する動きの調整に役割を果たします．最近の研究[1]では，虫部を含む小脳が，海馬や扁桃体を含む大脳辺縁系との接続を通じて認知および感情の処理に関与していることが示唆されています．

● 病態像
虫部に損傷や病変が生じると，体幹失調による立位時の体幹のふらつきやワイドベース歩行，視線を一方向に維持しようとする際の注視眼振も生じます．

📖 **エビデンス**：Konosu A ら[2]の研究では，ラットモデルを使用して，特に外部刺激（外乱）に応答した予測的姿勢制御における小脳虫部の役割を調べています．病変群のみが小脳虫部の第Ⅳ～Ⅷ小葉に標的病変をもっていました．加えて，病変のない温存群と比較して病変群では学習効率が有意に低く，小脳虫部が予測的姿勢制御の学習効率に寄与していることが示唆されました．

● 画像読解のポイント：詳しくは動画ご参照．

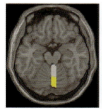
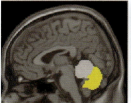
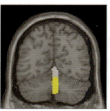
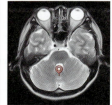

灰色：前方虫部（第Ⅰ～Ⅴ小葉），黄色：後方虫部（第Ⅵ～Ⅸ小葉）

虫部

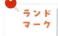
ランドマーク：虫部は両小脳半球の中央に位置します．中脳・橋レベルでは確認できますが，延髄レベルで中央に確認できる構造物は小脳扁桃であるため注意．橋レベルでは虫部前方に虫部小節が位置します．

🩸 観察ポイント

☑ **転倒に対する対策は？**：大股での歩行(ワイドベース歩行)，動作時の動揺，バランス保持の困難さ，易転倒性を認めます．患者が病棟内を歩いているとき，トイレに行くとき，リハビリテーションを受けているときなどに観察します．

☑ **眼振の日常生活への影響は？**：眼振などの異常な眼球運動は，患者が視線を集中させようとしているときや，動いているものを追跡しているときなど，日常的な関わりのなかで観察することが可能です．

☑ **手足のコントロール不良は？**：握力の低下や，手足の動きをうまくコントロールできないといった症状が，患者の動作を介助しているときや，患者が物をつかもうとしているときに観察されることがあります．

☑ **姿勢の傾きの出現は？**：姿勢の不調や安定性の低下，一方向への傾斜，前屈などが生じ，適切な直立姿勢を維持することが難しくなることが観察されます．

💧 臨床へのヒント

① **視覚セラピー**：眼振がある場合は，視覚療法(vision therapy)が有効です．眼球運動をコントロールし，集中力を高め，周辺視野の認識を高めるエクササイズを実施します．

② **転倒予防**：歩行とバランスへの影響を考慮すると，転倒予防に重点をおくことがきわめて重要になります．より安全な歩行のための戦略を患者に伝えること，必要に応じて補助器具を使用すること，つまずきの危険がない生活環境を確保することなどが含まれます．

③ **視覚の適応戦略**：視覚的な障害や変化に適応するための方法として，頭部をゆっくりと回転させる，特定の視覚的な合図や目印を利用するなどの手段があります．これにより，集中力を高めたり，視界の中の物体をより正確に認識することが可能になります．

④ **補助器具の使用**：筋力や筋緊張の低下が日常生活に影響を及ぼす場合，多くの補助器具が役立つ場合があります．例えば，握力が弱い場合はハンドグリップを使用したり，持ちにくい食器や衣服を扱いやすくするための特別な道具を利用することで，QOLを向上させることができます．

🟢 新人さんはここに注意！

不適切な抵抗トレーニングのリスク：過度な抵抗運動や反復練習は時に逆効果を招くことがあります．特に筋緊張が低下している患者に対しては，代償動作や転倒のリスク，筋損傷が増加するおそれがあります．力学的システムにおける過度なストレス(応力)は，システムの限界を超えた時に構造的損傷を引き起こす可能性があり，応力-ひずみ曲線をふまえた抵抗運動が重要です．

11 小脳

小脳半球 cerebellar hemisphere

文献は → 364 頁

● 部位(図1)[1]

小脳半球は，小脳の外側で虫部を挟む2つの大きな部分です．小脳半球は，虫部および中間部よりも突出して大きく，前葉と後葉の両方に属しています．小脳半球は，運動の計画，開始，タイミング，特に四肢の微細で協調的な運動に重要です[2]．

● 血液供給

小脳半球は，上小脳動脈(SCA)，前下小脳動脈(AICA)，後下小脳動脈(PICA)の3大小脳動脈すべてから枝分かれして血管が通っています．

● 神経ネットワーク

入力は主に橋小脳路からです．この経路はまず皮質橋路を通して大脳皮質から橋核に，そして小脳に情報を伝達します．出力の大部分は小脳半球に位置する歯状核から発信されます．歯状核からの線維は上小脳脚を介して主に大脳皮質へと向かいます．これらの線維は，赤核や視床を経由し，大脳皮質へ到達する前に交差します．その後，大脳皮質からの指令は脳幹脊髄レベルで交差して，最終的には身体の同側に影響を与えることになります．臨床では小脳損傷の場合，同側に失調症状が出現する理由は上記の経路をたどるためです．ほかにも同側からの感覚入力(脊髄小脳路，前庭脊髄路など)と同側の運動核(網様体や前庭神経核，脊髄など)への出力が多いことも理由です．

● 画像読解のポイント：詳しくは動画ご参照．

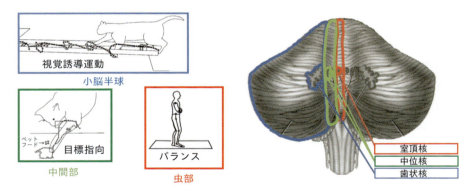

図1 虫部，半球中間部，半球外側部の機能
〔Ilg W, et al：Gait ataxia--specific cerebellar influences and their rehabilitation. Mov Disord 28：1566-1575, 2013 より〕

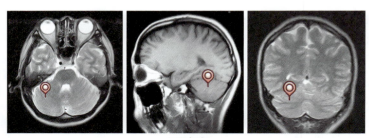

小脳半球

> **ランドマーク**　小脳半球は中央に位置する虫部以外の大きな構造物で，前葉・後葉どちらにも属します．延髄レベルでは小脳扁桃の両側にあります．

🔴 観察ポイント

☑ **運動失調が出現するタイミングは？**：小脳半球の損傷で最も観察される兆候は，協調運動障害（運動失調）です．食事，書字，衣服のボタン留めなど，細かい運動制御を必要とする作業で観察されます．

☑ **物に触れるまでのふるえは？**：物に向けて上肢をリーチしたり，特定のポイントに触れようとしたりするときに，振戦として出現することがあります．

☑ **話し方に遅れは？**：話し方が以前より遅くなったり，小さくなったり，聞き取りにくいといった構音障害や不明瞭な発語が観察されます．

☑ **バランス喪失の兆候は？**：不安定な歩行やふらつきがみられることがあります．この状態は運動の協調性の欠如と関連しており，歩行時のバランスの喪失やつまずきを引き起こす可能性があります．

🔵 臨床へのヒント[3]

①微細運動技能のトレーニング

- **ビーズの糸通し**：色・サイズ別にビーズを分類し，それを細い糸に通します．
- **ピンセットを使った作業**：小さい物やコインをピンセットでつかんで，指定された容器に移すことは，手の巧緻性を高めるのに役立ちます．
- **ボタンやジッパーの操作**：さまざまなサイズのボタンやジッパーを取り扱う衣類を使用して，日常的な動作の練習をします．
- **ターゲットタッチ**：壁に色とりどりのステッカーを貼り，指定された順番やパターンでタッチすることで，リーチ動作の正確さを向上させます．

②呼吸コントロール

- **深呼吸の練習**：腹式呼吸を意識しながら，ゆっくりと息を吸い，同じくゆっくりと息を吐き出します．
- **呼気のコントロール**：呼吸を止めずに，長く継続的に音を出す練習をします．例えば，"あ"の音を長く伸ばしながら吐息を出します．
- **呼吸と発声の連動**：一呼吸でできるだけ多くの単語を言う練習や，呼吸のタイミングを変えながら文章を読む練習をします．
- **声の特性に焦点を当てた練習**：声の高低や強弱を変えて歌を歌ったり，特定の音程や音量で行います．

🟢 新人さんはここに注意！

声の過剰矯正の弊害：音程や声量の調整は重要ですが，過度な調整は逆効果を招くことがあります．治療の目標は，自然で心地よい声を実現することであるべきです．

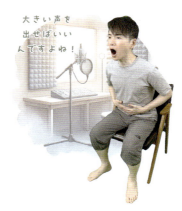

室頂核 fastigial nucleus

● **部位**(図1)[1]

小脳の内側に位置し，歯状核，栓状核，球状核も含む深部にある小脳核の一部を形成しています．室頂核はこれらの深部核の最も内側にあり，正中線近く，第四脳室のすぐ外側に位置します．

● **血液供給**

上小脳動脈(SCA)，前下小脳動脈(AICA)，および後下小脳動脈(PICA)の3つの動脈から供給されます．

● **神経ネットワーク**

室頂核は，主に虫部や前庭および脊髄小脳路からの求心性神経からの入力を受けます．出力は主に前庭神経核と網様体に投射し，姿勢と平衡感覚を仲介するのに役立っています．また，視床の外側腹側核(VL)にも投射し，大脳皮質を経由して感覚情報と運動計画の統合に寄与します．

● **病態像**

不安定な歩行と転倒傾向となる体幹失調が生じます．安定した姿勢を保つことが困難となり，眼振や視線保持障害なども出現します．図2[2]は先行随伴性姿勢調節(APA)における小脳と大脳基底核の役割を示しています．小脳と大脳基底核は，頭頂連合野から環境文脈とボディスキーマに関する情報を，補足運動野と運動前野から運動目標に関する情報を受け取ります．大脳基底核の役割は意図した動作に必要な筋を決定することです．どの筋を活動させ(興奮させ)，どの筋を活動させない(抑制させる)かを決定します．一方，小脳の役割は，使う筋を決めるのではなく，選択された筋が適切なタイミングで協調して働くようにすることです．

● **画像読解のポイント**：詳しくは動画ご参照．

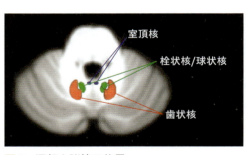

図1 深部小脳核の位置

〔Schlerf J, et al：Big challenges from the little brain-Imaging the cerebellum. Advanced brain neuroimaging topics in health and disease-Methods and applications. InTech, 2014 https://www.intechopen.com/chapters/46098 accessed 2024.05.16 より一部改変〕

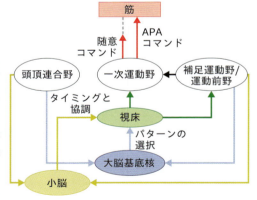

図2 APAにおける小脳と大脳基底核の役割

〔Marchese SM, et al：Overview of the cerebellar function in anticipatory postural adjustments and of the compensatory mechanisms developing in neural dysfunctions. Appl Sci 10 (15)：5088, 2020 https://doi.org/10.3390/app10155088 accessed 2024.05.16 より〕

> **ランドマーク** 歯状核や中位核の前内方に位置します．しかし，深部小脳核のうち室頂核はサイズが小さくその他構造物との区別は困難な可能性があります．

観察ポイント

- **起き上がりや歩行の安定性は？**：患者の安定性を観察します．前庭性の失調により，大股歩行が不安定であったり，支持がないと立つのが難しかったり，動揺したり，片側に転倒したりする傾向があります．
- **直立姿勢の維持は？**：室頂核に問題がある患者は，座位時に直立姿勢を保つのが困難な場合があります．このため，体幹の傾斜や動揺，普段よりも両手で身体を支持する動作がよく観察されます．
- **焦点は合わせられるか？**：ペンや看護師の指先など単純な物体に焦点を合わせ，それを追うよう指示したり，患者に会話に参加してもらったりします．この際，眼球運動に異常がないかを確認します．

臨床へのヒント―眼球運動トレーニング

① **前庭リハビリテーションのエクササイズ**：前庭系は，平衡感覚，空間的方向感覚，眼球運動の協調において重要な役割を果たしています．前庭リハビリテーションの1つとしては，注視を安定させるため，頭部を動かしながら静止した対象物に焦点を合わせ続けてもらいます．こうしたエクササイズは，頭部を動かす際に視覚の焦点を維持するのに不可欠な前庭動眼反射(VOR)を強化します．

② **視覚追従および協調運動**：動く振り子を眼で追ったり，視覚発達支援用の迷路を追ったりすることで，眼球運動の協調性を向上させることができます．

③ **視覚的課題を伴う動的歩行活動**：例えば患者の前方にセラピストが立ち，指先を動かしながら患者には指先を追視してもらいつつ歩行練習をします．これは運動系だけでなく，視覚系と前庭系を統合します．運動系と視覚系の相互作用が前提です．

エビデンス：研究では，変性を伴う小脳失調症患者42人を対象に，前庭リハビリテーションがバランスや歩行，めまいなどに及ぼす効果を調査しました．患者たちは視線安定化訓練やバランス訓練などのカスタマイズされた理学療法を受け，バランス感覚の信頼性，転倒リスク，感覚統合の面で向上がみられました[3]．

新人さんはここに注意！

運転時の注意散漫とバランス調整不足：運転中は道路状況に注意し，ハンドル操作や姿勢の保持を正確に行うことが重要です．移動中のナビの確認などは，揺れる環境での集中力が求められます．見たものに基づく迅速で正確な体のコントロールが重要です．

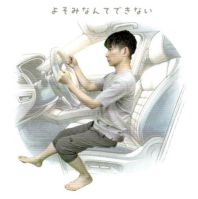

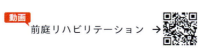

前庭リハビリテーション

栓状核/球状核

emboliform nucleus/globose nucleus

文献は ➡ 365 頁

● 部位
栓状核と球状核は小脳の構成要素であり，これらの核は，小脳内の外側の歯状核と内側の室頂核の間に位置します（表1）．

● 血液供給
栓状核を含む小脳核の血液供給は主に上小脳動脈とその枝からで前下小脳動脈の枝も含まれます．血液供給の正確な分布は個人によって異なり，小脳内に重大な側副循環が存在する可能性があります．

● 神経ネットワーク
栓状核/球状核への主な入力は，小脳皮質の中間帯にある Purkinje 細胞からです．Purkinje 細胞層は主に四肢運動の協調に関係しており，栓状核の機能と一致しています．

栓状核/球状核や歯状核など小脳核からの一次出力は，対側の赤核および視床（前腹側核，外側腹側核）に投射されます（図1）[1]．視床からの投射は運動野と運動前野に送られ，自発的な運動の計画と実行に影響を与えます（図2）[2]．ほかにも，脳幹核と脊髄への投射（網様体や前庭脊髄路）があり，筋緊張，反射，姿勢調節，自律神経系に影響します．

● 画像読解のポイント：詳しくは動画ご参照．

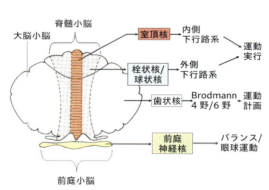

図1 小脳皮質の各領域と深部の小脳核への投射
〔Role of the cerebellum in the coordination of movements and motor Learning. HumanPhysiology. Academy https://humanphysiology.academy/Neurosciences%202015/Chapter%205/P.5%20 Cerebellum.html accessed 2024.05.16 より〕

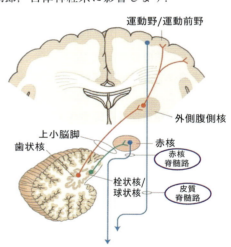

図2 小脳と運動制御の神経経路
〔Italiano C：The cerebellar system https://www.gastroepato.it/en_sistema_cerebellare.htm accessed 2024.05.16 より〕

表1 深部の小脳核の違い

核	解説
歯状核	主に小脳皮質の外側半球からの入力（皮質橋路）を受け取り，対側の赤核や視床へと上小脳脚を通じて出力を送る．これにより，微細な運動の計画や実行に関与する．
栓状核/球状核	小脳半球の中間部からの Purkinje 細胞の入力を受け取り，対側の赤核やその他の脳幹の標的へと投射する．これにより，遠位の四肢の調整に関与する．
室頂核	主に小脳の隆起から Purkinje 細胞の入力を受け取り，脳幹の前庭核や網様体へと投射する．室頂核は，体軸や近位筋の制御に関与し，バランスや歩行に影響を与える．

> **ランドマーク**　歯状核の内側，室頂核の後外側に位置します．しかし，深部にある小脳核のうち栓状核と球状核はサイズが小さく，その他構造物との区別は困難な可能性があります．

観察ポイント

☑ **食器使用時の手のふるえは？**：手が目標に近づくにつれて出現する企図振戦の有無を確認します．例えば，物を拾おうとしているとき，スプーンやフォークを使おうとしているとき，ボタンをかけようとしているときの患者の動作を観察します．

☑ **効率的に身だしなみを整えられているか？**：歯磨きや髪をとかすなどの身だしなみ作業中の患者の観察を行います．栓状核と球状核に病変のある患者は，急激な交互運動を困難にする運動障害を示すことがあります．

☑ **失調性歩行の兆候は？**：ベッドからの起き上がりやトイレまでの動作を観察します．栓状核と球状核に病変がある患者は，広い基底面，不規則なステップ，協調的な足の動きの欠如を特徴とする失調性歩行を示すことがあります．

臨床へのヒント―拮抗運動障害への介入を中心に[3,4]

①**抵抗運動トレーニング**：重錘バンドを使用することで，高速交互運動課題中に生じる可能性のある失調を和らげることができます．重錘をつけることで固有受容感覚フィードバックが得られ，運動制御が向上します．重さで強引に動きを止めるという発想ではなく，固有知覚の入力が増加することで，小脳への感覚フィードバックループが強化され，運動計画と実行に役立つ可能性があります[3]．

②**課題中のリズム聴覚刺激療法（RAS）**：RASでは，メトロノームのようなリズミカルな聴覚的合図を用いて，運動パターンを誘導し，向上させます．整容では，リズムに合わせて髪をとかしたりブラシをかけたりするように患者を誘導し，時間をかけてペースを上げていきます．この聴覚的な入力は，外的なタイミングの手がかりとなり，小脳の動きを同期させるのに役立ちます．

📖 **エビデンス**：研究では，Parkinson（パーキンソン）病患者のRASによる歩行速度・歩幅の向上，歩行リズムの減少が実証されており，運動機能を強化し，転倒のリスクを潜在的に軽減するのにRASが有効であることが示されています．脳卒中リハビリテーションの場合，RASや音楽療法（MT）などの音楽を使用した療法が，上肢機能の向上と運動回復の促進に効果的であることもわかっています[4]．

新人さんはここに注意！

身だしなみ作業の安全配慮不足：小脳機能障害のある患者は，髪をとかす，歯を磨くといった日常的な身だしなみの作業でも，調整やバランスに問題を抱えることがあります．安全で安定した姿勢にあることを確認し，振戦やバランスを崩すリスクがある場合，座位姿勢などの検討を行います．特に立位での洗顔時は閉眼位での体幹屈曲姿勢になるため注意しましょう．

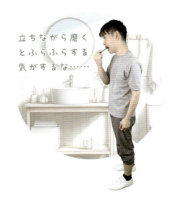

11 小脳 歯状核 *dentate nucleus*

● 部位
歯状核は深部の小脳核のなかで最も大きく、小脳白質の外側に位置します。特徴的なしわ状の、または「歯のような」外観を持ちます（これが「歯状」という名前の由来）。

● 血液供給
歯状核は主に上小脳動脈(SCA)の枝から血液供給を受けています。前下小脳動脈や後下小脳動脈も一部側副経路として寄与する可能性があります。

● 神経ネットワーク
歯状核は、随意運動、認知機能、場合によっては感情プロセスの調整と計画に寄与します。小脳視床路は、複雑な空間的および時間的情報を処理する小脳皮質、特に小脳半球から求心性入力を受け取ります。出力は、対側視床、特に視床の前腹側核および外側腹側核に送ります。これらの視床核は、計画や意思決定などの高次認知機能に関与する前頭前野だけでなく、運動野や運動前野にも投射します。ほかにも、歯状核→赤核→下オリーブ核〔Guillain-Mollaret（ギラン-モラレ）三角〕、網様体、前頭前野などへの接続もあります。

小脳と大脳基底核の両方と連絡を取り合っているのは、脚橋被蓋核(PPTg)です。大脳基底核に典型的な問題があるParkinson（パーキンソン）病(PD)では、小脳にも異常な活動がみられます。興味深いことに、**PDの初期段階では、小脳が大脳基底核の問題を「代償」することが示唆されています**(図1)[1]。PDの症状がすぐには現れないのは、このためかもしれません。しかし、時間が経つにつれて、この小脳からのバックアップは疲弊し、最終的に症状が現れたり悪化したりする一因となる可能性があります。

● 病態像
運動の距離や範囲を判断できず、目標に対して測定過大や測定過小を起こす測定障害や急激な交互運動の困難さ（拮抗運動障害は認知的側面）が出現します。運動開始の遅延なども認知的側面といえます。運動すると悪化する企図振戦や、歩行や四肢の動きに影響を及ぼす協調運動障害も生じます。

● 画像読解のポイント：詳しくは動画ご参照.

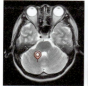
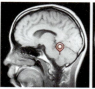
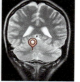

歯状核

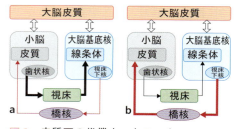

図1 皮質下の代償ネットワーク
a：Parkinson病, **b**：小脳失調.
〔Marchese SM, et al：Overview of the cerebellar function in anticipatory postural adjustments and of the compensatory mechanisms developing in neural dysfunctions. Appl Sci 10(15)：5088, 2020 https://doi.org/10.3390/app10155088 accessed 2024.05.16〕

 歯状核は橋レベルにおいて観察できます。虫部小節のすぐ外側に位置します。磁化率強調画像(SWI)によって区別できる可能性があります。

観察ポイント

☑ **動作開始の遅れは？**：コップ1杯の水を手に取るような作業を開始するまでに顕著な遅れが生じることがあります．これは，小脳が動作の計画と開始に関与するためです．

☑ **運動の分解は？**：多関節の作業を行う際，流れるような協調動作の代わりに，例えば，なにかに手をリーチする際，1つの滑らかな動作ではなく，まず上肢を伸ばし，次に手を開き，最後に握るというように動作の連続性が断たれる可能性があります．

☑ **会話と動作の同時処理は？**：会話に参加する場合，患者はいわれたことを処理するのに時間がかかったり，看護師の話を聞きながら座る位置を調整するなどのマルチタスクに苦労したりすることがあります．

臨床へのヒント─動作開始遅延に対する機能的トレーニングを中心に[1]

①**段階的即時反応訓練**：利用者が反応するのに十分な時間を与える作業から始めます．例えば，柔らかいボールを投げるときは，口頭でカウントダウンを行います．回数を重ねるごとに，カウントダウンの時間を短くしていきます．

②**視覚的/聴覚的手がかりに基づく訓練**：点滅する光，電子音，または画面上の突然の視覚的変化を利用して，ボタンを押す，手を上げるなどの行動を行うように患者に合図を与えます．外部からの合図と動作の迅速な開始を関連づけ，刺激に対するより速い神経反応を強化します．

③**課題の順序性訓練**：例えば，初めはブロックを積み重ね，次に別の場所に移動させ，最後にそれらを特定の順序で並べてもらいます．順序を説明することから始め，各ステップを開始します．

④**アクティビティによるインターバルトレーニング**：ベルが鳴るたびに立ち上がったり座ったりするように，間隔を決めて繰り返し活動してもらいます．徐々に間隔を短くしたり，複雑な動作を加えたりします．

⑤**日常的なシナリオのシミュレーション**：即座の意思決定が必要な模擬シナリオを作成します．例えば，歩行者用信号が点滅する模擬横断歩道を設置し，患者に"渡りだす"タイミングを決めてもらいます．現実に即した日常的なシナリオは，日常的な意思決定に直面したときに，速やかに行動を開始できるよう脳を訓練することができます．

📖 **エビデンス**：小脳は，あらゆる随意運動に伴う無意識の筋活動である先行随伴性姿勢調節（APA）において重要な役割を果たしています．これらの調整は，運動の開始時と実行中に身体とその部分の不安定化を防ぎ，運動パフォーマンスを最適化するために不可欠です．上記訓練は予測しやすい条件をつくることで，運動計画をサポートし，APAに寄与する可能性があります[1]．

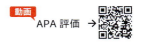
APA 評価 →

前庭小脳, 脊髄小脳, 大脳小脳

文献は ➡ 365 頁

①前庭小脳(図1a)[1]
- 位置：主に片葉小節葉を指します．
- 機能：平衡感覚に直接関与します．また，頭部の動きと関連して眼球運動を調整します．
- 神経ネットワーク：主に前庭神経核と連結しており，内耳からの直接入力(平衡感覚に関連)を受け，平衡感覚と眼球運動に影響を及ぼす出力を送信します(前庭動眼反射，前庭脊髄路など)．
- 病態像：損傷を受けると眼振(制御不能な反復性眼球運動)，めまい，大股で不安定な歩行が生じます．

②脊髄小脳(図1b)[1]
- 位置：主に虫部と中間部，室頂核や栓状核/球状核です．
- 機能：筋緊張を調節し，熟練した随意運動，特に四肢の粗大運動を調整します．
- 神経ネットワーク：主に脊髄から進行中の運動に関する感覚入力を受け，これによってこれらの運動をリアルタイムで調整し，洗練させます(脊髄小脳路)．
- 病態像：測定過大，測定過小，運動失調，または随意運動中の協調性の欠如，随意運動時の企図振戦が生じます．

③大脳小脳(図1c)[1]
- 場所：半球外側部を含み，現代人の小脳の中で最も大きい部分で歯状核が寄与します．
- 機能：運動の計画とタイミング，注意や言語などの認知機能に関与します．
- 神経ネットワーク：大脳皮質との主要な入出力接続を持ちます(皮質橋路，橋小脳路)．運動ニューロンに直接影響を与えることはありませんが，行動計画を洗練させます．
- 病態像：運動開始の遅延や多関節運動が一連の単関節運動に分解される運動の選択性の欠如，認知障害や言語障害も生じることがあります．

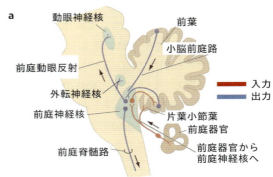
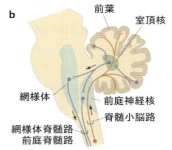
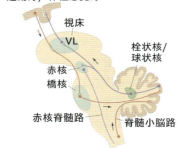

図1 小脳の機能および神経回路
〔Lundy-Ekman L：Neuroscience：fundamentals for rehabilitation, 4th edition. Saunders, 2012 より一部改変〕

🔴 観察ポイント

①前庭小脳

☑ **立位と座位の安定性は？**：手放しでの立位や，ベッドや椅子上での座位姿勢時に体が動揺する可能性があります．これは平衡感覚の障害によるもので，前庭小脳は平衡感覚の調節に役立っています．

☑ **異常な眼球運動の出現は？**：患者が遠くの物や人物，看板などを見ようとすると，眼振や制御不能な反復性の眼球運動がみられることがあります．これは，視線をある地点から別の地点に変えるときに特に顕著になります．

☑ **体位変換時のめまいは？**：ベッドから起き上がったり，横を向いたりするときなど体位を変えるときに，めまいや立ちくらみを訴えることがあります．近くの物や人につかまって身体を支持したり，不快感のために体位変換を拒否したりすることもあります．

②脊髄小脳

☑ **四肢の粗大運動は？**：食事，衣服の着脱，基本的な運動などが困難になります．例えば，コップに入った水を取ろうとして，スムーズに手をリーチできなかったり，振戦を認めたりすることがあります．

☑ **歩行時の足の位置は？**：自発歩行，介助歩行にかかわらず，不規則な歩行を呈するかもしれません．

☑ **振戦は(企図振戦)？**：通話ボタンを押したり，なにかを指差したりするなど，特定の作業を行おうとしている場合，目標に近づくにつれて振戦が明らかになることがあります．

☑ **距離感に問題は(測定障害)？**：対象物をつかもうとしたときに，距離感がつかめず，行きすぎたり足りなかったりします．

③大脳小脳

☑ **簡単な作業での反応遅延は？**：コップ1杯の水を手に取るような簡単な作業を患者に依頼する場合，その動作を開始するまでに顕著な遅れが生じることがあります．これは，小脳が動作の計画と開始に関与しているためです．

☑ **各関節の運動の協調性は？**：例えば，なにかに手をリーチする際，動作の連続性が断たれます．まず上肢を伸ばし，次に手を開き，最後に握るといった動作です．

☑ **マルチタスクは可能か？**：会話に参加する場合，患者はいわれたことを処理するのに時間がかかったり，看護師の話を聞きながら座る位置を調整するなどのマルチタスクに苦労したりすることがあります．

☑ **言語処理の遅延は？**：患者は自己表現に困難を示すことがあり，吃ったり，言葉を探したりすることがあります．これは，小脳が言語に関連するいくつかの過程に関与しているためです．

11 小脳 前庭小脳，脊髄小脳，大脳小脳

● 野球のバッターに例えると

①前庭小脳（片葉小節葉）

この領域がバランスと眼球運動に関与することは，打者にとって非常に重要です．ボールが入ってくると，打者は効果的にスイングを開始するために安定した姿勢を維持する必要があります．前庭小脳は，打者が滑らかな眼球運動でボールの軌道を追跡し，最適な姿勢バランスと準備ができるように立ち位置を調整し，前庭からの入力を統合して身体の動作中にも頭部と眼球を安定させます．

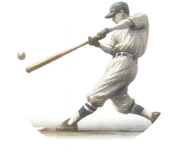

②脊髄小脳（虫部/室頂核/栓状核/球状核）

脊髄小脳は，関連する核を含めて，スイング中の継続的な体幹と四肢の動きの調整と修正にきわめて重要です．打者がスイングを開始すると，この領域によって動作はスムーズで力強く，入ってくるボールとバットを正確に一致させるように調整されます．虫部の深部に位置する室頂核は，身体全体のバランスと姿勢の維持に特に関与しており，一方，中位核（球状核および栓状核を含む）は，スイングの正確なタイミングと出力に必要な上下肢の動作を微調整します．

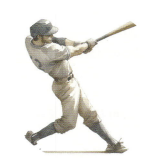

③大脳小脳（小脳半球/歯状核）

スイングの計画，運動学習，さまざまな投球スタイルやスピードへの適応に不可欠です．大脳小脳は，歯状核や大脳皮質との接続を通じて，打者が投手の送球を予測し，スイングの種類を決定し，学習した精度で実行できるようにする高次の処理に関与しています．また，打者がさまざまな投手に対して経験を積むことで，過去の投球から学習して将来の投球を予測して反応したり，時間の経過とともにスイングを適応させたりするためにも重要です．

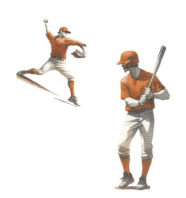

まとめると，打者がバランスと基礎的姿勢を維持しながら，ボールを眼球で追跡し（前庭小脳），スムーズで調和のとれた体幹と上下肢の運動を実行し（脊髄小脳），複雑な計画や学習に従事できる（大脳小脳）ように働きます．この統合された小脳の活動により，打者は投手の動作に効果的に反応し，スピード，軌道，球種に合わせてスイングをリアルタイムで調整することができます．

小脳のフィードバックシステムを野球に例えると

①運動指令

大脳，特に運動野は，随意運動の最初の計画と開始を担当します．打者が投球でスイングすることを決定すると，運動皮質は，スイングに関与する筋肉の動作計画である運動指令を生成します．ここで，スイングの意思決定，タイミングが計画されます（図2）[2]．

②遠心性コピー

打者が投手からのボールに対してスイングを決定するところを想像してみてください．運動指令（スイングの計画）が脳から筋肉（効果器）に送信されると，この指令のコピー（遠心性コピー）が同時に小脳（予測器）に送信されます．この遠心性コピーの役割は，身体が何をすべきかを小脳が事前に知ることです．これにより，小脳はスイングから生じる予想される感覚フィードバックを予測し，それを実際の感覚フィードバックと比較することができます．メールを例にすると，特定の友人に直接メールを送りますが，同時にそのCCでほかの人にも送るイメージです．この場合，直接メールを受け取る友人は脳から筋への運動指令に相当し，CCのメンバーは小脳に相当します．

遠心性コピーの役割は，メール送信に対する小脳（CCのメンバー）に「予備知識」を提供することです．あなたが特定の友人にメールを送ったことをCCで共有することで，ほかのメンバーは事前にあなたがどんな行動を取ったかを知り，それに基づいて反応や期待を形成することができます．

③誤差学習

打者がボールを空振りしたとします．小脳は実際の感覚フィードバック（バットがボールに当たらなかったという事実）を受け取り，それを遠心性コピーからの期待される結果（ボールを打ったときに期待される感覚）と比較します．期待と実際に起こったことの違いが「誤差」です．

小脳はこのエラー情報を使用して将来の動きを調整します（比較器）．それは，スイングが早すぎたり遅すぎたりしたことに気づき，次の投球に向けてタイミングを調整することを決定するようなものです．練習を重ねるにつれて，これらの調整はより正確になります．

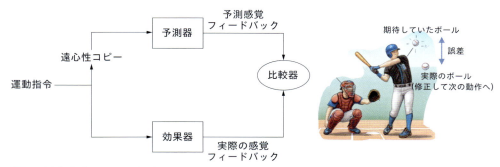

図2 随意運動とフィードバックシステム

〔Bazan A, et al：On unconscious inhibition：Instantiating repression in the brain. In：Fotopoulou A, et al(eds)：From the couch to the lab：Trends in psychodynamic neuroscience. pp307-337, Oxford University Press, 2012〕

脊髄小脳路／上・中・下小脳脚

脊髄小脳路は，筋や関節から小脳へ，身体部位の位置や動きの感覚に関係する固有受容感覚情報を伝達します(図1，図2)[1,2]．

①背側(または後)脊髄小脳路

脊髄後角の基部に位置し，C8〜L3にまたがる後索に由来します．主に下肢と体幹の筋紡錘から発生し，同側脊髄を走行します．下小脳脚を経て小脳へ入力され，筋紡錘の活動(筋の伸張)を知覚することが主な機能です(表1)．

②腹側(または前)脊髄小脳路

脊髄前角の基部と隣接する中間帯，主に腰髄に位置しています．筋紡錘からの情報も受信します．脊髄の反対側を上行し，小脳に入力の際，対側へ移行する(二重交差)ため，行き着く先では同側になります．上小脳脚を経由して小脳へ入力され，現在進行中の運動に関するより複雑なフィードバックの高次処理(誤差学習など)を担う可能性があります．

③楔状束核小脳路

副楔状束核から始まり上部胸神経と頸部からの情報を背側脊髄小脳路と平行に走行して送ります．後外弓状線維を中継し，下小脳脚を経て小脳へ入力されます．

④吻側脊髄小脳路

ほかの脊髄小脳路に比べ境界が不明瞭で，上半身からの固有受容感覚を伝えます．

表1 上・中・下小脳脚の違い

特徴	上小脳脚(SCP)	中小脳脚(MCP)	下小脳脚(ICP)
位置	小脳と中脳をつなぐ	小脳と橋をつなぐ	小脳と延髄/脊髄をつなぐ
線維方向	主に小脳からの遠心性	小脳への完全な求心性	求心性，遠心性の両方
機能	主に意図的動作の調整，特に正確で迅速な運動の計画と実行に関与	最大の小脳脚であり，主に大脳皮質(橋核を介して)から小脳への伝達	固有受容感覚，平衡，および前庭機能に関与
主な経路	小脳視床路，小脳赤核路	橋小脳路	背側脊髄小脳路，網様体小脳路，オリーブ小脳路，前庭小脳路

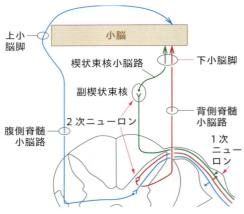

図1 脊髄小脳路
〔Spinocerebellar Pathways-Tracts of Spinal Cord and Brainstem. BrainKart.com https://www.brainkart.com/article/Spinocerebellar-Pathways---Tracts-of-Spinal-Cord-and-Brainstem_18947/ accessed 2024.05.16 より一部改変〕

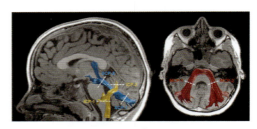

図2 小脳脚のトラクトグラフィー
SCP：上小脳脚，MCP：中小脳脚，ICP：下小脳脚
〔Hosoki M, et al：Associations of behavioral problems and white matter properties of the cerebellar peduncles in boys and girls born full term and preterm. Cerebellum 22：163-172, 2023 より〕

観察ポイント

①背側脊髄小脳路
- **運動失調の出現は？**：協調性のない動き，特に下肢の動きがみられます．歩行や立ち上がりを介助する際に，違和感に気づくことがあります．
- **位置感覚の理解は？**：目を閉じて下肢の位置を示すよう指示されたときに，苦戦したり，不正確になったりすることがあります〔Romberg（ロンベルグ）徴候〕．

②腹側脊髄小脳路
- **運動のフィードバックは？**：例えば，コップを持ち上げようとするとき，強くつかみすぎたり，十分につかめなかったりして，中身をこぼしてしまうことがあります．
- **姿勢の不安定は？**：特に外力（軽く押すなど）を受けたときに，姿勢を保てません．

③楔状束核小脳路
- **上肢失調は？**：シャツのボタン留めや食器の使用などに苦労するかもしれません．
- **頸部運動の不正確さは？**：対象物を追ったり，特定の方向を見たりするように指示されたときに，頭部の動きが不規則になったり，目標から視線が外れます．

④吻側脊髄小脳路
- **ワイドベース歩行は？**：両下肢を異常に離して歩行することがあります．
- **閉眼での位置認識は？**：閉眼で上肢を特定の位置に置くなどの指示に苦戦します．

臨床へのヒント

①**ライン歩行**：床のタイルやテープで線を引いたり，コーンを並べたりし，まっすぐな道を作ります．片方の足をもう片方の足の真正面に出して歩くように促し，足が線（道幅）の中に収まるようにします．

②**タンデム歩行**：飲酒検査のようなかたちで，踵から足尖までつながるようにして一直線に歩きます．最初は開眼して歩行し，次に閉眼で歩行すると難易度が上がります．

③**自宅でのセットアップ**：ラグやマット，テープなどを使って，自宅の狭い通路に目印を付けることで日常生活がトレーニングの一部になります．屋外では，歩道や床板，芝生の端など，自然のラインを利用します．

④**ウォーキングポール**：ノルディックウォーキングやトレッキングポールは，狭い歩幅を維持する能力を向上させ，上半身のトレーニングにもなり安定性も増します．

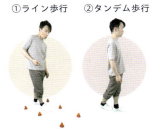
①ライン歩行　②タンデム歩行

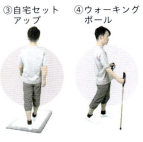
③自宅セットアップ　④ウォーキングポール

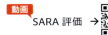
SARA 評価

📖 **エビデンス**：脊髄小脳失調症のリハビリテーションは代償および回復戦略に焦点を当てます[3]．神経画像診断と，機能的歩行カテゴリー（FAC）などを用いた歩行評価やSARAなどを用いた運動失調評価などの結果，運動失調の重症度を用いた有効性の評価が推奨されています[4]．

11 小脳

> 引用文献

前葉 ➡ 340 頁

1) Stoodley CJ, et al：Evidence for topographic organization in the cerebellum of motor control versus cognitive and affective processing. Cortex 46：831-844, 2010
2) Kelly G, et al：Rehabilitation of ataxic gait following cerebellar lesions：Applying theory to practice. Physiother Theory Pract 32：430-437, 2016
3) Purves D, et al（eds）：Neuroscience, 2nd edition. Sinauer Associates, Sunderland（MA），2001

後葉 ➡ 344 頁

1) Bauer PM, et al：Cerebellar volume and cognitive functioning in children who experienced early deprivation. Biol Psychiatry 66：1100-1106, 2009
2) Baumann O, et al：Consensus paper：The role of the cerebellum in perceptual processes. Cerebellum 14：197-220, 2015
3) Pope PA, et al：Restoring cognitive functions using non-invasive brain stimulation techniques in patients with cerebellar disorders. Front Psychiatry 5：33, 2014

片葉小節葉 ➡ 346 頁

1) Muller Ewald VA, et al：Neuropsychiatric outcomes following strokes involving the cerebellum：A retrospective cohort study. Front Neurosci 17：1203488, 2023
2) Voogd J, et al：Organization of the vestibulocerebellum. Ann N Y Acad Sci 781：553-579, 1996
3) Milne SC, et al：Rehabilitation for ataxia study：Protocol for a randomised controlled trial of an outpatient and supported home-based physiotherapy programme for people with hereditary cerebellar ataxia. BMJ Open 10：e040230, 2020
4) Matsushima A, et al：Gait training with a wearable curara® robot for cerebellar ataxia：A single-arm study. Biomed Eng Online 20：90, 2021

虫部 ➡ 348 頁

1) Jung SJ, et al：Novel cerebello-amygdala connections provide missing link between cerebellum and limbic system. Front Syst Neurosci 16：879634, 2022
2) Konosu A, et al：Roles of the cerebellar vermis in predictive postural controls against external disturbances. Sci Rep 14：3162, 2024

小脳半球 ➡ 350 頁

1) Ilg W, et al：Gait ataxia--specific cerebellar influences and their rehabilitation. Mov Disord 28：1566-1575, 2013
2) Bodranghien F, et al：Consensus paper：Revisiting the symptoms and signs of cerebellar syndrome. Cerebellum 15：369-391, 2016
3) Wang B, et al：The effects of intermittent theta burst stimulation of the unilateral cerebellar hemisphere on swallowing-related brain regions in healthy subjects. Front Hum Neurosci 17：1100320, 2023

室頂核 ➡ 352 頁

1) Schlerf J, et al：Big challenges from the little brain-Imaging the cerebellum. Advanced brain neuroimaging topics in health and disease-Methods and applications. InTech, 2014
   https://www.intechopen.com/chapters/46098 accessed 2024.05.16
2) Marchese SM, et al：Overview of the cerebellar function in anticipatory postural adjustments and of the compensatory mechanisms developing in neural dysfunctions. Appl Sci 10(15)：5088, 2020
   https://doi.org/10.3390/app10155088 accessed 2024.05.16
3) Heusel-Gillig LL, et al：Effectiveness of vestibular rehabilitation for patients with degenerative cerebellar ataxia：A retrospective cohort study. Brain Sci 13：1520, 2023

栓状核/球状核 ➡ 354 頁

1) Role of the cerebellum in the coordination of movements and motor Learning. HumanPhysiology. Academy
   https://humanphysiology.academy/Neurosciences%202015/Chapter%205/P.5%20Cerebellum.html accessed 2024.05.16
2) Italiano C：The cerebellar system
   https://www.gastroepato.it/en_sistema_cerebellare.htm accessed 2024.05.16
3) Aman JE, et al：The effectiveness of proprioceptive training for improving motor function：A systematic review. Front Hum Neurosci 8：1075, 2015
4) Braun Janzen T, et al：Rhythm and music-based interventions in motor rehabilitation：Current evidence and future perspectives. Front Hum Neurosci 15：789467, 2021

歯状核 ➡ 356 頁

1) Marchese SM, et al：Overview of the cerebellar function in anticipatory postural adjustments and of the compensatory mechanisms developing in neural dysfunctions. Appl Sci 10(15)：5088, 2020
   https://doi.org/10.3390/app10155088 accessed 2024.05.16

前庭小脳，脊髄小脳，大脳小脳 ➡ 358 頁

1) Lundy-Ekman L：Neuroscience：Fundamentals for rehabilitation, 4th edition. Saunders, 2012
2) Bazan A, et al：On unconscious inhibition：Instantiating repression in the brain. In：Fotopoulou A, et al(eds)：From the couch to the lab：Trends in psychodynamic neuroscience. pp307-337, Oxford University Press, 2012

脊髄小脳路/上・中・下小脳脚 ➡ 362 頁

1) Spinocerebellar Pathways-Tracts of Spinal Cord and Brainstem. BrainKart.com
   https://www.brainkart.com/article/Spinocerebellar-Pathways---Tracts-of-Spinal-Cord-and-Brainstem_18947/ accessed 2024.05.16
2) Hosoki M, et al：Associations of behavioral problems and white matter properties of the cerebellar peduncles in boys and girls born full term and preterm. Cerebellum 22：163-172, 2023

3) Marsden J, et al : Cerebellar ataxia : Pathophysiology and rehabilitation. Clin Rehabil 25 : 195-216, 2011
4) Matsugi A, et al : Rehabilitation for spinocerebellar ataxia. Spinocerebellar ataxia-concepts, particularities and generalities. IntechOpen, 2022
 http://dx.doi.org/10.5772/intechopen.95999 accessed 2024.05.16

12 脊髄

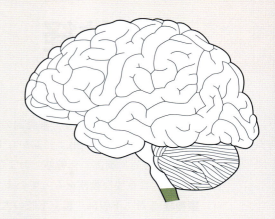

脊髄神経

文献は ➡ 384 頁

● 数と分類（図 1, 2）[1]

31 対の脊髄神経があり，椎骨間の隙間を通って脊髄から出ます．

頸神経-8 対（頸椎は 7 個）：頸部から上肢にかけての感覚や運動を制御します．

胸神経-12 対：胸部，体幹筋，および内臓，自律神経機能に関与します．呼吸の運動や胸壁の感覚に重要な役割をもっています．

腰神経-5 対：下腹部，腰，下肢の大部分の感覚と運動を制御します．

仙骨神経-5 対：骨盤の器官，会陰部，下肢の背面部の感覚と運動を制御します．排尿や性機能，直腸の制御に関わっています．

尾骨神経-1 対：尾骨周辺の感覚に関与し，非常に限定的な領域を担当しています．

以下に，各脊髄神経における画像読解のポイントを示します．

神経	画像読解のポイント
C1 〜 C8	他部位に比べ白質および灰白質の絶対量が高いです．頸髄は，上肢の制御に必要なニューロンの密なネットワークにより堅牢です．
Th1 〜 Th12	MRI では，薄く均一に配置された神経根が特徴です．この領域は主に体幹の筋肉を制御しており，手足に比べて複雑な運動制御を必要としないため，灰白質は少なくなります．
L1 〜 L5	腰部領域には脚の強力な筋肉の制御を担う大きな運動ニューロンが含まれているため，灰白質が顕著に増加しています．
S1 〜 S5	脊髄の末端部分であり，下行路または上行路の存在が最小限であることを特徴とします．それは主に，骨盤下部領域および下肢を神経支配する仙骨神経叢で構成されています．
神経混合	L2〜L5 神経対，すべての仙骨神経対，尾骨神経を含む脊髄神経と神経根の束です．

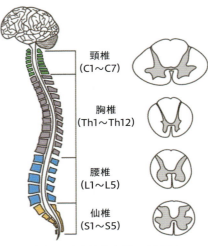

図 1 脊柱と代表的な脊髄の断面図
〔Brainstem and spinal cord. Foundations of Neuroscience, 2021 https://openbooks.lib.msu.edu/neuroscience/chapter/brainstem-and-spinal-cord/ accessed 2024.05.16 より〕

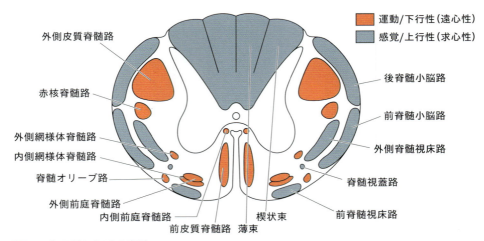

図 2 水平断における脊髄

● デルマトーム(dermatomes)およびミオトーム(myotomes)との関係
デルマトーム:各脊髄神経の感覚軸索によって支配されている特定の皮膚部位です(図3).
ミオトーム:各脊髄神経の運動軸索によって支配される筋群を示します(図4)[2].
　以下に,脊髄神経損傷の程度に基づく個人の自立の可能性の目安を示します.

残存	生活における移動の自立度(目安)
C1〜C2	非常に高度な介護が必要.呼吸を助けるための機器や日常生活において全面的な介護が必要
C3	電動車椅子操作が一部可能(頭部,口,顎など).呼吸は一部サポート,多くは日常生活において全面的な介護が必要
C4	電動車椅子の操作が可能(頭部,肩など).一部の日常生活活動(改良ベッドの使用など)が補助で可能
C5	手動車椅子の移動(ホイールグリップ改良が必要)や一部の日常生活活動(食事など)が補助つきで可
C6	一部の自立的な日常生活活動が可能(個人に適応した器具を使用).主な移動手段は電動車いす
C7〜C8	手動車椅子を自立して操作し,多くの日常生活活動を自立して行える
Th1〜Th12	手動車椅子の自立的な操作と,多くの日常生活活動(バリアフリーの風呂や背の低いキッチンなど)が自立して可能
L1〜L2	手動車椅子の使用が必要な場合があるが,長下肢装具(KAFO)を頻繁に活用して歩行も一部可能
L3	短距離の歩行が杖や歩行器に加え短下肢装具(AFO)を活用し可能な場合がある.生活動作は大部分が自立して可能
L4〜L5	短下肢装具(AFO)を使用して歩行可能.日常の大部分の動作は自立して可能
S1〜S4	大部分の患者が歩行やスポーツまで可能.排尿や排便においてまれに介助が必要

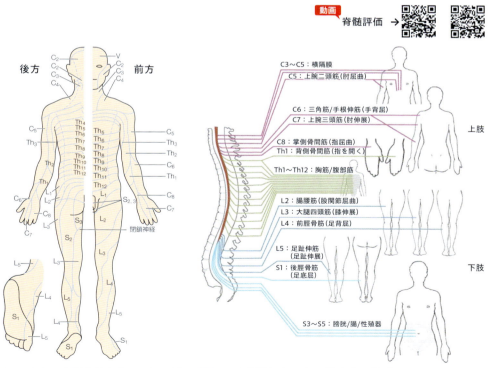

図3 皮膚の脊髄分節(デルマトーム)　**図4** 脊髄神経とそれに対応する筋群
〔Ashley K:Don't forget to test myotomes! CHKD Sports Medicine Blog, 2016 https://wwwdotchkdsportsmeddotcom.wordpress.com/2016/09/16/dont-forget-to-test-myotomes/ accessed 2024.07.05 より〕

頸神経（C1〜C8）

● **第1頸神経（C1）**
運動/感覚：主に後頭下三角の筋（大後頭直筋，小後頭直筋，上頭斜筋，下頭斜筋）や前頭直筋，外側頭直筋を支配します．C1には感覚神経根がありませんが，耳より上方の頭皮から感覚情報を受け取っている可能性もあります．

● **第2頸神経（C2）**
運動/感覚：半棘筋などの筋を支配しています．C2皮膚分節は通常，頭頂部の後半から頸部上部までの領域を支配します．
機能障害：C1〜C2損傷は最も深刻な頸部損傷であり，四肢すべての麻痺（四肢麻痺）を引き起こす可能性があり，呼吸維持のために人工呼吸器が必要になる場合があります．生活するための適応機器のほか，コミュニケーションのための音声デバイスを使用可能です（図1）[1]．

● **第3頸神経（C3）**
運動/感覚：横隔膜に（横隔神経を介して）神経を供給するほか，C3は頸部筋の一部も支配しています（➡ 372頁の図2）[2]．C3皮膚分節は頸部側面，鎖骨後方，頰側面のごく一部を支配します．
機能障害：頸部筋はある程度制御できる可能性がありますが，それでも呼吸が損なわれる可能性があり，場合によっては呼吸に一部サポートが必要になります．C1〜C2損傷と同様の適応機器を使用し，口や顎で操作するジョイスティックデバイスを用います．

● **第4頸神経（C4）**
運動/感覚：横隔膜機能における横隔神経を介した役割のほか，肩甲骨挙上や頸部筋の一部を支配しています．C4皮膚分節は，鎖骨部，肩関節の最上部，および肩鎖関節周囲の皮膚領域の感覚を支配します．
機能障害：C4分節はC3およびC5と連動し，横隔神経に関与しているため，呼吸においてきわめて重要な役割を担っています．

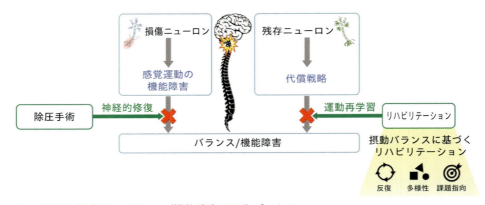

図1　頸神経損傷後のバランス/機能障害の回復プロセス
変性性頸椎症性脊髄症（DCM）に対するバランス/機能障害への治療介入例です．影響を受けた神経に対しては，除圧などの外科手術で神経再建を行います．残存機能に対しては反復，多様性，課題指向を中心にリハビリテーションを行い運動学習を進めます．
〔Cheng YS, et al：Perturbation-based balance training in postoperative individuals with degenerative cervical myelopathy. Front Bioeng Biotechnol 8：108, 2020 より〕

観察ポイント

C1

☑ **うなずきや頭頸部の垂直保持はできる？**：頭頸部を垂直にしたままでいると患者が苦しそうにしていたり，肯定のうなずき（「はい」の動作）が困難となります．枕の調節やベッドでの体位変換など，介助時の座位において，支えがなくても頭頸部を垂直に保つことができれば，C1機能に異常が少ない可能性があります．

C2

☑ **頭頸部の回旋は可能？**：口腔ケアや洗顔などの日常的なケアにおいて，頭頸部を左右に回すように指示を行い「いいえ」の動作（頭頸部の左右回旋）が困難な場合は，C2レベルの障害の可能性があります．

C3

☑ **呼吸パターンは？**：入浴などの日常生活のなかで，患者の呼吸パターンを観察します．呼吸パターンが浅い，または呼吸補助筋（胸鎖乳突筋など）に依存している場合は，C3レベルの問題がある可能性があります．

C4

☑ **肩関節の挙上は？**：患者に肩をすくめてもらうときや，着替えのような動作のとき，C4障害のある患者は肩関節挙上に苦労したりするかもしれません．

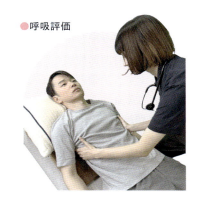

●頭頸部可動性評価

●呼吸評価

臨床へのヒント

① **C1**：過度の負担をかけずに頭頸部の筋肉を強化するために，穏やかな等尺性筋収縮エクササイズに取り組みます．枕やサポーターでのポジショニングも大切です．

② **C2**：頭頸部を左右に回転させる訓練を徐々に行い，痛みがないことを確認します．介護者に頭皮の正しいケア方法を指導し，しびれを避けるようにします．

③ **C3**：横隔膜機能を最適化し肺活量を増加させるための，横隔膜呼吸などが有効です．患者が嚥下障害を示している場合は，より安全な嚥下訓練を実施します．

④ **C4**：僧帽筋上部など肩甲帯の筋の強化を促し，肩をすくめる機能を強化します．呼吸訓練も継続し，患者に残っている横隔膜機能を最大限に引き出します．

適応機器：残存する肩の機能を考慮して，改良された食器や着替えの補助具などを紹介します．

圧迫の緩和：特に患者が長時間座っている場合は，骨隆起への圧迫を緩和する方法を指導します．

頸神経（C1～C8）

● 第5頸神経（C5）
運動/感覚：C5は三角筋と上腕二頭筋を支配し，肩関節外転と肘関節屈曲を可能にし，回外筋群も支配します．C5皮膚分節は上腕の外側，特に三角筋周囲を支配します．

機能障害：肩関節の限定的な動きは可能ですが，上肢の完全な挙上，肘関節の屈曲，および前腕の回外が制限されます．

● 第6頸神経（C6）
運動/感覚：C6が支配する主要筋の1つは，手首の伸展を可能にする橈側手根伸筋群です．これは，安静時の手の強制的な屈曲位置と組み合わされることで，**テノデーシス把持**を生じさせます．そのほかには前腕回内筋群を支配します．C6皮膚分節は一般的に親指の背部と外側，人差し指の外側を支配します．

機能障害：患者は腕を動かすことができ，物体把持を補助するテノデーシス把持の補助機器を使用する場合があります．車椅子の操作，移乗を自力で行うことが可能です．

● 第7頸神経（C7）
運動/感覚：C7は上腕三頭筋を支配しているため，肘関節伸展に重要です．また，手指伸展を可能にする橈側手指伸筋や手根屈筋も支配します．C7皮膚分節は手背から中指，薬指の外側まで支配します．

機能障害：肘関節伸展が困難になり，手関節掌屈が弱く，手指伸展に問題が生じる可能性があります．手動の車椅子を自律的に操作できるほか，適切な改造を施した車両の運転を行う能力を有することもあります．

● 第8頸神経（C8）
運動/感覚：手指屈伸や精密な手の作業に不可欠な虫様筋や骨間筋などの固有筋を支配します．C8の皮膚分節は通常，薬指と小指，および手の尺側を支配します．

機能障害：手指屈曲動作が弱くなり，物を把持したり緩めることが困難になります．

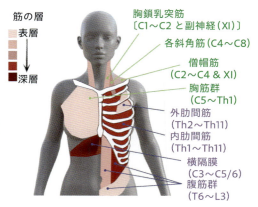

図2　上半身の筋肉層と神経支配
呼吸機能に寄与する筋群を示しており，横隔膜はC3からC5に位置する横隔神経の神経支配を受け，呼吸の主要な筋として機能します．呼吸は受動的ですが，強制的な吸気/呼気の場合，補助筋群（腹直筋や腹斜筋，腹横筋など）が重要です．
〔Randelman M, et al：Respiratory training and plasticity after cervical spinal cord injury. Front Cell Neurosci 15：700821, 2021 より〕

観察ポイント

C5
- ☑ 肩関節と肘関節の動きは？：入浴や更衣動作などで，肩関節外転や肘関節屈伸を観察します．

C6
- ☑ 手関節背屈は？：食器を把持する際，特徴的なテノデーシス把持ができるかを観察します．

C7
- ☑ 肘関節伸展と手指伸展は？：テーブル上の物にリーチしたり，髪をすいたりする動作の際，肘関節伸展や手指伸展が可能か観察します．

C8
- ☑ 手指の巧緻性の作業は？：書字や衣服のボタンを留める際の手指の巧緻性を観察します．

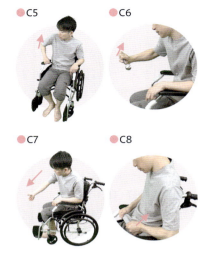

臨床へのヒント（図3）[2]

① **C5**-肩関節と肘関節の動き：肩関節や肘関節に負担がかからないようにしつつ，手関節や手指の動きを伴う活動に適応する方法を伝えたり，衣服の着脱補助具などを導入します．

② **C6**-手関節背屈：テノデーシス把持を改善するための道具や訓練の指導のほか調理器具の把持のような道具の使い方を指導します．

③ **C7**-肘伸展と手指伸展：抵抗バンド荷重訓練で，肘関節伸展を行います．機能的電気刺激療法（FES）なども活用できます．ボタンホックやファスナーの引き手など，手指の動きの補助器具を患者に紹介します．

④ **C8**-手指屈曲と手の作業：タイピングや小さな物を拾うなどの作業に対する自助具を導入します．感覚が低下している部位を自己点検することの重要性も伝えます．

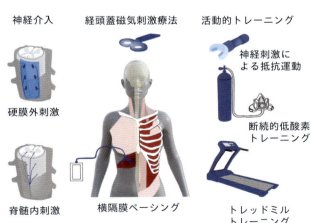

図3 呼吸障害への治療例
頸部レベルの脊髄損傷によって障害される呼吸障害への治療例です．断続的な化学刺激による新たなアプローチ（吸入酸素/二酸化炭素刺激）が注目されています．
〔Randelman M, et al：Respiratory training and plasticity after cervical spinal cord injury. Front Cell Neurosci 15：700821, 2021 より〕

胸神経（Th1～Th12）

文献は ➡ 384 頁

● 第 1 胸神経（Th1）
運動/感覚：Th1 は，特に手の内側（尺側）の手指固有筋の一部を支配しています．Th1 皮膚分節は，前腕および尺側を支配し，前腕の内側を含みます．

機能障害：Th1 損傷は主に手の機能，特に手の内在筋に影響を及ぼし，器用さや握力の喪失を引き起こす可能性があります．また，下部傍脊柱筋への影響により，上半身の安定性が失われる可能性もあります．

● 第 2 胸神経（Th2）
運動/感覚：Th2 は，肋骨の動きを補助することで呼吸に関与する最上部の肋間筋を支配します．Th2 皮膚分節は腋窩領域と腕の内側上部を支配します．上部肋間筋に関与することから，呼吸に関与します．

● 第 3 胸神経（Th3）
運動/感覚：Th3 は肋間筋の一部を制御し，肋骨の動きを補助することで呼吸を補助します．Th3 皮膚分節は胸部の大胸筋領域も支配します．

● 第 4 胸神経（Th4）
運動/感覚：Th4 も肋間筋を支配し，呼吸を補助します．Th4 皮膚分節は乳頭部の高さに位置します．

● 第 5 胸神経（Th5）
運動/感覚：Th5 は肋間筋の一部を制御し，呼吸の肋骨の動きを補助します．Th5 皮膚分節は乳頭部のすぐ下に位置します．

● 第 6 胸神経（Th6）
運動/感覚：Th6 は肋間筋を支配し，呼吸時の肋骨の挙上と下制を助けます．Th6 皮膚分節は一般的に剣状突起（胸骨の下部）または大胸筋の下端のレベルまで支配します．

機能障害：Th2～Th6 の範囲の損傷は通常，対麻痺を引き起こします．この範囲内で損傷が大きいほど，体幹筋の運動制御への影響が大きくなり，座位姿勢でのバランスや安定性に影響を与える可能性があります．移動のために手動車椅子を使用することが可能であり，多くの場合，車椅子の操作に非常に熟練できます．車椅子からベッド，車，椅子などへの移乗や，入浴，着替え，トイレの使用など，**ほとんどの身のまわりのことを自立して管理できます**．ハンドヘルドシャワーヘッド，シャワーチェア，着替え補助具などの自助具を使用すると，自立性を高めることができます．

📖 **エビデンス**：胸髄レベルにおける内臓機能への影響は（図1）[1,2]？

交感神経線維は脊髄の脊髄の胸腰部（Th1～L2）から発生します．さまざまな脊椎分節が，心臓，消化管，腎臓，下部尿路および生殖器などの特定の体の領域および臓器に神経を支配します．さらに，交感神経系は通常，副交感神経系とバランスをとりながら働きます（図2）[2]．多くの臓器では，副交感神経系（主に中枢神経系の頭蓋仙骨軸）が交感神経系とは反対の働きをすることで，臓器の活動を身体の必要に応じて細かく調整しています．頭蓋仙骨軸から始まり，動眼神経（Ⅲ），顔面神経（Ⅶ），舌咽神経（Ⅸ），迷走神経（Ⅹ）などの脳神経や仙骨神経（S1～S3）から重要な活動が生じます．

Th1～Th4：心臓において心拍数，心筋収縮力，および冠状血管の直径に影響を及ぼします（➡376頁の図3）[3]．肺では気管支の筋緊張を調節し，障害があると気管支拡張または気管支収縮を引き起こします．

Th5～Th9：上部消化管においては食道と胃の筋緊張と運動を制御し，胃の分泌を調節します．胆嚢と肝臓では胆汁および肝臓由来のその他の物質の分泌に影響を与えます．

Th10～Th11：消化管の中間部分においては小腸の運動と分泌を調節し，障害があると消化管の血流に影響を及ぼすことがあります．また，腎臓では血流を調節し，レニンの放出による血圧調節に関与します．さらに，腸-脳相関（gut-brain axis）を介した脳への信号伝達においても重要な役割を果たします．

Th12～L2/3（厳密には腰椎の領域を含むのは交感神経の接続に関与しているため）：下部消化管では左大腸彎曲部までの大腸の運動性を調節し，大腸の分泌に影響を与えます．膀胱では，膀胱の内尿道括約筋の働きに影響を及ぼし，不随意排尿を防ぐために収縮を維持します．性殖器においては，男性の射精や女性の子宮収縮などの生殖機能に影響を与えます．

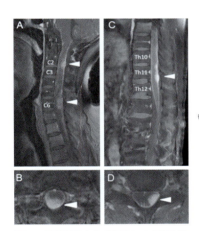

図1 髄腫瘍に関連した再発性自律神経反射異常（AD）の稀な症例

患者は57歳男性でMRIにより，C2，C6，およびTh12高位レベルの髄内病変が明らかになりました．治療中，突然の意識消失，異常な発作性高血圧，著しい顔面発汗，左上方共同偏視，両上肢・下肢の強直，散瞳が出現しました．発作が繰り返し起こり，症状は約30分後に消失しました．髄腫瘍に伴うADと診断され，腫瘍生検により，神経膠線維腫（gliofibroma）の診断が確認されました．脳と脊髄全体を対象とした放射線治療が行われましたが，患者は治療開始から約3ヵ月後に死亡しました．
〔Mizuno H, et al：Autonomic dysreflexia associated with cervical spinal cord gliofibroma：Case report. BMC Neurol 21：252, 2021 より一部改変〕

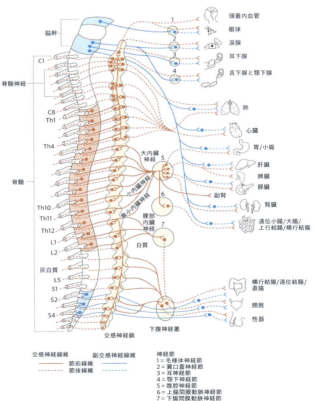

図2 自律神経系の構造と内臓器官への神経支配
〔Bankenahally R, et al：Autonomic nervous system：Anatomy, physiology, and relevance in anaesthesia and critical care medicine. BJA Education 16：381-387, 2016 より〕

胸神経（Th1〜Th12）

💧 髄節レベルにおける呼吸機能の詳細は？（表1, ➡ 378頁の図4）[4,5]

呼吸器合併症は脊髄損傷後の死亡の主な原因であり，受傷後の最初の1年間が特に重要です．最初の入院中に発生した呼吸器疾患の数は，障害のレベルそのものよりも，入院期間と費用を予測する重要な要素となります．治療の指針に不可欠な脊髄損傷の重症度の分類は，運動機能と感覚機能の評価に重点をおいて，脊髄損傷の神経学的分類に関する国際基準（ISNCSCI：ASIAとも）を通じて行われます．

表1　脊髄神経レベル別の機能と臨床的重要性

神経レベル	機能障害
C1〜C3	重度の横隔膜麻痺により，通常は恒常的な人工呼吸器への依存が必要です．舌咽頭呼吸（GPB）を活用することで，一時的に人工呼吸器から離脱することが可能な場合もあります．また，横隔膜ペーシングが適応されることもあります．
C3〜C4	横隔膜の機能障害により，容量および肺活量が低下します．しかし，特に夜間のみの人工呼吸により，日中は補助なしでの呼吸が可能になることもあります．昼間座位時に肺容量が十分であれば，在宅での人工呼吸器のサポートは多くの場合，非侵襲的に可能です．
C5	初期段階では人工呼吸器のサポートが一般的ですが，長期的には自律呼吸が可能です．横隔膜は無傷であるものの，肋間筋および腹筋の麻痺により，肺容量と咳の強さが低下します．
C6〜C8	自律呼吸が達成されることがあります．C7以下の損傷では，特に大胸筋と小胸筋の活用により，吸入および咳の補助が可能です．
Th1〜Th4	肋間筋の活動によって吸入容量および強制呼気がサポートされますが，腹部（呼気）筋の弱さにより，咳の効率が低下します．
Th5〜Th12	損傷レベルが低くなるにつれて，筋力の段階的な向上が見られます．Th7以下の損傷では自律神経系の機能障害が心血管系に及ぼす影響は最小限です．
Th12	呼吸機能は基本的に健常者と同等です．

〔Berlowitz DJ, et al：Respiratory problems and management in people with spinal cord injury. Breathe(Sheff) 12：328-340, 2016 より〕

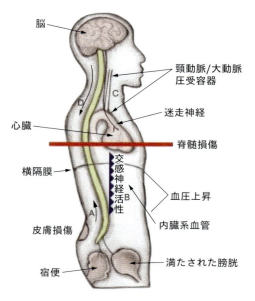

図3　自律神経系と脊髄損傷の影響

Th1レベルでの脊髄損傷患者における血圧感知機構を示しています．
A：膀胱や腸が充満したときに感じるような感覚や皮膚の損傷が非常に強い刺激として神経を通って体から脊髄に伝わることがあります．
B：この感覚は脊髄を通して，胸腰部交感神経から大規模な交感神経の異常な亢進を誘発し，横隔膜の下の血管を引き締めて血圧を上昇させます．
C：脳は，頸部や心臓の圧受容体（頸動脈洞や大動脈洞）により，異常な血圧を検出します．
D：脳は血圧を下げるために2つの機能を有しています．
①脳は神経系の過活動を鎮めるための信号を送信しますが，Th6レベル以上での脊髄損傷がある場合，これらの鎮静信号が必要な部位に到達することができません．
②副交感神経系である迷走神経を介して心拍数を減少させることで血圧を下げようとする試みが行われますが，これだけでは高血圧の問題を解決することはできません．
神経学的損傷がある場合，損傷レベル以下では交感神経が優位になり，損傷レベル以上では副交感神経が優位になるため，反射性高血圧の問題は解消されない状態が続きます．

〔Stephenson RO, et al：Autonomic dysreflexia in spinal cord injury. Medscape, 2024 https://emedicine.medscape.com/article/322809-overview?form=fpf accessed 2024.05.16 より〕

観察ポイント

- **手内在筋の運動と感覚機能は？**：Th1は特に尺骨側の手指固有筋や手内在筋を支配しているため，シャツのボタンを留めるなど，細かい運動が必要な作業で苦労します．
- **自立した姿勢保持は可能？**：胸椎とそれに対応する脊髄分節は体幹上部に安定性を与えているため，Th1～Th6損傷患者は，支持物を使わず座ろうとすると，バランスをとるために上肢を使ったり，肘掛に大きく寄りかかったりすることがあります．
- **活動時の息切れは？**：Th1～Th6は呼吸に関与する肋間筋を支配しているため，特に運動中の患者の呼吸に影響を及ぼします．長時間の会話，食事，ベッド上での移動などで予想以上に早く息切れる可能性があります．
- **自律神経反射異常（AD；autonomic dysreflexia）は？**：これはTh6以上の脊髄損傷患者に起こりうる生命を脅かす可能性のある症状です．膀胱や腸が満杯になるなどの損傷レベル以下の刺激に過敏に反応し，重度の高血圧，脈打つような頭痛，損傷レベル以上の部分に著しい発汗を引き起こします．

臨床へのヒント

①上肢の運動機能と感覚機能
- **機能訓練**：第4，5指の巧緻性を向上させるための巧緻運動エクササイズに重点を置きます．握力や日常動作を模擬したエクササイズの実施も重要です．
- **日常生活訓練**：ビーズ通し，タッチスクリーン機器の使用，手工芸など，手と目の協調を高める活動の練習を行います．改良された筆記用具や自助具を使用します．

②体幹の安定と筋緊張
- **機能訓練**：骨盤の傾斜，座位での膝行，あるいは座位での緩やかな回旋運動など，体幹を強化する運動を実施します．さまざまな姿勢でのバランストレーニングも重要です．
- **日常生活訓練**：上肢を支えにして，安全に移動するテクニックを指導します．端坐位で座る練習を短い間隔で行い，徐々に時間を延長していきます．

③呼吸機能
- **機能訓練**：横隔膜呼吸や口すぼめ呼吸など，肺活量と肋間筋力を向上させる呼吸運動を指導します．呼吸スタミナを強化するために，能力に合わせた有酸素運動も重要です．
- **日常生活訓練**：息切れを予防するためには，活動中に適宜休憩をとりつつ，効率よく行動することが推奨されます．また，疲労や呼吸困難を軽減するために，エネルギー節約技術の指導が必要です．

④自律神経反射異常
- **機能訓練**：自律神経反射異常の初期症状を認識するための定期的なモニタリングとトレーニングは重要です．早急な介入と医療機関を受診するタイミングについての教育も必要になります．
- **日常生活訓練**：誘因を減らすための膀胱および腸の管理に関する日常生活の確立が必要です．介護者や家族に潜在的な誘因とそれに迅速に対処する方法を指導しましょう．

胸神経（Th1〜Th12）

● 第7胸神経（Th7）
運動/感覚：Th7は肋間筋を支配し，皮膚分節は胸郭中央部，剣状突起より下部となります．

● 第8胸神経（Th8）
運動/感覚：Th8は呼吸を補助し，皮膚分節は臍の上部に位置します．

● 第9胸神経（Th9）
運動/感覚：最上部の腹筋を支配し，感覚は臍周辺を支配します．
機能障害：Th7〜Th9レベルの損傷患者は，通常下半身の麻痺を伴う対麻痺を経験します．上半身のコントロールは良好ですが，腹筋の機能が部分的に失われているため，体幹のコントロールが制限される場合があります．移動は，日常の移動に手動車椅子を効果的に使用することができ，ウィリー，縁石越え，移乗などの車椅子スキルを習得できます．

● 第10胸神経（Th10）
運動/感覚：腹直筋下部と外腹斜筋の一部を支配し，感覚は，臍のすぐ下を支配します．

● 第11胸神経（Th11）
運動/感覚：Th11は，最下部の肋間筋の一部と腹筋に影響し，体幹の安定と運動を補助します．感覚はTh10レベルの下部から鼠径部上部の領域を支配します．

● 第12胸神経（Th12）
運動/感覚：Th12は腹直筋と外腹斜筋の最下部を支配し，下腹部壁の緊張と体幹の動きに重要です．感覚は下腹部から鼠径部または鼠径部上部となります．
機能障害：Th10〜Th12レベルでは，対麻痺が生じます．一部の腹筋を部分的または完全に制御できるため，座位姿勢でのバランスと安定性が向上します．移動は，立位フレームで立ったり，装具・自助具を使用して短距離を歩けたりする可能性があります．

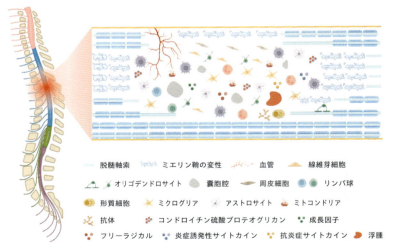

図4　脊髄損傷後の修復過程
一次損傷段階は，髄内の神経細胞，グリア細胞，および神経血管構造の直接的な破壊が起こります．この段階は，椎骨を骨折または脱臼させ，脊髄組織の圧迫，裂傷，または離断を引き起こす物理的衝撃によって特徴づけられます．二次損傷段階は①血管の変化と虚血，②イオンの不均衡と興奮毒性，③炎症反応，④酸化ストレスと代謝機能障害，⑤グリア瘢痕形成と阻害環境と続きます．詳しくは動画をご参照ください．
〔Lima R, et al：Pathophysiology and therapeutic approaches for spinal cord injury. Int J Mol Sci 23：13833, 2022 より〕

観察ポイント

☑ **動作時の体幹の安定性は？**：Th7〜Th12は，体幹下部の安定性と運動に重要です．障害があると，臥位から座位へ，あるいは座位から立位へ移行しようとする場合，困難が伴い，上半身の筋力を使って代償しなければならないことがあります．支持なく脊柱を伸展した座位も同様です．

● 体幹機能評価

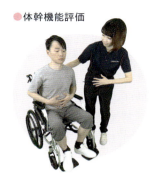

☑ **腹部の感覚の変化は？**：Th7〜Th12の皮膚分節は，胸部中部から下部および上腹部を支配します．背中の中部から下部にかけての温度変化を感じないことがあります．この部位の圧迫や擦り傷などの軽傷に気づかないこともあります．

☑ **膀胱と腸の機能は？**：膀胱および腸の機能を制御する主要な神経中枢は仙骨部に位置しているものの，胸椎レベルでの損傷は，これらの器官の調節機能に影響を及ぼし，失禁やカテーテル治療などの介入が必要になることがあります．Th12以上の損傷は膀胱と腸が過敏になる場合があります．

☑ **自律神経反射異常は？**：Th6レベル以上の脊髄損傷をもつ患者では自律神経反射異常が発生しやすくなります．さらに，Th7〜Th12レベルの損傷，特に損傷レベルが不明確な場合には，これらの異常のリスクが高まる可能性があります．損傷レベルより下の刺激に過敏に反応し，重度の高血圧，頭痛，損傷レベルより上の発汗を引き起こします．突然の苦しそうな表情，激しい頭痛，顔が赤くなったりした場合は，確認することが重要です．

● 自律神経反射異常

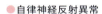
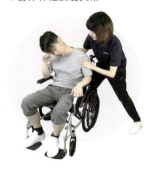

臨床へのヒント

①**体幹の安定性と筋緊張**：骨盤傾斜，ブリッジ，座位でのバランス運動などの訓練が含まれます．また，固有受容感覚とバランスを強化することを優先します．起き上がり時は，臥位から坐位，坐位から立位に移行する場合，最初は腕や上半身を使って体を支えることの重要性を強調し，徐々に体幹の筋を使うように促します．さらに，コルセットを使用することで，安定性を増すことができます．

②**自律神経失調症の指導**：患者に初期の兆候や症状を認識させるトレーニングに取り組むことができます．セッション中の定期的な血圧モニタリングも含まれます．

エビデンス：体幹の安定性は日常生活を遂行し，転倒を防ぐために非常に重要です．特に脊髄損傷により体幹に麻痺をもつ人々にとって，日常生活における機能的制限を緩和しようとする従来のリハビリテーションの代わりに，最新の電気刺激療法である機能的電気刺激療法（FES）などが代替療法としての可能性が見込まれています．この技術は，体幹と座位の機能を改善し，体幹回復の早期予測因子となる可能性があります[6]．

腰神経（L1〜L5）

文献は → 384 頁

● 第1腰神経（L1）
運動/感覚：L1は腸腰筋を支配し，股関節の屈曲を補助します．皮膚分節は，下腹部および鼠径部を支配します．

● 第2腰神経（L2）
運動/感覚：L2は股関節屈筋（主に腸腰筋）と大腿四頭筋（一部）に影響し，股関節の屈曲を助け，膝関節の伸展を助けます．皮膚分節は一般的に大腿前面上部を支配します．

● 第3腰神経（L3）
運動/感覚：L3は主に大腿四頭筋に影響し，膝伸展に重要です．皮膚分節は大腿前面中央部を支配します．

機能障害：L1〜L3レベルの損傷は，ある程度の対麻痺を引き起こし，腰部や下肢に影響を及ぼします．腸腰筋やその他の股関節筋の機能低下により，股関節の屈曲と内転が障害される人もいます．膝の伸展にも影響が出る可能性があります．長距離の移動には車椅子を使用することが多いですが，短距離や治療目的の場合は補助具（歩行器やロフストランド杖など）や装具を使って歩くこともあります．

● 第4腰神経（L4）
運動/感覚：L4は，前脛骨筋や大腿四頭筋（一部）など，足関節の背屈と回外や膝関節の伸展を担う筋を支配しています．皮膚分節は通常，下腿内側から足部内側までを支配します．

● 第5腰神経（L5）
運動/感覚：L5は長趾伸筋と後脛骨筋に影響し，それぞれ足趾伸展と足関節の底屈と回外を担っています．皮膚分節は足部の背側と足趾の一部を支配します．

機能障害：L4〜L5レベルの損傷は，足関節と足部を制御する筋肉に影響を及ぼし，背屈と内反（L4）または底屈と外転（L5）の困難につながる可能性があります．下肢の筋が多少弱化することがありますが，股関節や膝関節の機能は保たれることがほとんどです．移動において多くの人は，単独で，または機能をサポートする足関節装具（AFO）などの最小限の補助で歩行できます．疲労を管理するために，長距離の移動には車椅子を使用する場合があります．

● 痙縮の治療
　まず，徹底的な病歴の確認と身体検査を通じて評価を行い，MASなどの評価スケールで痙縮を定量化します．初期のリハビリテーションには，有害な刺激の除去，ストレッチ，マッサージ，神経筋促進法，装具の使用が含まれます．治療法としては凍結療法，温熱療法，電気刺激療法が用いられ，経口薬やくも膜下腔バクロフェン療法で全身性の痙縮を管理します．局所的な治療にはボツリヌス毒素注射とフェノール溶解による神経ブロックが有効で，重度の場合は外科的介入も検討されます．

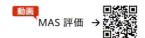

観察ポイント

✓ 歩行パターンは？

L1〜L2：股関節の屈曲が困難な場合は，これらのレベルに問題がある可能性があります．障害物を踏み越えるのに苦労したり，歩行が変容します．

L3：歩行中に膝関節を伸展できるか観察します．膝関節を完全伸展が困難であったり，下肢を引きずって歩行したりする場合は，L3が損傷している可能性があります．

L4：「下垂足」は典型的な兆候です．足関節を背屈できず，足背を地面に引きずることがあります．また，膝関節伸展が困難になることもあります．

L5：外反母趾に注意しましょう．歩行時の母趾伸展に苦労している場合は，L5の障害の可能性があります．

✓ 起立動作に代償の出現は？

L1〜L3：立ち上がり時に大腿部を観察します．立ち上がりに苦労したり，上肢で身体を押し上げようとしたりする場合は，股関節機能に障害がある可能性があります．

L4〜L5：立ち上がり時に足部を観察します．筋力低下や感覚の変化により，足の位置が浮き上がったり不適切な位置になったりします．また，外反母趾や足部を正しく動かすことができない場合もあります．

✓ 日常で感じる感覚の変化は？

正式な感覚検査を行うのが理想的ですが，患者がしびれや感覚の変化を感じているかどうかを尋ねましょう．

臨床へのヒント―歩行練習を中心に

　L1〜L2損傷の場合，レッグリフトなど，股関節屈筋の強化を優先します．日常生活では，さまざまな高さの踏み台を練習して機能性を向上させます．作業療法士は，柄の長い靴べらやスライドシートなどの道具や技術の紹介も必要かもしれません．L3では，膝伸展を鍛えるために，レッグエクステンションなど大腿四頭筋に重点を置いたエクササイズを行います．L4では，抵抗バンドを使用した足関節背屈訓練に取り組みます．つま先立ち，かかと歩きなど，前脛骨筋をターゲットにした運動が重要です．足関節装具またはサポートシューズを必要なことがあります．L5では，長趾伸筋をターゲットにした訓練に取り組みましょう．つま先で物をつまむなど，足の器用さを必要とする動作の練習や靴の履き方，階段昇降などの指導も重要です．

●歩行評価

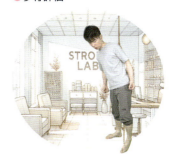

●立ち上がり評価

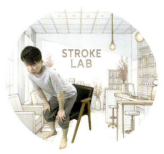

●感覚評価

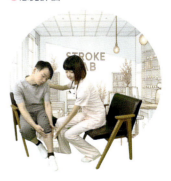

仙骨神経（S1〜S5）

● 第1仙骨神経（S1）
運動/感覚：S1は足関節の底屈を担う筋の腓腹筋，ヒラメ筋を支配しています．また，足部の外返しと股関節伸展を補助します．皮膚分節は足部の外側と小指を支配します．
機能障害：足の底屈が損なわれるため，足で地面を蹴り出すことが困難になる可能性があります．これは，歩行，ランニング，階段の昇降に影響する可能性があります．

● 第2仙骨神経（S2）
運動/感覚：下腿の筋の一部に影響を及ぼし，その部位の反射の一部を制御します．また，膝の屈曲を補助します．皮膚分節は通常，大腿後面と下腿内側面を支配します．

● 第3仙骨神経（S3）
運動/感覚：特に肛門括約筋などの骨盤底筋に関与し，皮膚分節は殿部内側を支配します．

● 第4，第5仙骨神経（S4/S5）
運動/感覚：骨盤底筋と外性器の一部の筋を制御し，皮膚分節は肛門周囲を支配します．
機能障害：S2〜S4レベルは主に，骨盤臓器の神経支配により，腸，膀胱，および性機能に影響を与えます（図1）[1]．また，骨盤底，殿部，大腿上部の筋肉の筋力低下がみられるほか，大腿の裏側や殿部下部の感覚喪失が起こることもあります．腸と膀胱の管理において，時限排尿，尿道カテーテル挿入，排便プログラムの使用など，腸と膀胱の機能を管理するためのさまざまな戦略を採用する必要があります．

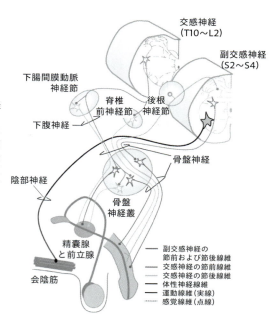

図1 骨盤神経叢と男性生殖器・排泄器の神経支配

骨盤臓器および男性生殖器には，生殖腺，勃起装置，横紋筋という3つの主要な組織タイプがあります．これらの組織への自律神経支配の大部分は，交感神経と副交感神経の両方を含む各骨盤神経叢から来ています．副交感神経の節前ニューロンは仙髄（S2〜S4）に由来し，骨盤神経内を骨盤神経叢まで移動します．交感神経支配は下部胸髄および腰髄（Th10〜L2）から始まり，下腹神経を介して伝わり，骨盤神経叢を神経支配します．これらの神経叢は，前立腺（男性）または子宮頸部（女性）の両側にびまん性の神経ネットワークを形成します．男女とも，骨盤神経叢から出る最大の神経は海綿体神経（男性では陰茎海綿体神経，女性では陰核海綿体神経とも呼ばれます）です．図では精囊の神経支配のみを示しています．坐骨海綿体筋，球海綿体筋，および肛門挙筋を含む会陰筋の体性神経支配は，仙骨脊髄部分（S2〜S4）から始まります．
〔Krassioukov A, et al：Neural control and physiology of sexual function：Effect of spinal cord injury. Top Spinal Cord Inj Rehabil 23：1-10, 2017 より〕

観察ポイント

- ☑ **足部機能の歩行への影響は？**：特にS1は，足の底屈を担う筋（腓腹筋やヒラメ筋など）を支配しています．これらの神経を損傷すると，歩行に不可欠な，足底で力強く押し出す能力が損なわれる可能性があります．その結果，非効率的な歩行パターンとなり，推進力に欠けるように見えたり，遊脚期から足底接地の際，パタンと足部を降ろすかもしれません．

● 歩行評価
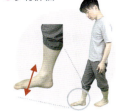

- ☑ **排泄コントロールは？**：特にS2〜S4は，膀胱と腸のコントロールにおける感覚面と運動面の両方に不可欠です．失禁に加え，膀胱や直腸が満杯の状態でも尿や便を放出できない貯留の問題に生じることもあります．患者が頻繁にトイレに行ったり，逆に全く行かなかったりする場合，トイレの前後に苦痛，不快感，または痛みの兆候を示す場合は尿の貯留に問題がある可能性を示しています．

● 排泄コントロール
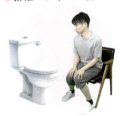

- ☑ **殿部の感覚の変化は？**：会陰部，殿部，下肢の背面の感覚が変化したり，失われたりすることがあります．これらの部位にしびれなど違和感を覚えるか，患者に尋ねる必要があります．また，日常生活のケア中やリネン交換中に，感覚消失のために患者が感じなかった発赤や損傷部位を観察することがあります．

● 更衣時の感覚評価
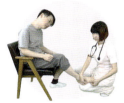

- ☑ **性機能への影響は？**：仙骨神経は性機能の感覚面と運動面の両方において重要な役割を果たしています．これには性行為中の感覚や，男性の勃起や維持，女性の膣収縮などの運動機能が含まれます．障害があると，快感に影響する感覚の減退や変化を経験するかもしれません．男性は勃起不全が生じる可能性があり，女性は潤滑やオーガズムの達成に困難をきたす可能性があります．

● 性機能に関するヒアリング
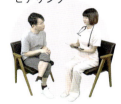

臨床へのヒント

① **教育とカウンセリング**：障害による性機能，生殖能力，快楽への影響に関する情報を患者に提供します．これは，1対1のカウンセリング，集団療法，または教育的ワークショップ（バイブレーション，潤滑剤の使用法など）を通じて行うことができます．解剖学的構造とその損傷がどのように影響するかを説明するために，視覚的補助具や図，可能であれば模型，アプリなどを用いた解説をしましょう．

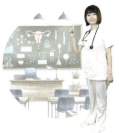

② **骨盤底筋体操**：特に仙骨神経の部分的損傷の場合，骨盤底筋の強化は性機能の改善に役立つことがあります．骨盤底筋エクササイズを指導し，バイオフィードバックマシンも特定の筋を強化するのに役立ちます．

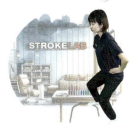

12 脊髄

引用文献

脊髄神経 ➡ 368頁

1) Brainstem and spinal cord. Foundations of Neuroscience, 2021
   https://openbooks.lib.msu.edu/neuroscience/chapter/brainstem-and-spinal-cord/ accessed 2024.05.16
2) Ashley K：Don't forget to test myotomes! CHKD Sports Medicine Blog, 2016
   https://wwwdotchkdsportsmeddotcom.wordpress.com/2016/09/16/dont-forget-to-test-myotomes/ accessed 2024.07.05

頸神経（C1〜C8）➡ 370頁

1) Cheng YS, et al：Perturbation-based balance training in postoperative individuals with degenerative cervical myelopathy. Front Bioeng Biotechnol 8：108, 2020
2) Randelman M, et al：Respiratory training and plasticity after cervical spinal cord injury. Front Cell Neurosci 15：700821, 2021

胸神経（Th1〜Th12）➡ 374頁

1) Mizuno H, et al：Autonomic dysreflexia associated with cervical spinal cord gliofibroma：Case report. BMC Neurol 21：252, 2021
2) Bankenahally R, et al：Autonomic nervous system：Anatomy, physiology, and relevance in anaesthesia and critical care medicine. BJA Education 16：381-387, 2016
3) Stephenson RO, et al：Autonomic dysreflexia in spinal cord injury. Medscape, 2024
   https://emedicine.medscape.com/article/322809-overview?form=fpf accessed 2024.05.16
4) Berlowitz DJ, et al：Respiratory problems and management in people with spinal cord injury. Breathe (Sheff) 12：328-340, 2016
5) Lima R, et al：Pathophysiology and therapeutic approaches for spinal cord injury. Int J Mol Sci 23：13833, 2022
6) Tharu NS, et al：Correction：Neuromodulation for recovery of trunk and sitting functions following spinal cord injury：A comprehensive review of the literature. Bioelectron Med 9：14, 2023

腰神経（L1〜L5）➡ 380頁

1) Billington ZJ, et al：Spasticity management after spinal cord injury：The here and now. J Pers Med 12：808, 2022

仙骨神経（S1〜S5）➡ 382頁

1) Krassioukov A, et al：Neural control and physiology of sexual function：Effect of spinal cord injury. Top Spinal Cord Inj Rehabil 23：1-10, 2017

おわりに

おわりに

● 可塑性とリハビリテーション

これまで脳から脊髄まで一通り解説してきましたが，本書の目的はリハビリテーションを通じて患者の神経機能の可塑性を強化し，回復や自立，健康増進につなげていくことです．最後に，Randelman Mら[1]の可塑性区分を参考に，脊髄損傷，脳卒中，Parkinson（パーキンソン）病（PD）へ応用して解説します．

①可塑性（plasticity）

神経ネットワーク内の永続的な解剖学的および/または機能的変化，またはそれらが関与する行動を指します．この用語を基本に可塑性が細かく分類されます．

- **脊髄損傷**：損傷が歩行能力に影響を与えた場合，脳はほかの筋肉や動きを制御する神経ネットワークを強化し，松葉杖や車椅子をより効果的に使用できるようにする可能性があります．リハビリテーションはこの可塑性を強化し，損傷領域を迂回する新しい神経接続と経路の成長を促進することで，歩行能力を回復するのに役立ちます．
- **脳卒中**：脳卒中患者は，脳が新しいネットワークを発達させ，運動機能を向上させ，損傷した領域を代償することを促すために反復的な運動や課題指向訓練を実践します．
- **PD**：PD患者は運動や理学療法などの治療に反応して可塑性を示すことがあります．これらの活動は，運動制御に関与する脳の領域を刺激し，機能を維持するシナプス接続を強化することで症状の進行を遅らせる可能性があります．

②神経可塑性（neural plasticity）

中枢神経と末梢神経ネットワーク内の可塑性です．神経支配される筋も含まれ，神経成分と非神経成分の両方を包含し，適応的な可塑性もあれば非適応的な可塑性もあります．

- **脊髄損傷**：中枢性と末梢性の両方が関係します．適応の例として，損傷部位近くの損傷を受けていない神経線維は，失われた経路を補うために新しい接続を発芽させる可能性があり，このプロセスは神経の成長と機能を促進する電気刺激療法や荷重訓練などのリハビリテーションによって強化されます．非適応の例として，中枢神経の損傷は末梢の神経性廃用にもつながる可能性があり，筋萎縮や筋刺激への反応が弱くなります．

③解剖学的神経可塑性（anatomical neuroplasticity）

シナプス入力の変化，増加した入力を受け取るための樹状突起の成長の増加，または新しいニューロンの接続を促進する軸索の成長によって生じるニューロン接続内の変化を指します．損傷を受けたネットワークと損傷を受けていないネットワークの両方の側芽からの軸索成長が含まれます．

- **脊髄損傷**：損傷を免れた軸索が新しい側芽を形成し始めるときにこの可塑性が機能します．発芽は損傷付近の損傷した軸索と損傷していない軸索の両方から伸び，損傷領域を迂回する新しい接続を形成しようとして，機能を回復させる可能性があります．

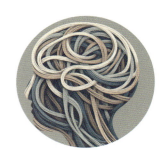

④**分子神経可塑性**(molecular neuroplasticity)

軸索を適切な標的に引き寄せる，神経栄養因子としての変化を含む可塑性です．

- **脊髄損傷**：体は，神経の成長を促進または抑制するさまざまなサイトカインを自然に放出します．成長因子や阻害分子を中和する物質を投与する治療があります．図1[2])は脊髄損傷後に慢性的経過によって生じる神経的変化を垂直方向に表したものです．
- **脳卒中**：神経修復を促進する特定のタンパク質や成長因子(BDNF)の産生が増加します．
- **PD**：遺伝子治療などは，栄養因子を脳の変性領域に直接送達して，残っているドーパミン作動性ニューロンをサポートし，新しい結合を刺激します．

⑤**回復的神経可塑性**(restorative neural plasticity)

直接損なわれた神経回路の元の機能を回復することに特に焦点を当てています．

- **脊髄損傷**：部分麻痺が生じた場合，回復的神経可塑性として，影響を受けた筋に焦点を当てたリハビリテーションを通じて筋肉機能を回復することが含まれます．
- **脳卒中**：失語症が生じた場合，言語聴覚療法を通じて新しい言語ネットワークを確立させます．
- **PD**：伝統的に進行性の変性疾患とみなされていますが，ドーパミンの機能を保存しようとする治療法を使用して，黒質線条体経路の機能を維持・改善させます．

⑥**代償性行動可塑性**(compensatory behavioral plasticity)

受傷前とは異なる行動にもかかわらず，効果的に機能する行動の適応を指します．

- **脊髄損傷**：呼吸筋として横隔膜が部分的に損傷の影響を受けている場合，呼吸補助筋を使用する可能性があり，多くの場合，速く浅い呼吸が行われます．
- **脳卒中**：非麻痺側をより集中的に使用したり，バランスと可動性を維持するために別のパターン(分回し歩行など)で歩くことを学習したりする可能性があります．
- **PD**：バランスの安定性限界と可動性の低下をステップ数で補うために，小刻み歩行や歩行補助具を使用し，環境を変更して対応する場合があります．

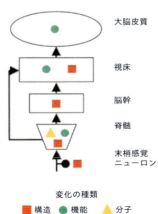

図1　脊髄損傷後に慢性的経過によって生じる神経的変化

構造(解剖的)：軸索の発芽やシナプスのリモデリングなど，神経接続の変化を示します．

機能：神経系の領域が情報を伝達または処理する方法の変化を表します．

分子：神経伝達物質レベル，サイトカイン活性などの変化を示します．損傷病変部位には多数のマクロファージと活性化されたミクログリアが存在します．活性化されたミクログリアは，病変から遠く離れた領域まで伸びる変性線維路に沿って伸びるオリゴデンドロサイトのアポトーシスに関与している可能性があります．

〔Ding Y, et al：Neural plasticity after spinal cord injury. Curr Pharm Des 11：1441-1450, 2005 より〕

おわりに

⑦不適応な神経可塑性（maladaptive neural plasticity）
　機能不全に陥る神経出力の変化を指します．潜在的に回復を制限したり，障害を悪化させたりします．

- **脊髄損傷**：神経因性疼痛または痙縮として現れることがあります．損傷により神経線維が異常に発火し，痛みを伴う感覚や不随意の筋収縮が引き起こされます．また，①脊髄損傷後の血液脳関門損傷，②化学的カスケード，③免疫系の活性化，④軸索損傷の影響により脳に悪影響を及ぼすことが示唆されています．**外傷性脳損傷（TBI）**が認められなかった場合でも，認知機能障害のリスクが増大することを示唆している研究報告もあります[3]．「脊髄損傷後に認知機能障害は出ない」という思い込みは，早期発見や治療（抗炎症治療や分子標的治療薬など）の機会を逃すので注意が必要です．
- **脳卒中**：認知機能や感覚障害により「麻痺側が全く使えない」と脳が誤認学習する**学習性不使用**につながる可能性があります．損傷後のワーラー変性による脳の末端組織の機能低下も同様です．
- **PD**：ドーパミン作動薬の長期使用による一般的な副作用である不随意運動のジスキネジアの発症が含まれる可能性があり，ドーパミンレベルの変動に対する脳の不適応反応から生じます．

　私たちは，可塑性が常によい方向に向かっているのか？と疑問をもち，**医療チームとして一丸となり，中枢神経系損傷患者に対するリハビリテーションに取り組んでいく必要があります．**

　臨床１年目，高知県の近森リハビリテーション病院に就職した当時，ぼんやりと「脳に強いリハビリテーションの専門家になりたい」と考えていました．
　患者さんの臨床場面を観察し，画像を読み解き，病態や予後を見据え，エビデンスに基づいて臨床のアイデアを紡ぎ出す．そして，その背中を後輩たちに見せる．そんな専門家としての自分を思い描いていました．
　その理想を追い求め，順天堂大学医学部附属順天堂医院で10年を過ごし，専門性を磨き上げました．その後は起業し，その専門性をさらにサービスとして洗練するためのスキルアップとチームづくりに没頭してきました．そして，今に至ります．
　掴みきれない夢のようなイメージだったものが，今では１冊の書籍としてカタチをなし，少しだけ安心しています．
　この本をじっくりと読み込み，臨床経験を積み重ねていけば，いつか同僚があなたのことを「脳のことなら，あの人に聞いてみるべきだ」と言う日が来るでしょう．患者さんからの信頼も自然と寄せられるはずです．そんな未来が，静かにあなたを待っているのだと思います．
　セラピスト，医療従事者としての長い道のりのなかで，この本が少しでもあなたの人生に充実感を灯すきっかけになれば，これ以上の喜びはありません．お読みいただきありがとうございました．

引用文献

1) Randelman M, et al : Respiratory training and plasticity after cervical spinal cord injury. Front Cell Neurosci 15 : 700821, 2021
2) Ding Y, et al : Neural plasticity after spinal cord injury. Curr Pharm Des 11 : 1441-1450, 2005
3) Li Y, et al : Dementia, depression, and associated brain inflammatory mechanisms after spinal cord injury. Cells 9 : 1420, 2020

索引

1. 和文索引は単純五十音順によって，欧文索引はアルファベットの語順によって配列した．冠名用語はカタカナ表記としたうえで和文索引に掲載した．
2. 「—」でつないだ用語はすぐ上の用語に続くものである．また「—,」のあとの語句は用語の補足のために付している．
3. 太字のページ数は主要掲載ページを示す．

和文

数字

4-7-8 呼吸法　309

あ

アート＆クラフト　49, 223
アカシジア　179
アキネトプシア　122
アテトーシス　276
アテトーゼ様　179
アムステルダム聴覚障害およびハンディキャップ評価（AIADH）　267
アルコール使用症　197
アルツハイマー病　66, 86, 96, 188, 190, 211, 223, 310
安静時振戦　**179**, 217
アンチサッケード　40
アントン症候群　116

い

意識　69
意識障害　6, 206, 244, **250**
意思決定　123, 139, 163
意思決定トレーニング　139
依存症　26, 167, 168, 170, 173, 270
痛み　6, 206, **245**, 246
—— の処理　102, 152
—— の知覚　108, 244
痛みネットワーク（PN）　3
位置感覚トレーニング，関節の　50
一次運動野　4, **12**, 16, 33, 124, 198, 221, 290
一次感覚野　198
一次視覚野　5, 33, 85, **116**, 125
一次体性感覚野　4, 16, 49-51
一次聴覚野　5, 33, 78, 84, 126, **238**, 240
一次味覚野　5
異痛症　246
意味記憶　**94**, 98
意味性認知症　78, 84, 90
イメージトレーニング　70
意欲の低下　167
色識別の障害　121
インターエフェクター領域　13

う

ウィリス動脈輪　26, 252
ウィルソン病　276
ウェルニッケ失語　78, 84
ウェルニッケ脳症　196
ウェルニッケ野　32, 78, 84, 97
うつ病　26, 66, 84, 102, 121, 139, 167-170, 186, 188, 197, 310
運転機能評価　123-127
運動イメージ（MI）　21, 52, 148
運動イメージトレーニング　21, 305
運動学習　154, 158, 161, 171, 220, 325
運動学習障害　324
運動関連領野　124
運動機能　124, 138
運動機能障害　136, 218
運動計画　17, 162, 194
運動経路の障害　6
運動検出　120
運動時振戦　179
運動失調　197, 298, 305, 333, 340, 341, 347, 351, 358, 363
運動順序の練習　162
運動障害　6, 135, 136, 159, 166, 216, 330, 331
運動指令　361
運動制御　52, 142, 220
運動性失語　32, 34
運動前野　16, **20**, 60, 97, 198, 290, 302
運動の準備と実行　148
運動皮質　178
運動-皮質線条体ループ　140, 141
運動野　97, 124, 302
運動誘発性めまい　307
運動誘発盲　122

え

栄養補給　323
エイリアンハンド症候群　16, 201
エクストラパーソナルスペース　236
エピソード記憶　98
エピソード記憶障害　71
エビデンスに基づく実践　223
エラーレスラーニング　98

遠位外側線条体枝　147
嚥下　321
嚥下訓練　325, 327, 335
嚥下障害　135, 247, 301, 326-328
縁上回　5, 60, **61**, 79
遠心性コピー　361
遠心性出力　248
延髄　288
延髄外側症候群　247, 328
延髄錐体　330
延髄背側（延髄後面）　318
延髄腹側（延髄前面）　322
延髄縫線核　274
延髄網様体脊髄路　303

お

横隔膜呼吸　319, 329
横橋線維　300
嘔吐反射　321
オメガサイン　13
オリーブ小脳路　324
オレキシンの伝達　170
音響療法　239
音声知覚/識別トレーニング　80

か

ガーデニング　49, 223
外耳　240
概日リズム調整　257
外傷性脳損傷（TBI）　70, 127, 198, 275
回旋橋枝　286, 300, 304
回想記憶　197
外側延髄枝　322
外側巨細胞性網様体傍核　288
外側溝　90
外側後頭動脈　282
外側後脈絡叢枝　164, 206, 207, 218, 222, 226, 230, 238, 242, 244, 248, 256
外側膝状体　39, 116, 206, 207, **234**
外側線条体動脈　6
—— の支配領域　8, 9
外側前頭前野と前腹側核　216
外側前頭底動脈　194
外側頭頂間野　39
外側皮質脊髄路　134, 135, 330

391

索引

外側腹側核　206, 207, 210, **218**, 220
外転神経（Ⅵ）　306, 307
外転神経麻痺　280
海馬　96, 97, 123, 126, 156, 168, 169, **190**, 191, 224
海馬 VTA ループ　270
海馬硬化症　190
海馬傍回　5, 96
海綿状血管腫　318
顔の認識　93
下オリーブ核　324
下顎神経　306
下丘　264
蝸牛神経　306
角回　5, 33, 60, **61**, 97
学習性不使用　388
学習と記憶　144
学習メカニズム　159
学習理論　151
覚醒の障害　136
拡張現実（AR）トレーニング　283
下行性聴覚路　240
籠細胞　342
下小脳脚　363
過食　167
下垂足　381
下垂体機能低下症　252
下垂体の MRI　252
下前頭回　55
下前頭回後部　79
下前頭接合部　55
仮想現実（VR）トレーニング　193, 283
家族教育　173
下側頭回　5, 79, **90**
下側頭溝　90
下側頭葉後部　39
家族療法　197
可塑性　386
課題指向トレーニング　17, 217
課題分割　17
滑車神経核　268, 278
滑車神経麻痺　278, 280
下頭頂小葉　20, 55, **60**
顆粒細胞　342
眼窩回　27
感覚　232
感覚運動学習　23

感覚運動ネットワーク（SMN）　3
感覚運動野　48, 146, 160, 161
感覚過敏　215, 231
感覚機能　126, 138
感覚再教育　25, 49, 333
感覚刺激の練習　227
感覚障害　6, 135, 136, 206, 232, 246, 298, 333
感覚情報の統合　57
感覚処理　49
感覚処理障害　53, 222
感覚性運動失調　332
感覚喪失　6, 230
感覚代替技術　95
感覚調整　245
感覚低下　227
感覚統合　53, 214, 215, 227
感覚統合療法（SIT）　107
感覚評価，更衣時の　383
感覚フィードバック　284
眼窩溝　27
眼球運動　41
　──の検査と解釈　280
眼球運動障害　6, 38, 280, 346
眼球運動トレーニング　279, 353
眼球運動脳神経麻痺（OMCNP）　280
眼球運動麻痺　280
眼球運動ループ　39
眼球の外方偏位　278
眼球の追従運動　307
環境音失認　91
環境制御ユニット　301
環境整備，自宅の　331
環境認識トレーニング　119
眼筋の作用と神経支配　278
眼瞼下垂　278, 279
幹細胞療法　283
観察　149
観察学習　24
感情
　──の混乱　215
　──のサポート　213
　──の調整　193
　──の変化　139
感情障害　214
感情処理　31, 100, 106, 187, 195
感情的サリエンスネットワーク（ESN）　3

感情認識トレーニング　36, 93, 106
眼振　197, 280, 325, 347, 349, 352, 358, 359
眼神経　306
関節可動域訓練　331, 335, 341
間接路　146, 153, **174**, 175, 176
眼帯　280
陥没眼振　264
ガンマアミノ酪酸（GABA）　169
　──の伝達　170
顔面筋エクササイズ（動画）　299
顔面筋の麻痺　135
顔面紅潮　323
顔面神経（Ⅶ）　306, 307, 326, 330
顔面蒼白　323
顔面のニューロン制御　36
眼領域　38

き

記憶
　──, 学習と　144
　──の調整　193
　──の取り出し　71
記憶障害　6, 96, 101, 135, 136, 139, 206, 214, 223, 269, 311
記憶処理　89, 98
記憶想起　68, 211
記憶喪失　190
記憶喪失型相貌失認　237
記憶定着ネットワーク（MCN）　3
記憶誘導性サッケード　40
記憶リハビリテーション　94, 101
疑核　318, **328**
季節性感情症（SAD）　256, 257
拮抗運動障害　355, 356
拮抗運動反復障害　344
企図振戦　179, 344, 355, 356, 358, 359
機能的電気刺激（FES）　283, 379
気分症　170, 270, 298
気分日誌　257
気分変化　269
記銘，記憶の　211
脚橋被蓋核　**286**, 288, 290
逆向性健忘　96, 210
嗅覚障害　135
嗅覚の喪失や変化　136

嗅覚路　136
嗅結節　169
嗅周皮質　5, 96
球状核　**354**, 358, 360
弓状束　33, 97
求心性入力　248
急性重度片麻痺　22
嗅内皮質　5, 96
嗅内野　190
嗅内野経路　190
橋　288
　──のシェーマ　298
橋横線維　304
強化学習　149, 159
橋核　**304**, 340
橋呼吸ニューロン群（PRG）
　　　　　　　300, 318, 321
教師あり学習　159
教師なし学習　159
橋小脳路
　　　　　300, 304, 340, 344, 350
胸神経（Th1〜Th12）
　　　　　　　368, 374, 378
協調運動障害　135, 351, 356
　──，代償戦略　341
協調動作の促進　277
橋底部　300
橋背部　298
強迫症　26, 141
橋被蓋　298
峡部，脳梁の　198
橋腹部　300
胸部神経受容体　320
胸部の不快感　323
橋網様体脊髄路　300, 303
巨大失認　228
ギラン-モラレ三角　324, 356
近位外側線条体枝　147
近位転移効果　37
筋緊張低下　340, 341
筋固縮　175
緊張型頭痛　273
筋紡錘　124
筋力低下　247

く

空間記憶　70, 99
空間経路　54
空間見当識障害　99
空間識別　51
空間的位置特定　118
空間的注意と方向づけ　56
空間ナビゲーション　99
空間認識　60, 62, 125
空間認知エクササイズ　345
空間パターン認識のトレーニング　130
口すぼめ呼吸　319
クライエント中心療法　187
グルタミン酸　169
　──の神経ネットワーク　250
　──の伝達　170
グルタミン酸作動性ニューロン
　　　　　　　288, 291
クロスモーダル処理　53
クロスモーダル接続　104
群発頭痛　273

け

計画課題　37
痙縮　12, 14, 331, 388
　──の治療　380
形状認識のトレーニング　130
頸神経（C1〜C8）　368, 370, 372
　──損傷後のバランスと機能障害の回復プロセス　370
頸髄腫瘍に関連した再発性自律神経反射異常（AD）　375
経頭蓋磁気刺激療法（TMS）
　　　　　　　245, 283
経頭蓋直流電気刺激療法
　（tDCS）　245, 283
継続的パフォーマンス課題　109
形態失認　237
系統的脱感作法　231
軽度認知障害（MCI）　193, 211
痙攣　156
血圧の調節　253
血圧のモニタリング教育　327
血液供給　6
血管性認知症　210
血管の閉塞と影響領域　7
結合腕傍核　312
楔状核　286, **288**, 288, 291
楔状束核　332
楔状束核小脳路　362, 363
楔前部　66, 188
楔部　66
ゲルストマン症候群　60, 61, 64
幻覚　249

言語機能への右半球の寄与　79
言語障害　6, 135, 329, 358
言語処理　60, 65, 84, 86
言語生成　34
　──に関連する領域　33
言語聴覚療法
　　　　　106, 200, 319, 329, 345
言語ネットワーク（LSN）　3
言語の反復と生成　33
言語理解　33, 35, 81
　──の障害　135
見当識障害　215
腱反射亢進　12
健忘症候群　210

こ

更衣　335
構音障害
　6, 135, 231, 301, 329, 340, 351
口蓋振戦　324, 325
後外側核　206, 207, **222**
後外側中心動脈　158
後外側腹側核
　　　　　206, 207, 210, **226**
後下小脳動脈（PICA）　6, 318,
　324, 326, 328, 332, 344, 346,
　348, 350, 352
　──の支配領域　8, 9
口渇　306
後脚，内包の　134
口腔衛生活動　335
口腔内訓練　231
後交通動脈　6, 196, 214, 270
　──の支配領域　9
咬合療法　279
交互運動の訓練　219
後索内側毛帯路　48, 209, 318
高次脳機能障害　301
拘縮　14
後脊髄小脳路　340, 362
光線過敏症の適応訓練　235
梗塞　6
後大脳動脈（PCA）　6, 54, 60,
　66, 90, 96, 116, 122, 158, 164,
　186, 190, 196, 198, 214, 268,
　270, 274, 276, 278, 308, 310
　──の支配領域　8, 9
高炭酸ガス血症　320
巧緻性障害　301
行動観察療法（AOT）　149

393

索引

行動障害型前頭側頭型認知症
　（bvFTD）　189
行動的指標　245
行動の制御　173, 195
行動の理解　24
行動変化　6
後頭葉　55, 97, 125
後頭連合野　122, 125
後内側中心動脈　207, 210,
　212, 214, 216, 244, 282, 288
後内側腹側核
　　206, 207, 210, **230**
後部島皮質　102
興奮性神経伝達　250
後脈絡叢枝　214
後葉，小脳の　344
交連線維　136
呼吸運動の評価　320
呼吸機能，髄節レベル　376
呼吸機能訓練　377
呼吸機能の調節　313
呼吸苦の兆候　319
呼吸コントロール　351
呼吸サポート，発声　329
呼吸障害への治療例　373
呼吸中枢　318, **320**
呼吸評価（動画）　320
呼吸法　335
黒質　152, 154, 155, **164**, 179,
　268, 291
黒質線条体経路　270
黒質緻密部（SNc）
　　154, 164, 174, 270
黒質網様部（SNr）
　　154, 164, 174
誤差学習　361
五次視覚野　5, 122, 131
固縮　153, 164, 165, **179**, 207,
　217, 269, 291
孤束核　318, 322, **326**
骨盤神経叢　382
骨盤底筋体操　383
コミュニケーション促進　243
固有受容感覚　49, 50, 126, 332
　── 入力と中枢パターン発生
　　器　321
固有補足運動野　16
コリン作動性ニューロン　288
コルサコフ症候群　96, 196
ゴルジ細胞　342

昏睡　6, 244

さ

再生，記憶の　211
再発性自律神経反射異常（AD）
　　375
作業記憶　191, 192
錯乱　269, 323
サッケードトレーニング　41
サッケードの経路　39
サッケードの種類と応用　40
左右識別障害　60, **61**, 64
左右の方向性トレーニング　64
左右半球の統合障害　200
サリエンスネットワーク（SN）
　　3, 102, 188, 250
三叉神経（V）　306, 307, 330
三叉神経視床路　48, 209
三叉神経ネットワーク　230
三次視覚野　5, 122, 129
酸素療法　319
散瞳症　278

し

耳介　240
視蓋脊髄路　285
視覚運動課題　58
視覚運動障害　131
視覚運動調整　60
視覚機能質問票（VFQ）　266
視覚-空間処理の障害　135
視覚訓練　265
視覚失認
　　54, 90, 91, 116, 207, 234
　── の種類　237
視覚周辺野　5
視覚障害　6, 234, 241, 247, 279
　── の評価　266
視覚処理　33, 125
視覚性失行　54
視覚性失調　54
視覚性失認　122
視覚性注意障害　54
視覚走査訓練　41, 235, 265
視覚追従および協調運動　353
視覚追跡の課題　120
視覚的エクササイズ　109
視覚的代償，感覚障害の　333
視覚的な物体認識　92
視覚統合　87

視覚と聴覚の分離運動　83
視覚認知　84, 87
視覚ネットワーク（VN）　3
視覚-皮質線条体ループ
　　140, 141
視覚フィードバックトレーニング
　　59
視覚不注意　279
視覚野　38, 97, 198, 222
視覚誘導性サッケード　40
視覚療法　279, 349
時間知覚のエクササイズ　101
時間統合　101
色彩失認　90, 121
色彩認識　121, 130
識別課題　25
四丘体　264
四丘体動脈　264
視空間処理　70
視空間的エクササイズ　56
視空間認知障害　223, 242
視空間無視（VSN）　59
視交叉上核　256
自己処理の操作　68
自己中心座標系　224
四肢麻痺　135, 370
視床　33, 125, 126, 140, 168,
　174, 175, 178, **206**, 240, 302
視床灰白隆起動脈
　　207, 210, 214
視床下核　152, 154, 155, **158**,
　168, 174, 175, 178
視床核，脊髄視床路入力以外
　の　209
　── による分類　206
歯状核　354, **356**, 358, 360
視床下部　169, **252**, 302
視床下部外側　170
視床下部過誤腫　252
視床下部歩行誘発野　290
視床貫通動脈
　　6, 196, 207, 210, 244, 248, 268
耳小骨　240
視床膝状体動脈　158, 164,
　206, 207, 212, 214, 216, 218,
　222, 226, 230, 238, 242, 244,
　248
視床症候群　206, 227
視床性疼痛症候群（TPS）　246
視床前核　206, 207, 210

394

視床損傷の代償　208, 209
視床中央部・線条体ネットワーク　251
視床枕核　206, 207, **242**
視床痛　6, 245
　――と大脳皮質との接続　248
　――の各部位の機能　207
視床皮質ネットワーク　250
視床皮質路　134, 135
視床網様核　248
自助グループ　173, 197
視神経と視路　125
ジスキネジア　148, 153, **179**, 207, 289, 388
ジストニア　141, **178**
姿勢筋緊張の異常　135
姿勢時振戦　179
姿勢制御　158, 333
　――に関連する領域　302
視線追従　239
視線保持障害　352
持続性吸息中枢　318
舌の運動　335
視知覚障害　279
膝，内包の　134
膝下野　5
失行　16, 20
失語症　6, 33, 35, 37, 79, 81, 98, 199, 242, 243, 387
失算　54, 60, **61**, 64
失書　54, 60, **61**, 64
失調　6, 135, 324, 333, 353
室頂核　**352**, 354, 358, 360
失調症　159
失調性片麻痺　301
失調性歩行　283, 355
失認　91
自動運動の喪失　277
シナプス接続の発芽と形成　284
四分盲　135
自閉スペクトラム症　66, 102, 188, 215
視放線　134, 135
社会的機能不全　270
社会的距離認識トレーニング　118
社会的交流の促進　271
社会的認知　82, 88, 102
弱視　119
視野欠損　6, 135

斜視症　278
視野喪失　279
習慣制御システム　160, 161
習慣の形成　151
縦橋線維　300
住宅改修　199
　――，過度な　331
集団訓練　82
周辺視野　120
手芸　58
手指失認　60, **61**, 64
手指の制御　25
純粋運動性失語　6
純粋運動性片麻痺　6
純粋感覚性失語　6
純粋失読　237
上顎神経　306
松果体　256
松果体芽細胞腫　256
松果体腫瘍　256
松果体囊胞　256
上丘　38, 39, 125, 222, 264
上行性覚醒ネットワーク（AAN）　250
上行性感覚経路　282
上行性聴覚路　240
小細胞経路　116
上肢運動機能障害　62
上肢機能の予後予測のフローチャート　137
上肢失調　363
上視床脚　135
上小脳脚　363
上小脳動脈（SCA）　6, 264, 268, 274, 340, 344, 346, 348, 350, 352, 354, 356
　――の支配領域　8, 9
上側頭回　5, **78**, 90
上側頭溝　79, 90
情緒の混乱　135
情緒の障害　136
衝動制御のトレーニング　163, 167
上頭頂小葉　20, **54**, 55
小脳　48, 124, 126, 158, 159, 191, 221, 303
　――と運動制御の神経経路　354
　――の主な入出力　344

　――の機能および神経回路　358
　――のシェーマ　340
　――のニューロンと回路　343
　――のフィードバックシステム　361
　――の役割　352
小脳回路　342
小脳脚のトラクトグラフィー　362
小脳視床路　348, 356
小脳失調症　219, 353
小脳性認知情動症候群（CCAS）　344
小脳半球　**350**, 360
小脳歩行誘発野　290
小脳網様体路　348
食欲障害　252
触覚過敏症　246
触覚弁別の訓練　227
徐脈　313
自律神経機能障害　102, 255, 326
自律神経系と脊髄損傷の影響　378
自律神経系の構造と内臓器官への神経支配　375
自律神経失調　298, 379
自律神経制御　255
自律神経ネットワーク　300
自律神経反射異常（AD）　377, 379
侵害受容神経ネットワーク　312
心機能評価（動画）　323
神経因性疼痛　388
神経可塑性　2, 79, 151, 165, 284, **386**, 387, 388
神経伝達物質システム　127
　――による代替　209
神経発達障害　53
神経変性疾患　94, 102, 127, 141
心血管系機能の調節　313
進行性核上性麻痺（PSP）　264
振戦　148, 153, 156, 157, 164-166, **179**, 219, 268, 269, 276, 291, 325, 341, 344, 351, 359
　――の管理　217
身体失認　228
身体知覚トレーニング　59

索引

心的外傷後ストレス症（PTSD）
　　26, 100, 186, 190, 275
深部感覚入力と中枢パターン発
　生器　321
深部小脳核の位置　352
深部脳刺激療法（DBS）　153,
　158, 245, 251, 286, 287, 289

す

随意運動
　―― とフィードバックシステム
　　　361
　―― の実行　14
　―― の調節　156
髄液　272
遂行機能　28, 123
遂行-皮質線条体ループ
　　140, 141
垂直サッケード　129
垂直注視麻痺　206
水頭症　147
髄板内核　206, 207, **244**
水分補給　323
水平サッケード　129
睡眠覚醒サイクル　309
睡眠呼吸障害（SDB）　67
睡眠時無呼吸症候群　319
睡眠障害　67, 243, 248, 252, 256
睡眠のための生活習慣　311
睡眠パターンの調整　249
すくみ足　16, 175, 287, 289, 290
スクリプトトレーニング　34
頭痛　273
ストレス　165, 311
スプリットブレイン症状
　　199, **200**

せ

性機能に関するヒアリング　383
星状細胞　342
精神運動の低下　6
精神障害者の脳活性パターン
　　169
精神性注視麻痺　54
声帯閉鎖のエクササイズ　329
正中中心核　244
正中縫線核　308
静的抑制エクササイズ　156
青斑核　291, **310**
整理課題　128

生理的指標　245
咳　321
赤核　268, **276**, 291
赤核脊髄路　276, 277, 285
脊髄　124
　―― と中枢パターン発生器
　　　321
　―― 内のニューロン間ネット
　　ワーク　209
　―― のメカニズム　284
脊髄空洞症　247
脊髄視床路　48, 268
脊髄小脳　**358**, 359, 360
脊髄小脳失調症　363
脊髄小脳変性症　347
脊髄小脳路　209, 340, 348, **362**
脊髄神経　368
　――, 画像読解　368
　――, 対応する筋群　369
　―― レベル別の機能と臨床的
　　重要性　376
脊髄損傷　386-388
　―― 後の修復過程　376
　―― 後の神経的変化　387
　―― と残存機能　369
脊髄分節，皮膚の　369
脊柱と脊髄の断面図　368
舌咽神経（IX）　326, 330, 334
舌下神経（XII）　330, 334, 335
摂食症　102, 255
舌神経（IX）　335
セルフモニタリング　323
セロトニン　308
前運動野　4
前外側中心動脈
　　134, 140, 146, 152, 186
前下小脳動脈（AICA）
　　6, 346, 348, 350, 352
　―― の支配領域　8, 9
前脚，内包の　134
先行随伴性姿勢調節（APA）
　　352, 357
前向性健忘　96, 196, 210
前・後脊髄動脈　308
前交通動脈　147
仙骨神経（S1〜S5）　368, **382**
前視床脚　135
栓状核　**354**, 354, 358, 360
線条体　140, 174, 175, 178
前脊髄小脳路　340, 362

前脊髄動脈　322, 324, 328, 330
喘息　320
前大脳動脈（ACA）
　　6, 12, 20, 26, 48, 147, 198
　―― の支配領域　8, 9
選択的視覚失認　237
選択的注意　109, **265**
前庭系，姿勢制御に関連　303
前庭障害　346
前庭小脳　303, **358**, 359, 360
前庭小脳路　346
前庭神経　306
前庭神経核　291, 303
前庭脊髄路　285
前庭動眼反射（VOR）　291, 353
　―― 訓練　307
前庭リハビリテーション
　　307, 347, 353
　―― （動画）　353
前頭眼窩野
　　5, 26, 27, 126, 168, 169, 198
　―― と前腹側核　216
前頭眼野
　　4, **38**, 39, 60, 125, 221
前頭橋路　134, 135
前頭極　5, 26, 27
前頭極動脈　194
前頭前野　5, **26**, 60, 97, 123,
　126, 156, 160, 161, 168, 169,
　178, 191, 198, 221
前頭側頭型認知症　78, 127
前頭側頭葉変性症（FTLD）　31
前頭頭頂ネットワーク（FPN）
　　3, 250
前頭葉　97
　―― の眼球制御領域　38
前頭葉症候群　26
前頭葉症状　127
セントラルエグゼクティブネット
　ワーク（CEN）　3, 188
全般性視覚失認　237
前皮質脊髄路　134, 330
前腹側核　206, 207, 210, **216**
前部島皮質　102
前補足運動野　16, 221
前脈絡叢動脈　6, 96, 134, 146,
　147, 152, 186, 207
　―― の支配領域　8, 9
前葉，小脳の　340

396

そ

双極症　84, 169
相貌失認　90-93, 121, **237**
側坐核　152, 154, 155, **168**, 170
　　──と島皮質の接続　170
　　──と脳領域の接続　169
側坐核コア　168
側坐核シェル　168
測定障害　324, 325, 344, 356, 359
側頭橋路　135
側頭極　5
側頭極動脈　186
側頭頭頂接合部（TPJ）　55
側頭頭頂ネットワーク（TPN）　3
側頭葉　97, 198
　　──の脳溝　90
側頭葉てんかん　96, 190
側頭葉内側部　**96**, 244
側頭葉連結　135
束傍核　244
粗大運動能力の改善　277

た

体液バランスへの配慮　253
体温調節　253
体温調節障害　252
体幹失調　348, 352
体幹抵抗運動　14
大細胞経路　116
体重管理，食欲と　253
帯状回　27, 188, **194**
帯状溝　27
苔状線維　342
帯状皮質後部　5
帯状皮質前部　5, 26, 27, 38
体性感覚障害　49
体性感覚野　**48**, 126, 302
　　──の再組織化　209
体性感覚連合野　4
体性感覚路　134, 135, 226
対側半盲　6
大脳基底核　33, 124, 126, 152, 154, 158, 159, 178, 179, 221, 288, 302
　　──の役割　352
　　──への血液供給　147
大脳基底核ループ　174
大脳脚　282
大脳小脳　**358**, 359, 360

大脳半球の接続　199
大脳皮質　123, 159, 175, 178, 191, 302
大脳皮質領域　222
大脳辺縁系　33, 102, 126, 302
多感覚刺激　57
多感覚統合　83, 95
立ち上がり評価　381
他人の手症候群　16, 201
多発性硬化症（MS）　198, 247
段階的読解課題　119
短期記憶　191, 192, 215
淡蒼球　140, **152**, 154, 155, 168, 169, 178
淡蒼球外節（GPe）　152, 153, 174, 175, 286
淡蒼球内節（GPi）　152, 153, 170, 174, 175, 178, 286
タンデム歩行　363

ち

チアノーゼ　313, 319
チェーン-ストークス呼吸　319
知覚　232
知覚型視覚失認　91
知覚障害　136
知覚型相貌失認　237
地誌失認　237
地誌的記憶障害　237
チック　178
緻密部（SNc），黒質の　154, 164, 174, 270
注意　60
注意欠陥への対処法　243
注意欠如多動症（ADHD）　141, 188, 195, 248
注意散漫　311
注意障害　242, 244
注意処理　63
注意制御　30
注意トレーニング　109, 195
中耳　240
注視眼振　348
中小脳脚（MCP）　363
中心溝　12, 13
中心前回　12
中心被蓋路　268
中枢化学受容体　320
中枢性顔面麻痺　299
中枢性疼痛　207, 230

中枢性疼痛症候群　246
中枢性難聴　238
中枢性脳卒中後疼痛（CPSP）　246
中枢パターン発生器（CPG）　291, **321**
中側頭回　5, **84**, 90
中大脳動脈（MCA）　6, 12, 20, 26, 32, 38, 48, 54, 60, 78, 84, 90, 102, 147, 168, 186
　　──の支配領域　8, 9
中脳　240, 288
　　──の外観　264
　　──のシェーマ　268, 274, 278
中脳蓋　264
中脳水道　**272**, 274
中脳水道狭窄症　272
中脳水道周囲灰白質　268, **274**, 288
中脳背側症候群　264
中脳被蓋　268
中脳皮質神経ネットワーク　270
中脳辺縁系神経ネットワーク　270
中脳歩行誘発野　290, 321
虫部　**348**, 350, 358, 360
聴覚訓練　265
聴覚識別訓練　239
聴覚失認　78, 91
聴覚周辺野　5
聴覚障害　135, 238, **241**, 298
　　──の評価　267
聴覚処理　80
聴覚処理障害　135
聴覚喪失　135
聴覚的エクササイズ　109
聴覚ネットワーク（AN）　3
聴覚野　238
聴覚連合野　126
聴覚路　240
長期記憶　191, 192
長期増強（LTE, LTP）　343
長期抑圧（LTS, LTD）　343
鳥距溝　116
聴神経　240
調整障害　135, 247, 291
腸-脳相関　375
聴放線　134, 135
聴力低下　6

索引

直接路　146, 153, **174**, 176
チロシン　165

つ

椎骨動脈　6, 346
　　──の支配領域　8, 9
追跡眼球運動　40, 129
対麻痺　378, 380
痛覚過敏　246

て

手足のコントロール不良　349
抵抗運動トレーニング　355
低酸素血症　320
適応反応課題　162
デジュリン-ルーシー症候群　138, 206
手続き記憶　144
テノデーシス把持　372
デフォルトモードネットワーク（DMN）
　　3, 60, 66, 84, 188, 250
　　──と楔前部の関係　67
デルマトーム　369
転倒予防　199, **281**, 349
電文体　34

と

島　**102**, 169
　　──の神経接続　104
島回前部　188
動眼神経核（III）　268, 278
動眼神経麻痺　268, 276, 278, 280
動機づけ　173
動機づけ-皮質線条体ループ　140, 141
動機づけ面接　195
統合型視覚失認　91
瞳孔散大　278
統合失調スペクトラム症　26, 66, 78, 84, 102, 168, 188, 191, 248, 270
統合失認　237
統合的アプローチ　277
瞳孔の対光-近見乖離　264
瞳孔の反応性　279
動作
　　──のガイド　58
　　──の順序と実行　22
　　──の力と方向の調整　15
動作開始遅延に対する機能的トレーニング　357
動作緩慢　164, 165, 217, 291
動作時振戦　179
動作予測の課題　120
動体視力　87
動体追跡トレーニング　131
島中心溝　102
頭頂後頭溝　116
頭頂-後頭-側頭連結　135
頭頂皮質　222
頭頂皮質後部　38, 48, 79, 125, 188
頭頂弁蓋前部　79
頭頂葉　38, 97, 123, 125, 191, 198, 224
頭頂連合野　221
疼痛管理　269, 313
疼痛障害　298
動的抑制エクササイズ　156
島皮質　5, 103, 209
島皮質機能の統合モデル　105
島皮質周辺部　5
同名半盲　116, 117, 234, 235
動揺視　324
ドーパミン　165, 169
　　──の産生　**165**, 166
　　──の伝達　170
ドーパミン作動性システム　194
特発性末梢神経障害　247
閉じ込め症候群　298
登上線維　342
トップダウンの注意　55
ドライアイ　306
ドライビングシミュレータ　127
トラフィックフロー　55
努力性嚥下法　335
トレッドミルトレーニング　142

な

内因性疼痛調節機構　274
内頸動脈（ICA）　6, 147, 214
内耳　240
内耳神経（VIII）　306, 307
内臓（受容）感覚　102, 326
　　──神経ネットワーク　312
　　──の認識　107
内側眼窩回　27
内側後頭動脈　282
内側後脈絡叢枝　164, 206, 207, 218, 222, 226, 230, 238, 242, 244, 248, 256
内側膝状体　206, 207, 238
内側線条体動脈　6, 134, 140, 147
　　──の支配領域　8, 9
内側前頭前野　169, 188
　　──と前腹側核　216
内側毛帯路　268, 318
内分泌制御　254
内包　134
ナビゲーション　62, 99
難治性てんかん　200
難聴　238, 265, 306, 307

に

二次視覚野　5, 85, 122, 128
二次体性感覚野　4, 51, 52
二次聴覚野　84, 238
二重視　273
日常覚醒プログラム　245
日常生活課題　70
日常動作認識トレーニング　118
日没様眼運動　273
乳頭体　196
入眠困難　311
ニューロフィードバック訓練　195, 283
尿失禁　6, 273
尿崩症　252
認知　233
　　──の変化　139
認知課題　37, 200, 269
認知/感情システム　194
認知機能　102, 123
認知機能障害　135, 270
認知機能低下　190
認知訓練　143, 243
認知経路　54
認知行動療法（CBT）　100, 167, 197
認知集中向上セッション　245
認知症　269
認知障害　135, 136, 188, 214, 244, 358
認知・情動機能障害　212
認知処理　143
認知制御　220
　　──と意思決定　109

認知多感覚リハビリテーション
　　（CMR）　57
認知的運動解離（CMD）　250
認知リハビリテーション　193
認知療法　345

ね

熱過敏症　246
眠気　273, 311, 323

の

脳幹　38, 240, 303
　── の各構造体　276
　── のシェーマ　300, 326
脳弓経路　190
脳血流　127
脳梗塞　32
脳腫瘍　32
脳神経核 III・IV　278
脳神経核 V・VI・VII・VIII　306
脳神経核 IX・X・XI・XII　334
脳神経障害　6
脳卒中　14, 17, 18, 21, 23, 32, 50, 102, 134, 136, 137, 142, 151, 159, 227, 241, 243, 245, 271, 279, 280, 284, 299, 327, 329, 331, 355, 386-388
脳損傷　147, 159
脳底動脈　6, 164, 214, 264, 268, 274, 276, 278, 298, 312, 346
　── の支配領域　8, 9
脳底動脈穿通枝　6
脳の血管支配領域　8, 9
脳ヘルニア　147
脳梁　198
　── の神経ネットワーク　198
脳梁縁動脈　16, 198
脳梁幹　198
脳梁膝　27, 198
脳梁周囲動脈　16, 194, 198
脳梁吻　198
脳梁膨大　198
脳梁膨大部　5
ノルアドレナリン　310

は

パーキンソニズム　290

パーキンソン病　66, 67, 102, 141, 146, 153, 158, 160, 162, 164, 166, 179, 265, 270, 286, 287, 289, 291, 310, 355, 356, 386
パーソナルスペース　236
バイオフィードバック　273
バイオフィードバックトレーニング（BT）　117
背外側核　206, 207, **214**
背外側線条体　160, 161
背外側前頭前野
　　4, 16, 26, 27, 38, 39, 97
排泄コントロール　383
背側運動前野　20
背側経路
　　54, 85, 97, 122, 129, 224
背側呼吸ニューロン群（DRG）
　　318
背側脊髄小脳路　362, 363
背側線条体　169, 170
背側注意ネットワーク（DAN）　3
背側縫線核　308
バイタルサイン　323
背内側核
　　206, 207, 210, **212**, 222
背内側線条体　160, 161
ハイパー直接路
　　146, 155, 175, 177
バイモーダル処理　53
白質路　123
薄束核　332
曝露療法　275
バスケット細胞　342
バソプレシン　252
パターン認識課題　128
発汗過多　323
発声障害　328, 329
発達性相貌失認　91
発話訓練　219
発話トレーニング　325
パニック　311
バビンスキー徴候　331
バビンスキー反射陽性　12
パペッツの情動回路　196, 210
バランスウォーキング　156
バランス訓練　289
パリノー症候群　264
バリント症候群　54, 60, 242
半球外側部　350, 358

半球間での代償　284
半球中間部の機能　350
反射応答異常　135
反射弓　124
反射訓練　265
反射検査　331
反射性サッケード　38
半側空間無視
　　6, 41, 54, 56, 235
判断力の障害　6
ハンチントン病　140, 141, 146
反応抑制のトレーニング　163
半盲　41, 135, 207, 241

ひ

被殻　140, 141, **146**, 152, 154, 155, 168, 174, 175, 178
　── の損傷と代償　150
被殻出血の予後　147
光療法，メラトニン　257
非言語トレーニング　36
非行性症候群　26
非交通性水頭症　272
尾骨神経　368
微細運動技能のトレーニング
　　351
皮質　179
　── の再構成　284
皮質遠心性線維　136
皮質核線維　330
皮質核路（皮質延髄路）
　　12, 134, 135, 268, 282, 330
皮質下構造　179
皮質下領域　222
　── の運動神経ネットワーク
　　179
　── の代償ネットワーク　356
　── のメカニズム　284
皮質橋路　135, 282, 300, 304
皮質視床路　135
皮質脊髄システム　48
皮質脊髄路　12, 209, 268, 277, 282, 322, 330
　── の下行性経路　282
　── の損傷と代償メカニズム
　　284, 285
皮質線条体ループ　140, 141
皮質盲　6, 116
皮質網様体路　135

索引

尾状核　**140**, 141, 152, 154, 155, 168, 174, 175, 178
尾側延髄腹側外側部　322
尾側縫線核　308
左紡錘状回　33
皮膚感覚入力と中枢パターン発生器　321
皮膚の脊髄分節　369
肥満性低換気症候群　320
非優位半球失語症　79
表情トレーニング　93
病態失認　127
疲労の管理　309
頻脈　313

ふ

不安症　26, 67, 102, 139, 173, 186, 188, 197, 310
フィードバックシステム，小脳の　361
フィードバックループ　304
腹外側前頭前野　169
複合性局所疼痛症候群（CRPS）　246
複視　279, 280, 306
腹式呼吸　319, 329
副神経（XI）　330, 334, 335
輻輳眼振　264
輻輳不全　280
腹側運動前野　20
腹側経路　54, 84, 85, 90, 91, 122, 129, 224
腹側呼吸ニューロン群（VRG）　318
腹側脊髄小脳路　362, 363
腹側注意ネットワーク（VAN）　3
腹側被蓋野　168, 170, 174, **270**
腹内側前頭前野　26, 27, 126, 168
不思議の国のアリス症候群　228
浮腫，手や足の　323
不随意運動　**178**, 276
不全麻痺　6
物質使用症　102, 169
物体失認　92, 121, 237
物体中心座標系　224
物体認識　87
物体認識トレーニング　130
舞踏病　**178**, 179, 276
不要な運動の抑制　157

ブラケットサイン　13
フラッシュカード　82
プリズム眼鏡　280
プルキンエ細胞　342, 354
ブレインコンピューターインターフェース（BCI）　283
ブレインコンピューターインターフェース（BCI）トレーニング　137
ブローカ失語　32
ブローカ野　97
　──と視床の接続　242
ブロードマン地図　4
ブロックタワーゲーム　156
分枝粥腫型梗塞（BAD）　135
吻側延髄腹外側部　322
吻側延髄腹内側部　274
吻側脊髄小脳路　362, 363
分離脳症状　199, **200**

へ

平衡感覚の障害　340, 359
閉塞性睡眠時無呼吸症候群（OSAS）　67
閉ループシステムの開発　153
ベネディクト症候群　268, 276
ヘブの法則　151
ヘミバリズム　179
ペリパーソナルスペース　236
ベル麻痺　306
辺縁系ネットワーク（LN）　3
辺縁系連結　136
変換失認　237
片脚立位バランス　156, 307
片頭痛　273
ベンゾジアゼピン　197
扁桃体　96, 126, 168, 169, **186**, 191
扁桃体 VTA ループ　270
扁桃体海馬経路　186
片麻痺　6, 135, 138, 268
片葉小節葉　**346**, 358, 360

ほ

ホイブナー反回動脈　6, 134, 140, 147
方向識別　119
方向性課題　128
報酬と依存症　167
報酬ネットワーク（RSN）　3

報酬の予測　150
報酬予想に基づく意思決定　145
紡錘状回　5, 33
傍正中橋核　286, 300, 304, 322
傍正中視床動脈→後内側中心動脈をみよ　214
縫線核　308
歩行失調　341
歩行障害　286, 287, 289
歩行に関連する領域　290
歩行パターン　287
歩行評価　381, 383
歩行練習　142, 381
保持，記憶の　211
ポジティブフィードバック　145
補助器具，筋力や筋緊張の低下に対する　349
補助代替コミュニケーション（AAC）デバイス　301
補足運動野　4, **16**, 20, 97, 124, 198, 221, 290, 302
補足眼野　38, 39
ボディスキーマ　59
ボディスキャン　227
ボトムアップの注意　55
ホムンクルスマップ　13
ホメオスタシス調節　253
ホルネル症候群　6
ホルムズ振戦　324
ホワイトグレーサイン　13

ま

マインドフルネス　269
街並失認　237
末梢化学受容体　320
麻痺　12, 331
マルチモーダル処理　53
マルチモーダル統合　102, 104
慢性記憶障害　196
慢性疼痛　19, 274
慢性疼痛症候群　246
慢性閉塞性肺疾患（COPD）　319, 320

み

ミオトーム　369
味覚　326
　──の処理　313
　──の変化　327

味覚障害　326
味覚神経ネットワーク　312
味覚伝導路　230
道順障害　237
耳鳴り　306
ミラーセラピー　25, 62, 201
ミラーニューロン　24
ミラーニューロンシステム　149
ミラーニューロンネットワーク
　（MSN）　3
ミラーリング　22

む
無関心　269
無気力　167, 269, 273
無動　269
無動無言症　6

め
迷走神経（X）
　　326, 330, 334, 335
迷走神経背側核　318
めまい　6, 273, 291, 306, 307,
　346, 347, 358, 359
メラトニン　256
メンタライジングシステム　194
メンデルゾーン法　335

も
網様体　209, 268
網様体脊髄路　285
網様体連結　136
網様部（SNr），黒質の
　　154, 164, 174
目標指向制御システム
　　160, 161
モニタリング課題　109
模倣　22, 24, 25, 149
模倣学習　289
問題解決課題　37
問題解決型のアクティビティ
　　162

や・ゆ
薬物誘発性ジスキネジア　179
有線野　122
誘導イメージ法　269

よ
腰神経（L1〜L5）　368, **380**

抑制運動　156
抑制性ニューロン　288
四次視覚野　5, 85, 122, 130
予測サッケード　40
予測的姿勢制御（APA）　19, 348

ら・り
ラクナ梗塞　134
理解困難　269
梨状皮質　5
リズム観察トレーニング　131
リズム聴覚刺激療法（RAS）
　　166, 355
リマインダーの活用　29, 71
両眼性ニューロン　125
両側性傍正中視床梗塞　206
両手順序・協調運動　18
リラクセーションテクニック　275

れ
レビー小体型認知症　66
レボドパ　165, 179
レム睡眠　320
連合型視覚失認　91
連合型相貌失認　237
連合失認　237
連合線維　136
レンズ核　146, 152
レンズ核下部　134
レンズ核後部　134
レンズ核線条体動脈　6, 134
　――の支配領域　8, 9

ろ
ロールプレイの活用　31
路上評価　127
ロックドイン症候群　6, 298, 301
ロボット支援療法　283
ロンベルグ徴候　363

わ
ワーキングメモリ　29, 37
　――における視床前頭前野の
　　相互作用　212
ワーラー変性　282
ワイドベース歩行
　　332, 341, 348, 349, 363
ワレンベルグ症候群　247, 328

欧文

A
allocentric　224
ambiguus nucleus　328
amygdala　186
anatomical neuroplasticity
　　386
anterior lobe　340
apneustic center　318
autonomic dysreflexia（AD）
　　377

B
basilar pons　300
bilateral paramedian thalamic
　infaction　206
Broca area　32

C
capsular warning syndrome
　　135, 138
caudate nucleus　140
centralized pain syndrome
　　246
cerebellar hemisphere　350
cerebral aqueduct　272
cerebral peduncle　282
chronic pain syndrome　246
cingulate gyrus　194
cingulo-opercular network
　（CON）　13
cognition　233
compensatory behavioral
　plasticity　387
complex regional pain
　syndrome（CRPS）　246
corpus callosum　198
cortical ネットワーク　191
cuneate nucleus　332
cuneiform nucleus　288
cuneus　66

D
dentate nucleus　356
dermatomes　369
deterministic tractography
　　229
direct pathway　174
dorsal medulla　318

401

索引

E
ectosplenial area 5
egocentric 224
emboliform nucleus 354
exposure therapy 275

F
FAST，脳卒中早期発見 327
fastigial nucleus 352
flocculonodular lobe 346
frontal eye field 38

G
gracile nucleus 332
globose nucleus 354
globus pallidus 152
goal-directed system 160
gut-brain axis 375

H
habitual control system 160
hippocampus 190
how 経路 54
hypothalamus 252

I
idiopathic peripheral
　neuropathy 247
indirect pathway 174
inferior olivary nucleus 324
inferior parietal lobule 60
inferior temporal gyrus 90
insula 102
internal capsule 134

L
lateral medullary infarction
　　　247
locus coeruleus 310

M
macrosomatognosia 228
maladaptive neural plasticity
　　　388
mamillary body 196
MAS 評価（動画） 380
medial temporal lobe 96
mesencephalic tectum 264

mesencephalic tegmentum
　　　268
microsomatognosia 228
middle temporal gyrus 84
Mini-Mental State
　Examination（MMSE） 97
molecular neuroplasticity
　　　387
MST 野 85
MTLC ネットワーク 191
multiple sclerosis（MS） 247
myotomes 369

N
NAc core 168
　── ホットスポット 169
NAc shell 168
　── コールドスポット 169
neural plasticity 386
nucleus accumbens 168

P
Papez の情動回路 196，210
parabrachial nuclei 312
parainsular area 5
parietal eye field 38
pedunculopontine tegmental
　nucleus 286
perception 232
periaqueductal gray 274
pineal body 256
plasticity 386
pneumotaxic center 318
pontine nuclei 304
pontine tegmentum 298
posterior lobe 344
precuneus 66
prefrontal area 26
premotor area 20
primary motor area 12
primary visual area 116
probabilistic tractography
　　　229
putamen 146
pyramids 330

R
raphe nucleus 308

red nucleus 276
redundancy 284
reorganization 284
restorative neural plasticity
　　　387

S
SARA 評価（動画） 363
sensory 232
sensory ataxia 332
SMA 症候群 16
solitary nucleus 326
somatosensory area 48
Stop & Go ウォーキング 156
subgenual area 5
substantia nigra 164
subthalamic nucleus 158
superior parietal lobule 54
superior temporal gyrus 78
supplementary eye field 38
supplementary motor area
　　　16
syringomyelia 247

T
T サイン 13
TE 野 85
temporopontine tract 135
TEO 野 85
thalamic pain syndrome
　（TPS） 246
thalamus 206

V
V5/MT 野 85
ventral medulla 322
ventral tegmental area 270
vermis 348
vision therapy 349
Visual Function Questionnaire
　（VFQ） 266
VPM 味覚神経ネットワーク
　　　230
VR 機器の活用 83

W
what 経路 84，85，90，91
where 経路 54，85，97